Führungskompetenz ist lernbar

T0199869

Renate Tewes

# Führungskompetenz ist lernbar

Praxiswissen für Führungskräfte in Gesundheitsfachberufen

**3., aktualisierte und erweiterte Auflage**

Mit 45 Abbildungen

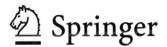 Springer

**Renate Tewes**
Crown Coaching International
Dresden

ISBN 978-3-662-45222-6          ISBN 978-3-662-45223-3 (eBook)
DOI 10.1007/978-3-662-45223-3

Die Deutsche Nationalbibliothek verzeichnet diese Publikation in der Deutschen Nationalbibliografie;
detaillierte bibliografische Daten sind im Internet über ► http://dnb.d-nb.de abrufbar.

© Springer-Verlag Berlin Heidelberg 2009, 2011, 2015
Das Werk einschließlich aller seiner Teile ist urheberrechtlich geschützt. Jede Verwertung, die nicht ausdrücklich vom Urheberrechtsgesetz zugelassen ist, bedarf der vorherigen Zustimmung des Verlags. Das gilt insbesondere für Vervielfältigungen, Bearbeitungen, Übersetzungen, Mikroverfilmungen und die Einspeicherung
und Verarbeitung in elektronischen Systemen.
Die Wiedergabe von Gebrauchsnamen, Handelsnamen, Warenbezeichnungen usw. in diesem Werk berechtigt
auch ohne besondere Kennzeichnung nicht zu der Annahme, dass solche Namen im Sinne der Warenzeichen-
und Markenschutz-Gesetzgebung als frei zu betrachten wären und daher von jedermann benutzt werden
dürften.
Der Verlag, die Autoren und die Herausgeber gehen davon aus, dass die Angaben und Informa-tionen in
diesem Werk zum Zeitpunkt der Veröffentlichung vollständig und korrekt sind. Weder der Verlag noch die
Autoren oder die Herausgeber übernehmen, ausdrücklich oder implizit, Gewähr für den Inhalt des Werkes,
etwaige Fehler oder Äußerungen.

Umschlaggestaltung: deblik Berlin
Fotonachweis Umschlag: © thinkstock/Thomas Northcut
Herstellung: Crest Premedia Solutions (P) Ltd., Pune, India

Gedruckt auf säurefreiem und chlorfrei gebleichtem Papier

Springer-Verlag ist Teil der Fachverlagsgruppe Springer Science+Business Media
www.springer.com

Mitakuye oyas'in
All meinen Verwandten
gewidmet

# Vorwort

Führungskräften im Gesundheitswesen kommt heute die Aufgabe von Wunderheilern zu, nur dass niemand mehr über Heilung spricht, sondern von Versorgung die Rede ist.

Die Führungskräfte im Gesundheitswesen sind derzeit doppelt belastet. Einerseits bringen bisherige Managementinstrumente nicht mehr den erhofften ökonomischen Segen und andererseits sind sie nicht für die Aufgaben geschult, mit denen sie am meisten konfrontiert sind.

Immer neue Managementmethoden mit vielversprechenden Namen erobern den Gesundheitsmarkt, um nur kurze Zeit später in Vergessenheit zu geraten. So wurde die Lean Production durch das Lean Management abgelöst. Mit der Balanced Scorecard sollen Koordinationsdefizite ausgeglichen werden. Um die Qualität in Kliniken zu verbessern wird KTQ (Kooperation für Transparenz und Qualität im Krankenhaus) eingeführt und Qualitätszirkel eingerichtet. Just-in-Time-Modelle sollen helfen, Prozesse in Operationssälen zu optimieren und mit Business Reengineering soll die Effizienz gesteigert werden. Doch das Produktivitätspotenzial dieser Methoden ist weitgehend ausgeschöpft (Händeler 2005).[1]

Die meisten Führungskräfte im Gesundheitswesen sind aufgrund ihrer Fachkompetenz in diese Position gelangt. Zusatzqualifikationen erweitern ihre Kenntnisse insbesondere in Rechtskunde und Betriebswirtschaftslehre. Der größte Teil des Führungsalltags besteht jedoch aus Beziehungsmanagement, professioneller Kommunikation und Netzwerkarbeit. Doch darin wird das Management selten geschult. Demnach sind Führungskräfte mit dieser Gefühlsarbeit oft überfordert. Schon vor sieben Jahren litten acht von zehn Managern an Schlafstörungen, Magenschmerzen und Herz-Rhythmus-Störungen und die Belastungen haben nicht abgenommen (Händeler 2005). Mit zunehmender Verantwortung sinkt das Risiko, ein Burn-out zu erleiden, so eine aktuelle Studie (▶ http://www.personalwirtschaft.de 2014).[2] Denn fehlende Autonomie und unklare Arbeitsstrukturen sind die größten Stressoren. Kein Wunder also, dass die mittlere Führungsebene psychisch am meisten beansprucht ist (▶ http://static.dgfp.de 2011).[3]

Während neue Managementinstrumente vor einigen Jahren noch Einsparpotenziale erbrachten oder Ressourcen ermittelten, sind sie nunmehr ausgereizt. Drastische Personalkürzungen, die zunehmende Morbidität der Menschen bedingt durch die demografisch Entwicklung und immer kürzere Verweildauern der Patienten in den Kliniken sorgen für eine große Arbeitslast, die von immer weniger Personal bewältigt werden soll. Gleichzeitig findet dieser enorme Einsatz von Menschen in Gesundheits- und Pflegeberufen zumeist keinerlei Anerkennung. Es wird einfach vorausgesetzt, dass sie ihrer Arbeit ohne zu murren nachgehen, ohne für ihr Engagement jemals Worte des Lobes zu erfahren. Ganz nach dem Wahlspruch der Diakonissen: »Mein Lohn ist, dass ich dienen darf.«

---

1    Händeler, Erik (2005) Die Geschichte der Zukunft. Sozialverhalten heute und der Wohlstand von morgen. Kondratieffs Globalsicht, S. 221, 234, 270. Münster: Brendow.

2    ▶ http://www.personalwirtschaft.de/de/html/news/details/3143/Je-mehr-Verantwortung-desto-weniger-Burnout/

3    ▶ http://static.dgfp.de/assets/empirischestudien/2011/02/dgfp-studie-psychische-beanspruchung-von-mitarbeitern-1290/dgfp-studie-psychische-beanspruchung.pdf

Die gesamte Ausbildung im Management ist ausgerichtet auf Planung, Effizienz, Steuerung, Zielerreichung und Controlling. Damit wird lediglich die rationale Intelligenz bedient, die vor allem Fakten ermitteln und kontrollieren will. Diese einseitige Überbewertung des Verstandes qualifiziert Führungskräfte nur unzureichend für die sogenannten Soft Skills, die von ihren Mitarbeitern erwartet werden. So müssen Führungskräfte beispielsweise offen kommunizieren, Probleme thematisieren und aktiv angehen, auf Sorgen empathisch eingehen, Beziehungen pflegen, Mitarbeiter frühzeitig mit Informationen versorgen, Spannungen reduzieren, Konflikte deeskalieren und dem Personal wertschätzend begegnen. Hierzu bedarf es insbesondere der emotionalen und sozialen Intelligenz, die bei Managern im Gesundheitswesen zumeist einfach vorausgesetzt, jedoch nicht systematisch trainiert wird.

Langsam aber stetig steuert das Gesundheitswesen auf einen Personalnotstand zu, der zur größten Herausforderung der nächsten Jahre werden wird. Laut Statistischem Bundesamt wird die Zahl der Pflegebedürftigen in den nächsten 20 Jahren um 58 % zunehmen (▶ http://www.destatis.de).[4]

Mitarbeiter emotional zu binden wird für Führungskräfte immer wichtiger werden (Geißler 2006).[5] »Die Qualität der zwischenmenschlichen Beziehungen wird zur wichtigsten Quelle der Wertschöpfung«, so der Volkswirt Erik Händeler (2005). Einzig die Verbesserung der Kommunikation kann in Unternehmen noch Effekte bringen, da hier Unsummen verschlungen werden. Missverständnisse, Vorenthalten von Information, Lästern und Mobbing beherrschen oft den Alltag und führen zu Ausfall von Personal oder »inneren Kündigungen«.

Der Gallup Engagement Index 2013 macht deutlich, dass nur 16 % der Mitarbeiter emotional engagiert und damit produktiv sind. 17 % haben bereits »innerlich gekündigt« und 67 % machen Dienst nach Vorschrift. Mitarbeiter mit emotionaler Bindung an ihr Unternehmen haben durchschnittlich 2,4 Fehltage weniger. Das Gallup Institut ermittelte ein wirtschaftliches Jahresminus für Deutschland von 110 Mrd. Euro, was allein auf Fehlzeiten durch wenig engagierte Mitarbeiter zu rückzuführen ist (▶ http://www.gallup.de).[6] Als ursächlich verantwortlich gemacht für diese mangelnde **Corporate Identity** werden insbesondere vier Faktoren:
1.  Fehlende Führungskompetenz (Führungsstil ist zu wenig mitarbeiterorientiert)
2.  Inadäquate Kommunikation
3.  Überholte Führungsinstrumente (kein Feedback an die Mitarbeiter)
4.  Keine Motivation durch individuelle Entwicklungsmöglichkeiten der Mitarbeiter

Die Zufriedenheit der Mitarbeiter entscheidet maßgeblich über den Erfolg eines Unternehmens. Um das zu gewährleisten, müssen Führungskräfte auf zwei wesentliche Grundbedürfnisse ihrer Mitarbeiter eingehen können, nämlich dem Wunsch nach Zugehörigkeit und dem Bedürfnis, als Individuum wahrgenommen zu werden. Die viel zitierte Patientenorientierung ist ohne Mitarbeiterorientierung letztlich nicht möglich. Auf Dauer können Gesundheitsmitarbeiter sich nicht liebevoll um ihre Patienten kümmern, wenn sie selbst

---

4    ▶ http://www.destatis.de
5    Geißler, Cornelia (2006) Warum emotionale Bindung wichtig ist. Harvard Business manager. 09: 8–10
6    ▶ http://www.gallup.com/region/de-de/europe.aspx

das Gefühl haben, mit ihrer Tätigkeit nicht wertgeschätzt zu werden. Führungskräfte mit fehlender Sozialkompetenz werden zum größten Kostenfaktor eines Unternehmens, den wir uns, gerade im Gesundheitswesen, nicht mehr leisten können.

Wer Führungskräftetrainings für Kosmetik hält, verschließt die Augen vor der Kraft des destruktiven Potenzials unzufriedener Mitarbeiter. Wenn das Management sich in Konfliktsituationen auf rationale Formalien zurückzieht, wird eine Unternehmenskultur mobilisiert, die sich mit ungeahnten Energien gegen das eigene Unternehmen wendet. Dauerhaft frustrierte Mitarbeiter neigen zum Dienst nach Vorschrift, Sabotage und Diebstahl. Dabei muss bedacht werden, dass Mitarbeiter nicht von Natur aus bösartig sind, sondern ihre Vorgesetzten oft Vorbilder für ihr Verhalten sind. Wenn das entwickelte Leitbild auf der Ebene des Topmanagements nicht gelebt wird, hat das Konsequenzen für alle Beteiligten des Unternehmens.[7] Fehlende Führungskompetenz der Vorgesetzten muss zu den größten Frustfaktoren gezählt werden. Von Vorgesetzten werden zusehends Coachingfähigkeiten erwartet, denen diese ohne Training nicht nachkommen können (Waldroop und Butler 2006).[8] Die Investition in die Entwicklung von Führungskräften wird oft unterschätzt, zahlt sich jedoch langfristig immer aus (Paul 2004).[9]

Das vorliegende Buch hat den Anspruch, in seinen Aussagen wissenschaftlich fundiert aber dennoch leicht verständlich zu sein. Die vielen Fallbeispiele aus meiner Praxis als Coach sollen einen Einblick geben in häufig auftauchende Probleme im Führungsalltag und die Vielzahl an Bewältigungsmethoden.

Das Buch gliedert sich in vier Teile. Im ersten Teil **Beziehung und Effizienz** werden Grundlagen der Führungskompetenz aus unterschiedlichen Blickwinkeln betrachtet. Es werden Fragen diskutiert
- von Macht und Ohnmacht im Gesundheitswesen, die ihre historischen Wurzeln haben und der Entscheidung Opfer oder Gestalter zu sein,
- von der Balance zwischen Beruf und Privatleben und was die Glücksforschung dazu sagt,
- von der Zielorientierung im Führungsalltag,
- zu Genderfragen und dem Unterschied von weiblicher und männlicher Führung für ein Unternehmen,
- von der Bedeutung von moralisch intelligenter Führung für den wirtschaftlichen Erfolg einer Organisation und
- welche Instrumente in den Werkzeugkoffer professioneller Führung gehören.

Der zweite Teil dieses Buches nennt sich **Problem oder Herausforderung** und schildert Beispiele aus dem Coachingalltag zu verschiedenen Themen. Hier werden Probleme aus dem Führungsgeschehen beschrieben und Lösungen mit unterschiedlichen Methoden angegangen. Folgende Bereiche werden bearbeitet:

---

7   Eine Klinik, die ich beraten habe, hatte als ersten Satz ihres Leitbildes formuliert: »Der Mensch, mit all seinen Bedürfnissen, steht bei uns im Mittelpunkt.« Dass die Unternehmensleitung langjährigen Mitarbeitern kündigte, mit der Begründung, »dass überall gespart werden müsse«, haben die Mitarbeiter ihren Vorgesetzten nicht verzeihen können und der erste Leitbildsatz wurde stets ironisch zitiert.

8   Waldroop, James; Butler, Timothy (2006) Der Vorgesetzte als Coach. Harvard Business manager. 2: 53–61.

9   Paul, Herbert (2004) Wachstum beginnt beim Management. Havard Business manager. 12: 67–73.

- Wie Teamdynamiken verstanden und beeinflusst werden können
- Wie das Treffen von Entscheidungen erleichtert werden kann
- Wie Selbstwertkrisen überwunden werden können
- Wie Verhandlungen professionell geführt werden
- Wie Stress gemanagt werden kann
- Wie Organisationen gestaltet werden können.

Im dritten Teil dieses Buches über **Innovation im Gesundheitswesen** werden Ergebnisse einer Untersuchung vorgestellt. Während meines Forschungssemesters in den USA (Sommersemester 2007) habe ich mit fünf bedeutenden Persönlichkeiten des amerikanischen Gesundheitswesens Interviews über ihre Innovationen geführt, die sie entwickelt und umgesetzt haben. Dabei sprach ich mit

- Marie Manthey über die Einführung von Primary Nursing,
- Jean Watson über die Pflegetheorie des Caring,
- Mary Jo Kreitzer über die Einrichtung eines Zentrums für Spiritualität an einer naturwissenschaftlich orientierten Universität,
- Heather Zwickey über das Forschungszentrum für alternativer Heilmethoden und
- Val Lincoln über die Umsetzung integrativer Heilmethoden in der Pflege.

Der vierte Teil dieses Buches lautet **Unternehmen Zukunft** und geht der Frage nach, was Führungskräfte im Gesundheitswesen wissen und können müssen, um die Zukunft ihrer Organisationen professionell gestalten zu können. Notwendige Kenntnisse betreffen hierbei

- das Verständnis über die wirtschaftlichen Konjunkturwellen,
- ein Akzeptieren der Quantenlehre und eine damit verbundene Öffnung für andere Formen der Intelligenz außerhalb der Rationalen,
- die Bedeutung moralischer Intelligenz für den wirtschaftlichen Erfolg,
- die Bedeutung der emotionalen Führung für die Mitarbeiter und
- die Bedeutung von Führen mit Sinn.

Abschließend werden notwendige Kompetenzen von Führungskräften im Gesundheitswesen der Zukunft zusammengefasst.

Allen Lesern und Leserinnen dieses Buches wünsche ich Lust auf Verantwortung, Mut zum Risiko, echte Begegnungen mit ihren Mitarbeitern und die Erfahrung, einer sinnvollen und inspirierenden Tätigkeit nachzugehen. Und last but not least wünsche ich Ihnen natürlich viel Freude beim Lesen.

Renate Tewes
Dresden

# Mit bestem Dank

Dieses Buch ist mit der Unterstützung vieler lieber Menschen entstanden, denen ich an dieser Stelle danken möchte.

Mein besonderer Dank gilt meinen Eltern, die dieses Buch zwar nicht mehr erleben, doch durch ihren Glauben an mich den entsprechenden Samen dazu säten. Ohne das hartnäckige Nachfragen von Barbara Lengricht vom Springer Verlag wäre diese Arbeit nie entstanden. Für ihr konsequentes Interesse bedanke mich sehr. Susanne Moritz vom Springer Verlag verdanke ich diese Neuauflage.

Während der Überarbeitung dieses Buches habe ich mich am Fuß operieren lassen und hatte so die Gelegenheit, das Gesundheitswesen aus der Patientensicht zu erfahren. Auf Hilfe angewiesen zu sein zeigt mir, was wirklich wichtig ist: Im Krankenhaus zählen dazu kompetente Führungskräfte, interprofessionelle Kommunikation und qualifiziertes Personal. Besonders dankbar bin ich für die viele persönliche Unterstützung, die ich in dieser Zeit erfahren habe. Malika Gieschen reiste aus Bremen an, um mich professionell häuslich zu versorgen. Meine Schwester Katharina ermöglichte mir Ausflüge im Rollstuhl. Annett Nitschke erwies sich als rettender Engel und fuhr mich mit dem Auto durch die ganze Republik, damit ich meinen Lieblingscousin Clemens besuchen kann, der sich gerade auf seine letzte Reise macht.

Edeltraudel Pandya danke ich für ihr Wundermittel gegen Schreibblockaden. Fachliche Unterstützung erhielt ich in vielen Gesprächen mit Kollegen und Kolleginnen. Besonders erwähnen möchte ich hier Prof. Maria Mischo-Kelling, Marie Manthey, Prof. Mary Jo Kreitzer, Ingrid Heussen, Marion Hadasch und Prof. Ruthard Stachowske. Prof. Thomas Fischer und Prof. Kathrin Engel engagieren sich mit unglaublicher Fachkompetenz für die Pflegestudiengänge an meiner Hochschule (ehs) und inspirieren mich sehr. Ruben Schölles ist Experte für Datenrettung. Ihm habe ich es zu verdanken, dass er dieses Buch, kurz vor Toresschluss, aus den Tiefen des Universums zurückholte, nachdem alle Daten sich mit einem unüberlegten Knopfdruck dort hin verabschiedet hatten.

Ganz besonderer Dank gilt all den Teilnehmern und Teilnehmerinnen meiner Führungskräftetrainings, die sich vertrauensvoll öffneten und in diesem Buch als »Fallbeispiele« Eingang gefunden haben. Auch wenn alle Beispiele datenschutzrechtlich »bearbeitet« wurden, bin ich sicher, dass die hier Beschriebenen sich wiederfinden. Besonders freue ich mich dabei, wenn ich nach dem Training ein telefonisches Feedback über die Folgen und Veränderungen aus ihrem beruflichen Alltag erhalte, wie viele dies unaufgefordert machen. Lieben Dank dafür!

Für die seelische Rückenstärkung bedanke ich mich bei meinem Onkel Klemens Tewes, meinen »Ersatzeltern« Renate und Hans-Jürgen Stieringer, meinen Schwestern Katharina und Petra. Auch meinen Freunden und Freundinnen sei gedankt für ihre Ablenkung und den immer wieder belegten Beweis, dass es ein Leben neben Hochschule und Buchschreiben gibt. Besonders bedanken möchte ich mich bei Christine Laubert mit ihrer unschlagbaren Latte macchiato, meinen Nachbarn Amanda und Roland für die zauberhafte Ballonfahrt über Dresden. Euch allen herzlichen Dank für die Inspiration sowie praktische, seelische und intellektuelle Unterstützung beim Schreiben dieses Buches.

Ganz besonderer Dank gilt meinen Lehrern und Lehrerinnen, die mich auf den unterschiedlichsten Wegen meines Lebens begleiteten, meinen Verstand herausforderten, meinen Geist fütterten und meine Herzensbildung unterstützten.

Mit dem Psychoanalytiker Prof. Rolf Vogt teile ich die Begeisterung für unbewusste Prozesse, Prof. Walter Heinz öffnete mir die Augen für die Organisationspsychologie, Maria Mischo-Kelling säte den Samen der Pflegewissenschaft und Dr. Ann Elisabeth Auhagen begleitete mich bei meiner langjährigen Auseinandersetzung mit Verantwortung in der Pflege. Mit Franz Leinfelder lüftete ich die Geheimnisse der Gruppendynamik und Marie Manthey ist es zu verdanken, dass ich heute LEO-Trainerin bin und mich für Primary Nursing engagiere. Dr. Bernhard Mack begleitete mich durch die Höhen und Tiefen meiner Coachingausbildung. Bei Rob Williams lernte ich die Coachingmethode Psych-K. Mit Dr. Jan Erik Sigdell erforschte ich die Ursachen und Bedeutungen menschlicher Schwierigkeiten. Bei dem Abenteuer der persönlichen spirituellen Reise begleiten mich Christina Pratt und Zoltán Sólyomfi-Nagy, meine Kenntnisse bezüglich integrativer Heilverfahren erweiterten Jean Sayre-Adams und Patrizia Gulde. Als Lehrer ganz besonderer Art erlebe ich meine Studenten. Mit ihren unermüdlichen Fragen fordern sie mich immer wieder neu heraus und unterstützen meine Freude am Erkenntnisgewinn.

All diese Menschen prägen mein Wissen und Weltbild, was ich auf meinen Umgang mit Coachees und Klienten auswirkt. Ihnen allen gilt mein besonderer Respekt und Dank.

# Über die Autorin

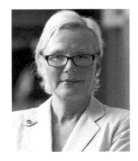

**Prof. Dr. Renate Tewes** ist Unternehmensberaterin, Pflegewissenschaftlerin und Dipl.-Psychologin.

Sie verfügt über langjährige Erfahrungen in der Beratung und Begleitung von Führungskräften, insbesondere im Gesundheitswesen. Mit ihrer Unternehmensberatung Crown-Coaching-International unterstützt sie vielfältige Change-Management-Prozesse im In- und Ausland. CROWN steht dabei für clever, ressourcenorientiert, wissenschaftlich fundiert und nachhaltig.

Prof. Tewes hat eine Coachingausbildung (CoreDynamik Freiburg), eine gruppendynamische Zusatzausbildung (AGM, Münster), ist lizensierte LEO-Trainerin (Creative Health Care Management, Minneapolis, USA) und qualifizierte PerK Trainerin (Denver, CO, USA).

2002 baute Prof. Tewes den Studiengang Pflegewissenschaft/ Pflegemanagement an der EHS in Dresden auf. Seit 2004 ist sie Case-Management-Ausbilderin und leitet entsprechende Weiterbildungen in Dresden, Hamburg und Berlin.

2005 eröffnete sie gemeinsam mit Prof. Pfäfflin und Dr. Jensen eine Lehrpraxis, in der Menschen an die Hochschule kommen, um dort, in Zusammenarbeit mit Studierenden, ihre aktuellen Probleme zu bearbeiten. Die Lehrpraxis wird von der Bevölkerung gut angenommen und ist ein Ort, an dem der Wissenstransfer in beide Richtungen fließt (Theorie und Praxis).

Als Mitglied der internationalen Lerngemeinschaft ILC trifft sie sich seit 10 Jahren zweimal jährlich mit Führungskräften aus den USA, Großbritannien, Irland, Italien, Türkei und Schweden, um sich über aktuelle Themen des Gesundheitswesens auszutauschen. Bei den Meetings besucht die Gruppe regelmäßig innovative Einrichtungen und spricht mit führenden Personen aus der Gesundheitspolitik und Pflegeforschung. So informierte sie sich beispielsweise in einer Klinik auf Hawaii über die Integration von Schulmedizin und hawaiianischen Methoden, besuchte ein homöopathisches Krankenhaus in Glasgow, sprach mit den Pflegeprofessoren in der Universität Reykjavik und der Akdeniz Universität in Antalya und diskutierte mit Earl Bakken, dem Erfinder des Herzschrittmachers und Gründer von Medtronic über die Zukunft des Gesundheitswesens.

Bei Springer veröffentlichte Prof. Tewes über Kommunikation in Gesundheitsfachberufen (2010), Verhandlungsmanagement (2011) und gemeinsam mit Alfred Stockinger über nationale und internationale innovative Projekte der Personalentwicklung (2014).

# Inhaltsverzeichnis

## III Teil III Innovationen im Gesundheitswesen

## IV Teil IV Unternehmen Zukunft im Gesundheitswesen

## Serviceteil

# Teil I Beziehung und Effizienz

# Regieren oder Dienen? Geschichten von Macht und Ohnmacht

R. Tewes, *Führungskompetenz ist lernbar,*
DOI 10.1007/978-3-662-45223-3_1, © Springer-Verlag Berlin Heidelberg 2015

Die Geschichte der Krankenpflege ist mehr als eine gelegentliche Rückschau während der Ausbildung zur Aneignung abgefragten Wissens. Kenntnisse vergangenen Geschehens sind eine Voraussetzung, die Gegenwart zu verstehen. (Anna-Paula Kruse)

**Beispiel aus der Praxis**
Eva Singer (48) ist Pflegedirektorin eines allgemeinen Krankenhauses mit Plätzen für 420 Patienten in einer norddeutschen Kleinstadt. Auf die Frage, was den Ausschlag für ihre Berufswahl gegeben hat, antwortet sie wie aus der Pistole geschossen: »Ich wollte mir einfach nicht länger sagen lassen, was ich zu tun und zu lassen habe.« Keine untypische Antwort übrigens. Und dennoch ist es eine »Nicht-Motivation«, d.h., statt zu sagen, was sie will, erklärt sie, was sie nicht will. Das ist für den Anfang okay, reicht jedoch nicht, um einer Leitungsaufgabe auf Dauer nachzukommen.
Eine Führungsposition im Gesundheitswesen verlangt den vollen Einsatz der Person. Das gelingt nur, wenn diese Person auch ganz hinter ihrer Aufgabe steht und eigene Visionen und Ziele verwirklichen möchte. Mit anderen Worten: Es reicht nicht mehr aus zu wissen, was ich nicht will, sondern ich muss auch wissen, was ich will.

Beginnen wir mit der Frage: »Will ich regieren oder will ich dienen?« Regieren bedeutet lenken, leiten und auch herrschen. Dienen meint jemandem unterstellt sein, in abhängigem Verhältnis sein und Gehorsam leisten. Will ich also Herrscher oder Sklave sein? Obwohl die Frage einfach scheint, fällt es Führungskräften im Gesundheitswesen oft schwer, sich hier eindeutig zu positionieren. Die häufigste Reaktion ist: Sklave nein, aber Herrscher auch nicht so richtig. Und da haben wir es wieder, das Wissen, was ich nicht will. Mit dem Herrschen tut sich die Pflege erfahrungsgemäß schwer. Die lange Tradition des Dienens hinterlässt ihre Spuren. Die Diakonissen unter den Krankenschwestern formulierten gar: »Mein Lohn ist, dass ich dienen darf.«

## 1.1     Führungsenergie mobilisieren

Bevor wir uns genauer ansehen, welchen Samen die Pflegegeschichte säte, möchte ich noch einmal deutlich machen, warum es so wichtig ist, sich als Führungskraft zu positionieren. Aus dem Neuro-Linguistischen Programmieren (NLP) wissen wir, welchen unglaublichen Einfluss das Wissen um meine Ziele auf mein Handeln hat. Während ich mich mit Nicht-Motivation (also nur wissen, was ich nicht will) selbst ausbremse, kann ich bei klarer Positionierung meine ganze Energie entfalten. Und diese Energie ist notwendig, um die heutige Führungstätigkeit meistern zu können. Die Methoden des NLP sind dabei ausgesprochen nützlich, die eigenen Kräfte zu aktivieren und sich auf Erfolg zu programmieren. Schwarz und Schweppe (2006) sehen hier gar ein »Muss in der beruflichen Fortbildung von Führungskräften, um Führungskompetenzen und Erfolgsorientierung zu steigern«.

Wie das aussehen kann, möchte ich in einem Beispiel aufzeigen.

**Beispiel aus der Praxis**
**Energieauftanken durch NLP**
Als Eva Singer zum ersten Mal eine Führungskräftetrainerin (sprich Coach) aufsucht, beklagt sie ihre körperliche und geistige Energielosigkeit. Sie befürchtet ein Burnout und möchte am liebsten einfach mal so richtig ausschlafen. Doch im Liegen kommt sie nicht zur Ruhe. Sobald sie im Bett liegt, kreisen die Gedanken, bis diese sich immer schneller drehen und eine unbestimmte Nervosität Besitz von ihr ergreift. So liegt sie endlos wach, obwohl sie hundemüde ist. Auf einer Skala von 1 bis 100 soll sie angeben, wie viel Energie sie derzeit hat. Es sind 30%.
Frau Singer wird zunächst gebeten alle typischen Gedanken mitzuteilen, die sie in solchen Nächten plagen, und dann einen Ort in ihrem Körper zu benennen, der für die Nervosität steht, die sie befällt. Nach einer langen Liste von:

 - »Du solltest endlich den Klempner anrufen!«
 - »Wen stelle ich nur für die schwangere Qualitätsbeauftragte ein?«
 - »Die Steuererklärung ist längst fällig.«
 - »Vergiss nicht den Geburtstag von Maria!« …,

zeigt Frau Singer auf ihr Herz und teilt mit, dass sich die Unruhe vor allem durch das Gefühl von Herzrasen zeige. Danach wird Frau Singer, zu ihrem größten Erstaunen, ausgiebig zu Ereignissen befragt, die ein Gefühl von Ruhe und Kraft in ihr auslösten. Hierzu schildert sie eine berufliche Herausforderung aus ihrer Anfangszeit vor zwei Jahren, die sie gut gemeistert hatte.

Damals hatte ein 42-jähriger Pfleger in Spät- und Nachtdiensten seine Kolleginnen immer wieder sexuell belästigt. Niemand wollte mit ihm Nachtdienst machen. Frau Singer hatte den Mann zur Rede gestellt, der sein Verhalten leugnete. Daraufhin hat sie alle Pflegenden gebeten, jede Form des Übergriffs schriftlich festzuhalten. Innerhalb von nur 14 Tagen hatte er seine dritte Abmahnung und wurde entlassen.

Obwohl ihr dieser Schritt ausgesprochen schwer gefallen war, hatte sie dadurch bei den Mitarbeitern im Haus großen Respekt gewonnen. Das harte Durchgreifen war ihr positiv angerechnet worden. Auch bei den Medizinern galt sie damit als Frau der Tat. Damals habe sie 120% Energie gehabt, so Frau Singer.

Sie hatte sich danach stark und gut gefühlt. Sie war kraftvoll, energiegeladen, optimistisch und voller Elan. Das Gefühl von Zufriedenheit nach einer gerechten Entscheidung setzte ein. Beim Nachspüren fühlte sie das insbesondere im Bauch und durch einen aufrechten Gang im Rücken. All diese guten Empfindungen werden genauestens beschrieben, bis sie spürbar präsent sind.

Dann wird Frau Singer gebeten, eine aktuelle Alltagssituation, welche sie derzeit beschäftigt, zu berichten und dabei immer wieder die guten Gefühle von damals wachzurufen. Dabei geht sie verbal die einzelnen Schritte durch, welche für die Anwerbung einer Qualitätsbeauftragten notwendig sind – eine von vielen Aufgaben, die sie seit Wochen belasten. Und immer wenn der Eindruck entsteht, sie schaffe es nicht, wird Frau Singer gebeten, sich ihren aufrechten Gang zu verdeutlichen, die Zufriedenheit im Rücken und das gute und starke Gefühl im Bauch. Das hilft ihr, die Sorgen zu verkleinern, bis sie sich stark und sicher fühlt, diesen Berg Arbeit anzugehen, der in ihrer Vorstellung schon kein Mount Everest mehr ist, sondern zu einem Hügel wird, der sich meistern lässt. Am Ende dieser Sitzung verfügt Frau Singer wieder über 75% ihrer Energie und hat den Eindruck, die Situation wieder in den Griff zu bekommen, statt sich von ihr beherrschen zu lassen.

Wer noch nie ein Coaching hatte, kann die schnelle Veränderung in Frau Singers Gefühlsleben vermutlich nur schwer nachvollziehen. Aus der Motivationsforschung wissen wir, dass Gefühle unser Handeln beeinflussen. Das gezielte Verändern von Gefühlen bewirkt somit einen anderen Handlungsspielraum. So konnte Frau Singer den Unterschied erleben, wie es sich anfühlt, nur noch über 30% ihrer Energie zu verfügen und vor einem Mount Everest von kaum zu bewältigenden Aufgaben zu stehen, im Vergleich dazu, über 75% Energie zu verfügen und die Arbeit schaffen zu können, indem die Aufgaben einzeln angegangen werden.

## 1.2 Geschichte der Pflege: Ein Auszug

Es ist sinnvoll, sich mit der Historie der Pflege zu beschäftigen, um mögliche Auswirkungen auf heute zu verstehen. Ich möchte allerdings davor warnen, dieses als Entschuldigung für eigene Unsicherheiten zu nutzen. Der Mensch ist ein selbstbestimmtes und entscheidungsfähiges Wesen und nicht hilflos seiner Geschichte ausgeliefert.

Wenn ich Führungskräfte der Pflege oder Studierende des Pflegemanagements in meinen Trainings frage, was sie sich am meisten wünschen, ist die häufigste Antwort: »mehr Selbstbewusstsein«. Johanna Taubert (1994) untersuchte das berufliche Selbstverständnis von Pflegenden in Deutschland und fand heraus, dass das »schlechte berufliche Selbstbewusstsein und Selbstwertgefühl« seine Wurzeln in der Geschichte der Pflege hat. So gilt die Krankenpflege im 19. Jahrhundert als »dienende Liebestätigkeit«. Die Kaiserswerther Schule des Ehepaars Fliedner bewirkte maßgeblich, dass die Pflege in ihrem Ansehen stieg. Erstmals wurden systematisch Frauen aus der Mittelschicht ausgebildet. Selbst Florence Nightingale hospitierte in Kaiserswerth. Doch bei aller Schulung stand stets die dienende Unterwerfung unter Pfarrer Theodor Fliedner (er nannte sich selbst Inspektor). So legte er eine Hausordnung für die Krankenschwestern fest, indem beispielsweise der § 5 beschreibt, auf welche Art und Weise sich eine Pflegende bei ihm Rat holen durfte:

» ...Jede Kandidatin, später Probediakonisse, kann sich daher in allen ihren Angelegenheiten mit Offenheit um Rat und Hilfe an die Direktion, und zwar den Bevollmächtigten, den Inspektor wenden, der ein vertrauensvolles, kindliches Entgegenkommen von ihnen erwartet (Fliedner 1837).

Die Haltung des unschuldigen Kindes spielte damals eine große Rolle. Den Diakonissen sind Lustbarkeiten, wie Tanzen oder Schauspiel, untersagt. Sich regende sinnliche Lüste und Begierden gelte es zu überwinden oder unterdrücken, so Fliedner (1832 zitiert nach Sticker 1963). Mit dieser Strenge begegnete er nicht nur den Diakonissen, sondern auch seiner Frau. Friederike Fliedner musste neben der Kindererziehung und der Haushaltsführung ihrem Gatten eine berufliche »Gehilfin« sein. Er verlangte von ihr absolute Unterordnung und machte dieses in vielen Briefen deutlich. Diese völlige Überforderung verursachte letztlich ihren frühen Tod mit 42 Jahren.

Da die Kaiserswerther Schule die neuzeitliche Krankenpflege entscheidend prägte, sieht Taubert hier Zusammenhänge zum fehlenden Selbstbewusstsein von Pflegenden.

» Den hohen Anforderungen nicht zu entsprechen, wird eher dem eigenen Versagen als den Bedingungen zugeschrieben. Diese Haltung wird durch unreflektierte Ideale unterstützt, deren Erfüllung nach wie vor von außen gefordert werden, die aber auch verinnerlicht worden sind (Taubert 1994).

Es werden also nicht die Arbeitsbedingungen kritisiert, sondern das eigene Verhalten. Eine typische Reaktion für eine Berufsgruppe, welche lange Jahre ohne Autonomie war. Wenn von den Pflegenden ein kindliches Verhalten erwartet wird, verbietet sich Selbstbestimmung ganz von allein. Der Mediziner Schneider schreibt noch zu Beginn des 20. Jahrhunderts:

» Soll man aber eine Eigenschaft hervorheben, die vor allen anderen unentbehrlich ist zur Krankenpflege, so ist das zweifellos die Selbstlosigkeit und Selbstverleugnung ... (1902, in Bischoff 1992).

Um deutlich zu machen, dass die Pflege nichts für Männer ist, ergänzt Schneider:

» ... von Hause aus, seiner Natur nach, besitzt der Mann alles andere eher als gerade Selbstlosigkeit. Der Mann ist ein Egoist und soll es auch sein ... (1902, in Bischoff 1992).

Es war übrigens nicht immer so, dass der Pflege die Autonomie fehlte. Vor der Zeit der Hexenverfolgung genossen heilkundliche Frauen und Hebammen ein hohes gesellschaftliches Ansehen, da sie über ein exklusives Wissen über körperliche und seelische Zusammenhänge verfügten. Claudia Bischoff (1992) beschreibt in ihrer historischen Forschung über die Frauen in der Pflege, wie im Mittelalter die Kirche eng mit der Medizin zusammenarbeitete, um die heilkundlichen Frauen zu entmachten. Zunächst wurden sie der Hexerei beschuldigt. Dann wurde den Frauen unter Folter ihr heilkundliches Wissen abgefragt. Ärzte fungierten dabei als medizinische Gutachter. Die Kenntnisse, welche Mediziner hieraus gewannen, prägte die erste Grundlage einer Gynäkologie durch Männer. Denn ein Studium an einer Universität war Frauen untersagt. Und die Mediziner hatten damals wenige Erfolge in der Geburtsheilkunde. Der Hexenhammer legitimierte die Ärzte, das Krankheitsverständnis der Frauen zu beurteilen. Dadurch erhielten sie eine enorme Macht und konnten gleichzeitig »ihre eigene Erfolglosigkeit bemänteln« (Bischoff 1992).

> Die essenzielle Erfahrung der heilkundlichen Frauen war damals, dass ihnen ihr Wissen schadet, wenn sie sich mitteilen. Oder deutlicher: Für ihre beruflichen Kenntnisse verloren sie ihr Leben.

Letztlich festigten die Hexenprozesse die Vormachtstellung der Mediziner. Spätere Versuche von Frauen, sich an Universitäten auszubilden, wehrten die Mediziner mit immer neuen und unglaublichen

Argumenten ab, indem sie die Frauen auf die Pflege verwiesen, die sie im Sinne des Arztes auszuüben hatten.

» Der zum Krankendienst glücklich befähigte weibliche Körperbau, die Gelenkigkeit, Fügsamkeit, Geschmeidigkeit der weiblichen Glieder bilden sich durch Übung zu einer solchen Behendigkeit, zu einem solchen Ebenmaß in Bewegung und Handlung, zu einer solchen Anstelligkeit und Gewandtheit, die stets die Angemessenheit des zu Verrichtenden sichert (Buss 1844, in Sticker 1960).

Auch der bereits zitierte Mediziner Schneider bläst in dieses Horn:

» In der Zähigkeit des Körpers, Anstrengungen zu ertragen, ist die Frau dem Mann weitaus überlegen; ich kenne Frauen, die wochenlang Nacht für Nacht an dem Bette ihres schwerkranken Mannes gewacht, wochenlang die Kleider nicht abgelegt, sich mit einer flüchtigen Ruhestunde zwischen der gewohnten Tagesarbeit begnügt haben, ohne zu erliegen. Das vermag nur der zarte, aber unendlich elastische und zähe weibliche Körper zu leisten; kein Mann kann es an diesem Punkt mit der Frau aufnehmen (Schneider 1902, in Bischoff 1992).

Insbesondere die Gynäkologen leisteten großen Widerstand gegen die Aufnahme von Frauen an den Universitäten (Bäumer 1914). Fehling (1892) bekräftigt das: »Solchen Beruf (Pflegeberuf RT) kann die Frau ganz ausfüllen, im Beruf als Ärztin wird sie immer nur Halbes leisten.«

Traurigerweise wurde diese Erwartung zur Unterordnung der Pflege unter die Medizin irgendwann von der Pflege selbst übernommen. Bischoff (1992) spricht von einem »Training zur Unterordnung als zentraler Bestandteil der Berufserziehung«. So sollen sich Pflegende ihrer Minderwertigkeit stets bewusst sein:

» Je größer das Können der Schwester wird, umso bewusster muss sie sich der Grenzen ihres Könnens werden… Die Schwester tue sich nie auf das etwas zugute, was sie zu beherrschen glaubt, sondern bleibe sich vor allem dessen bewusst, was ihr noch fehlt, was sie noch zu lernen hat (Zimmermann 1911).

Die Ausbeutung der Pflegenden durch ihre Orden war enorm. Viel Arbeit, wenig Schlaf, kaum Sozialkontakte standen auf der Tagesordnung. Über die Hälfte der Ordensschwestern starb in einem Alter unter 50 Jahren. Die Suizidrate war sehr hoch und wird von Hecker mit 24% angegeben (Hecker 1912).

» So entsteht eine Kette qualvollen, meistens heldenhaft in der Stille getragenen Leidens… Die ganze Stufenleiter weiblichen Heldenmutes wird in diesem herrlichsten, beglückendsten – und in Deutschland grausamsten – Frauenberufe durchlaufen. Für viele bedeutet der Tod schließlich eine Erlösung von unerträglichen Qualen, und nicht wenige führen ihn freiwillig herbei, nachdem mit der körperlichen auch ihre seelische Widerstandkraft zusammengebrochen war (Hecker 1912).

So wird der Satz von Georg Streiter verständlich: »Die Barmherzige Schwester findet ihren Tod in ihrer Aufopferung.« (1913). Die Erklärungen der Mediziner, warum Frauen so sehr zur Pflege Kranker geeignet sind – nämlich ihre angebliche naturgegebene Fähigkeit zur Selbstaufgabe –, löste das kirchliche Dienen ausschließlich um Christi Willen ab (Steppe 2000).

Später dann – im Nationalsozialismus – wurden dieses unterwürfige Dienen und bedingungslose Ausführen von ärztlichen Anordnungen der deutschen Pflege zum Verhängnis. Pflegende arbeiteten in Konzentrationslagern, assistierten bei Menschenversuchen, Folterungen und Ermordungen von über 10.000 psychisch Kranken (Steppe 2001). Hierzu das Zitat einer Krankenschwester, die während des Dritten Reiches ihrer Arbeit nachkam:

» Es war schließlich nicht mein Wille, das ganze Vorhaben der maßgeblichen Ärzte zu unterstützen, sondern ich konnte einfach nichts anderes (tun) als die getroffenen Anordnungen ausführen … (Steppe 2000).

Allein dieses dunkle Kapitel der Pflegegeschichte ist Grund genug, die Autonomie von Pflegenden zu stärken. Hilde Steppe (2000) plädiert hier für eine gesunde Balance von Altruismus und Autonomie.

Die positive Wirkung von Autonomie auf die Pflege ist in vielfältigen Untersuchungen bestätigt worden. So wirkt sich die Selbstbestimmung bei Pflegenden beispielsweise positiv auf die Berufszufriedenheit (Blegen et al. 1993) und den Selbstrespekt und die Achtung vor anderen (Boughn 1995) aus. Die Autonomie der Pflegenden wiederum beeinflusst positiv die Autonomie der Patienten (Rose 1995). Oder anders formuliert, wenn wir Patientenautonomie einfordern, schafft die Pflegeautonomie die Voraussetzungen dafür.

Nun fragt man sich: »Was hat denn die Vergangenheit der Pflege mit mir zu tun?« Es ist dabei ähnlich wie die Erlebnisse aus unserer Kindheit, welche sich auf das Erwachsenenleben auswirken. Insbesondere Traumatisierungen, z. B. Erlebnisse von Gewalt, hinterlassen unbewusst ihre Spuren. Auch die Pflegegeschichte wirkt nach. Deshalb ist eine kritische Auseinandersetzung mit der Historie wichtig, um sich durch bewusste Reflexionsprozesse distanzieren zu können und nicht unbewusst Muster der Vergangenheit zu wiederholen.

## 1.3    Mutige Frauen in der Pflege

Ebenso bedeutsam ist die Beschäftigung mit Vorbildern in der Pflege. Denn nicht alles war schlimm und es hat auch zu allen Zeiten starke Persönlichkeiten in der Pflege gegeben, die unter Umständen »ausgegraben« werden müssen. So findet beispielsweise Magdalena Rübenstahl (2002) Zeitzeuginnen im Dritten Reich, welche sich dem Naziregime entgegenstellten und sich für die Patienten einsetzten, auch auf die Gefahr hin, selbst verurteilt zu werden. Traudel Weber-Reich (1999) berichtet von Göttinger Krankenschwestern, die eine eigene Klinik leiteten und sich jahrelang erfolgreich gegen die ärztliche Übernahme der Klinik wehrten.

Auch die Geschichte der Pflegewissenschaftlerin Hildegard Peplau steht für Mut und Selbstbestimmung. Als sie 1949 ihr Buch über »Interpersonale Beziehungen in der Pflege« beendete, fand sich in Amerika kein Verleger, der bereit war, das Buch unter ihrem Namen zu veröffentlichen. Ihr wurde empfohlen, einen Mediziner zu finden, unter dessen Namen das Buch veröffentlicht werden könne. Sie könne dann als zweite Autorin genannt werden. Daraufhin hatte Peplau das Buch zurückgezogen und eben nicht veröffentlicht. Da jedoch immer mehr Pflegende mit der Theorie von Peplau arbeiteten und das Interesse zunahm, änderte sich die Situation. Drei Jahre später, im Jahr 1952, fragte nun ein Verlag nach, ob sie das Buch unter ihrem Namen veröffentlichen dürfen. Da erst stimmte Peplau zu.

100 Jahre zuvor hatte Florence Nightingale den Mut bewiesen, als Frau aus gutem Hause, für die sich die »niedrigen Dienste der Pflege nicht schicken«, ihrem Wunsch nachzukommen und Krankenschwester zu werden. Im Krimkrieg wurden sie und ihr Team zur Rettung vieler Soldaten, die sonst nicht überlebt hätten. Neben der praktischen Pflege entwickelte sie theoretische Grundlagen, die heute noch von Bedeutung sind. Ihr Werk »Notes on Nursing« (Notizen über die Pflege) erschien 1860 und zeigt besonders Umgebungsfaktoren und Hygiene als bedeutsame Aspekte in der Pflege auf.

Auch die jüngere deutsche Pflegegeschichte hat Vorbilder aufzuweisen. Hier ist es empfehlenswert, sich mit der Biografie von Agnes Karll zu beschäftigen, deren berufspolitisches Engagement und internationale Vernetzung die Pflege entscheidend prägten.

Es ist also wichtig, sich mit der Historie der Pflege zu beschäftigen, um die dunklen Seiten kritisch reflektieren zu können und um sich mit den hellen Seiten identifizieren zu können. Die fehlende Auseinandersetzung öffnet unbewusstem Wiederholen Tür und Tor. Gerade für Führungskräfte ist dies bedeutsam, weil beispielsweise unbewusste Schuldgefühle Hemmungen auslösen können, ihre Macht zu gebrauchen oder narzisstische Kränkungen durch Selbstverleugnung die Illusion von Unentbehrlichkeit hervorrufen können (Haubl 2005). Der unangemessene Umgang mit Macht stellt gerade weibliche Führungskräfte immer wieder vor Probleme. Doch dazu mehr in ▸ Kap. 4.

Was bleibt also zu tun, damit wir heute unseren Führungsaufgaben gerecht werden? Die Freude ausschließlich im Opfern zu finden, wie es uns die Kirche lehrte, reicht heute ebenso wenig, wie die

Annahme einer naturgemäßen Selbstverleugnung, wie die Mediziner der Vergangenheit es gern gesehen hätten. Auch der Mantel der Schuld mag nicht mehr so recht passen.

> Um selbstbestimmt handeln zu können, müssen Pflegende der Autonomie ein ganzes Stück entgegenkommen.

## 1.4 Aus der Geschichte lernen

Es geht hier nicht darum, die Medizin oder die Kirche als Sündenbock abzustempeln und die Pflege als unschuldiges Opfer darzustellen, sondern darum, aus der Geschichte zu lernen. Um Zusammenhänge zu begreifen, die möglicherweise heute noch Auswirkungen haben, müssen alle Fakten ungeschönt aufgezeigt werden. So gilt es einerseits, tradierte Berufsgruppenkämpfe zu verstehen, und andererseits, sich davon zu distanzieren. Denn es geht nicht um die Frage: »Wer ist besser?«, sondern darum, den Patienten gemeinsam optimal zu versorgen.

Durch die Ausbildung der Mediziner an Universitäten und den Ausschluss der Frauen wurde der Gesundungsprozess verwissenschaftlicht und entmystifiziert. Die Kirche hat sich also keinen Gefallen damit getan, im Mittelalter die Mediziner zu unterstützen, denn der Glaube ging auf Kosten der Wissenschaft in der Medizin verloren. Die Heilfrauen und Hebammen hatten medizinische Kenntnisse und Spiritualität verbunden. Dabei ging es nicht nur um Kräutermedizin, sondern auch um Gebete und Opfergaben. Die Heilerfolge konnten nicht rational nachvollzogen werden und machten sowohl der Kirche als auch den Medizinern Angst. Die Kirche bezichtigte diese Heilfrauen des Bündnisses mit dem Teufel, was von den Medizinern unterstützt wurde. Sie protokollierten das Kräuterwissen und die anatomischen Kenntnisse, welche sich rational überprüfen ließen, und brachten dieses als Basiswissen in die Universitäten. Die unerklärlichen Phänomene mit ihren spirituellen Wurzeln ließen sie fallen.

Und genau das ist die fehlende Verbindung im heutigen Gesundheitswesen. Der Boom integrativer Naturheilverfahren und alternativer Behandlungsangebote spricht eine deutliche Sprache.

Patienten wollen als Menschen wahrgenommen werden mit all ihren Bedürfnissen und nicht nur als Träger einer Krankheit. Die Kraft des Glaubens im Gesundungsprozess wird neu entdeckt. Die Zunahme an chronischen Krankheiten lässt die Betroffenen erleben, dass es nicht das »eine und einzige Wundermittel« gibt, sondern dass viele Komponenten eine Rolle spielen. Hier ist ein systemisches Verständnis gefordert, welches alle Aspekte des kranken Menschen einbezieht. Das Ursache-Wirkungs-Denken greift mit seiner linearen Logik dabei oft zu kurz. Stattdessen sind Arbeitsweisen gefordert, wie wir sie aus dem Case Management kennen, bei dem die unterschiedlichsten Ebenen mit einbezogen werden.

Selbst wenn davon gesprochen wird, dass Körper, Seele und Geist eine Einheit bilden, so bleibt die heutige Medizin doch sehr auf den Körper bezogen, so dass wir von einer seelenlosen Medizin sprechen können. Die Heilfrauen von damals setzten neben dem Glauben auch viel Aberglauben ein. So verabreichten sie beispielsweise das Kraut Engelwurz, um sich und andere gegen Hexen und Verwünschungen zu schützen (Linford 2007).

Heute stehen wir vor einer neuen Chance der Entwicklung des Gesundheitswesens. Es geht darum, die Medizin wieder zu beseelen. Und das schafft die Medizin nicht allein, denn zu sehr hat sich das Bild von Wissenschaft, Nachprüfbarkeit und Evidenzbasierung ausgebreitet. Hier ist die Medizin auf die Hilfe von integrativen Heilverfahren und ganzheitlichen Pflegemethoden angewiesen. Doch diese Entwicklung erfordert echte Kooperation aller am Gesundheitswesen Beteiligten.

Ähnlich dem Versuch, das ganze System Mensch zu begreifen, muss auch das Gesundheitswesen sich als System verstehen. Die Zusammenarbeit der Berufsgruppen ist nur möglich, wenn sich alle gegenseitig respektieren, da hier die größten Reibungsverluste entstehen. Grabenkriege zwischen den Berufsgruppen und missverständliche Kommunikation sind äußerst kostenintensiv. Echter gegenseitiger Respekt wird damit zu einer ökonomischen Größe, auf die wir nicht länger verzichten können. Diese Notwendigkeit wird auch zusehends von Medizinern betont: »Ein Chefarzt muss neben der fachlichen Qualifikation (…) über Sozial- und Führungskompetenz verfügen, er muss organisieren können und vor allem auch zur interdisziplinären Zusammenarbeit bereit sein«, so Klaus Goedereis (2008) im Deutschen Ärzteblatt (Flintrop 2008).

Die interprofessionelle Kollaboration (IPC) im Gesundheitswesen zählt zunehmend zu den Kernthemen von Krankenhäusern, die es zu professionalisieren gilt, denn IPC spielt eine Schlüsselrolle bei den Bestrebungen die Gesundheitsversorgung zu verbessern (Brainbridge et al. 2010, D'Amour et al. 2005). Wenn die unterschiedlichen Professionen im Gesundheitswesen nicht gut kooperieren, hat das enorme Auswirkungen auf Konfliktkosten und Patientensicherheit (▶ Kap. 15).

## 1.5　Vom Umgang mit der Macht

Wir sind weder schicksalsgesteuert noch abhängig von den Vorstellungen anderer Berufsgruppen, sondern vernunftbegabt und mit einem eigenen Willen ausgestattet. Und dieses Potenzial gilt es zu nutzen. Eine gute Grundlage bietet die Akzeptanz der eigenen Macht – statt ihrer Verleugnung. Leider wird der Machtbegriff oft stigmatisiert (Lotmar und Tondeur 2004). Auch im Gesundheitswesen ist ein positives Machtbewusstsein selten. Dabei ist das so wichtig für die eigene Kraft. Außerdem darf Macht Spaß machen!

Der Begriff der Macht hat viele Bedeutungen. In einer Analyse dieses Konzepts hat Hokanson Hawks (1991) zwei wesentliche Aspekte herausgearbeitet:
— Macht über jemanden oder etwas (»power over«) und
— Macht als Fähigkeit, im Sinne von Kraft und Stärke (»power to«).

Während der Aspekt von Kraft und Stärke positiv besetzt ist, gilt die Macht über jemanden im Sozial- und Gesundheitswesen als eher verwerflich. Deshalb wird auch nicht über Macht geredet, sondern von »besonderer Verantwortung«, »Mitgestaltung« oder »gewissen Durchsetzungsmöglichkeiten« (Lotmar und Tondeur 2004). Die Spannbreite des Machtbegriffs reicht von Überwältigung im Sinne von Zwang bis hin zur Unterstützung und Förderung von Interessen (Cassier-Woidasky 2005). Doch Führungskräfte schließen die Augen, wenn

sie sich vormachen, ihre Macht lediglich im Sinne von Stärke einzusetzen.

 Es gibt immer wieder Führungssituationen, in denen Vorgesetzte ihre Macht über jemanden ausüben müssen.

Selbst bei einem demokratischen Führungsstil, bei dem die Mitarbeiter sehr wesentlich einbezogen werden, gibt es Momente, in denen die Leitung Entscheidungen über andere zu treffen hat. Wenn sie diese Macht leugnet, eröffnet sie ihrem Unbewussten die Möglichkeit, dass diese Macht sich andere Wege sucht. Wie beispielsweise bei einem Pflegedienstleiter einer 220-Betten-Klinik in Süddeutschland, der sich selbst lieber als »guter Kumpel« für die Mitarbeiter sehen wollte und sich unbewusst von denen distanzierte, die machtvolles Durchgreifen von ihm erwarteten. Unliebsamen Entscheidungen ging er aus dem Weg, betrieb eine Politik des »Aussitzens« und strafte die Mitarbeiter, die anderes von ihm erwarteten, mit Nichtachtung oder lästerte gar über diese. Statt sich also direkt zu seiner Macht zu bekennen, leugnete er diese und übte stattdessen Macht auf einige Mitarbeiter aus, ohne das selbst zu bemerken, indem er sie ignorierte oder über sie lästerte.

Autorität bedeutet die rechtmäßige Macht, ein Amt, für welches jemand zuständig ist, auszuüben (Goulding und Hunt 1991). Elois Field (1980) unterscheidet drei Typen von Macht.

Drei Typen von Macht nach Field (1980)
— Positionale Macht (Amtsautorität)
— Personale Macht (Sachverstand, Charisma)
— Geliehene Macht (Delegierung)

Wenn bei Führungskräften zur positionalen Macht eine große Portion personale Macht hinzukommt, fällt ihnen selbst die Führung leichter und sie werden von den Mitarbeitern auch eher akzeptiert. Die vielfältigen Aufgaben einer Führungskraft im Gesundheitswesen kann diese heute gar nicht mehr allein bewältigen. Das Delegieren von Verantwortlichkeiten ist deshalb von großer Bedeutung geworden. Dazu müssen Mitarbeiter unter

Umständen zunächst erst befähigt werden oder neudeutsch »empowert«. Wer seine Mitarbeiter empowern will, muss selbstverständlich zur eigenen Power (Macht) stehen.

## 1.5.1 Aktuelle Machtentwicklungen in Krankenhäusern

Lange Jahre wurde das Dreigestirn der Krankenhausleitung bestehend aus Verwaltungsdirektion, Ärztlicher Direktion und Pflegedirektion nicht in Frage gestellt. Doch in vielen Kliniken war diese Führungsspitze nur ein Label. In Wahrheit wurde die Pflegedirektion oft nicht ernst genommen, erhielt weniger Handlungsspielraum und zumeist auch eine geringere Bezahlung.

Mit dem Studium des Pflegemanagements erhält der Gesundheitsmarkt erstmals qualifizierte Leitungskräfte, die ebenso in Personalfragen wie auch in betriebswirtschaftlichen und rechtlichen Belangen geschult sind. Eigentlich müssten Kliniken sich mit Kusshand auf diese fachkompetenten und führungsgeschulten Studienabsolventen stürzen. Doch erstaunlicherweise entwickelt sich eine Art Gegentrend. Immer mehr Krankenhäuser verzichten ganz auf die Position der Pflegedirektion und behaupten, diese sei gar nicht erforderlich zur Leitung einer Klinik. »Der Verdacht drängt sich auf, dass diese Koinzidenz kein Zufall ist und die Reorganisationswelle nicht nur ökonomisch, sondern auch durch handfeste Machtinteressen motiviert ist.« (Cassier-Woidasky 2005). Eine schlüssige Begründung, auf die obere Leitungsebene des Pflegedienstes zu verzichten, gibt es nicht (Mühlbauer 2003). Damit kann eine solche Entscheidung der Sorge – insbesondere der ärztlichen Leitung – zugeschrieben werden, einen Machtverlust einzubüßen. Durch besser qualifizierte Führungskräfte in der Pflege müsste der Machtkuchen noch einmal neu aufgeteilt werden. Und das scheint bedrohlich. Gerade besonders gute Pflegedirektoren können in Deutschland die Erfahrung machen, rausgemobbt oder rausgelobt zu werden.

Auch die Pflege erweckt zuweilen den Eindruck, dass Macht etwas Unanständiges ist, weil damit »das erhebende Moment der Aufopferung verloren geht« (Steppe 1996; in Cassier-Woidasky 2005). So behauptete die Pflegedirektorin Richarda Klein beispielsweise, »dass es nicht um die Frage ginge, wie viel Macht der Pflege zugestanden wird, sondern welchen Anteil die Pflege an der Prozessgestaltung« habe (Klein 2004).

Mit der zunehmenden Führungskompetenz im Pflegemanagement wächst eine starke Generation nach, mit der die Aufgaben im Gesundheitswesen professionell gesteuert werden können. Diejenigen, welche diese Kompetenz nicht fürchten und Kooperation wagen, erleiden nur einen scheinbaren Machtverlust, da sie auf lange Sicht die Vorteile fachkompetenter Führung genießen können. Dieses ist vergleichbar mit der Implementierung von Primary Nursing als Pflegesystem. Zunächst fürchten die Mediziner häufig, dass ihnen Macht verloren geht, wenn Pflege die Verantwortung für ihre Arbeit klar zuspricht. Und in der Übergangszeit des ersten halben Jahres erhöhen sich oft die Spannungen zwischen der ärztlichen und der pflegerischen Berufsgruppe. Doch sobald sich die Vorteile dieses Arbeitssystems bemerkbar machen, z. B. die Pflegenden fundiertere Auskünfte über ihre Patienten geben können, schätzen die Mediziner die Kooperation mit den fachkompetenten Pflegenden sehr.

Und nun möchte ich noch einmal auf die Frage zurückkommen: »Möchten Sie regieren oder dienen?« Das Zauberwort ist hier Respekt! Regieren bedeutet nicht automatisch ausbeuten oder den eigenen Vorteil suchen. Wahre Königinnen und Könige dienen ihrem Volk! Respekt- und würdevoll werden wichtige Entscheidungen getroffen, die dem Volk kurz- oder langfristig Vorteile verschaffen.

❯ Dienen sollte hier nicht als Unterwerfung verstanden werden, sondern im Sinne von Demut.

Bei allem Durchsetzen, Stellung beziehen, Position behaupten und alltägliche Kämpfe ausfechten ist es immer wieder wichtig, in eine Haltung von Demut zu finden, um die Mitarbeiter respekt- und würdevoll führen zu können. Oder um es mit Frank McNair (2002) zu sagen: »Die besten Führungskräfte sind Menschen, die auch dienen können.« Die Bereitschaft zum Dienen bezieht McNair sowohl auf die Haltung Mitarbeitern gegenüber als auch den höheren Zielen des Unternehmens gegenüber.

Diese spezielle Art des Führens wird auch Servant Leadership genannt (Greenleaf 2002).

Viele Führungskräfte im Gesundheitswesen betonen in Trainings immer wieder, dass sie andere nicht manipulieren wollen.

> ⊙ Bei einer Manipulation handelt es sich um eine bewusste und gezielte Einflussnahme auf Menschen ohne deren Wissen und oft gegen deren Willen.

Die Kunst des Führens liegt also darin, die Mitarbeiter mit ihrem Einverständnis zu beeinflussen. Das ist ein hohes Ziel und gelingt nicht immer. Wir alle – und Führungskräfte ganz besonders – manipulieren andauernd. Die Untersuchungen des amerikanischen Wissenschaftlers John Bargh von der Eliteuniversität Yale zeigen, wie schon kleinste Hinweise das Handeln von Menschen beeinflussen können. So machte er Intelligenztests mit afroamerikanischen jungen Menschen. Die Hälfte der Tests begann mit einer Einstiegsfrage zur Herkunftsrasse, bei den anderen fehlte diese Frage. Die Tests mit der Erinnerung an ihre Herkunft fielen wesentlich schlechter aus als die anderen. Hier wirkte also das alte Vorurteil, Afroamerikaner seien weniger gebildet als die übrigen US-Amerikaner. Prof. Bargh machte weitere Studien, in denen er beweisen konnte, wie unwesentlich erscheinende Fragen das Denken, Fühlen und Handeln von Menschen beeinflussen. Deshalb ist es auch hier sinnvoll, aus der Nicht-Motivation herauszukommen (ich will andere nicht manipulieren) und sich bewusst zu fragen, wie man oder frau die Mitarbeiter beeinflussen möchte. Denn eine Hauptaufgabe des Führens besteht darin, Mitarbeiter positiv zu beeinflussen und zu steuern (Graf-Götz und Glatz 2003).

## 1.6    Gestalterrolle statt Opferrolle

**Praxistipp**

Es ist wichtig, aus der Opferrolle herauszukommen und seinen Handlungsspielraum selbst zu gestalten.

Ein typisches Opferverhalten ist beispielsweise das Jammern, statt selbst nach Alternativen oder Lösungen zu suchen oder anzuklagen, statt den eigenen Beitrag zu hinterfragen. Führungskräfte, die die Opferrolle wählen, geben anderen die Macht über sich und machen sich selbst kleiner als sie sind. Außerdem bremsen sie ihre eigene Aktivität aus, schieben die Schuld auf andere und haben die Tendenz, zu verallgemeinern, statt Ich-Botschaften zu senden. Führungskräfte, die dagegen die Gestalterrolle wählen, gehen in die Eigenverantwortung, ergreifen Initiative und überlegen zunächst, was sie beeinflussen können, statt zu grübeln, was sie nicht beeinflussen können. Damit hätten wir auch den Energiefresser Nr. 1, nämlich das Sich-Sorgen-machen.

Hierzu eine kleine Indianergeschichte:

**Beispiel aus der Praxis**

Ein alter Indianer erzählt seinem Enkel, dass er zwei Vögel in seinem Herzen trage. Einen, der sich aggressiv gegen andere durchsetze, und einen, der sich liebevoll den Lebewesen dieser Welt zuwende. Da fragt der Enkel: »Und wer ist stärker?« Der alte Indianer antwortet: »Der, den ich füttere!«

Und damit kommen wir zu einer wesentlichen Erkenntnis, die im Management von Bedeutung ist: Es wächst immer das, wohin wir unsere Aufmerksamkeit richten. Konzentrieren wir uns also auf die Sorgen, dann nehmen die Sorgen zu. Und fokussieren wir das, was wir beeinflussen können, dann wird unsere Einflussnahme größer. Wie lässt sich das verstehen? Im Prinzip ist es ganz einfach, denn es leitet sich aus der Wahrnehmungspsychologie ab. Diese besagt, dass Gedanken unsere Gefühle beeinflussen und unsere Gefühle wiederum unser Handeln. Damit vergrößern sorgenvolle Gedanken unsere Sorgen und Gedanken von möglichen Aktivitäten unsere Einflussnahme (◨ Abb. 1.1).

Sie haben also die Wahl, ob Sie Opfer oder Gestalter sein wollen. Natürlich gibt es darüber hinaus noch viele andere Führungsrollen, die Sie wählen können, wie z. B. die mythische Heldin, die aufopfernde Matriarchin, die am Eigennutz orientierte Aufsteigerin, die technokratische Macherin oder gar die einsame Kämpferin (in Anlehnung an Neuberger 2002).

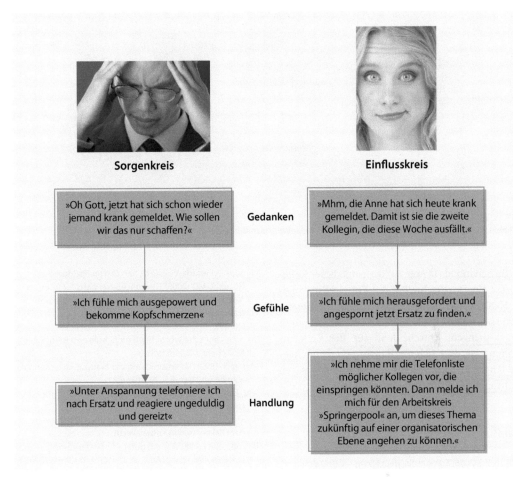

□ **Abb. 1.1**   Sorgenkreis und Einflusskreis

## 1.7   Ich-Entwicklung von Führungskräften

Die Führungsarbeit bewirkt nicht nur einen Zuwachs an Methoden- und Managementkompetenz, sondern verändert auch die Persönlichkeit. Idealerweise findet ein Reifeprozess in der Ich-Entwicklung statt, welcher ein bewusstes Handeln fördert und die blinden Flecken reduziert.

Zu Beginn der Führungsarbeit überwiegen die Sorgen, ob das Wissen für eine solche Entscheidung ausreicht, ob man den richtigen Leuten vertraut, ob diese Strategie jetzt notwendig ist, ob man vielleicht sinnvolle Alternativen übersehen hat… Dabei überwiegt das sorgenvolle Denken, was die Gefühle und das Handeln entsprechend beein-

flusst. Mit zunehmender Erfahrung werden sich die Führungskräfte ihres Einflusses bewusst. Bei wenig Bewusstseinsreife wird dieser Einfluss einfach zum eigenen Vorteil ausgenutzt, um das eigene Ego zu füttern. Findet ein Reifeprozess des Bewusstseins statt, kann die negative Erwartungshaltung (Sorgen) reduziert werden und die positive Erwartungshaltung (gezielte Einflussnahme) zunehmen. Außenstehende bemerken diesen Entwicklungsprozess an der Grundhaltung des Vorgesetzten. Ist die Führungskraft primär problemorientiert ausgerichtet (im Sorgenkreis) oder lösungs- und einflussorientiert? Dient die Einflussnahme in erster Linie dem eigenen Vorteil oder werden die Mitarbeiter ebenfalls mit Einflussoptionen (Handlungsspielräumen) ausgestattet?

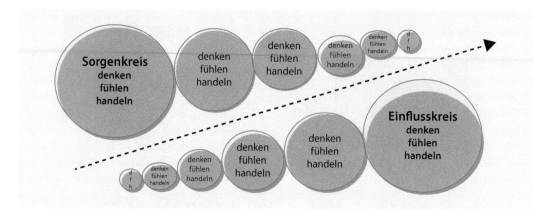

**Abb. 1.2**    Ich-Entwicklung von Führungskräften (adaptiert nach Binder 2014)

Im Schaubild (■ Abb. 1.2) bedeutet dieser Reifeprozess ein Durchschreiten des Entwicklungspfeiles. Natürlich ist die Ich-Entwicklung kein linearer Prozess, sondern kann jederzeit wieder vor- oder zurückspringen. Entscheidend für die Reifeentwicklung ist, dass sich die Führungskraft häufiger und länger im Einflusskreis aufhält und sozusagen nur besuchsweise im Sorgenkreis landet.

## Literatur

Bargh, John (2006) Stimme aus dem Nichts – Die Macht der Intuition. Spiegel 15: 158–171

Bäumer, Gertrud (1914) Die Frau in Volkswirtschaft und Staatleben der Gegenwart, S.158. Stuttgart

Binder, Thomas (2014) Das Ich und seine Facetten. Change Professionals unter einer Entwicklungsperspektive. In: OrganisationsEntwicklung. Zeitschrift für Unternehmensentwicklung und Change Management. 1/14: 9–15.

Bischoff, Claudia (1992), S. 42, 84ff. Frauen in der Krankenpflege. Frankfurt/Main: Campus

Blegen, Mary A; Goode, Colleen; Johnson, Marions; Maas, Meridian, Chen, Lily, Moorhead, Sue (1993) Preferences in decision-making autonomy. In: IMAGE: Journal of Nursing Scholarship. 25/4: 339–344

Boughn, Susan (1995) An instrument for measuring autonomy-related attitudes and behaviours in woman nursing students. In: Journal of Nursing Education. 34/3: 106–113

Brainbridge L; Nasmith L, Orchard C, Wood V (2010) Competencies for interprofessional collaboration. Journal of Physical Therapy Education. 24/1: 6–11.

Cassier-Woidasky, Anne-Kathrin (2005) Macht – (k)ein Thema für die Pflege? Reflexionen zu Macht in der Professionsentwicklung der Pflege. Die Schwester/Der Pfleger. 44/10: 798–802

D'Amour D; Ferrada-Videlal M, San Martin Rodriguez L, Beaulieu MD (2005) The conceptual basis for interprofessional collaboration: Core concepts and theoretical frameworks. Journal of Interprofessional Care 19/1: 116–131.

Das neue deutsche Wörterbuch für Schule und Beruf (1996) München: Wilhelm Heyne

Fehling H (1892) Die Bestimmung der Frau – ihre Stellung zu Familie und Beruf, S. 29. Stuttgart

Field, Elois (1980) Authority: a select power. In: Advances in Nursing Science: 69–83

Fliedner, Theodor (1837) Hausordnung und Dienstanweisung der Diakonissen in Kaiserswerth

Flintrop, Jens (2008) Was ein guter Chefarzt mitbringen oder lernen sollte. Dtsch. Ärztebl. 105(10): A-513/B-462/C–450

Goulding, Juli; Hunt, John (1991) Accountability and legal issues in primary nursing. In: Ersser S, Tuttion E (eds) Primary nursing in perspective. London: Scutari Press. 61–73

Graf-Götz, Friedrich; Glatz, Hans (2003) Organisation gestalten. Neue Wege für Organisationsentwicklung und Selbstmanagement, S.115. Weinheim: Beltz

Greenleaf, Robert (2002) Servant Leadership. A journey into the nature of legitimate power and greatness. Paulist Press International, U.S.

Haubl, Rolf (2005) Risikofaktoren des Machtgebrauchs von Leitungskräften. In: Freie Assoziation. 8/3: 7–24

Hecker H (1912) Die Überarbeitung der Kranken-Pflegerin, S. 55f. Leipzig

Hokanson HJ (1991) Power: a concept analysis. In: Journal of Advanced Nursing. 16: 754–762

Klein, Ricarda (2004) Vorstand ohne Pflegedirektoren? Pflege aktuell 58/7:402–404

Lotmar, Paula; Tondeur, Edmond (2004) Führen in sozialen Organisationen. Ein Buch zum Nachdenken und Handeln, S. 25. Bern: Haupt

Linford, Jenny (2007) Heilkräuter: erkennen und bestimmen. Bath, UK: Parragon

McNair, Frank (2002) Schick keine Enten in die Adlerschule,
 S.171. München: Redline Wirtschaft

Mühlbauer, Bernd H (2003) DRG's und Pflege – zur Dialektik
 von Organisationsstruktur und Organisationsprozess
 im Wandel. In: BALK, Geißner U, Mühlbauer BH (Hrsg)
 Management und Pflege im DRG-Zeitalter. Führungs-
 wandel und Wandel durch Führung. 152–184. München:
 Luchterhand

Neuberger, Oswald (2002) - Führen und führen lassen:
 Ansätze, Ergebnisse und Kriti der Führungsforschung.
 Stuttgart: UTB: Lucius & Lucius.

Schwarz, Aljoscha; Schweppe, Ronald (2006), S. 9. Praxisbuch
 NLP. München: Südwest

Sticker Anna (1963) Friederike Fliedner und die Anfänge der
 Frauendiakonie. Ein Quellenbuch

Sticker Anna (1960), S. 171. Die Entstehung der neuzeitlichen
 Krankenpflege. Stuttgart

Steppe, Hilde (2000) Das Selbstverständnis der Krankenpflege in ihrer historischen Entwicklung. In: Pflege 13: 77–83

Steppe, Hilde (2001) Pflege im Nationalsozialismus. Frankfurt
 am Main: Mabuse

Streiter, Georg (1913) Die Krankenpflege, kein Durchgangs-
 sondern Lebensberuf, S. 229. Berlin

Rose, Pat (1995) Best Interest: a concept analysis and its
 implications for ethical decision-making in nursing. In:
 Nursing Ethics 2/2: 149–160

Rübenstahl, Magdalena (2002) Wilde Schwestern. Kranken-
 pflegereform um 1900. Frankfurt: Mabuse

Taubert, Johanna (1994) Pflege auf dem Weg zu einem neu-
 en Selbstverständnis: Berufliche Entwicklung zwischen
 Diakonie und Patientenorientierung. Frankfurt: Mabuse

Weber-Reich, Traudel (1999) Pflegen und Heilen in Göttingen. Die Diakonissenanstalt Betlehem von 1866 bis
 1966. Göttingen: Vandenhoeck und Ruprecht

Zimmermann, Anna (1911) Was heißt es Schwester zu sein?
 Beiträge zur ethischen Berufserziehung, S. 22. Berlin

# Work-Life-Balance

R. Tewes, *Führungskompetenz ist lernbar,*
DOI 10.1007/978-3-662-45223-3_2, © Springer-Verlag Berlin Heidelberg 2015

Man kann nur leben, indem man oft genug nicht macht, was man sich vornimmt. (Elias Canetti)

## 2.1 Krank zum Dienst?

»Es gibt zwei Arten von Menschen, die, die nicht arbeiten wollen, und die, die nicht mehr aufhören können« behauptet Frank McNair (2002). Wie kommt es, dass im Gesundheitswesen Tätige sich hinreißend um das Wohlergehen von Patienten kümmern und die eigenen Warnsignale ihres Körpers mit schöner Regelmäßigkeit überhören?

Immer wieder passiert es, dass Menschen krank zur Arbeit kommen. Insbesondere Vorgesetzte halten sich für unabkömmlich. Ein solches Verhalten ist nicht nur dumm, sondern auch teuer. Es ist dumm, weil es die eigene Gesundheit (unser höchstes Gut) aufs Spiel setzt, und es ist teuer, weil es die Kosten für langfristige Fehlzeiten in Unternehmen verdoppelt. Präsentismus, also die Anwesenheit trotz Krankheit, verursacht doppelt so viel Kosten, wie eine krankheitsbedingte Abwesenheit vom Arbeitsplatz. Wenn Mitarbeiter krank zum Arbeitsplatz erscheinen, ist deren Einsatzfähigkeit eingeschränkt, die Arbeitsqualität vermindert und die Fehleranfälligkeit erhöht. Außerdem wird die Genesung verzögert und die Chancen auf Chronifizierung oder längerfristigen Ausfall steigen, so eine Studie von Booz und Company (▸ www.manager-magazin.de). In dieser Untersuchung von 2011 wird für die reine Fehlzeit bei Abwesenheit durch Krankheit eine Durchschnittssumme von € 1200 pro Mitarbeiter errechnet. Erscheinen Mitarbeiter krank zum Dienst werden die Folgekosten hierfür auf € 2400 pro Mitarbeiter ermittelt (▸ www.strategyand.pwc.com).

Da Vorgesetzte eine große Vorbildfunktion für alle anderen Mitarbeiter haben, ist ihre Balance von Berufs- und Privatleben von besonderer Bedeutung. Und Präsentismus ist kein vorbildliches Verhalten.

Deutschland belegt den 10. Platz bezüglich der Ausbalancierung von Beruf und Privatleben. Dies belegt eine Studie der OECD aus dem Jahr 2013, an der insgesamt 36 Länder beteiligt waren. Ganz vorne liegen Dänemark, Niederlande, Norwegen und Belgien, während Mexiko und die Türkei das Schlusslicht bilden. Im Vergleich mit den anderen Staaten arbeiten die Deutschen mit durchschnittlich 1413 Arbeitsstunden pro Jahr deutlich weniger (OECD Durchschnitt: 1776 Stunden). In die Untersuchung flossen 10 Faktoren ein, aus denen sich die Work-Life-Balance ableitet: Wohnverhältnisse, Einkommen, Beschäftigung, Gemeinsinn, Bildung, Umwelt, Zivilengagement, Gesundheit, Lebenszufriedenheit und Sicherheit (▸ www.oecdbetterlifeindex.org).

## 2.2 Ergebnisse der NEXT-Studie

Wie wichtig es gerade für Pflegende ist, eine gesunde Balance zwischen Arbeits- und Privatleben zu finden, zeigt die NEXT-Studie (»Nurses Early Exit Study«). NEXT ist die weltweit größte internationale Längsschnittstudie der Berufsgruppe Pflege, an der fast 40.000 Pflegende aus 585 Krankenhäusern, Altenpflegeheimen und ambulanten Pflegediensten in zehn europäischen Ländern teilgenommen haben. Allein in Deutschland haben 3565 Pflegende aus 75 Einrichtungen den umfangreichen Fragebogen beantwortet. In Deutschland denken demnach 25% der 25-jährigen Pflegenden daran, aus dem Beruf auszusteigen, insbesondere besser qualifizierte.

Drei Hauptgründe lassen sich hierzu benennen: (1) die fehlende professionelle Perspektive, (2) die Unzufriedenheit mit den Arbeitsbedingungen, insbesondere der fehlenden Führungskompetenz ihrer Vorgesetzten, und (3) die Sorge um die eigene Gesundheit (Hasselborn et al. 2006). Die Studie weist nach, dass Pflegende mit schlechterer Gesundheit eher im Beruf verweilen, weil sie fürchten, keinen neuen Arbeitsplatz zu finden. Das Belastungspotenzial ist insgesamt sehr hoch, da Pflegende oft mit Krankheit und Leid, Tod, problematischen und aggressiven Patienten konfrontiert sind.

Für Führungskräfte von besonderer Bedeutung sind zwei Ergebnisse: Zum einen geben die Pflegenden an, zu ihren Pflegedienstleitungen zu 26% ein eher feindliches als freundliches Verhältnis zu haben. Im internationalen Vergleich liegen nur noch Italien (43%), Frankreich (41%) und Polen (34%) darüber. Beziehungsarbeit oder soziale Kompetenz scheint also nicht die Stärke von deutschen

Führungskräften zu sein. Zum anderen herrscht eine Unzufriedenheit mit der Führungsqualität vor. Im internationalen Vergleich sind deutsche Pflegende unzufriedener mit ihrem Beruf (46% zufrieden, bei einem Mittelwert von 58,7%). Die höchste Zufriedenheit finden wir in Norwegen (85%), Niederlande (80%) und Belgien (75%). Dominierende Gründe für den Ausstiegswunsch aus dem Pflegeberuf sind hierzulande häufig die Unvereinbarkeit von Beruf und Familie und die Unzufriedenheit mit dem Klima am Arbeitsplatz (Hasselborn 2006). Wenn Führungskräfte ihre Mitarbeiter halten oder neue gute gewinnen wollen, müssen sie die Arbeitszeiten ändern und die Teamkultur durch transparente Kommunikation beeinflussen. Mit anderen Worten: Sie müssen für eine positive Work-Life-Balance sorgen.

Doch bevor sie mit diesen Maßnahmen beginnen, sollten sie zunächst die eigene Führungskompetenz prüfen. Es empfiehlt sich hierzu, das Feedback der Mitarbeiter einzuholen. Die zunehmende Berufsunzufriedenheit bei Medizinern zeigt sich insbesondere in den Symptomen Sucht und Suizid. Ärzte sterben dreimal häufiger an den Folgen einer Leberzirrhose (Bergner 2006) und ihr Suizidrisiko ist durchschnittlich 3,3-mal höher als in der Gesamtbevölkerung (Linder 2012).

## 2.3 Ausbalancieren der vier Waagschalen

Wie können wir unser berufliches und privates Leben ausbalancieren? Friedrich Graf-Götz und Hans Glatz (2003) haben dazu ein übersichtliches Schaubild entwickelt. Dabei gilt es insgesamt vier Schwerpunkte auszugleichen: (1) Kontakt, (2) Leistung, (3) Körper und (4) Sinn (■ Abb. 2.1).

Die Balance halten bedeutet nicht, dass zu jedem Moment die Waagschalen ausgeglichen sind. Es bedeutet lediglich, dass die vier Bereiche nicht über lange Zeit aus dem Lot geraten. So gibt es natürliche Zeiten, in denen die eine oder andere Waagschale größer ist als die anderen. Bei Familiengründungen stehen beispielsweise erst einmal die Beziehungen und Kontakte im Vordergrund, während bei der Neugründung eines eigenen Pflegedienstes die Leistungsschale zunimmt. Im

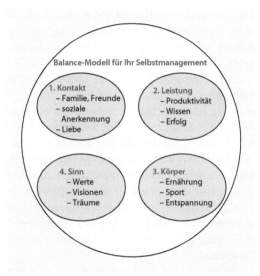

■ **Abb. 2.1** Die vier Waagschalen (adaptiert nach Graf-Götz und Glatz 2003)

Vorfeld einer Existenzgründung ist die Sinnfrage zentral, und der Körper macht sich bei Über- oder Unterforderung bemerkbar.

Schauen wir uns die einzelnen Waagschalen genauer an:

### ▪ 1. Kontakt

Die zwischenmenschlichen Beziehungen spielen eine große Rolle im Leben. Es ist wichtig, mit der Familie und mit Freunden Gefühle zu teilen, Nähe zu erleben, sich auszutauschen und die vielen Formen der Liebe (Liebe zum Partner, zum Kind, zu Freunden) zu genießen. Der Coach Bernhard Mack (2000) formulierte den weisen Satz: »Das Gegenteil von Stress ist nicht Ruhe und Entspannung, sondern Kontakt!« Und die meisten kennen es, wenn man nach einem stressreichen Arbeitstag nur noch seine Ruhe haben möchte und dann eine liebe Freundin anruft, die einen schnell auf andere Gedanken bringt. Dieser Kontakt wirkt entstressend.

Während für Führungskräfte berufliche Kontakte immer unter besonderen Vorzeichen stehen (z. B. keine Schwäche zeigen oder Kollegen imponieren zu wollen), sind private Kontakte ganz anderer Natur. Hier steht nicht die Leistung im Vordergrund, sondern einfach das Sein! Hier kann man sich auch mal daneben benehmen, ohne mit einer Kündigung der Freundschaft rechnen zu müssen. Die gesamte Gefühlspalette darf hier ausgelebt werden.

Und dann wäre da noch die Liebe! Das Herz für andere zu öffnen und Gefühle zu teilen, ist eine der höchsten irdischen Freuden. Während wir im Beruf eher einen Schutzkittel gegen Emotionen tragen, ist hier die Hingabe möglich, die uns Menschen auf besondere Weise verbindet. Die Liebe setzt besondere Energien frei, die nicht vergleichbar sind mit beruflichen Energieschüben. Und Liebe folgt keinen rationalen Gesetzen oder ökonomischen Beweggründen. Das macht sie zu etwas ganz Besonderem und gleichzeitig schwer Fassbarem.

Führungskräfte im Topmanagement, die sehr viel Zeit mit ihrem Beruf verbringen, tun sich oft schwer mit der Liebe. In der Familie herrschen andere Regeln als im Unternehmen. Hier kann ich nicht delegieren, sondern muss Mithilfe erbitten. Gefühle können unberechenbar sein und das Leben durcheinander bringen. Aber es kommt noch etwas Entscheidendes dazu. Je länger Menschen in Führungspositionen arbeiten, desto häufiger kommt es vor, dass sie unangenehme Entscheidungen treffen müssen, die auch ihre Mitarbeiter betreffen. Um diesen oft belastenden Tätigkeiten nachkommen zu können, entwickeln Führungskräfte häufig einen persönlichen Schutz durch Distanz. Dieser Schutz kann sich zu einer generellen Distanzhaltung ausweiten, die dann im Privatleben nicht mehr so einfach zurückzuschrauben ist.

- **2. Leistung**

Das Erbringen einer Leistung ist ein zutiefst menschliches Bedürfnis und wird bereits in der Kindheit geprägt. Während die frühe Kindheit sich dadurch auszeichnet, dass das Kind immer neue Dinge anfängt (basteln, bauen, malen, erzählen etc.), entsteht um das 6. Lebensjahr zusehends der Wunsch, eine Leistung zum Abschluss zu bringen. Deshalb eignet sich dieses Alter für die Einschulung.

Um das allgemeine geistige Leistungsniveau erfassen zu können, wurden Intelligenztests entwickelt. Heute wissen wir, dass die Ergebnisse solcher Test, die sog. Intelligenzquotienten (IQ),

die Intelligenz des Menschen nur sehr einseitig ermitteln. Immer mehr Formen der Intelligenz fördert die Entwicklungsforschung zutage, wie soziale Intelligenz, moralische Intelligenz oder spirituelle Intelligenz. Der IQ steht für kognitive Intelligenz und ermittelt Aspekte, wie logisches Denken, mathematische Kenntnisse, Allgemeinbildung oder Wortschatz.

In der Führungsarbeit spielt die soziale Intelligenz eine zunehmend große Rolle. Denn Fachkenntnis allein reicht nicht aus, um Mitarbeiter zu führen. Die komplexe Struktur und Dynamik von Versorgungsabläufen im Gesundheitswesen erfordert neben organisatorischen Fähigkeiten insbesondere Kompetenzen in den Bereichen Kommunikation, Beziehungsarbeit und systemischem Denken.

> Lange Jahre wurden in der Pflege Stationsleitungen toleriert, die zwar über Fach- jedoch nicht über Sozialkompetenz verfügten. Heute wissen wir, dass diese einseitig kompetenten Leitungskräfte negative Auswirkungen auf die Mitarbeiter haben.

So haben Mitarbeiter solcher Führungskräfte Schwierigkeiten, ihrer pflegerischen Verantwortung nachzukommen (Tewes 2002).

Ein wichtiges Feld der beruflichen Leistung ist die Motivationsforschung, in der Ursachen für Erfolg und Misserfolg studiert werden. Der Wunsch nach Produktivität und Wissenszuwachs kann als ein Grundbedürfnis angenommen werden. Denn selbst faule Menschen haben zwischenzeitlich Lust auf Betätigung.

Der Beruf ist für die meisten Menschen das Feld, in dem die Leistungsmotivation ausgelebt wird. Engagement und Freude sind dabei von vielen Bedingungen abhängig, wie beispielsweise die Frage, ob es sich eher um einen Job zum Geldverdienen handelt oder ob der Beruf gar als Berufung erlebt wird. Das beste Mittel, Mitarbeiter zu motivieren, ist die wertschätzende Anerkennung ihrer Leistung. Wobei Führungskräfte darauf achten müssen, dass die Teammitglieder oft einen ganz unterschiedlichen Leistungsanspruch haben. Mitarbeiter mit ausgesprochen hoher Leistungsmotivation fühlen sich durch häufiges Loben nicht ernst genommen. Doch da im Gesundheitswesen allgemein selten gelobt wird, tendiert dieses Risiko eher gegen Null. Ein zu hoher Leistungsanspruch kann allerdings mit der Unfähigkeit, das Leben zu genießen, einhergehen.

Die Schwaben sagen z. B.: »Nix gsagt, is globt gnua!« Als ich nach einem Coaching mit den Stationsleitungen einer norddeutschen Klinik der Pflegedirektorin das Feedback gab, dass ihre Führungskräfte gar nicht wissen, wie sehr sie ihre Arbeit wertschätze und deshalb eine ständige allgemeine Verunsicherung herrsche, war diese ganz erstaunt. In diesem Gespräch wurde ihr bewusst, dass sie ihre Mitarbeiter nie lobt. Das Verhalten wollte sie nun ändern. In einem Telefonat etwa sieben Monate später berichtete sie, wie schwer ihr das Loben falle und sie einmal 30 Minuten in ihrem Büro saß, um sich etwas Positives zu überlegen, bevor sie die Stationen besuchte.

Bernhard Mack (2000) beschreibt den Beruf als eine Säule der Stabilität eines Menschen. Diese stabilisierende Funktion ist dann besonders groß, wenn die Differenz zwischen dem beruflichen Idealbild und dem beruflichen Realbild gering ist. Hierzu ist es spannend herauszufinden, welches Bild Führungskräfte überhaupt von sich in ihrer Managementposition haben. Sehen sie sich eher als Kapitän, Sklaventreiber, Dirigent, Fußballcoach, Lehrer, Feldwebel oder Vater? (Graf-Götz und Glatz, 2003). Diese verinnerlichten Bilder prägen das Handeln sehr, deshalb ist es wichtig, sich diese bewusst zu machen.

Obwohl bekannt ist, dass in der Pflege das Arbeitsklima ein größerer Faktor für Zufriedenheit mit dem Beruf ist als die materielle Entlohnung, ist es dennoch wichtig, dass der persönliche Einsatz in einem guten Verhältnis zum Lohn steht. Wenn dieses auf Dauer zu weit auseinanderklafft, entsteht Unzufriedenheit. Dahinter stecken auch symbolische Fragen nach dem eigenen Wert und dem, was man eigentlich verdient. Die Frage, ob Dienst und Verdienst in einem gesunden Verhältnis stehen, muss sich allerdings jeder selbst beantworten. Dafür gibt es keine generelle Lösung. Doch empfiehlt es sich, der Frage nachzugehen: »Was bin ich mir eigentlich wert?«

■ 3. Körper

Viele Führungskräfte nehmen ihren Körper erst wahr, wenn er nicht mehr funktioniert. Der Körper braucht Nahrung, Bewegung und Entspannung. Es ist immer wieder interessant, zu beobachten, wie sehr sich Pflegende mit den Körpern der Patienten beschäftigen und gleichzeitig die eigene Körperlichkeit ausblenden. Zum Beispiel kommen eine ganze Reihe Pflegende – und auch Führungskräfte – krank zum Dienst. Die Alarmzeichen des Körpers, der Schrei nach Ruhe oder Auszeit wird völlig überhört. Wie kann das passieren? Dafür gibt es eine Erklärung, die auf viele Führungskräfte in der Pflege zutrifft und die hier am Beispiel deutlich gemacht werden soll.

**Beispiel aus der Praxis**

Wenn sich Führungskräfte sehr ausgepowert fühlen, mache ich folgende Übung mit ihnen: Ich lege ein Seil auf die Erde (ca. 2 m lang). An das eine Ende des Seils wird ein Symbol für die Mitarbeiter gelegt, denen die Führungskraft vorgesetzt ist (z. B. ein Stuhl), und am anderen Ende des Seils positioniert sich die Leitungskraft selbst. Nun soll sie kurz die Augen schließen und nachspüren, wo sich ihre Aufmerksamkeit befindet und diesen Punkt mit einem Stein markieren.

Häufig stellen die Führungskräfte dabei fest, dass sie mit ihrer Aufmerksamkeit – und damit mit ihrer Energie – sich mehr bei den Mitarbeitern befinden, als bei sich selbst. Das heißt, sie markieren einen Punkt auf dem Seil, der näher am anderen denn an ihrem Ende ist. Bei ehrlicher Betrachtung ist ihre Energie sogar sehr oft »dort drüben«. Kein Wunder, dass man/frau sich ausgepowert fühlt. Denn die Power ist ja auch nicht bei mir, sondern »drüben«.

Eine gute Möglichkeit, die eigene Energie zurück in den eigenen Körper zu holen, ist jede Art von bewusster Bewegung. Es kann ein Spaziergang sein oder auch Sport. Es empfehlen sich alle Arten von asiatischen Übungen, wie Yoga, Qi Gong, Tai Chi oder Karate. Weil alle diese Methoden das Bewusstsein in den eigenen Körper lenken. Und das ist die Voraussetzung, um wieder Energie für sich zu haben.

Überprüfen Sie selbst, wo sich Ihre Energie befindet und locken Sie diese bei Bedarf zurück. Als

Führungskräfte sind Sie immer mal wieder mit Ihrer Aufmerksamkeit sehr weit beim Gegenüber. Das gehört auch zu den Führungsaufgaben im Sinne von Kontrolle, Begleitung, Belehrung etc. Entscheidend ist jedoch, dass Sie den Weg auch wieder zurück finden. Und nicht nur »da draußen« bleiben. Denn dann sind Sie im wahrsten Sinne des Wortes »außer sich«.

■ ■  Der Mensch ist, was er isst!

Eine gesunde Ernährung ist nicht nur für kranke Menschen wichtig. (Wobei ich die Küchen vieler Kliniken in Deutschland nicht als gesund bezeichnen möchte. Wenn Patienten beispielsweise tagelang pürierte Kost bekommen, die immer gleich aussieht, ist das wenig heilsam.)

Wenn ein Mensch von sich Hochleistungen verlangt und sich gleichzeitig ausschließlich von Fastfood ernährt, geht diese Rechnung auf Dauer nicht auf. Eine ausgewogene Ernährung mit viel frischem Obst und Gemüse ist die Basis für eine gute Versorgung unseres Körpers. Natürlich darf auch Schokolade genascht oder eine Pizza verspeist werden. Doch wenn diese zu Grundnahrungsmitteln werden, wird Ihr Körper nicht auf Dauer die Leistung erbringen, die Sie von ihm erwarten.

Bernhard Gesch (2002) konnte in seiner Studie mit über 200 Strafgefangenen feststellen, dass die Ernährung das Gewaltverhalten beeinflusst. Alle Gefangenen bekamen über 18 Monate zusätzlich eine Tablette. Die Hälfte der Gruppe erhielt Vitaminpräparate, die andere Hälfte Placebos. Diejenigen mit zusätzlichen Vitaminen waren nachweislich 35% weniger in Gewaltdelikte im Gefängnis involviert als diejenigen, die lediglich Placebos erhielten.

Gerade Führungskräfte können hier Einfluss auf die Ernährung von Mitarbeitern und Patienten nehmen, indem sie die Küche oder Kantine des Hauses ermutigen, ihr Essen entsprechend vielfältig, frisch und nahrhaft anzubieten. Es geht nicht darum, das Essen zu moralisieren, im Sinne von: Das darf man und das nicht. Bei der Ernährung spielt vielmehr das gesunde Mittelmaß eine entscheidende Rolle.

■    4. Sinn

Als vierte Waagschale der Balance ist der Sinn auszumachen, also die Bedeutung, die wir Dingen, Menschen oder Situationen beimessen. Die zentralen Fragen der Selbstreflexion richten sich hier auf die eigenen Werten, Visionen, Träume und die Spiritualität.

> **Selbstreflexion zu den Sinnfragen des Lebens**
> — Was ist mir so wichtig, dass ich mich immer dafür einsetzen würde?
> — Bin ich mir meiner Werte bewusst?
> — Habe ich meine Werte selbst entwickelt oder sind sie übernommen?
> — Welche Träume und Visionen hatte ich zu Beginn meiner beruflichen Laufbahn?
> — Haben sich diese Träume und Visionen verändert?
> — Kenne ich den heiligen Schutzraum in mir?
> — Habe ich Zugang zur unendlichen Kraftquelle?
> — Kenne ich die Wünsche meiner Seele?
> — Welches ist meine Lebensaufgabe?

Für viele Führungskräfte ist es heilsam, die eigene Tätigkeit von Zeit zu Zeit mit etwas Abstand zu hinterfragen. Das geht leichter, wenn auch ein räumlicher Abstand vorliegt. In der Tretmühle des täglichen Alltags sind wir oft gefangen von den unzähligen Anforderungen, die dringend, sofort oder möglichst gestern zu erledigen sind. Kommt meine Arbeit meiner Lebensaufgabe nahe oder wartet noch eine andere Tätigkeit auf mich? Wenn Führungskräfte berichten, sie seien soweit, sich die Sinnfrage zu stellen, dann geht das oft mit Ärger oder gar Resignation einher. Dabei machen Leitungskräfte in Coachings interessante Erfahrungen, wenn sie sich mutig dieser Frage stellen.

**Beispiel aus der Praxis**

Die 37-jährige Pflegedienstleiterin einer Klinik für 280 Patienten mit orthopädischen Erkrankungen, Frau Kurz, ist zunehmend unzufrieden mit ihrer Tätigkeit und stellt sich im Coaching die Frage, ob sie ihren Beruf nicht besser aufgeben solle. Es gäbe so vieles, was sinnvoller sei als ihre Arbeit. Ich bitte sie, für alle Alternativen, die ihr einfallen, eine Person aus der Gruppe auszusuchen und diese in die

Mitte des Teilnehmerkreises aufzustellen. Sie wählt jeweils eine Person für:

1. Schriftstellerin, die ein wichtiges Buch schreibt
2. Weltumseglerin
3. Empfangsdame in einem Wellnessclub
4. Leiterin eines Fitnessstudios
5. Pharmareferentin
6. Heimleitung einer Seniorenresidenz für wohlhabende alte Menschen

Nun sollen alle sechs Personen eine Begründung formulieren, warum sie die beste Berufwahl für Frau Kurz sind. Die Schriftstellerin landet mit ihrem Krimi einen Bestseller. Die Weltumseglerin lernt aufregende Kulturen kennen. Die Empfangsdame im Wellnessclub genießt die Kontakte zur High Society. Die Leiterin des Fitnessstudios kann glücklich medizinisches und pflegerisches Fachwissen mit Sport verbinden. Die Pharmareferentin hat geregelte Arbeitszeiten und keine Geldsorgen mehr und die Heimleiterin verdient nicht nur gut, sondern macht auch etwas Sinnvolles.

Nun wird Frau Kurz gefragt, welche Position sie am meisten überzeugt habe. Die Vorstellung einer Weltreise spricht sie sehr an. Während sie diesen Gedanken weiter ausmalt, strahlt Frau Kurz über das ganze Gesicht. Dennoch vermisst sie auch etwas. Allmählich wird ihr klar, dass sie auf Dauer nicht auf ihre Mitarbeiter verzichten möchte. Bei allem Ärger haben sie sich sehr zusammengerauft. Sie habe schließlich viel Energie in die Beziehungsarbeit gesteckt und würde nun die Früchte ernten. Dabei zeichnen sich Sorgenfalten auf ihrer Stirn ab.

Während alle wieder Platz nehmen dürfen, bleibt die Weltumseglerin in der Mitte stehen. Nun wird Frau Kurz gebeten noch eine Person aufzustellen, für sich selbst als PDL. Sie sucht noch eine Teilnehmerin aus und stellt diese zur Weltumseglerin. Plötzlich lacht sie auf. Ja, das sei genau das Richtige. Beide zusammen und nicht nur eine Position.

Frau Kurz soll überlegen, wie beides möglich ist, eine Weltreise und ihre Tätigkeit als PDL. Eine Auszeit von drei Monaten könnte möglich sein. Auf ihren Stellvertreter könne sie sich gut verlassen. Auch wenn sie ihm gegenüber ein schlechtes Gewissen hätte, rein technisch sei es machbar.

Abschließend erklärt Frau Kurz, dass sie ohne diese Skulpturarbeit nie auf eine solche Lösung gekommen sei und nun ganz zufrieden mit dieser Aussicht ist.

Den Mut zu haben, ernsthaft über berufliche Alternativen nachzudenken, kann zu sehr interessanten Ideen führen. Nicht selten wird Führungskräften bei solchen Arbeiten erst bewusst, was ihnen eigentlich an ihrer Tätigkeit liegt. Es kann natürlich auch dazu führen, sich mit dem Ausstieg aus der Pflege zu beschäftigen. Doch diese Konsequenz erlebe ich als Coach wesentlich seltener.

Richard Leider und David Shapiro (2004) haben ein Modell entwickelt, wie wir uns den essenziellen Sinnfragen des Lebens immer wieder stellen können, um zu verhindern, dass wir am Wesentlichen vorbeileben. Das Modell basiert auf vier zentralen Fragen, die es zu reflektieren gilt:

1. Wer bin ich? (Identität)
2. Wo gehöre ich hin? (Familie, Gemeinde etc.)
3. Was ist mir wichtig? (Leidenschaft)
4. Warum bin ich hier? (Bedeutung)

Richard Leider untersuchte ältere Menschen und fragte, was sie im Leben anders machen würden, wenn sie es noch einmal leben könnten. Alle gaben dabei an, dass sie dann früher Risiken eingehen und Mut zeigen würden.

Den Sinn der eigenen Tätigkeit immer wieder zu reflektieren, ermöglicht es, das eigene Leben neu zu strukturieren, und verhindert, lange Zeit gegen tiefere Überzeugungen zu leben.

## 2.4 Work-Life-Balance als Führungsaufgabe

Es geht also darum, die Balance zwischen Kontakt, Leistung, Körper und Sinn auszugleichen. Dabei ist es wichtig, von Zeit zu Zeit zu reflektieren, ob noch alles im Lot ist oder das Pendel zu stark in eine Richtung ausgeschlagen hat. Es gilt also, Verantwortung für sich selbst zu übernehmen und diese nicht abzuschieben, indem wir beispielsweise dauernd erklären, dass wir keine Zeit haben, uns ausgewogen zu ernähren.

Interessante Ergebnisse finden sich hierzu in der **Resilienzforschung**. Es gibt Menschen, die mehr Widerstandskraft gegen die Unbillen des Alltags haben als andere. Resilienz ist also:

> » die Fähigkeit eines Menschen, sich trotz widriger Umstände, trotz Niederlagen, Kümmernissen und Krankheiten immer wieder zu fangen und neu aufzurichten (Rampe 2004).

Die Forschung hierzu weist nach, dass resiliente Menschen sieben Aspekte aufweisen, die sie miteinander verbindet (Rampe 2004):

1. Optimismus
2. Akzeptanz von Krisenereignissen
3. Lösungsorientierung
4. Verlassen der Opferrolle
5. Übernahme von Verantwortung
6. Netzwerkorientierung
7. Zukunftsplanung

Resiliente Menschen begegnen Krisen mit der Grundhaltung, dass diese zeitlich begrenzt sind und dass langfristig mehr Gutes als Schlechtes passieren wird. Sie akzeptieren das eingetretene Ereignis (ja, mein Kollege hat mich angelogen) und richten ihre Aufmerksamkeit auf mögliche Lösungen. Sie verlassen die Opferrolle, übernehmen Verantwortung für ihren Teil der Situation und setzen beruflich und privat auf Netzwerke, die in Krisenzeiten zu Kraftquellen werden. Um das kritische Ereignis nicht zu wiederholen, planen resiliente Menschen ihre Zukunft umsichtig und versuchen, stets Möglichkeiten zu schaffen, in denen sie ihre Handlungsalternativen frei wählen können. Auch die Glücksforschung kommt zu interessanten Ergebnissen und lüftet das Geheimnis, was wir tun können, um am Arbeitsplatz glücklich zu sein (Csikszentmihalyi 2012).

Für Führungskräfte wird es immer wichtiger, motiviertes und gesundes Personal zu rekrutieren und zu erhalten. Um die Leistungsfähigkeit und Freude an der Arbeit langfristig zu sichern, gilt es hier, den Blick auf das Wohlbefinden der Mitarbeiter zu lenken (◻ Abb. 2.2). Das gelingt, wenn folgende Themen vom Top- und mittleren Management immer wieder aufgenommen werden (Kreitzer 2014).

## 2.5 Work-Life-Balance als Aufgabe des Unternehmens

Interessanterweise entdecken immer mehr Unternehmen, dass sich eine Work-Life-Balance auszahlt und engagieren sich entsprechend. So errechnet der Unternehmensberater Stephan Teuber (2003), wie bei 100 Mitarbeitern einer Gesundheitseinrichtung die Fehlzeiten durch ein Gesundheits- und Fehlzeitenmanagement von 10% auf 6% reduziert werden können, was eine Kostenersparnis von 160.000 € ausmacht. Er kommt zu dem Fazit, dass »Gesundheit keine reine Privatsache ist, aber auch nicht nur die Sache der anderen« (2003).

Das Bundesministerium für Familie, Senioren, Frauen und Jugend (BMFSF) hat hierzu eine Studie in Auftrag gegeben, deren Ergebnisse eine deutliche Sprache sprechen. Die Forscher kommen zu dem Schluss, dass sich eine vom Arbeitgeber unterstützte Work-Life-Balance auszahlt. Sie ist Motor für Wachstum und gesellschaftliche Stabilität und für das Unternehmen auf verschiedenen Ebenen profitabel. Der Arbeitgeber kann die Work-Life-Balance durch drei verschiedene Schwerpunkte unterstützen (2005):

- Maßnahmen zur intelligenten Verteilung der Arbeitszeit im Lebenslauf und zu einer ergebnisorientierten Leistungserbringung
- Maßnahmen zur Flexibilisierung von Zeit und Ort der Leistungserbringung
- Maßnahmen, die auf Mitarbeiterbindung abzielen

Die positiven Effekte sind (1) eine vereinfachte Rekrutierung, (2) eine geringere Fluktuation, (3) ein verbessertes Betriebsklima und erhöhte Einsatzbereitschaft, (4) weniger Fehlzeiten und (5) eine erhöhte Produktivität (2005).

Auch die gesellschaftlichen Auswirkungen sind beachtlich. So beeinflusst eine arbeitgeberorganisierte Work-Life-Balance positiv die Zahl der Erwerbstätigen, die Geburtenrate, die Produktivität und senkt die Ausgaben der gesetzlichen Krankenversicherung (2005). In der vorliegenden Studie beteiligten sich acht deutsche Großunternehmen, welche die Work-Life-Balance als personalpolitisches Konzept integriert haben und als Best-Practice-Beispiele gelten.

**1. GESUNDHEIT:** Was kann ich tun, um die Gesundheit meiner Mitarbeiter auf allen Ebenen zu unterstützen (physisch, psychisch, emotional und spirituell)? Bin ich Vorbild mit meinem Gesundheitsverhalten? Nehme ich emotionale und psychische Aspekte der Gesundheit genauso ernst wie körperliche?

**2. SINN:** Haben meine Mitarbeiter berufliche Ziele, die ihnen Sinn und Richtung geben? Räume ich meinen Mitarbeitern genügend Handlungsspielräume ein, damit sie ihre Talente ausdrücken und sich verwirklichen können? Wie ermögliche ich Momente der Begeisterung, sodass der innere Funke das Team anstecken kann?

**3. BEZIEHUNGEN:** Wie sorge ich für eine gesunde Kommunikation im Team? Wie fördere ich professionelle Arbeitsbeziehungen, die getragen sind von Respekt, Toleranz, Offenheit und gegenseitiger Unterstützung? Wie fördere ich eine positive Teamkultur, die Feindseligkeiten und Lästern unterbindet? Wie betreibe ich Konfliktmanagement? Achte ich auf einen Ausgleich von Geben und Nehmen im Team?

**4. GEMEINDE:** Welche Infrastruktur unterstützt meine Mitarbeiter (Anfahrtsweg, Parkplätze, Internetzugang…)? Auf welche Weise engagieren sich meine Mitarbeiter in ihren Gemeinden (Ehrenamt, Chor, Gemeinderat, Elternsprecher…)? Wie kann ich meine Mitarbeiter bei ihren lokalen Netzwerken unterstützen?

**5. UMGEBUNG:** Wie kann ich mich mit meinem Team für den Umweltschutz stark machen? Wo können Ressourcen geschont werden? Wie kann ich dazu beitragen, dass die Umgebung für meine Patienten und Mitarbeiter zu einem heilsamen Ort wird? Wie kann ich die Idee unterstützen, dass ein Zugang zur Natur Körper, Seele und Geist nährt?

**6. SICHERHEIT:** Wie setze ich mich für die Arbeitsplatzsicherheit meiner Mitarbeiter ein? Welches Engagement zeige ich für den Arbeitsschutz und die Hygiene? Welche Maßnahmen ergreife ich, um beispielsweise Nadelinfektionen bei Mitarbeitern und Stürze bei Patienten zu vermeiden?

**⬛ Abb. 2.2** Wellbeing in Leadership nach Mary Jo Kreitzer (2014)

Die Ergebnisse der NEXT-Studie sowie der Untersuchung über Burnout bei Medizinern belegen, wie wichtig Veränderungen bezüglich der Arbeitsorganisation sind, wenn wir die guten Mitarbeiter nicht verlieren wollen. Eine gezielte Orientierung auf die Gesundheit und Zufriedenheit aller Mitarbeiter (auch der Führungskräfte) ist ein guter Start, mit dem Sie die Zukunft Ihrer Einrichtung sichern. Das Great Place to Work® Institut Deutschland verleiht Kliniken ihr Gütesiegel, wenn diese sich durch eine besondere Attraktivität für ihre Mitarbeiter auszeichnen. Zentrale Kriterien der Mitarbeiter-Befragung sind Glaubwürdigkeit, Respekt und Fairness des Managements, Stolz der Mitarbeiter auf die eigenen Leistungen und die Einrichtung insgesamt sowie der Teamgeist. Über eine solche Auszeichnung freut sich beispielsweise das Katharinen-Hospital in Unna (► www.greatplacetowork.de).

**Übung**

Lesen Sie die folgenden Quellen natürlicher Autorität (Mack 2000) durch und wählen Sie diejenigen aus, die Sie bereits gut ausgeprägt haben. Mit einer anderen Farbe kennzeichnen Sie dann jene, welche Sie gern noch weiter entwickeln wollen. Überlegen Sie hierzu, welche Vorbilder aus Ihrem Leben Ihnen dazu einfallen, an denen Sie sich orientieren können. Entscheiden Sie sich für einen neuen Aspekt, den Sie entwickeln wollen und beginnen Sie mit einem ersten kleinen Schritt in diese Richtung.

Bitte suchen Sie nur diejenigen Quellen aus, die Ihnen wichtig sind, dabei können ruhig einige übrig bleiben.

— Aufmerksamkeit
— Achtsamkeit
— Ruhe
— Konzentration
— Innere Kraft
— Innerer Frieden
— Ausstrahlung
— Selbstbewusstsein
— Selbstlosigkeit
— Hingabefähigkeit
— Leistungsorientierung
— Verbundenheit
— Kränkungsfreiheit
— Humor
— Abstand von den kleinen Widrigkeiten des Alltags
— Liebesfähigkeit
— Metakommunikation
— Körperbewusstheit
— Beweglichkeit im Körper
— Beweglichkeit im Geiste
— Vorurteilsfreiheit
— Kraft, nach vorne zu gehen
— Willenskraft
— Kraft, Dinge auf den Punkt zu bringen
— Fähigkeit zur Freude
— Fähigkeit zum Mitgefühl
— Fähigkeit, Gefühle zu zeigen
— Fähigkeit zum Zuhören
— Fähigkeit, zu loben
— Denkfähigkeit
— Klare kraftvolle Sprache
— Ausdauer
— Innere Würde

— Frustrationstoleranz
— Vision
— Wertgelenktheit
— Wertebewusstheit
— Künstlerische Interessen
— Kontakt mit der Natur
— Kontakt mit dem Boden
— Bewusstheit des Atems
— Bewusstheit des Blicks
— Bewusstheit des Jetzt
— Im Hier und Jetzt ruhend
— Ganz bei sich sein
— Abgegrenzt sein
— Fähigkeit zum klaren Ja- und Neinsagen
— Konzentrationsfähigkeit

## Literatur

Beck-Gernsheim, Elisabeth (1994) Auf dem Weg in die postfamiliale Familie – Von der Notgemeinschaft zur Wahlverwandtschaft. In: Beck U, Beck-Gernsheim, Elisabeth (Hrsg) Riskante Freiheiten. Frankfurt: Suhrkamp

Bergner, Thomas (2006) Burnout bei Ärzten. Arztsein zwischen Lebensaufgabe und Lebens-Aufgabe. Stuttgart: Schattauer

BMFSF (Hrsg) (2005) Work-Life-Balance. Motor für wirtschaftliches Wachstum und gesellschaftliche Stabilität. Analyse der volkswirtschaftlichen Effekte. S. 15, 27, 34. Basel: Prognos

Booz & Company-Studie (2011) ▶ http://www.strategyand.pwc.com/de/home/Presse/Pressemitteilungen/presse-mitteilung-detail/49542837

Csikszentmihalyi, Mihaly (2012) Flow im Beruf. Das Geheimnis des Glücks am Arbeitsplatz. Stuttgart: Klett-Cotta

Fuchs, Helmut; Huber, Andreas (2005) Gefühlsterroristen erkennen, durchschauen, entwaffnen. München: Deutscher Taschenbuch Verlag

Gesch, Bernard; Hammond, Sean, Hampson, Sara; Eves, Anita (2002) Influence of supplementary vitamins, minerals and essential fatty acids on the antisocial behaviour of young adult prisoners. The British Journal of Psychiatry, 181: 22–28

Graf-Götz, Friedrich; Glatz, Hans (2003) Organisation gestalten. Neue Wege für Organisationsentwicklung und Selbstmanagement, S. 92, S. 212. Weinheim: Beltz

Hasselborn, Hans-Martin; Tackenberg, P; Kümmerling, A; Wittenberg, J; Simon, M (2006) Langjährige Belastungsforschung bei Pflegepersonal – Ergebnisse der NEXT-Studie. Vortrag gehalten auf dem 20. Freiburger Symposium: Arbeitsmedizin und Gesundheit vom 13.–15. September 2006

Kasper, Helmut; Scheer, Peter; Schmidt, Angelika (2002) Managen und Lieben. Führungskräfte im Spannungs-feld zwischen Beruf und Privatleben. Frankfurt: Redline bei Ueberreuter

Kreitzer, Mary Jo (2014) Wohlbefinden fördern durch holistische Systemführung: Das Modell des Centers for Spirituality and Healing in den USA. In: Tewes, Renate; Stockinger, Alfred (Hrg) Personalentwicklung in Pflege und Gesundheitseinrichtungen. 205-213. Berlin: Springer.

Leider, Richard, Shapiro David (2004) Claiming your place at the fire:Living the second half of your life on purpose. San Francisco: Berrett-Koehler

Lindner, Reinhard (2012) Suizidalität bei Ärztinnen und Ärz-ten. Neuro aktuell 26/205: 1–6. ► https://www.dgpm.de/uploads/media/neuro_1201_auszug_leitartikel.pdf

Mack, Bernhard (2000) Führungsfaktor Menschenkennt-nis, S. 188, 243. Landsberg am Lech: moderne industrie verlag

Manager magazin online (2011) Krank ins Büro- das kommt Firmen teuer. 7.06.2011 ► http://www.manager-magazin.de/unternehmen/karriere/a-767083.html

McNair, Frank (2002) Schick keine Enten in die Adlerschule, S. 159. München: Redline Wirtschaft.

Rampe, Micheline (2010) Der R-Faktor. Das Geheimnis der inneren Stärke. S. 8f, 11f. Frankfurt/Main: Eichborn

Teuber, Stephan (2003) Privatsache Gesundheit! Ein Plädoyer für Gesundheits- und Fehlzeitenmanagement, S.1f. In: Eloquenz. Newsletter der Loquenz Unternehmensbera-tung ► http://www.loquenz.de

Tewes, Renate (2002) Pflegerische Verantwortung. Bern: Huber

► www.greatplacetowork.de

► www.oecdbetterlifeindex.org/topics/work-life-balance

► www.strategyand.pwc.com

# Richtig zielen: die kleine Jagdkunde!

R. Tewes, *Führungskompetenz ist lernbar,*
DOI 10.1007/978-3-662-45223-3_3, © Springer-Verlag Berlin Heidelberg 2015

*A goal is a dream with a deadline. (Leo B. Helzel)*

## 3.1   Grundkenntnisse zielorientierten Führens

Ziele zu entwickeln und umzusetzen zählt zu den primären Führungsaufgaben. Idealerweise leiten sich diese Ziele von der Unternehmensvision ab.

Das Führen mit Zielvereinbarungen (auch Management by Objectives, MbO genannt) hat Einzug ins Gesundheitswesen gehalten. Hierbei vereinbart das Management der Organisation mit den Führungskräften Jahresziele, bei deren Erreichung die Führungskräfte belohnt werden. Diese transaktionale Führung motiviert durch ihr Belohnungssystem. Die Herausforderung liegt dabei im Entwickeln von sinnvollen Zielen. Bei den hohen Krankenständen von Mitarbeitern in Pflegeberufen (AOK Fehlzeitenreport 2014) würde es beispielsweise Sinn machen, die Gesundheit und Stressreduzierung bei den Mitarbeitern in den Blick zu nehmen. Wenig sinnvoll sind dagegen Zielvereinbarungen im Gesundheitswesen, die rein ökonomisch ausgerichtet sind. Ein Beispiel hierfür sind Chefarztboni bei Erreichen einer bestimmten Anzahl an Operationen (OP), die besser als andere OP's vergütet werden. So kritisiert die AOK (2012), dass zu viele Wirbelsäulenoperationen erfolgen, bei denen zwei von drei nicht nötig seien. Der Generalsekretär der Deutschen Gesellschaft für Orthopädie Fritz Uwe Niethard nennt dies »ökonomische Fehlanreize«, denn eine typische Wirbelsäulen-OP bringe der Klinik 12.000 Euro. Dafür könnten 100 Jahre Behandlung ohne OP bezahlt werden, so Niethard (▶ www.focus.de).

Geschäftsführungen, die nur für kürzere Zeiträume die Aufgabe der Klinikleitung übernehmen, sind oft stärker an Kurzzeiterfolgen interessiert, was sie anfälliger für ökonomische Fehlanreize macht.

Der Vorteil beim Führen mit Zielen liegt in der Ausrichtung der Aufmerksamkeit auf die Zukunft. Damit beginnen wir, Verantwortung für etwas zu entwickeln, was später stattfinden wird. Eigentlich ganz einfach, doch psychologisch gesehen ein spannender Mechanismus. Verantwortung hat nämlich zwei Seiten: zum einen diejenige des Rechtfertigens bereits praktizierter Handlungen und Entschei-

dungen und zum anderen diejenige der Vorfreude auf etwas, was in der Zukunft stattfinden wird. Während die rückwirkende Verantwortung meist negativ belastet ist, im Sinne von Rechtfertigen für bereits Geschehenes, ist die zukunftsorientierte Verantwortung zumeist positiv besetzt, im Sinne einer positiven Erwartungshaltung für etwas (Auhagen 1999; ◻ Abb. 3.1).

Diese Betrachtung von Zielen ist insbesondere unter energetischen Gesichtspunkten interessant. Es wird deutlich, dass Führen mit Zielen Kräfte freisetzen kann, also Energien mobilisiert. Die größten Reibungsverluste entstehen, wenn Führungskräfte bei der Personalsteuerung gegen die Mitarbeiter arbeiten, statt mit deren Energie zu gehen.

Eine Weiterentwicklung der transaktionalen Führung, bei der die Zielerreichung im Mittelpunkt steht, ist die sogenannte transformationale Führung. Die positiven Effekte des transformationalen Führungsstils konnten in den letzten 20 Jahren in verschiedenen Studien bestätigt werden (Bass 1985, Leach 2005, Clavelle et al. 2012). Bei dieser Art des Führens werden die Mitarbeiter stärker beteiligt. Die Führungskraft wird hier als inspirierendes Vorbild erlebt und ermöglicht, die eigene Tätigkeit als sinnvolle Herausforderung zu erfahren, die persönliches Wachstum ermöglicht. Bei der transformationalen Führung stehen also nicht die Ziele im Mittelpunkt, sondern die sinnvolle Tätigkeit, welche das Erreichen der Ziele ermöglicht (Schwartz et al. 2011). Die transformationale Führung wirkt sich positiv auf die Mitarbeiterzufriedenheit aus (Failla und Stichler 2008) und führt zu größerem Engagement der Mitarbeiter (Aviolo und Bass 2004).

## 3.2   Komponenten des Führens

Nun sind in einem Unternehmen immer mehrere Ziele zeitgleich zu verfolgen. Und bei Zielen, welche die gesamte Einrichtung betreffen, müssen stets sechs verschiedene Aspekte berücksichtigt werden (◻ Abb. 3.2).

Nach Paula Lotmar und Edmond Tondeur bedeutet Führen »in vernetzten Bezügen bewusst handeln« (2004). Mit den vernetzten Bezügen sind hier die unterschiedlichen Aspekte (1) Menschen, (2) Werte, Leitbilder, (3) Ressourcen, (4) Dienst-

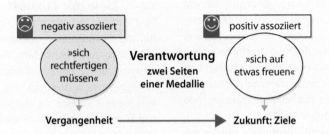

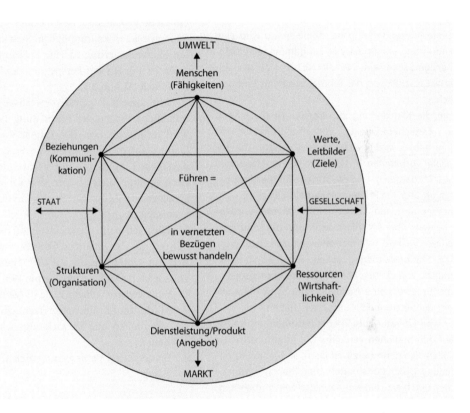

☐ **Abb. 3.1** Zwei Seiten der Verantwortung

☐ **Abb. 3.2** Die sechs Aspekte des Führens einer leistungsgerichteten Organisation (adaptiert nach Lotmar und Tondeur 2004)

leistung/Produkt, (5) Strukturen der Organisation und (6) die Beziehungen der Menschen untereinander gemeint.

**Beispiel aus der Praxis**

Herr Widmer (52) ist Pflegedirektor eines katholischen Krankenhauses in Süddeutschland mit Platz für 530 Patienten. Sein Ziel ist es, das gute Image des Hauses zu erhalten und zu erweitern. Sein Augenmerk gilt der Steigerung der Kundenzufriedenheit und der Professionalisierung der Pflege, um sich am Markt auch zukünftig erfolgreich zu behaupten.

Seine Ziele will er erreichen, indem er Primary Nursing (PN) einführt. Bei dieser Form der pflegerischen Arbeitsorganisation hat jeder Patient eine für ihn verantwortliche Primärpflegende, die ihn von der Aufnahme bis zur Entlassung begleitet. Dieser Primärpflegenden ist insbesondere die Planung der Pflege vorbehalten. Auch die Durchführung der Pflege übernimmt sie selbst. In ihrer Abwesenheit wird die Pflege von einer zuständigen Begleitpflegenden übernommen, mit der die Primärpflegende im Team arbeitet (Manthey 2005).

Um eine erfolgreiche Implementierung von Primary Nursing (PN) in seiner Klinik zu garantieren, fokussiert er alle sechs Aspekte des Führens (◘ Tab. 3.1).

**Herr Widmer kommt abschließend zu folgendem Ergebnis:**

Ohne Rückendeckung der Klinikleitung wird eine Einführung von Primary Nursing immer eine halbherzige Sache sein. Deshalb ist hier eine strategische Entscheidung des Topmanagements erforderlich.

Um die Klinikleitung zu überzeugen (bestehend aus ärztlichem Direktor, Verwaltungsdirektor und ihm selbst), wird er einen Vortrag mitsamt Thesenpapier vorbereiten, in denen die Vor- und Nachteile von PN dargelegt und die Vorteile für die Klinik bei Einführung von PN herausgearbeitet werden.

In der nächsten Stationsleitungssitzung wird er ebenfalls über PN informieren und die Leitungen bitten, weitere Informationen hierzu einzuholen. Die Stationsleitungen sollen eine Hospitationsgruppe von einigen Pflegenden zusammenstellen, die für jeweils eine Woche in einer Klinik mitarbeiten, die bereits auf PN umgestellt haben.

Er wird Literatur zum Thema besorgen und selbst auf den Stationen verteilen. Die Angesprochenen sollen sich dann bereit erklären, an teamübergreifenden Diskussionsrunden zum Thema teilzunehmen und hierzu ein eigenes Statement vorbereiten.

Die Leitung der innerbetrieblichen Fortbildung muss »mit ins Boot geholt werden«. Hierzu ist ein längeres persönliches Gespräch notwendig.

In der Anfangszeit wird Herr Widmer selbst viel Überzeugungsarbeit leisten müssen. Später kann er viele Dinge an andere Leitungskräfte, die Strategiegruppe oder die Planungsgruppen delegieren. Für den geleisteten Einsatz seiner Mitarbeiter wird es wichtig, dass er ihnen seine Anerkennung zum Ausdruck bringt.

## 3.3 Ziele mit Zukunft

Bei der Festlegung von Zielen für das Gesamtunternehmen ist es wichtig, Veränderungsprozesse systematisch zu überdenken. Zukünftig wird es nicht mehr ausreichen, die Leistung in bereits bekannten Gebieten zu steigern. Die Vernetzung von Bereichen ist ebenso wichtig wie der Perspektivenwechsel von der Berufsgruppenorientierung zur Patientenorientierung. Solange in den Kliniken drei Säulen nebeneinander stehen (Pflegedirektion, ärztliche Direktion und Verwaltung), die hierarchisch aufgebaut sind, ist ein echtes Vernetzen und Synergetisieren kaum möglich. Statt einer vertikalen Hierarchisierung ist eine horizontale Prozessorientierung aus der Perspektive des Patienten erforderlich (◘ Abb. 3.3).

Mit diesem Perspektivenwechsel werden sich inhaltliche Fragen der Einrichtung verändern. Es wird festgestellt, *was* der Patient *wann* benötigt. Dann steht da nicht mehr die Frage: »Und wer darf diese Tätigkeit ausführen?«, sondern: »Welche Berufsgruppe bietet diesen Service zu dem entsprechenden Zeitpunkt am effektivsten und ökonomischsten an?«

Hilfreich beim Perspektivenwechsel kann das Führen mit der **Balanced Scorecard** sein, mit der sich ein Unternehmen auf vier Handlungsfelder konzentriert (Kaplan und Norton 1997):

1. Finanzwirtschaftliche Ziele (Organisationsziele)
2. Markt- und Kundenziele (fachliche Ziele)
3. Mitarbeiter- und Entwicklungsziele (soziale Ziele)
4. Prozess- und Verbesserungsziele (Führungsziele)

Führen mit der Balanced Scorecard bedeutet, ausgewogene Ziele mit Kennziffern und Messgrößen für diese vier strategischen Handlungsfelder zu definieren und das Handeln daran auszurichten (Bühner und Akitürk 2000).

Ziele umfassen verschiedene Dimensionen und können die Erhaltung (Standardziel), die Gestaltung (Innovationsziel) oder die Entfaltung (Entwicklungsziel) anvisieren. Zugleich lassen sich fachliche Ziele von Kooperationszielen und Organisationszielen unterscheiden (Berkel und Lochner, 2001).

| ◻ **Tab. 3.1** | Fokussieren der sechs Führungsaspekte mit dem Ziel der Implementierung von Primary Nursing (PN) |
|---|---|
| Werte, Leitbilder | Primary Nursing garantiert eine individuelle und patientenorientierte Betreuung mit persönlichem Ansprechpartner. Dieses passt hervorragend in das christlich geprägte Leitbild seiner Klinik, einer auf die Bedürfnisse des Patienten ausgerichteten pflegerischen Versorgung |
| Ressourcen | Für die notwendigen Schulungsmaßnahmen (praktische Trainings im Pflegeprozess und Führungskräftetrainings für die Stationsleitungen) würde in den nächsten drei Jahren das Gesamtbudget der innerbetrieblichen Fortbildung benötigt. Für zusätzliche Einzelanträge (wie Kongressteilnahme) wäre kein Geld mehr vorhanden. Für diese Entscheidung benötigt Herr Widmer die Rückendeckung der Klinikleitung. Die notwendigen Arbeitsgruppen sollten in der Dienstzeit stattfinden und müssen kalkuliert werden |
| Produkt: Pflege | Mit Primary Nursing hätte das Produkt Pflege Chancen auf eine zusätzliche Wertsteigerung. Studien über PN zeigen, dass nicht nur die Verantwortung der Pflegenden für ihre Patienten zunimmt, sondern auch ihr Engagement für die Gesamtversorgung |
| Strukturen | Primary Nursing würde die Strukturen der Klinik nachhaltig verändern. Die Primärpflegenden koordinieren alle für ihre Patienten notwendigen Prozesse. Die Stationsleitung wird primär für die Zuweisung der Patienten und die Aus- und Weiterbildung ihrer Mitarbeiter zuständig. Sie muss entscheiden, welcher Mitarbeiter in der Lage ist, die jeweilige Versorgung bestimmter Patienten zu übernehmen<br>Die Implementierung von PN erfordert zum einen eine leitende Strategiegruppe, die den Gesamtprozess überwacht und zentrale Bedingungen klärt. Zum anderen ist eine Planungsgruppe in jedem Pflegeteam erforderlich, die die Umsetzung von PN in ihrem Team klärt (Manthey 2002) |
| Beziehungen | Die Kommunikation wird sich ändern, da die Primärpflegende mit allen direkt spricht, die an der Versorgung ihrer Patienten beteiligt sind. Das gilt auch für die Mediziner. Visitenzeiten müssen klar abgesprochen sein, da während ihrer Anwesenheit niemand einspringen kann, wenn sie gerade keine Zeit hat.<br>Diese direkte Kommunikation kann auch die Beziehungen aller Mitarbeiter der Klinik verändern. Zu erwarten wären hier langfristig positive Veränderungen.<br>Doch wie alle Veränderungen, kann auch diese zunächst verunsichern, insbesondere die Mediziner, die befürchten könnten, dass ihre Verantwortung für die Patienten geschmälert würde. Studien dazu belegen eine Verunsicherung der Mediziner in der Anfangszeit von Primary Nursing und eine Zufriedenheit und zunehmende Wertschätzung der Pflegenden, sobald sich PN etabliert hat (Mischo-Kelling 2007) |
| Menschen | Herr Widmer fragt sich, ob die Pflegenden seines Hauses in der Lage sind, sich der Verantwortung zu stellen, die Primary Nursing von ihnen erwartet. Bei der Notwendigkeit einer schriftlichen Übergabe hat er keine Bedenken |

## 3.4    Entwicklung von Zielen

Die Entwicklung von Zielen ist ein intensiver kommunikativer Prozess, bei dem Führungskräfte immer wieder Überzeugungsarbeit zu leisten haben. Ziele müssen bestimmte Kriterien erfüllen. Für die Managementtrainerin Maren Fischer-Epe (2002) müssen Ziele die folgenden fünf Kriterien erfüllen: (1) attraktiv, (2) konkret messbar, (3) positiv formuliert, (4) erreichbar und (5) ökologisch sinnvoll.

John Withmore (1994) fordert gleich eine ganze Palette an Eigenschaften für ein gutes Ziel (◻ Abb. 3.4).

Die meisten von Whitmore erwarteten Kriterien für Ziele sind leicht nachvollziehbar. Doch was bedeuten sie konkret? An einigen Beispielen soll die Eigenschaft der Messbarkeit verdeutlicht werden (◻ Tab. 3.2 und ◻ Tab. 3.3). Die Klärungsaspekte erfolgen in Anlehnung an Ochsner (1987).

Aus der diffusen Aussage: »Ich möchte zukünftig weniger arbeiten« wird ein messbares Ziel z. B. durch: »Ich will ab dem 15. Oktober pro Arbeitstag 30 Minuten weniger arbeiten und das Büro spätestens um 18.00 Uhr verlassen.«

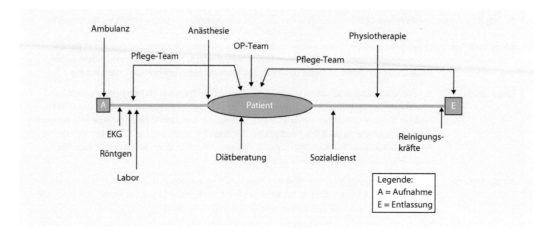

■ **Abb. 3.3**    Prozessorientierung aus der Perspektive des Patienten

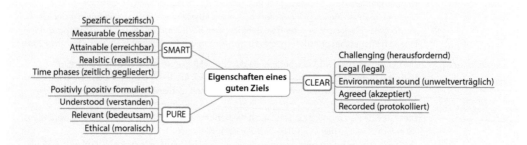

■ **Abb. 3.4**    Die Eigenschaften eines guten Zieles (adaptiert nach Whitmore 1994)

| ■ **Tab. 3.2**    Klärung der Messbarkeit des Ziels: »Ich möchte zukünftig weniger arbeiten.« | |
| --- | --- |
| **Klärende Fragen** | **Antworten** |
| Ist das Ziel (was) und nicht nur die Maßnahme (wie) genannt? | Nein |
| Zielerreichung messbar? Ziel quantifiziert? | Nein |
| Termin genannt? | Nein |
| Verantwortlicher genannt? | Ja, ich |
| Rahmenbedingungen genannt? | Nein |

Und: »Ich möchte das QM vorantreiben« wird messbar durch: »Ich möchte bis zum 31.12. dieses Jahres die bisherigen 27 Vorschläge unserer Qualitätsbeauftragten in allen Abteilungen umgesetzt haben. Außerdem soll unser Haus bis Ende nächsten Jahres nach KTQ zertifiziert sein.«

## 3.5    Ziele positiv formulieren

Sämtliche Führungskräftetrainer betonen, dass es wichtig ist, das Ziel positiv zu formulieren (Haberleitner et al. 2007). Das hat wieder mit dem Fluss der Energie zu tun. Denn beim Führen geht es auch darum, mit möglichst geringem Aufwand möglichst viel zu erreichen. Und alle negativen Formulierungen blockieren eher unsere Energie, als dass sie diese zum Fließen bringen. Ganz anders bei positiven Formulierungen, hier kann die notwendige Motivation freigesetzt werden.

**Tab. 3.3** Klärung der Messbarkeit des Ziels: »Ich möchte das Qualitätsmanagement vorantreiben«.

| Klärende Fragen | Antworten |
| --- | --- |
| Ist das Ziel (was) und nicht nur die Maßnahme (wie) genannt? | Nein |
| Zielerreichung messbar? Ziel quantifiziert? | Nein |
| Termin genannt? | Nein |
| Verantwortlicher genannt? | Ja, ich |
| Rahmenbedingungen genannt? | Nein |

Statt also zu sagen: »Ich will mich über die Mitarbeiter der Intensivstation nicht mehr aufregen.«, könnte positiv formuliert werden: »Ich werde die Intensivstation häufiger als bisher besuchen und die Mitarbeiter über sämtliche Veränderungsprozesse informieren, um so Missverständnisse zu vermeiden.«

Dieses Umdenken ist insbesondere bei Verhaltens- und Gefühlsveränderungen eine Herausforderung, zahlt sich langfristig jedoch aus. Maren Fischer-Epe (2002) gibt hierzu einige Hilfestellungen beim Umformulieren eines negativen in ein positives Ziel:

- Was werden/würden Sie stattdessen tun?
- Angenommen, das Problem sei gelöst, was würden Sie anders machen als jetzt?
- Angenommen, das Problem sei gelöst, wie würden Sie sich dann fühlen?

Das Nachspüren der letzten Frage kann wieder als Motor verstanden werden, eigene Kräfte zu mobilisieren. Wenn ich weiß, wie gut es sich anfühlt, etwas gelöst zu haben, ist der Weg dahin schon etwas leichter.

Peter Kraft (2004) schlägt neun Phasen der Zielentwicklung vor, aus denen hier die wichtigsten sieben abgeleitet werden:

1. Ziele sammeln (z. B. ein Brainstorming auf einer Klausurtagung der Einrichtung mittels Metaplan-Karten)
2. Ziele gruppieren (Karten clustern)
3. Qualität der Ziele sichern (SMART: spezifisch, messbar, attraktiv, realistisch, terminiert)

4. Abhängigkeiten erkennen (Verbindungen zwischen den Themen der Karten herstellen)
5. Einflüsse erkennen (Verbindungen beschreiben, im Sinne von: was beeinflusst was wie?)
6. Einflüsse gewichten (Differenzieren von schwach, mittel oder großer Einfluss)
7. Entscheiden, welches Ziel unter welchen Bedingungen bis wann erreicht sein soll.

Der Prozess des Zielens umfasst fünf Ebenen: (1) Ziele setzen, (2) planen, (3) Energie mobilisieren, (4) den Arbeitsablauf steuern und (5) das gesetzte Ziel bewerten (Berkel und Lochner, 2001).

> **Praxistipp**
>
> Bei Lotmar und Tondeur (2004) finden Sie eine gute und knappe Zusammenfassung über zielorientiertes Führen!

## 3.6 Bedeutung der Leitbilder für eine zielorientierte Führung

Das Unternehmensleitbild kann als Kompass für das Führen mit Zielen verstanden werden. In Anlehnung an Berkel und Lochner (2001) sollte ein Leitbild wie in ◘ Tab. 3.4 dargestellt aufgebaut sein.

Die Umsetzung des Leitbildes beeinflusst die Führung auf verschiedenen Ebenen. Licht ins Dunkel bringen auch hier Berkel und Lochner (2001:), die die jeweiligen Führungsrollen auf den verschiedenen Ebenen der Organisation aufzeigen (◘ Tab. 3.5).

An ◘ Tab. 3.5 wird sehr schön deutlich, dass die Ziele auf verschiedenen Ebenen jeweils unterschiedliche Rollen von den Führungskräften erwarten. Und hier müssen sich die Leitungskräfte fragen, in welcher Rolle bin ich richtig gut? Zu welchen Rollen kann ich mich entwickeln? Und was ist einfach nicht meine Rolle. Das Peter-Prinzip besagt, dass in einer Hierarchie jeder dazu neigt, bis zu einer Stufe der Unfähigkeit aufzusteigen (Peter und Hull 2007). Während von einer Teamleitung insbesondere integrative, kommunikative und Problemlösefähigkeiten erwartet werden, stellen wir an eine Pflegedirektion die Anforderung von

◧ **Tab. 3.4**   Aufbau eines Leitbildes (adaptiert nach Berkel und Lochner 2001)

| | | |
|---|---|---|
| **Mission**<br>(Wir sind …) | Warum? | Warum und wozu existieren wir? Was ist unser Auftrag? |
| **Vision**<br>(Wir wollen …) | Was? | Welche Zukunft schaffen wir? Welche Art Unternehmen wollen wir in zehn Jahren sein? Welche Leitziele, Strukturen, Abläufe sind uns gemäß? |
| **Werte**<br>(Uns ist wichtig …) | Normatives Wie | Was ist uns wichtig? Auf welchen Grundwerten steht unser Unternehmen? Welche Grundsätze und Maximen sind für unser Verhalten untereinander und gegenüber anderen verbindlich? |
| **Strategie**<br>(Wir können …) | Erfolgsorientiertes Wie | Wie setzen wir unser quantitatives und qualitatives Potenzial ein? Wo liegen Leistungsstärke, Produktivität, Energiezentren, Synergie? |
| **Unternehmensziele**<br>(Wir werden …) | Wozu? | Wo liegen unsere Schwerpunkte und Prioritäten? In welche Richtung setzten wir Akzente? Woran wollen wir uns messen und beurteilen lassen? |

◧ **Tab. 3.5**   Zielsysteme und Führungsfunktionen (adaptiert nach Berkel und Lochner 2001)

| Funktion der Führungsebenen | Systemebene der Organisation | Rolle der Führenden |
|---|---|---|
| Normative Führung | **Philosophie**<br>Zweck, Auftrag, Werte, Leitbild, Visionen | Pionier, Visionär, Innovator, Führer |
| Strategische Führung | **Strategische Ziele**<br>der Geschäfts- und Funktionsbereiche | Analytiker, Integrierer, Entscheider, Leiter |
| Operatives Management | **Operative Ziele**<br>des Teams und der Mitarbeiter | Unternehmer, Produzent, Intrapreneur, Manager |

visionärer, charismatischer Führung. Zwei völlig unterschiedliche Profile, oder mit anderen Worten: Eine gute Pflegedirektorin macht noch lange keine gute Teamleitung und vice versa.

## 3.7 Mitarbeiter sind bei Zielvereinbarungen unterschiedlich motiviert

Bei den Mitarbeitern finden sich unterschiedliche Werthaltungen, was Führungskräfte beim Aushandeln von Zielvereinbarungen berücksichtigen müssen. Erfolgreiche Führungskräfte bedenken dabei die individuelle Motivation der Mitarbeiter. Letztlich lassen sich drei Beweggründe unterscheiden:
1. Hoffen auf Erfolg
2. Furcht vor Misserfolg
3. Vermeiden von Erfolg

Während die ersten beiden Beweggründe Menschen dazu bringen, etwas zu leisten, hemmt die dritte Variante die Leistungsmotivation. Martina Horner (1969) fand die sog. Erfolgsvermeidungsstrategie in ihrer Forschung bei Frauen. Hier vermieden Frauen gezielt den Erfolg, weil für sie damit negative Konsequenzen verbunden waren. So gaben Medizinstudentinnen häufig ihr Studium zugunsten des Studiums ihres Partners auf und verlagerten ihre Aktivitäten auf die Familie. Auch heute noch gibt es Frauen, die ihre Karriere eher vorsichtig angehen, um als Partnerin attraktiv zu bleiben.

Interessant ist auch eine Untersuchung über erfolgreiche und weniger erfolgreiche Stationen aus Kliniken (Weyermann 1990). Demnach zeichneten sich die erfolgreichen Teams aus durch: Konsensfähigkeit; Aufgeschlossenheit gegenüber Neuerungen; Einigkeit über die Wichtigkeit der Pflege, welche Fachkompetenz erfordert; Handlungs- und Entscheidungsspielräume auf allen Ebenen. Doch als die Mitarbeiter selbst nach den Ursachen ihres Erfolges gefragt werden, antworten diese, das sei Zufall und könne morgen schon wieder anders sein. Das macht deutlich, wie wenig die Teams eine bewusste Zielorientierung anstreben und wie wenig stolz sie auf die geleistete Arbeit sind. Vielleicht ist auch dieses das Ergebnis der Pflegegeschichte (▶ Kap. 1), die es Pflegenden untersagte, bei erfolgreichen Leistungen Stolz zeigen zu dürfen.

Mitarbeiter gehen mit Zielen unterschiedlich um, je nachdem, ob sie eher leistungs-, kontakt- oder machtorientiert sind (Berkel und Lochner 2001). So steht bei Leistungsorientierten im Vordergrund, das Ziel selbst setzen und kontrollieren zu können. Kontaktorientierte verfolgen Ziele bevorzugt in der Zusammenarbeit mit anderen und Machtorientierte betrachten Ziele als taktische Mittel, um damit ihre Karriere voranzutreiben.

Wie sehr das Führen mit Zielen gelingt, hängt letztlich auch entscheidend von der Führungskraft selbst ab. Hier ist sowohl die Einschätzung der Führungskraft über die Lernfähigkeit ihrer Mitarbeiter als auch das eigene Bild über ihre Rolle als Führungskraft wichtig.

Klärende Fragen zur Einschätzung der Lernfähigkeit der Mitarbeiter:
- Welches Lernpotenzial haben meine Mitarbeiter?
- Zu welchen besonderen Leistungen können sie fähig sein?
- Wie viel Verantwortung können sie übernehmen?
- Welche Lernformen bevorzugen meine Mitarbeiter?

**Übung**

Übung zur Klärung des eigenen Rollenbildes als Führungskraft: Nehmen Sie eine entspannte und bequeme Haltung ein und schließen Sie Ihre Augen. Welche Bilder kommen Ihnen als erstes ins Bewusstsein, wenn Sie sich in Ihrer Aufgabe vor Ihren Mitarbeitern sehen? Lassen Sie verschiedene Bilder vor Ihrem inneren Auge aufsteigen und halten Sie jenes fest, welches am meisten für Sie stimmig ist.

Es macht einen bedeutsamen Unterschied in unserem Führungsverhalten aus, ob wir uns als Bergführerin erleben, die vorausgeht, als Gärtnerin, die erntet, was sie gesät hat, oder als Dompteuse, die ihre wilden Tiere bändigen will.

## Literatur

AOK Fehlzeitenreport (2014) ▶ www.aok.de/aok-forum_2014-01-vortrag_markus_meyer-3pdf
AOK Kritik (2012) ▶ http://www.spiegel.de/gesundheit/diagnose/aok-krankenhausreport-zahl-der-wirbelsaeulen-ops-drastisch-gestiegen-a-871515.html
Auhagen, Ann Elisabeth (1999) Die Realität der Verantwortung. Göttingen: Hogrefe
Aviolo BJ, Bass BM (2004) Multifactor Leadership Questionaire 3rd ed. Redwood City: Mind Garden.
Bass BM (1960) Leadership, psychology, and organizational behavior. New York: Harper
Bass BM (1985) Leadership and performances beyond expectation. New York: Free Press.
Berkel, Karl; Lochner, Dorette (2001) Führung: Ziele vereinbaren und Coachen. Vom Mit-Arbeiter zum Mit-Unternehmer, S. 32f, 48, 53, 62. Weinheim: Beltz
Bühner, Rolf; Akitürk, Deniz (2000) Die Mitarbeiter mit einer Scorecard führen. In: Harvard Business Manager 22/4:44–53
Clavelle M; Drenkard K; Tullai-McGuinnes S; Fitzpatrick J (2012) Transformational leadership practices of chief nursing officers in Magnet organizations. In: Journal of Nursing Administration. 42/4: 195–201.
Cribben, James J (1972) Effective managerial leadership. New York: American Management Association
Failla KR, Stichler JF (2008) Manager and staff perceptions oft he managers's leadership style. In: Journal of Nursing Administration 38/11: 480–487.
Fischer-Epe, Maren (2004) Coaching: Miteinander Ziele erreichen, S.71f. Reinbek bei Hamburg: Rowohlt
Haberleitner, Elisabeth; Deistler, Elisabeth; Ungvari, Robert (2007) Führen, Fördern, Coachen. So entwickeln Sie die Potenziale ihrer Mitarbeiter. München: Piper
Horner, Martina; Fail, S (1969) Bright Women. Psychology Today. 3: 36–38
Kaplan, Robert; Norton, David (1997) Balanced Scorecard. Strategien erfolgreich umsetzen. Stuttgart: Schäffer-Poeschel
Kraft, Peter (2004) NLP. Übungsbuch für Anwender. S122f. Paderborn: Junfermann
Leach LS (2005) Nurse executive transformational leadership and organizational commitment. In: Journal of Nursing Administration 35/5: 228–237.

Lotmar, Paula; Tondeur, Edmond (2004) Führen in sozialen
    Organisationen, S. 59, 209, 249. Ein Buch zum Nachden-
    ken und Handeln. Bern: Haupt

Manthey, Marie (2005) Primary Nursing. Ein personenbezo-
    genes Pflegesystem. Bern: Huber

Manthey, Marie (2002) The practice of Primary Nursing.
    Minneapolis: Creative Health Care Management

Mischo-Kelling M (2007) Die Primäre Pflege als wichtiger
    Bestandteil zukunfstfähiger Praxismodelle. In: Mischo-
    Kelling M; Schütz-Pazzini P (Hrg) Primäre Pflege in
    Theorie und Prais. 153-190. Bern: Huber.

Ochsner, Martin (1987) Persönliche Arbeitstechniken. In: Die
    Orientierung Nr. 91. Schweizerische Volksbank

Peter, Laurence; Hull, Raymond (2007) Das Peter-Prinzip.
    Oder die Hierarchie der Unfähigen. Reinbek bei
    Hamburg: Rowohlt

Schwartz DB, Süencer T, Wilson B, Wood K (2011) Transfor-
    mational leadership: Implications for nursing leaders in
    facilities seeking Magnet designation. In: AORN Journal
    93/6: 737–748.

Weyermann, Urs (1990) Die Arbeitssituation des Pflege-
    personals – Strategien zur Verbesserung. In: Pflege 3/2:
    119–129

Withmore, John (2006) Wesentliches für die
    Führungskraft. Staufen: Alles im fluss-Verlag, S.64f,
    ▶ http://www.focus.de/gesundheit/diverses/
    gesundheit-rekord-bei-klinikbehandlungen-viele-
    ops-oekonomisch-motiviert_aid_877055.html

▶ http://www.focus.de/gesundheit/diverses/
    gesundheit-rekord-bei-klinikbehandlungen-viele-ops-
    oekonomisch-motiviert_aid_877055.html

# Frauen führen anders …
# Männer auch

R. Tewes, *Führungskompetenz ist lernbar,*
DOI 10.1007/978-3-662-45223-3_4, © Springer-Verlag Berlin Heidelberg 2015

There's a special place in hell for women who don't help other women. (Madeleine Albright)

## 4.1    Gender und Führung

In Deutschland sind etwa die Hälfte aller Hochschulabsolventen weiblich, doch nur 31% haben eine leitende Funktion. »Im Top-Management der 500 größten deutschen Konzerne beträgt der Frauenanteil sogar nur 2,4%« sagt Christine Rupp, die ihre Studie hierzu präsentiert (▶ www.spiegel.de). 90% der 100 größten Unternehmen haben keine einzige Frau im Vorstand. Von 906 Plätzen in Aufsichtsräten belegen nur 29 Frauen (Holst und Schimeta 2011). Damit fällt Deutschland im internationalen Vergleich sehr zurück.

Im Gesundheitswesen sieht das etwas anders aus, da die Pflege hier die größte Berufsgruppe stellt und als Frauenberuf gilt. Dennoch ist zu beobachten, dass in den höheren Leitungspositionen auch in der Pflege Männer überproportional häufig vertreten sind. Da stellt sich die Frage, ob Leitungsaufgaben nicht doch eher eine »Männersache« sind. Diese Meinung vertritt Lloyd, selbst männliche leitende Pflegeperson mit Verwaltungsaufgaben für den Pflegeberuf, vor über 50 Jahren und meint, dass:

> Frauen viel besser geeignet sind, feste Routinen einzuhalten. Ist über die Richtlinien für die Pflege erst einmal entschieden, kann man sich darauf verlassen, dass sie bis zum bitteren Ende daran festhalten ohne Rücksicht darauf, welche Schwierigkeiten dies nach sich zieht (…) Eine Verwaltung unter männlicher Leitung ist progressiver, dynamischer und wagemutiger als eine unter weiblicher Leitung (Lloyd 1965).

Gibt es also doch ein Führungsgen, welches Männern vorbehalten ist? Die Genderforschung kommt zu anderen Ergebnissen. Hier zeigt sich, dass insbesondere Vorurteile über Männer und Frauen die Erwartungen an Leitungskräfte beeinflussen. Zwei Vorurteile halten sich hierbei besonders hartnäckig (Eagly 2003), nämlich:

1. Frauen verfügen über weniger Führungspotenzial als Männer.
2. Führungsaufgaben sind für Frauen weniger attraktiv als für Männer.

Diese Annahmen der Rolleninkongruenz von Frauen und Führung haben ihre Wurzeln in dem, was Birgit Schauffler (2000) einen »Messfehler« nennt. Da werden Managementqualitäten an männlichem Verhalten gemessen, um dann festzustellen, dass Frauen Defizite hierin aufzeigen. Ja, logisch, wenn die Norm der Mann ist, muss die Frau hier Defizite haben, denn sie ist ja kein Mann. Da Führungsaufgaben den Frauen sozusagen »artfremdes Verhalten« abverlangt, kommen wir also zu dem Schluss, dass dieses für Frauen weniger attraktiv ist als für Männer. Dieses »think-manager-think-male-Phänomen« macht die Quadratur des Kreises perfekt.

Diesen überholten Vorstellungen widerspricht die Managementforschung. Einige Untersuchungen sollen hier exemplarisch genannt werden. Allein bei der Studie von Personnel Decisions International wurden insgesamt 58.000 Managerinnen und Manager zum Thema Leistungsbeurteilung befragt. Auch Management Research Group und Lawrence A. Pfaff u. Associates untersuchten Führungskräfte auf ihre Managementfähigkeiten. Die drei Studien erstreckten sich über 14 Monate in 211 Organisationen (Assig 2001).

Alle drei Untersuchungen kommen zu dem Ergebnis, dass Frauen in sämtlichen Managementfähigkeiten besser abschneiden als ihre männlichen Kollegen. Frauen sind demnach nicht nur in den klassischen Kompetenzen wie Kommunikation und Förderung von Teamarbeit besser, sondern auch bezüglich Entscheidungen, Innovationen und Planungen.

Studien von McKinsey bestätigen Leistungssteigerungen in Wirtschaftsunternehmen mit Frauen an der Führungsspitze. Hierzu wurden europäische Firmen mit dem höchsten Frauenanteil im Top-Management untersucht. Die harten Fakten sprechen für sich. Diese Firmen übertreffen ihren Sektorindex in Bezug auf Kapitalrendite (11,4% vs. 10,3%), Betriebsergebnis (EBIT: 11,1% vs. 5,8) und Aktienkursanstieg von 47% im Jahr 2005 auf 64% im Jahr 2007 (McKinsey Woman Matter 1). Damit sind diese Firmen sowohl wirtschaftlich als auch finanziell erfolgreicher als solche, die ausschließlich von Männern geführt werden.

Was machen Frauen in Führungspositionen anders als Männer? Der größte Unterschied liegt im Führungsstil. Frauen führen eher interaktiv und beziehen Mitarbeiter stärker mit ein. Dabei legen sie größeren Wert auf die Entwicklung von Mitarbeitern und verwenden gezielte Inspirationen (McKinsey Woman Matter 2). Mit diesem transformationalen Führungsstil empowern sie ihre Mitarbeiter zu persönlichem Engagement. Während Männer eher transaktional führen, was bedeutet, dass sie mit den Mitarbeitern Ziele aushandeln (MbO), deren Erreichung belohnt wird (Alimo-Metcalfe 2010). Während bei der transaktionalen Führung die Motivatoren eher externaler Natur sind (Geld, Karriere), begeistert die transformationale Führung die Mitarbeiter für den Sinn und gemeinsamen Erfolg der Sache.

Selbst in wirtschaftlichen Krisenzeiten sind die Firmen mit Frauen im Top-Management erfolgreicher (McKinsey Woman Matter 3). Obwohl der Zusammenhang von Unternehmenserfolg und Frauen an der Führungsspitze bekannt ist, wird wenig dafür getan, Frauen einen Posten in einer solchen Position anzubieten. So steht das Thema »Gender Diversity« bei nur 28% der Unternehmen auf der Liste der 10 wichtigsten Prioritäten (McKinsey Woman Matter 4). Mittlerweile setzen immer mehr Organisationen auf gezielte Frauenförderung und unterstützen die Vereinbarkeit von Familie und Beruf. Doch bei allen Bemühungen bleibt Deutschland mit unter 3% Frauenanteil in Vorständen internationales Schlusslicht (McKinsey Woman Matter 5).

Auch deutsche Untersuchungen, wie beispielsweise die von Hildegard Macha (2003), weisen die Vorzüge von führenden Frauen nach. Demnach sehen Frauen Macht eher als Verantwortung und weniger als Herrschaft. Sie legen größeren Wert auf partnerschaftliche soziale Beziehungen am Arbeitsplatz als auf die Einhaltung von Hierarchien. Frauen besitzen kreatives Potenzial beim Lösen von Problemen, gehen unkonventionelle Wege, zeigen innovative Fähigkeiten und verfügen über flexible Strategien des persönlichen Stressmanagements. Statt Familie und Beruf zu trennen, entwickeln sie zukunftsweisende Muster der Vereinbarkeit dieser beiden wichtigen Lebensbereiche.

## 4.2 Umgang mit Macht

Der besondere Unterschied zwischen Männern und Frauen in Führungspositionen liegt im Umgang mit der Macht. Männer nutzen ihre Macht, um sich deutlich von Nachrangigen zu distanzieren, indem sie ihre Position sichtbar machen (Türschilder, Sonderbehandlung), Wert auf ihre Titel legen und sich gern mit Statussymbolen zeigen. Wie wichtig Männern Titel sind, zeigt sich beispielsweise an Prozessen der Hochstapelei, die auch vor der Pflegewissenschaft nicht halt machen. Da wird also ein Professorentitel angegeben, der nie erworben wurde – ein Phänomen, das Frauen offenbar gar nicht in den Sinn kommt.

Frauen dagegen distanzieren sich von der Macht und verstehen ihre Position eher als Verantwortung für andere. Ihnen geht es also weniger um persönliche Profilierung, sondern sie haben eher ihre Aufgaben oder Ziele im Visier. Frauen geht es mehr darum, andere mit Macht auszustatten, als sich selbst Macht anzueignen. Sie wollen berufliche Entwicklung für alle und kämpfen darum (Grimwood und Popplestone 1993). Die Fähigkeit, sich von der Macht zu distanzieren, wird im Zusammenhang mit der Selbstreflexion verstanden. Das Hinterfragen und Reflektieren der eigenen Person und des Verhaltens ist bei Frauen weit ausgeprägter als bei Männern. »Während Frauen sich immer wieder selbst hinterfragen (…) sehen Männer sich eher als ´einsame Wölfe` « (Schauffler 2000).

> **Hinweis**
>
> **Wie lässt sich dieses unterschiedliche Machtverhalten erklären?**
> Die beste Erklärung hierzu liefert Carol Gilligan (1982). Sie war eine Schülerin von Lawrence Kohlberg, der mit seiner Forschung über die Moralentwicklung berühmt wurde. Leider unterlief ihm der Fehler, seine Untersuchungsgruppe ausschließlich aus Männern zusammenzusetzen, aber die Ergebnisse auf die gesamte Menschheit zu beziehen.
> Gilligan nahm an, dass die Moralentwicklung bei Frauen anders verläuft und erforschte das selbst. Sie fand heraus, dass die Identitätsentwicklung von Männern und Frauen die maßgebliche Rolle spielt, mit der geschlechtsspezifisches Verhalten erklärt werden kann.
> So definieren sich Männer über Trennung und Frauen über Bindung. Um das zu verstehen, werfen wir einen Blick in die frühkindliche

Entwicklung des Kindes. Für beide Säuglinge (Junge und Mädchen) ist die Mutter die erste Bezugsperson. Damit aus einem Junge ein Junge wird, muss er sich von der Mutter lösen (trennen) und sich auf den Vater ausrichten. Das Mädchen bleibt dagegen an die Mutter gebunden, um ihre Weiblichkeit zu entwickeln. So wird unbewusst die männliche Identitätsentwicklung mit Trennung und die weibliche Identitätsentwicklung mit Bindung assoziiert. Damit lässt sich erklären, warum Männer in Führungspositionen sich eher machtvoll distanzieren, während Frauen auf Zusammenarbeit setzen.

## 4.3    Vorurteile gegenüber Frauen im Topmanagement

Wenn nun Frauen über die besseren Führungsqualitäten verfügen, warum sind dann so wenige von ihnen in Führungspositionen?

» Paradoxerweise sind jene Verhaltensweisen, die Frauen zu guten Führungskräften machen, nämlich ihr distanziertes Verhalten zur eigenen Macht, gerade diejenigen, die sie daran hindern, aufzusteigen und ihre Befähigung zu zeigen (Schauffler 2000).

Es gibt eine ganze Reihe Erklärungen für die Übersichtlichkeit des Frauenanteils in den Chefetagen, wie z. B.:
- Vorurteil der Rolleninkongruenz
- Glass-Ceiling
- Männliche Dominanzkultur
- Firewalls gegen Teilzeitführung

### 4.3.1    Das Vorurteil der Rolleninkongruenz

Das Vorurteil der Rolleninkongruenz (Eagly 2003) besagt letztlich, dass Frauen nicht für Führungspositionen geeignet seien, da Führungseigenschaften mit männlichen Verhaltensweisen erklärt werden. Obwohl dieses Vorurteil wissenschaftlich

längst verworfen wurde, hält es sich doch hartnäckig. Dazu gehört auch die Annahme, dass Frauen in Führungspositionen weniger arbeiten würden, was von Judy Waycman (1996 in Ralf Lange 1998) in ihrer Untersuchung mit 108 Frauen und 216 Männern im Topmanagement als falsch widerlegt wurde. Auch das Vorurteil, Frauen fehlten die formalen Bildungsvoraussetzungen, kursiert immer wieder, gleichwohl die Abschlüsse auf allen Bildungsebenen hier eine deutlich andere Sprache sprechen. Diese Stereotype sind ernst zu nehmen, da sie für Frauen echte Barrieren darstellen. Als Folgen dieser Stereotypen ist sowohl ein Verlust an Humankapital als auch gesamtwirtschaftliche Verluste zu beklagen (Schubert und Littman-Wernli 2001).

Sämtliche Vorurteile konnten in einer Untersuchung von Assig (2001) widerlegt werden (◻ Tab. 4.1).

### 4.3.2    Das Phänomen des Glass-Ceiling

Mit Glass-Ceiling ist eine unsichtbare gläserne Decke gemeint, an die Frauen stoßen, und die verhindert, ins Topmanagement aufzusteigen. Zum Glass-Ceiling-Phänomen in Wirtschaft und Wissenschaft hat die ZiF-Gender Research Group in der Kooperation mit der Universität Witten-Herdecke geforscht. Einige dieser Ergebnisse werden von Lutz Ohlendieck unter dem Titel »Die Anatomie des Glashauses« präsentiert (2003; ◻ Abb. 4.1). Er macht neben zwei Glasdecken auch noch Glaswände aus. Das untere und mittlere Management ist für Frauen erreichbar, danach befindet sich eine erste Glasdecke zur höheren Managementebene und eine weitere zum Topmanagement. »Die eigentliche Anatomie des Glashauses wird erst sichtbar, wenn man die formalen Organisationsstrukturen von den informalen Netzwerken unterscheidet.« (Ohlendieck 2003). Das bedeutet, dass viele Entscheidungen bei informellen Meetings getroffen werden, wie beispielsweise im Golfclub oder in der Sauna, bei denen Männer »unter sich sind«. Diese geschlossene Gesellschaft wird auch »men's club only« oder »old boys network« genannt. Führungsfehler von Frauen sind nicht selten auf fehlende Information zurückzuführen, Informationen, an die sie einfach nicht gelangen, da sie bei bestimmten Treffen ausgeschlossen sind.

**◘ Tab. 4.1** Vorurteile über berufstätige Frauen und ihre Richtigstellung (nach Assig 2001)

| Falsch | Richtig |
|---|---|
| Frauen sind nicht ausreichend qualifiziert | Männer werden ihnen auch dann vorgezogen, wenn Frauen deutlich über die besseren Qualifikationen verfügen |
| Frauen sind ein Investitionsrisiko, da sie wegen Schwangerschaften vorzeitig ausscheiden | Männer wechseln weitaus häufiger in kürzeren Zeitabständen das Unternehmen. Frauen scheiden nicht unbedingt aus familiären Gründen aus, sondern wegen der schlechten Arbeitsbedingungen |
| Frauen sind nicht weiterbildungsbereit | Frauen zeigen in allen Altersgruppen und allen Hierarchiestufen eine ausgeprägt hohe Weiterbildungsbereitschaft |
| Frauen zeigen keine Mobilitätsbereitschaft | Frauen sind mobiler als Männer. Die Bereitschaft hierzu hängt vom Angebot, nicht vom Geschlecht ab |
| Frauen haben keine Karriere- und Leistungsmotivation | Frauen sind in vergleichbaren Positionen genauso aufstiegsorientiert wie Männer, werden nur von diesen oft am Aufstieg behindert |

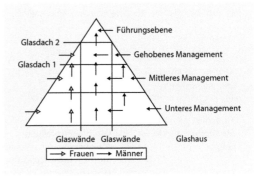

**◘ Abb. 4.1** Anatomie des Glashauses (Ohlendieck 2003; mit freundlicher Genehmigung des VS-Verlags)

Mit Glaswänden ist gemeint, dass bestimmte Bereiche ausschließlich mit Männern besetzt werden. Das gilt insbesondere für das Zentrum des Glashauses, in dem sich der Fahrstuhl für schnelle und steile Karrieren befindet. Die Frauendomänen wie Personalmanagement befinden sich automatisch an der Peripherie des Hauses und haben damit weniger Aufstiegschancen.

### 4.3.3 Vorurteil einer notwendigen männlichen Dominanzkultur

Die männliche Dominanzkultur in Führungsetagen führte dazu, dass die wenigen Frauen, die es in der Vergangenheit bis dorthin geschafft hatten, sich in hohem Maße dem üblichen männlichen Verhaltenskodex anpassten.

» Sie zeigten sich gegenüber der männlichen Gruppe loyal, identifizierten sich bis zu einem gewissen Maß mit deren Normen, grenzten sich von anderen Frauen und den »typisch« weiblichen Lebensbereichen ab und blieben trotz des Gefühls, mehr als andere zu leisten, im Hintergrund (Schauffler 2000).

Unter der Kontrolle eines männlichen Managements dürfte es für Frauen äußerst schwierig sein, ihren vorteilhaften weiblichen Führungsstil umzusetzen. In einem solchen Umfeld verinnerlichen Frauen, was ihnen ständig suggeriert wird, nämlich, dass Männer leistungsfähiger sind. Dorothea Assig (2001) plädiert hier für eine Beziehungs- statt Dominanzkultur und fasst die Ergebnisse über Macht in Gruppen von Oliver König (1996) tabellarisch zusammen (◘ Tab. 4.2).

Wie sehr Frauen unter der männlichen Dominanzkultur leiden, macht eine Studie über Akademikerinnen in Deutschland klar. Hochqualifizierte Frauen berichten in Interviews, wie sie beruflich gegenüber ihren männlichen Kollegen in Bezug auf Gehalt und Aufstiegsmöglichkeiten diskriminiert werden und in ihrer Profession weniger ernstgenommen werden. Sie beklagen massive Statusprobleme mit Männern, die eine qualifizierte Berufstätigkeit von Frauen nicht akzeptieren können (Geissler 1995).

Die Argumentation mancher Frauen, keine Führungsposition anzustreben, da sie befürchten, machtbesessen oder karrieregeil zu vermännlichen,

**Tab. 4.2** Hauptunterschiede in der Gruppendynamik

| Umgang | Frauen Beziehungskultur | Männer Dominanzkultur |
|---|---|---|
| Abwehr von Angst zur Identitätssicherung | Innengerichtet Zurückstecken Sich selbst abwerten | Außengerichtet Gefühle abspalten Abwerten von anderen |
| Strategien zur Lösung von Machtproblemen in der Gruppe | Normierung aufgrund der untergeordneten Stellung Absicherung durch Führungsmoral Innere Selbstverpflichtung Moral des Nichtverletzens | Hierarchisierung aufgrund der übergeordneten Stellung Absicherung durch Unter- und Überordnung |

Dorothea Assig (2001) unter Bezugnahme auf König (1996)

halten Cornelia Topf und Rolf Garwich (2005) für eine überzogene Polemik. Ein gesunder weiblicher Führungsstil lässt sich von Frauen besonders gut dort entwickeln, wo sie nicht von Männern kontrolliert werden. Das gilt insbesondere für die eigene Firma. Erfreulicherweise machen sich – auch in Deutschland – immer mehr Frauen selbstständig. Derzeit wird jede dritte Firma von einer Frau gegründet (Verband Deutscher Unternehmerinnen, Köln). Das lässt hoffen, dass sich mehr Beziehungskulturen in deutschen Unternehmen etablieren.

### 4.3.4 Vorurteil gegen Teilzeitführung

Die Firewalls gegen Teilzeitführung sind starke Abwehrinstrumente gegen teilzeitbesetzte Führungspositionen.

» Firewalls in Organisationen bezeichnen jene Mechanismen oder Schaltstellen, die dafür sorgen, das Vordringen von Frauen (und Minoritäten) in bestimmte Bereiche der Organisationen – Führungsebenen – zu verhindern (Franke 2003).

Obwohl diese Firewalls sehr gut funktionieren, also Frauen abwehren, bleiben sie unsichtbar und ohne sichtbare Information versehen bzw. verschlüsselt.
Da die Frau immer noch primär für die Familie und Erziehung der Kinder zuständig ist, sind Teilzeitstellen für sie oft die einzige Möglichkeit der beruflichen Verwirklichung. Und hier gilt das alte (männliche) Ideal, dass Führungskräfte immer

ganztags tätig sein müssen. Somit bleibt ihnen eine Führungsposition oft verwehrt. Es sei denn, sie verzichten auf eine Familie, aber auch hierbei ist der Weg in die Führungsetagen für Frauen mehr als nur uneben. Das Ideal der ganztägigen Führungskraft entspringt dem typisch männlichen Machtdenken, das nicht teilen kann, sondern trennen muss. Während Frauen dagegen oft gar keine Probleme haben, sich eine Führungsposition zu teilen, wie sich insbesondere bei den eigenen Unternehmen zeigt, bei denen sich Frauen selbstständig machen. Das sog. »jobsharing« ist gerade für Frauen in der aktiven Familienphase äußerst attraktiv, während Männer hier eine Präsenzkultur feiern.

» Ein wichtiges Thema bleibt die Präsenzkultur. Es geht hierbei um die Norm extensiver zeitlicher Anwesenheit bzw. Ansprechbarkeit am Arbeitsplatz, vor allem bei verantwortlichen Positionen. Sie geht weit über Tarifarbeitszeiten hinaus und lässt wenig Spielraum. Führungskräfte müssen immer erreichbar sein. Wer nicht anwesend oder durch andere Verpflichtungen entschuldigt ist, zeigt nicht das nötige commitment; so jedenfalls die unausgesprochene Anforderung, die für die oberen Topmanager bisher noch relativ unhinterfragt gelten dürfte (Lehmann 2000 in: Franke 2003).

Frauen mit einem Schwerpunkt auf Beziehungskultur dürfte jobsharing in einer Führungsposition leichter fallen als denen, welche eine Dominanzkultur leben (auch solche Frauen gibt es natürlich). Selbstverständlich gilt das auch für Männer, die eine Beziehungskultur der Dominanzkultur vorziehen. Doch Marion Franke weist nach, dass Teilzeitarbeit ein Frauenthema ist und Männer bisher nicht nach diesem Weg gesucht haben.

Gerade mit dem Blick auf eine ausgewogene Work-Life-Balance könnten Frauen hier zu Vorreiterinnen werden, denen auch Männer folgen. Denn zu einer bewussten und gesunden Lebensführung gehört ein gesunder Ausgleich zwischen Arbeit und Familie, was auch für Männer zunehmend ein Thema wird. So gibt es mittlerweile eine eigene Zeitschrift, Men's Health, die sich mit der Gesundheit von Männern beschäftigt.

## 4.4 Führen im Gesundheitswesen

Eine Untersuchung zum Thema Führen im Gesundheitswesen in Deutschland kommt zu erschreckenden Ergebnissen. Die Studie vom Centrum für Krankenhaus-Management (CKM) in Münster beteiligte über 3000 Mitarbeiter in Krankenhäusern und befragte diese zur Führungsfähigkeit von Ärzten, Pflegekräften und Betriebswirten. Die Chefärzte schnitten dabei am schlechtesten ab. 55% sehen in ihnen keine guten Führungskräfte. 63% bemängeln beispielsweise, dass Chefärzte Besprechungen schlecht leiten (CareKonkret 2001). Auch den Verwaltungsleitern sagen 42% schlechte Führungsqualität nach. An dieser Stelle sei noch einmal vermerkt, dass Chefärzte und Verwaltungsleiter zumeist Männer sind.

Beunruhigend ist auch das Gesamtergebnis der CKM-Studie: 83% der befragten Mitarbeiter sind der Meinung, dass ihre Führungskräfte viel zu wenig über tägliche organisatorische Probleme und zwischenmenschliche Schwierigkeiten bei der Zusammenarbeit wissen. Das sei auch der Grund, warum so viele Fehlentscheidungen getroffen würden.

Die bisherigen Aussagen gelten im Gesundheitswesen insbesondere für jene Berufsgruppen, die von Männern dominiert werden, wie beispielsweise in der Medizin. Für die Pflege zeichnet sich hier ein anderes Bild ab, da Pflege immer ein Frauenberuf war und hier folglich auch viele Frauen die Führungsposition besetzen. Im Verhältnis zum Männeranteil (etwa 15%) in der Erstausbildung finden sich dagegen ausgesprochen häufig Männer in den Positionen der Pflegedienstleitung, der Pflegedirektion oder der Heimleitung. Wie lässt sich das erklären?

Aus der Perspektive der Pfleger könnte das Antreten einer Leitungsposition eine identitätsstiftende und damit heilsame Abgrenzung zur weiblichen Pflege sein. Da Management mit Maskulinität assoziiert wird, können die Pfleger in einer Führungsposition sich stärker als Männer erleben als unter all den Krankenschwestern ihres Teams. Für männliche Sozialarbeiter in Führungspositionen beschreibt Holger Brandes, dass diese Männer eine tiefgehende Erschütterung der eigenen Männlichkeit mitbringen. Durch die Identifikation mit der Einrichtung und den damit verbundenen Zwängen zur Institutionserhaltung können die männlichen Leitungskräfte sich so in ihrer Männlichkeit bestätigen (2002). Für die Männer in Pflegeberufen kann dieses Modell keine Erklärung sein, da hier eine Krankenhaushierarchie dominiert, welche Maskulinität eher unterstreicht, als dass diese als brüchig bezeichnet werden könnte.

Doch die Männer streben nicht allein nach Führungspositionen, sondern werden auch von ihren Kolleginnen darin unterstützt. Eine feminin geprägte Pflegeideologie kann hierzu beitragen.

**»** Ist eine solche Ideologie mit der Vorstellung gekoppelt, dass Männer etwas Wertvolles, Besonderes und Einzigartiges sind, dann entsteht ein Berufsklima, in dem weibliche Pflegepersonen bewusst oder unbewusst die Karriere ihrer männlichen Kollegen unterstützen und begünstigen (Evans 1997).

Ein solches Verhalten der Frauen ist nach Roberts (1983) typisch für das Verhalten unterdrückter Gruppen. Margaret Miers geht davon aus, dass Pflegende sich selbst für minderwertig halten (2001). In der strengen Krankenhaushierarchie erleben die Auszubildenden der Pflege zunächst, dass sie sich ganz unten an einer langen hierarchischen Kette befinden. Aufstieg bedeutet hochdienen. Als Schüler und Schülerinnen machen viele Pflegende die Erfahrung, als billige Hilfskraft für Reinigungsarbeiten eingesetzt zu werden, statt eine systematische Anleitung zu erleben. Kliniken verfügen über eine derart straffe Hierarchie, dass sie oft mit dem Militär verglichen werden. Es sollte uns bedenklich stimmen, dass wir die Erstausbildung so stark an Krankenhäuser binden. Für das Selbstbewusstsein von Pflegenden ist das sicherlich nicht hilfreich. Die männliche Dominanz ist also auch hier deutlich spürbar. So sehr, dass Pflegende bewusst oder unbewusst die Karrieren ihrer Kollegen unterstützen, statt an der eigenen beruflichen Laufbahn zu arbeiten.

Nun könnte man annehmen, dass männliche Pfleger, die durch Frauen in ihrer Karriere unterstützt wurden, sich dankbar für die Belange ihrer weiblichen Teammitglieder einsetzen. Doch weit gefehlt. Denn zum männlichen Führungsdenken gehört die Liebe zur Macht und Abgrenzung zu den Untergebenen. Auch im Gesundheitswesen zeigen männliche Führungskräfte mehr aggressives, autokratisches, kraftvolles und konkurrierendes Verhalten als Frauen (Davidhizar und Cramer 2000). Denn das Gesundheitswesen basiert auf dem medizinischen Denkmodell, welches von einer männerdominierten Profession kontrolliert wird und auf der Grundlage bürokratischer und hierarchischer Strukturen funktioniert (Thyer 2003).

---

**Hinweis**

**Vom unterschiedlichen Denken in Pflege und Medizin**
Die herrschende Berufsgruppe der Mediziner in den Kliniken legt großen Wert darauf, eine Natur- und keine Geisteswissenschaft zu vertreten. Während die Mediziner den Fokus auf die Krankheit legen, richtet die Pflege ihre Aufmerksamkeit auf den kranken Menschen, mit all seinen Wünschen, Bedürfnissen, Sorgen und Leiden. Die Pflege muss – bei allen Bezügen zur Medizin – als eine Geistes- und Humanwissenschaft verstanden werden, die einige Elemente der Naturwissenschaft in sich vereint. Während die Naturwissenschaft in linearen Ursache-Wirkungs-Zusammenhängen denkt, müssen sich die Geistes- und Humanwissenschaft allen beteiligten Systemen öffnen, wie den Angehörigen, den Pflegediensten etc. Ein kausales Denken und Handeln schließt in der Pflege zu viel vom Menschen aus, der mitsamt seiner Erkrankung hier den Mittelpunkt bildet.

---

## 4.5 Besetzung von Führungspositionen in der Pflege

Und letztlich kommen wir zur spannenden Frage: Wie werden Pflegeführungspositionen im Topmanagement eigentlich besetzt? Wer trifft die Entscheidung über die Einstellung? In vielen Kliniken bestimmt hierbei die Leitungsebene, zumeist zusammengesetzt aus Verwaltungsdirektion, ärztlicher Direktion und Pflegedirektion. Da die Pflegedirektion ausscheidet, bestimmt diese häufig auch nicht mehr mit (darf aber oft Vorschläge machen). Verwaltungs- und ärztliche Direktion sind zumeist Männer, die für eine Leitungsfunktion nicht extra geschult wurden. Ist dieses Zweier-Team progressiv und stellt sich mutig einer beziehungsorientierten Führung, wählt sie eine qualifizierte Person, die neben Fachkompetenz auch über Sozialkompetenz verfügt. Diese Kombination bieten Frauen eher als Männer. Ist das Zweier-Team primär machtorientiert, wird sie sich für eine Person entscheiden, die ihnen hier keine Probleme bereitet, also keine eigenen Macht- oder Ressourcenansprüche stellt. Damit wären sie mit einer wenig qualifizierten Frau, also ohne Hochschulabschluss, auf der sicheren Seite.

Anne Kathrin Cassier-Woidasky (2005) sieht darin keinen Zufall, dass derzeit immer mehr Kliniken auf die Besetzung des Topmanagements mit einer Pflegedirektion verzichten, in einer Zeit, in der gerade Pflegemanagement-Studiengänge dafür qualifizieren. Den Verzicht auf diese Kompetenzen erklärt Cassier-Woidasky mit den Machtstrukturen in Kliniken und der Sorge der Mediziner vor führungskompetenten Pflegeleitungen, die sie nicht mehr dominieren können (2005). Diese Ängste müssen Mediziner überwinden und sich zu echten Partnern im Gesundheitswesen machen.

Nach Astrid Schreyögg, einer bekannten Supervisorin, sollte die Rekrutierung für Führungspositionen im Idealfall durch einen Aufstieg aus den unteren Hierarchieebenen erfolgen. Damit sei die emotionale Konstanz gewährleistet, die in diesen familienähnlichen Welten so wichtig sei (Schreyögg 2002). Bei einer »Fremden« sei mit mehr Komplikationen zu rechnen als bei einer »Bekannten« oder gar einer »Freundin«. Für eine solche Wahl spricht, dass Frauen fast doppelt so häufig gemobbt werden wie Männer (Kolodaj 1999). Zu beachten ist hierbei, dass Frauen in der Regel von Frauen und Männer in der Regel von Männern gemobbt werden. Übrigens sind die Mobbingstrategien von Männern erstaunlicherweise eher passiv, so Niedl (1995). Entscheidet sich also eine Gesundheitseinrichtung für eine kompetente, studierte und engagierte Pflegedirektorin von »außen«, ist ein Vorgesetzten-Mobbing keine Seltenheit, bei der die Mitarbeiterinnen ihre Chefin laufend boykottieren (Niedl 1995).

> **Hinweis**
>
> Als Professorin für Pflegewissenschaft und Pflegemanagement sind mir erstaunlich viele Pflegedirektorinnen begegnet, die mir stolz berichteten, dass sie sich im Auswahlverfahren gegen hochschulqualifizierte Mitbewerber durchgesetzt haben. Ja, bei mir entstand nicht selten der Eindruck, dass diese Pflegedirektorinnen dem ärztlichen Direktor gegenüber eine gewisse Dankbarkeit für diese Wahl entgegenbrachten. Bei den schnellen Veränderungen im Gesundheitswesen reicht die herkömmliche Weiterbildung zur Pflegedienstleitung einfach nicht mehr aus, um das Unternehmen Krankenhaus sicher und innovativ mitführen zu können. Es sei denn, die Pflegedirektion holt sich hierfür hochschulqualifizierte Personen ins Haus und versieht sie mit zentralen Leitungs- und Projektaufgaben. Doch nicht allzu häufig befürchtet sie hier die Konkurrenz.

## 4.6 Entwicklungspotenzial bei führenden Frauen

Kerstin Plehwe (2011) interviewte 69 erfolgreiche Frauen aus dem In- und Ausland und ermittelt 7 Schlüsselfaktoren, welche diese Frauen verbindet:

1. Selbstvertrauen
2. Vision
3. Mut
4. Integrität
5. Durchhaltevermögen
6. Dialogkompetenz
7. Aktivität

Bei allen Vorzügen, welche der weibliche Führungsstil mit sich bringt, gibt es jedoch auch eine Reihe von Nachteilen, welche führende Frauen überwinden sollten. So bringt eine Beziehungskultur die Schwäche mit sich, nicht Nein sagen zu können. Birgit Schauffler (2000) sowie Cornelia Topf und Rolf Garwich (2005) bieten einige Hinweise, wie Frauen ihr Potenzial an Führungskompetenz erweitern können.

### 4.6.1 Thema: Understatement

Nach Schauffler sollen Führungsfrauen stärker ihre eigene Person im Blick haben und eigene Visionen und Ressourcen entwickeln. Denn »sie neigen eher dazu, ihre eigene Person hinter die Sache zu stellen, anstatt selbst im Licht zu glänzen«. Mit diesem Understatement präsentiert sie sich als Teamspielerin, was ihr vielleicht Punkte beim Team einbringt. Doch als Führungskraft muss sie auch immer mal wieder aus der Gruppe heraustreten und die Verantwortung für gelungene Leistungen nach außen deutlich machen. Hier zeigt sich vor allem die selbstgesetzte Hürde, nichts besonderes sein zu dürfen bzw. »eine von Euch« sein zu wollen. Gerade in der Pflege ist die Gleichmacherei ausgeprägt. Alle Krankenschwestern und -pfleger sind gleich und keiner darf sich hervorheben. Dieses unausgesprochene Tabu wirkt natürlich auch auf der Leitungsebene, wobei Frauen hierfür empfänglicher sind als Männer. Nach dem Motto »Tu Gutes und rede darüber« ermutigen Topf und Garwich Führungsfrauen zu mehr Eigen-PR. Dazu gehört auch, den eigenen Anspruch nicht zu hoch zu hängen, also nicht perfekt sein zu wollen.

Marion Knaths (2007) hat selbst in einer Spitzenposition gearbeitet, bevor sie sich als Unternehmensberaterin selbstständig machte und nun mit ihrer Firma »sheboss« Frauen in Führungspositionen berät. Sie entwickelte eine Checkliste hinderlicher Sätze von Führungsfrauen. Einer davon lautet »Das ist nicht perfekt, das geht noch besser.« (Knaths 2007).

### 4.6.2 Thema: Delegation

Frauen tun sich oft schwer, Aufgaben zu delegieren. Insbesondere dann, wenn die delegierten Tätigkeiten nicht und unbefriedigend ausgeführt wurden. Topf und Garwich nennen dieses Verhalten »kalte Rückdelegation«. Das bedeutet, dass der oder die Angesprochene die Aufgabe erst mal liegen lässt oder sich selbst hilflos stellt oder lange entnervend zurückfragt. Führungsfrauen werden hier zu einer Haltung verführt, die da lautet »dann mache ich es eben selbst«. Als adäquate Reaktion auf die kalte Rückdelegation sehen Topf und Garwich (2005) die klare Kommunikation der 4 W's.

> **4 W-Worte zur inhaltlichen Orientierung der Anweisung beim Delegieren**
> 1. **Was** ist zu delegieren?
> 2. **Bis wann?**
> 3. **Mit welchem Ziel?**
> 4. **Wozu?** (Wird der Sinn klar?)

Diese Anleitung ist für Frauen deshalb gut, weil sie dazu neigen, bei ihren Anordnungen zu viel offen zu lassen und indirekt formulieren. Ganz nach dem Motto: »Würden Sie bei Gelegenheit eventuell…«. Interessanterweise reagieren angesprochene Frauen sehr schnell auf eine solch vorsichtig formulierte Anweisung, während Männer darauf zunächst gar nicht reagieren, so Topf und Garwich.

## 4.6.3 Thema: Durchsetzungsvermögen

Wenn es um das Durchsetzen geht, wirkt bei Frauen häufig die eigene chronische Selbstunterschätzung als Hemmfaktor. Topf und Garwich empfehlen den Führungsfrauen ihre Netzwerke zu nutzen, sich gegebenenfalls Rückendeckung zu holen und sich eine Mentorin zu suchen, die sie um Rat ersuchen können. Und natürlich müssen Frauen, für die ein Sich-Durchsetzen eine Herausforderung darstellt, ihren eigenen Sabotagegedanken auf den Grund gehen und die Vernunft einschalten.

Anstatt beispielsweise dem Gedanken nachzuhängen:

> » Das kann ich nicht! Dabei versage ich bestimmt auf ganzer Strecke,

empfehlen Topf und Garwich (2005) zu überlegen:

> » Gut, die Sache ist neu für mich. Aber wie viele neue Sachen habe ich nicht schon geschaukelt? Und was ist dabei passiert? Nie was wirklich Schlimmes. Also kann ich ganz locker rangehen!

Oder statt zu denken:

> » Ich sage lieber nichts. Sonst heißt es noch, ich will mich in den Vordergrund drängen,

empfehlen Topf und Garwich (2005) zu überlegen:

> » Wenn ich eine gute Leistung bringe, dann darf ich auch stolz darauf sein. Alles andere ist pervers.

Wenn Frauen sich gegenüber Männern durchsetzen wollen, sollten sie einiges über die männliche Kommunikation beachten. Dabei müssen Frauen nicht Männer imitieren, wenn sie Erfolg haben wollen, doch es schadet weit weniger als angenommen wird, wenn Frauen dann und wann männliche Verhaltensweisen einsetzen. Oft zollt man ihnen dadurch mehr Respekt. Beispielsweise unterbrechen Männer gern in Gesprächen, während Frauen andere ausreden lassen. Und Männer wechseln oft, scheinbar grundlos das Thema, während Frauen das eher ausdiskutieren. Ich möchte Frauen hier nicht zu respektlosem Verhalten ermuntern, doch gezielte Gesprächsunterbrechungen, um sich Respekt zu verschaffen, sollte jede Frau mal ausprobiert haben. Die Befürchtungen, was alles passieren könnte, wenn Frauen sich unhöflich benehmen, sind in aller Regel grundlos. Denn am häufigsten passiert gar nichts (Negatives) und im günstigsten Fall sammeln sie Punkte bei ihren Kollegen.

## 4.7 Entwicklungspotenzial bei führenden Männern

Die Anforderungen an Führungskräfte sind enorm und gerade für Männer eine große Herausforderung.

> » Modernes Management zeichnet sich demnach durch die Fähigkeit aus, zunehmend autonom zusammenarbeitende Arbeits- und Projektgruppen zu initiieren, zu motivieren,

durch Anregungen den gruppeninternen Arbeitsprozess zu unterstützen, bei auftretenden Konflikten vermitteln und schlichten, damit das ganze produktive Potenzial der Arbeitskräfte voll ausgeschöpft werden kann (Lange 1998).

Von typisch männlichen Führungskräften wird diese Anforderung oft als Bedrohung erlebt. Deshalb sollten sie aktiv werden und dazulernen.

### 4.7.1 Thema: Kommunikation

Männer können oft sehr gut direkt kommunizieren und Aufgaben klar delegieren. Es fällt ihnen jedoch schwer, ihre Informationen transparent zu machen. Das bedeutet, sie geben Informationen häufig nur dann weiter, wenn sie sich davon etwas versprechen. Topf und Garwich (2005) behaupten gar, dass Männer gezielte Lügen einsetzen, wenn es ihrer Karriere dienlich ist. So scheinen sie keine Probleme damit zu haben, in Verhandlungsgesprächen Dinge zu versprechen, die sie später nicht einhalten. Wenn sie damit konfrontiert werden, reden sie sich heraus, indem sie beispielsweise erklären, jetzt sei die Situation eine andere, als damals als die Verhandlung geführt wurde. Nach Topf und Garwich (2005) glauben Männer: »Im Krieg, in der Liebe und im Geschäft ist alles erlaubt.«

Eine offene transparente Kommunikation, in der alle Beteiligten mit den gleichen Informationen versorgt werden, fördert das Betriebsklima und gibt den Mitarbeitern die Möglichkeit, sich ein eigenes Urteil zu bilden oder für die Firma mitzudenken. Um die Karten auf den Tisch zu legen, und sich vertrauensvoll mitzuteilen, müssen zunächst Ängste vor Kontrollverlust überwunden werden. Denn »geteiltes Wissen ist die demokratischste aller Machtquellen« (Toffler 1991) und für diejenigen Manager schwer umzusetzen, die sich als einsame Wölfe sehen.

So erklärt sich auch der größere Erfolg von Medizinerinnen bei Patienten mit Diabetes im Vergleich zu ihren männlichen Kollegen. In einer bundesweiten Studie mit 51.000 Patienten, die von 3000 Ärzten und Ärztinnen betreut wurden, entdeckten die Forscher diesen Gender-Aspekt. Patienten, die von Ärztinnen behandelt wurden, hatten nachweislich bessere Blutwerte (Berthold et al. 2008).

### 4.7.2 Thema: Mitarbeiterorientierung

Eine zentrale Erkenntnis aus den Studien über Magnet-Krankenhäuser ist, dass Mitarbeiter ihre Arbeit dann gut und gern machen, wenn sich die Leitungsebene um ihre Belange kümmert; oder anders formuliert: Ohne Mitarbeiterorientierung auf der Führungsebene gibt es auch keine Patientenorientierung auf der Mitarbeiterebene. Magnet-Spitäler sind bekannt für ihren erstklassigen Service und haben deshalb einen äußerst guten Ruf, der für die Einrichtung natürlich auch gewinnbringend ist (Kelley et al. 2011).

Mit Mitarbeiterorientierung ist hier gemeint, dass die Führungskräfte sich für die Belange ihrer Mitarbeiter einsetzen, sie zu eigenen Ideen motivieren und ihre Autonomie fördern. Es geht also nicht darum, im Einzelfall Verantwortung zu übertragen, sondern systematisch zur Selbstständigkeit ermutigen, oder neudeutsch »empowern«.

Männliche Führungskräfte haben oft recht gut ihre eigenen Interessen im Blick. Dazulernen sollten sie, auf die Interessen ihrer Mitarbeiter einzugehen. Damit verlieren sie nicht den Respekt der Mitarbeiter, geben aber ein Stück ihrer Macht ab. Auch diese Angst gilt es zu bewältigen.

### 4.7.3 Thema: Umgang mit Konflikten

Männer gehen Konflikten gern aus dem Weg und schieben diese so lange wie möglich auf. Dadurch können Situationen eskalieren. Das Ausdiskutieren gerade von emotionalen Angelegenheiten fällt ihnen schwer. Sich als unparteiischer Moderator zwischen zwei Konfliktparteien zu bewegen, will gelernt sein. Am besten beginnt man damit, die Situation wertfrei zu beschreiben ohne zu beurteilen. Das ist oft schon eine Herausforderung, zahlt sich jedoch bei Problemgesprächen aus. Auch hilft es, sich beide Seiten anzuhören und nicht Stellung zu beziehen, sondern die beiden Parteien zum Aushandeln zu ermutigen. Damit nimmt man sich selbst aus dem Schussfeld und wird den Druck los, schnell eine Lösung oder Entscheidung zu finden.

Schauffler (2000) empfiehlt hierzu, konfliktorientiertes Verhalten zu vermeiden, wie beispielsweise: »abwertendes Widersprechen, Vorwürfe oder Belehrungen oder Provozieren, Ignorieren oder

Ironisieren«. Stattdessen sollte das Gesprächsverhalten konsensorientiert sein, wie beispielsweise: »die eigenen Interessen darlegen, offen fragen oder den Nutzen für den Partner herausstellen«.

## 4.8    Die führende Zukunft im Gesundheitswesen

Die ungleiche Verteilung der Geschlechter im deutschen Top-Management hat ernsthafte Folgen für die Volkswirtschaft. So ermittelt die Studie von Booz & Company (2012) ein Wirtschaftsplus von 4%, wenn die Geschlechterverteilung ausgeglichen wäre (▶ www.fidar.de). Frauen in Führungspositionen setzen oft andere Prioritäten. Neben der wirtschaftlichen Orientierung leisten sie häufiger auch einen sozialen Beitrag. Im Vergleich zu männergeführten Unternehmen weisen ihre Unternehmen geringere Insolvenzquoten auf.

Die größten Reibungsverluste im Gesundheitswesen entstehen durch kommunikative Defizite auf allen Ebenen. Führungskräfte sind Vorbilder und müssen als solche fungieren. Zu einer offenen und klaren Kommunikation gehört auch die entsprechende Haltung ohne Doppelmoral. Wenn Leitbilder nicht vom Management gelebt werden, erreichen sie den Kunden nicht.

Unsere Gesellschaft ist mehr denn je auf ein gut funktionierendes Gesundheitswesen angewiesen. Noch mehr Reibungsverluste können wir uns nicht mehr leisten. Der Personalnotstand ist jetzt schon sichtbar und hat noch lange nicht seinen Höhepunkt erreicht. Es ist auch die Aufgabe von Führungskräften, auf die Attraktivität von Gesundheitsberufen hinzuweisen. Doch mit dem klassischen transaktionalen Führungsstil, bei dem der Boss Anordnungen an seine Nachfolger verteilt, locken wir niemanden in eine Gesundheitsausbildung (Sashkin und Sashkin 2003). Das Gegenteil einer transaktionalen Führung ist die transformationale Führung. Ihre besonderen Kennzeichen sind, Mitarbeiter in Entscheidungen einzubeziehen und sie zu ermutigen, Visionen und kreatives Handeln zu entwickeln. Die Leitung formuliert deutlich ihre spezifischen Erwartungen an die Mitarbeiter und zeigt gleichzeitig eine große Überzeugung darin, dass diese die Fähigkeiten haben, ihre Ziele auch zu erreichen. Eine transformationale Führung empowert die Mitarbeiter und wirkt sich positiv auf die Kommunikation und Teambildung aus. Genevieve Thyer (2003) sieht in der transformationalen Führung einen Schlüssel, dem Personalnotstand zu begegnen.

---

**Praxistipp**

Wer sich mit dem Thema der transformationalen Führung näher beschäftigen möchte, dem sei die Dissertation von Stefan Ludwig Dörr (2006) empfohlen: »Motive, Einflussstrategien und transformationale Führung als Faktoren effektiver Führung«. Die Ergebnisse seiner empirischen Untersuchung stellte er an der Universität in Bielefeld vor.

---

Führungspositionen im Topmanagement des Gesundheitswesens müssen an die notwendigen Kompetenzen gebunden werden und nicht ans Geschlecht. Die erforderlichen Kompetenzen sind:
- Fachkompetenz im jeweiligen Führungsfeld
- Sozialkompetenz mit der Fähigkeit, eine Beziehungskultur zu etablieren
- Führungsqualifikation, möglichst mit Hochschulabschluss
- Transformationale Führung

## Literatur

Alimo-Metcalfe, Beverly (2010) An investigation of female and male constructs of leadership and empowerment. Gender in Management: An International Journal 25/8: 640–648.

Assig, Dorothea (2001) Frauen in Führungspositionen. Die besten Erfolgsrezepte aus der Praxis, S.14f, 62f., 97. München: Beck Wirtschaftsberater im dtv

Auhagen, Ann Elisabeth (1999) Die Realität der Verantwortung. Göttingen: Hogrefe

Berthold, Heiner; Gouni-Berthold I; Bestehorn, KP; Böhm, M; Krone, Wilhelm (2008) Physician gender is associated with the quality of type 2 diabetes care. Journal of Internal Medicine: October 264/4: 340–350.

Brandes, Holger (2002) Der männliche Habitus. Bd. 2 Männerforschung und Männerpolitik. Opladen: Leske und Budrich

CareKonkret: 02.11.2001, S.8

Cassier-Woidasky, Anne Kathrin (2005) Macht (k)ein Thema für die Pflege? Reflexionen zu Macht in der Professionsentwicklung der Pflege. Die Schwester/Der Pfleger 44/10:798–802

Davidhizar, R; Cramer, C (2000) Gender differences in leadership in the health professions. Health Care Manager 18/3: 18–24

Dörr, Ludwig (2006) ► http://pub.uni-bielefeld.de/publication/2304840

Eagly A (2003) More women at the top: The impact of gender roles and leadership style. In: Pasero, Ursula (2003) Gender – from cost to benefit. S. 151–169. Düsseldorf: Westdeutscher Verlag

Evans, Jim (1997) Men in nursing: issues of gender segregations and hidden advantage. Journal of Advanced Nursing. 26: 226–231

Franke, Marion (2003) Die Teilzeitfalle für Frauen – Firewalls im Top-Management. In: Pasero, Ursula (2003) Gender – from cost to benefit. S. 194–209. Düsseldorf: Westdeutscher Verlag

Geissler, Dorothea (1995) Zwischen Anpassung und Konfrontation. Hochqualifizierte Frauen im Umgang mit Machtverhältnissen in Beruf und Gesellschaft. Bielefeld: Kleine

Gilligan, Carol (1982) Die andere Stimme. Lebenskonflikte und Moral der Frau. München: Piper

Grimwood, C; Popplestone, R (1993) Women, management and care. Basingstoke: Macmillan

Holst, Elke; Schimeta, Julia (2011) 29 von 906: Weiterhin kaum Frauen in Top-Gremien großer Unternehmen. Wochenbericht des DIW Berlin Nr. 3 ► http://www.diw.de/documents/publikationen/73/diw_01.c.366825.de/11-3-1.pdf

► http://www.fidar.de/webmedia/documents/PI_Booz_Company_Third_Billion-Studie.pdf

Kelley LA, McHugh MD, Aiken LH (2011) Nurses outcome in Magnet and non-magnet hospitals. The Journal of Nursing Administration. 41/10: 428–433.

Knaths, Marion (2007) Spiele mit der Macht. Wie Frauen sich durchsetzen, S.113. Hamburg: Hoffmann und Campe

Kolodaj, Christa (1999) Mobbing. Psychoterror am Arbeitsplatz und seine Bewältigung. Wien

Lange, Ralf (1998) Geschlechterverhältnisse im Management von Organisationen, S. 88, 101. München: Rainer Hampp Verlag

Lloyd, WA (1965) The male administrator. Nursing Times. March 12: 363–364

Macha, Hildegard (2003) Frauen und Macht – die andere Stimme in der Wissenschaft. In: Baumann, Heidurn et al: Frauen in der Wissenschaft, 38-63. Bielefeld: Deadalus Verlag

Macha, Hildegard (2000) Erfolgreiche Frauen. Wie sie wurden, was sie sind. Frankfurt: Campus

McKinsey (2007) Woman Matter 1 Gender diversity, a corporate performance driver. ► http://www.mckinsey.de/sites/mck_files/files/Woman_Matter_1_brochure.pdf

McKinsey (2008) Woman Matter 2. Female leadership, a competitive edge for the future. ► http://ww.mckinsey.de/sites/mck_files/files/Woman_Matter_2_brochure.pdf

McKinsey (2009) Woman Matter 3. Woman leaders, a competitive edge in and after the crisis. ► www.mckinsey.se/PDF/Woman%Matter%203.pdf

McKinsey (2010) ► http://www.mckinsey.com/locations/swiss/news_publications/pdf/woman_matter_2010_4.pdf

McKinsey (2012) Woman Matter 5. Making the breakthrough. ► www.mckinsey.de/sites/mck_files/files/mckinsey_woman_matter_2012.pdf

Miers, Maragaret (2001) Sexus und Pflege. Geschlechterfragen und Pflegepraxis. Bern: Huber

Niedl, Klaus (1995) Mobbing/Bullying am Arbeitsplatz. München: Mering

Ohlendieck, Lutz (2003) Die Anatomie des Glashauses: Ein Beitrag zum Verständnis des Glass-Ceiling Phänomens. In: Pasero U (2003) Gender – from cost to benefit. S. 183–193. Düsseldorf: Westdeutscher Verlag

Pasero, Ursula (2003) Gender – from cost to benefit. Düsseldorf: Westdeutscher Verlag

Plehwe, Kerstin (2011) Female Leadership: Die Macht der Frauen. Von den Erfolgreichsten der Welt lernen. Hamburg: Hanseatic Lighthouse GmbH.

Roberts, Susan Jo (1983) Oppressed group behavior: implicatons for nursing. Advances in Nursing Science. 5/4: 21–30.

Rupp, Christine (2012) Studie zu Frauen in Führungspositionen von Booz & Company. ► http://www.spiegel.de/wirtschaft/soziales/studie-zu-wenige-frauen-im-management-in-deutschland-a-861360.html

Sashkin, Marshall; Sashkin, Molly (2003) Leadership that matters. The critical factors for making a difference in people's lives and organizations' success. San Francisco: Berret-Koehler Publisher

Schaufler, Birgit (2000) Frauen in Führung! Von Kompetenzen, die erkannt und genutzt werden wollen, S.17f, 37, 42, 112. Bern: Huber

Schreyögg, Astrid (2002) Konflikt-Coaching. Anleitung für den Coach, S.327. Frankfurt: Campus

Schubert, Renate; Littmann-Wernli, Sabina (2001) Stereotype in Unternehmen – Barrieren für Frauen. In: Assig, Dorothea: Frauen in Führungspositionen. Die besten Erfolgsrezepte aus der Praxis. S. 23–48:Beck Wirtschaftsberater im dtv

Thyer, Genevieve (2003) Dare to be different. Transformal leadership may hold the key to reducing the nursing shortage. In: Journal of Nursing Management. 11: 73–79

Topf, Cornelia; Gawrich, Rolf (2005) Das Führungsbuch für freche Frauen, S. 55f, 102, 227. Frankfurt/Main: Redline Wirtschaft: Women Business

Toffler, Alvin (1991) Machtbeben- Powershift: Wissen, Wohlstand und Macht. Düsseldorf: Econ Verlag

► http://www.fidar.de

# Moralische Intelligenz: Wertorientierte Führung zahlt sich aus

R. Tewes, *Führungskompetenz ist lernbar,*
DOI 10.1007/978-3-662-45223-3_5, © Springer-Verlag Berlin Heidelberg 2015

Intelligenz ist jene Eigenschaft des Geistes,
dank derer wir schließlich begreifen, dass alles
unbegreiflich ist. (Emile Picard)

## 5.1     Ein Leben voller Intelligenz

Neben der bekannten kognitiven Intelligenz, welche üblicherweise mit dem Intelligenzquotienten (IQ) beschrieben wird, gibt es viele weitere Formen. So studiert Daniel Goleman die **emotionale Intelligenz** und ermittelt einige Dimensionen emotional intelligenter Führung. Um Mitarbeiter intelligent zu führen, sind sowohl persönliche Kompetenzen wie Selbstwahrnehmung und Selbstmanagement als auch soziale Kompetenzen wie Beziehungsmanagement und soziales Bewusstsein notwendig (Goleman et al. 2003).

David Thomas und Kerr Inkson (2009) beschreiben die **kulturelle Intelligenz**, welche sich aus drei Komponenten zusammensetzt: (1) der Fähigkeit, cross-kulturelle Phänomene zu verstehen, (2) die sorgfältige Beobachtung und Interpretation bestimmter Situationen und (3) die Fähigkeit, das eigene Verhalten angemessen und erfolgreich verschiedenen Situationen anzupassen (Thomas und Inkson 2004). Menschen mit kultureller Intelligenz, bringen die wesentliche Grundlage für das Global Business mit, so Thomas und Inkson.

Führungskräfte müssen die Dynamik der Organisationskultur ihrer Einrichtung verstehen, um Prozesse sinnvoll steuern zu können (Alvesson 1994). Wenn beispielsweise zur Rettung eines Unternehmens viele Mitarbeiter entlassen werden müssen, leiden die Zurückgebliebenen häufig an einem schlechten Gewissen den entlassenen Kollegen gegenüber. Dieses Schuldgefühl kann zum dauerhaften Energiefresser werden und die Firma nachträglich in den Bankrott führen. Es ist wichtig, dass Führungskräfte nach einem solchen Schnitt Worte des Dankes finden und den Entlassenen gegenüber ihre Wertschätzung bezeugen. Das zumeist unbewusste Schuldgefühl muss kanalisiert werden, um die Energien der noch vorhandenen Mitarbeiter zu mobilisieren (Noer 2009).

Der deutsche Mediziner Albrecht Mahr (2006) spricht von **kollektiver Intelligenz** und meint damit, dass »wir gemeinsam mehr wissen«. Wenn eine Frage für uns wichtig wird und wir uns gemeinsam um diese Frage versammeln, so Mahr, kann etwas Drittes entstehen, etwas Neues Gestalt annehmen, was mehr ist als der Einzelne zu denken vermag. Gleichzeitig ist der einzelne Gruppenteilnehmer Teil dieser bewussten Erfahrung. Mahr beschreibt als Beispiel für kollektive Intelligenz die Situation eines Bergführers.

### Beispiel aus der Praxis

Ein Bergführer befand sich mit einer Gruppe von 20 Teilnehmern bei einem Überlebenstraining in Kanada, als eine Frau plötzlich hohes Fieber und starke Unterleibschmerzen entwickelte. Da sich kein Arzt in der Gruppe befand und die nächste Telefonstation mindestens 12 Fußstunden entfernt war, bat der Bergführer die Gruppe um Folgendes: Jeder sollte auf einen Zettel die mögliche Diagnose der Frau und entsprechende Maßnahmen schreiben. Die Zettel wurden vorgelesen und einzeln abgestimmt, bis sich ein gemeinsames klares Bild der Situation einstellte. Die wahrscheinlichste Diagnose lautete: akute Appendizitis mit unmittelbarer Lebensgefahr. Zu tun war Folgendes: Entfachen eines Waldbrandes nicht weit von einer Lichtung, Auslegen eines SOS-Zeichens mit den farbigen Anoraks der Teilnehmer – beide Maßnahmen, um die Piloten überfliegender Flugzeuge aufmerksam zu machen und sie zur Weitergabe eines Notsignals zu veranlassen.
Die Frau war innerhalb von sechs Stunden auf dem Operationstisch und konnte gerade noch gerettet werden. Der Bergführer kommentierte: Alleine wäre ich niemals auf diese Idee gekommen! (Mahr 2006)

## 5.2     Was bringt moralische Intelligenz?

 Warum ist es für Führungskräfte attraktiv, sich mit moralischer Intelligenz zu beschäftigen? Dafür gibt es letztlich eine überzeugende Erklärung: Sie zahlt sich aus!

In einer Forschung mit Unternehmensleitern und hochrangigen Führungschefs kommen Doug Lennick und Fred Kiel zu dem Ergebnis, »dass ausgeprägte moralische Fähigkeiten nicht nur ein unerlässlicher Bestandteil erfolgreicher Führung sind, sondern auch einen Wettbewerbsvorteil darstellen« (Lennick und Kiel 2006). Moralisch intelligent geführte Unternehmen behaupten sich erfolgreich am Markt, was sich z. B. im Bruttoumsatz, dem Image des Unternehmens, der Mitarbeiterbindung und der Kundenzufriedenheit bemerkbar macht.

Es gibt also einen nachweisbaren positiven Zusammenhang zwischen moralischer Intelligenz und Unternehmenserfolg! Und moralische Dummheit kostet Geld! Denn früher oder später fliegt unethisches Führungsverhalten auf und kostet nicht nur den Chefsessel, sondern führt im Unternehmen häufig zu Imageverlusten, die nicht wieder auszugleichen sind.

Lennick und Kiel (2006) definieren moralische Intelligenz als »die geistige Fähigkeit festzulegen, wie die universellen menschlichen Prinzipien auf unsere Werte, Ziele und Handlungen angewandt werden sollen«. Vier Elemente machen dabei die moralische Intelligenz aus:

1. Integrität
2. Verantwortungsbewusstsein
3. Mitgefühl
4. Verzeihen

Es gibt einige Übereinstimmungen mit der emotionalen Intelligenz, wie beispielsweise ethisches Verhalten oder Vertrauensbildung durch Zuverlässigkeit und Authentizität. Der wesentliche Unterschied besteht darin, dass emotionale Intelligenz wertfrei ist, während das für die moralische Intelligenz nicht zutrifft.

Den Einfluss moralischer Intelligenz macht ein Trainingsprogramm deutlich, welches das Unternehmen American Express mit seinen Mitarbeitern durchführte. Die Teilnehmer dieses Trainings lernten, »Ziele, Handlungen und Werte miteinander in Einklang zu bringen« (Lennick und Kiel 2006). Es zielte auf die Entwicklung der Selbstführung und auf interpersonale Effektivität ab. Das Ergebnis ist beeindruckend! Die Teilnehmer dieses Trainingsprogramms erzielten einen um 18 % höheren Umsatz als die Kontrollgruppe, die nicht an einem solchen Training teilnahm.

## 5.3 Lässt sich moralische Intelligenz lernen?

Moralkompetenz ist nicht angeboren, sondern wird im Laufe des Lebens erworben. Mit etwa eineinhalb Jahren beginnen Kinder zu teilen, zu kooperieren und prosoziales Verhalten zu zeigen. Im Alter von zwei Jahren verstehen sie allmählich, was Gerechtigkeit, Verantwortung und Schuld bedeutet. Voraussetzung ist dabei eine gesunde Entwicklung des Gehirns. Fehlentwicklungen können angeboren sein (neurologische Defekte) oder durch Misshandlung oder Vernachlässigung durch die Eltern erworben werden. Ein Defizit an Liebe und Fürsorge durch die Eltern wirkt sich auf die Entwicklung des Gehirns aus. Im Vergleich zu Kindern, die »ausreichend gut« betreut und versorgt werden, fehlt es den vernachlässigten Kindern an 20-30 % kortikortalen und subkortikortalen Gehirns. Außerdem existieren weniger neuronale Verbindungen, die notwendig sind, um empathische Fähigkeiten zu entwickeln. Die Basis für die moralische »hardware« wird also schon in der frühen Kindheit gelegt und entscheidet darüber, wie gut die moralische »software« funktionieren kann.

Internationale Untersuchungen bestätigen den Einfluss der elterlichen Liebe und Fürsorge auf die Entwicklung des kindlichen Gehirns (Ovtscharoff et al. 2006, Bomba 2004).

Lennick und Kiel sprechen von universellen menschlichen Prinzipien in ihrer Definition und meinen damit, dass sämtliche Kulturen und Weltreligionen die gleichen Tugenden aufweisen. Peterson und Seligman (2004) klassifizieren diese als Weisheit, Gerechtigkeit, Menschlichkeit, Mut, Mäßigung oder Transzendenz. Die moralische »software« funktioniert umso besser, je mehr wir uns unserer Prinzipien, Werte und Überzeugungen bewusst sind. Lennick und Kiel bezeichnen diese drei Wegweiser als moralischen Kompass. In Anlehnung an Lennick und Kiel sei hier eine kleine Übung zur Selbstreflexion angeboten (Lennick und Kiel 2006).

**Übung**

**Ermitteln Sie Ihren eigenen moralischen Kodex**
Der persönliche moralische Kodex setzt sich zusammen aus Prinzipien, Werten und Überzeugungen (◻ Tab. 5.1, ◻ Tab. 5.2, ◻ Tab. 5.3).

**Tab. 5.1** Machen Sie sich Ihre Prinzipien bewusst! (nach Lennick und Kiel 2006)

| Wählen Sie aus den folgenden Prinzipien vier aus, die für Sie bedeutsam sind und legen Sie eine Reihenfolge fest | | |
| --- | --- | --- |
| Integrität | Verantwortungsbewusstsein | Verzeihen |
| Mitgefühl | Sorge um das Leben und die Umwelt | Ehrgeiz |
| Gerechtigkeit | Selbstbeherrschung/Mäßigung | Sanftmut |
| Weisheit | Wahrhaftigkeit | Humor |
| Mut | Demut/Bescheidenheit | Großzügigkeit |
| Spiritualität | Altruismus | Vertrauen |

Doug Lennick/Fred Kiel: Moral Intelligence. © 2006 by REDLINE WIRTSCHAFT, FinanzBuch Verlag GmbH, München. ▸ http://www.redline-wirtschaft.de. Mit freundlicher Genehmigung des Verlages.

**Tab. 5.2** Machen Sie sich Ihre Werte bewusst! (nach Lennick und Kiel 2006)

| Wählen Sie aus den folgenden Werten sechs aus, die eine große Rolle in Ihrem Leben spielen und legen Sie eine Reihenfolge fest | | | |
| --- | --- | --- | --- |
| Erfolg | Sinnvolle Arbeit | Zugehörigkeit | Sparsamkeit |
| Kreativität | Meinungsfreiheit | Autonomie | Komfort |
| Status | Geborgenheit | Ordnung | Freundschaft |
| Gesundheit | Unabhängigkeit | Gemeinschaft | Dienst |
| Loyalität | Zusammenarbeit | Wachstum | Neugierde |
| Spiritualität | Altruismus | Weisheit | Toleranz |
| Beharrlichkeit | Innerer Friede | Offenheit | Geduld |
| Kompetenz | Einfluss auf andere | Stabilität | Lernen |
| Würde | Herausforderungen | Macht | Zuverlässigkeit |
| Sicherheit | Wirtschaftliche Sicherheit | Wettbewerb | Wohlstand |

Doug Lennick/Fred Kiel: Moral Intelligence. © 2006 by REDLINE WIRTSCHAFT, FinanzBuch Verlag GmbH, München. ▸ http://www.redline-wirtschaft.de. Mit freundlicher Genehmigung des Verlages.

### 5.3.1 Moralische Viren

Die Selbstreflexion des persönlichen moralischen Kodexes kann durch moralische Viren beeinträchtigt sein. Dabei handelt es sich um negative Überzeugungen, die unbegründet sind und im Widerspruch zu den universellen Prinzipien stehen, so Lennick und Kiel.

Zu den weit verbreiteten moralischen Viren zählen z. B. (in Anlehnung an Lennick und Kiel 2006):

1. Wenn es darauf ankommt, stehe ich sowieso allein da.
2. Den meisten Menschen kann man nicht trauen.
3. Achtung muss man sich verdienen.
4. Die Mächtigen sitzen immer am längeren Hebel.
5. Ich bin besser als die meisten anderen Menschen.
6. Meine eigenen Bedürfnisse sind wichtiger als die der anderen.

Interessanterweise gibt es eine ganz Reihe umgangssprachlicher Lebensweisheiten, die sich hier als Lebenslügen entpuppen können, da sie die Virusinfektion fördern können. Hierzu zählen beispielsweise:

1. Man soll den Tag nicht vor dem Abend loben.
2. Vorsicht ist die Mutter der Porzellankiste.
3. Vertrauen ist gut, Kontrolle ist besser.

Negative Gefühle und moralische Viren bedrohen unseren Moralkodex. Emotionale Kompetenzen können Führungskräften dabei helfen, ihre moralische Intelligenz im Fühlen, Denken und Handeln zu entwickeln.

■ **Tab. 5.3** Machen Sie sich Ihre Überzeugungen bewusst!

Wählen Sie aus den Grundüberzeugungen nach Bernhard Mack (2000) Ihre aus. Grundüberzeugungen beinhalten immer zwei Pole, von denen einer stärker ausgeprägt sein kann als der andere. Dennoch sind immer beide vorhanden (▶ Kap. 6)

1 Mangelnde Existenzberechtigung – Differenziertheit, Wahrheitsliebe

2 Maßlosigkeit – Wärme, Geben

3 Rückzug – Autonomie

4 Verführung – Atmosphäre, Körperlichkeit, Charme

5 Macht, Kontrolle – Kraft, Schutz

6 Schuld – Individualität, Würde

7 Verwirrung – Intensität

8 Perfektionismus – Leistungsfreude

■ **Tab. 5.4** Die vier Prinzipien der moralischen Intelligenz (nach Lennick und Kiel 2006)

| Prinzipien | Entsprechende moralische Kompetenzen |
|---|---|
| Integrität | Verhalten entsprechend den Prinzipien, Werten und Überzeugungen Wahrhaftigkeit Eintreten für das, was richtig ist Versprechen halten |
| Verantwortungsbewusstsein | Verantwortung für die eigenen Entscheidungen Eingeständnis von Fehlern und Misserfolgen Verpflichtung zum Dienst an den Mitmenschen |
| Mitgefühl | Aktive Sorge um andere |
| Verzeihung | Fähigkeit, eigene Fehler zu verzeihen; Fähigkeit, fremde Fehler zu verzeihen |

Doug Lennick/Fred Kiel: Moral Intelligence. © 2006 by REDLINE WIRTSCHAFT, FinanzBuch Verlag GmbH, München. ▶ http://www.redline-wirtschaft.de. Mit freundlicher Genehmigung des Verlages.

## 5.4 Die vier Prinzipien der moralischen Intelligenz

Die moralische Intelligenz besteht nach Lennick und Kiel aus den vier Prinzipien (1) Integrität, (2) Verantwortungsbewusstsein, (3) Mitgefühl und (4) Verzeihen. Diesen vier Prinzipien stellen sie entsprechende moralische Kompetenzen gegenüber (■ Tab. 5.4).

### 5.4.1 Integrität

> » Aufrichtigkeit ist wahrscheinlich die verwegenste Form der Tapferkeit. (William Summerset Maughan)

Eine integere Führungskraft versteht es, das Gesagte mit dem eigenen Handeln in Einklang zu bringen. Oder anders formuliert: Zwischen Reden und Tun besteht eine ausgesprochen hohe Kongruenz.

Die Gesundheitseinrichtungen hierzulande haben Leitbilder entwickelt, mit denen sie die Werte ihrer Häuser transparent machen. Führungskräfte haben im Vorleben dieser Werte eine besondere Vorbildfunktion, derer sie sich oft genug nicht bewusst sind. Besonders innovative Kliniken, die sog. Magnet-Kliniken, zeichnen sich u. a. dadurch aus, dass ihr Topmanagement und die nachrangigen Führungskräfte das jeweilige Leitbild in ihrem täglichen Handeln umsetzen. Dieses ist eines der wesentlichen Geheimnisse des wirtschaftlichen Erfolges von Magnet-Organisationen (Havens und Aiken 1999).

**Praxistipp**

Bei manchen Führungskräften reichen Seminare in humanistischer Gesprächsführung, um die persönliche Integrität zu erhöhen. Andere benötigen Coaching, um den wirtschaftlichen Faktor ihres inkongruenten Handelns zu verstehen und ändern zu können.

◘ **Tab. 5.5**   Aspekte, die den Umgang mit pflegerischer Verantwortung… (nach Tewes 2002)

| …fördern | …hemmen |
|---|---|
| Teamleitung wird als Vorbild bezüglich fachlicher und interpersonaler Kompetenz erlebt | Teamleitung wird nicht oder nur im Hinblick auf fachliche Kompetenz als Vorbild erlebt |
| Teamleitung spricht ihren Teammitgliedern die Autorität zu selbstbestimmten Arbeiten zu | Teamleitung teilt die Verantwortung und Macht nicht mit ihren Teammitgliedern |
| Teamleitung spricht ihrem Team die Lernfähigkeit für selbstbestimmte Arbeiten zu | Teamleitung hält ihr Team nicht für lernfähig und nicht fähig zu selbstbestimmten Arbeiten |
| Zusammenarbeit im Team (Kooperation ist Ziel) | Konkurrenz im Team (Teamziel unklar) |
| Gegenseitiges Vertrauen der Teammitglieder überwiegt | Gegenseitiges Misstrauen der Teammitglieder überwiegt |
| Gegenseitiges Wertschätzen und Loben | Gegenseitiges (oft indirektes) Kritisieren |
| Fehlerfreundlichkeit (gemeinsame Lösungssuche zentral) | Fehlerfeindlichkeit (individuelle Suche nach dem Schuldigen zentral) |
| Offene Kommunikation (wenig Tabus, Lästern ist kein Problem) | Verdeckte Kommunikation (viele Tabus, Lästern ist ein Problem) |
| Probleme werden bewusst sachlich angegangen | Probleme werden emotional angegangen |
| Selbstreflexion ist (vor allem bei Problemen) erwünscht | Probleme werden abgewehrt (Projektion, Leugnung, Ausagieren) |
| Positiv erlebter Einstieg ins Team (mit eigenen Fähigkeiten Anerkennung erfahren) | Negativer Einstieg ins Team (Überforderung, keine Anerkennung mitgebrachter Fähigkeiten) |
| Demokratischer Führungsstil | Autokratischer Führungsstil |
| Arbeitssystem: Bereichspflege, Primary Nursing | Arbeitssystem: Funktionspflege |

## 5.4.2   Verantwortungsbewusstsein

» Taking responsibility is another way to increase personal power. (Ruth Ross)

Eine verantwortungsbewusste Führungskraft stellt sich den Konsequenzen eigener Entscheidungen, gesteht Fehler und Misserfolge und übernimmt die Verantwortung für den Dienst an anderen. Eine dienende Führung bedeutet hier, die eigenen Interessen vor denen der Mitarbeiter zurückstecken zu können. Eine große Herausforderung ist dies gerade für große Unternehmen, in denen das Management, durch ihre Machtposition verführt, ausschließlich die persönliche Karriere im Blickpunkt hat.

In ihrer Untersuchung über Verantwortung in der Pflege erforscht Tewes (2002) Kompetenzen der Führungskräfte (Stationsleitungen) und ihren fördernden bzw. hemmenden Einfluss auf den Umgang ihrer Mitarbeiterinnen mit Verantwortung. Dabei spielt insbesondere die interpersonale bzw. soziale Kompetenz der Führungskräfte eine wesentliche Rolle. Tewes konnte nachweisen, dass Fachkompetenz der Führungskräfte nicht ausreicht, um verantwortungsbewusstes Verhalten der Mitarbeiter zu unterstützen (◘ Tab. 5.5).

Die Teamleitung hat einen enormen Einfluss darauf, wie ihre Mitarbeiter mit Verantwortung umgehen. Dabei spielt Sozialkompetenz eine ebenso große Rolle wie Fachkompetenz. Denn hierdurch werden die Kommunikationsmuster maßgeblich geprägt, die im Team Vertrauen und Sicherheit oder Angst und Misstrauen auslösen können. **Lästern** wird häufig als Mittel zur Entlastung heruntergespielt, ist jedoch eine tickende Zeitbombe. Denn das »Hinter-dem-Rücken-anderer-schlecht-über-ihn-reden« sät Misstrauen und fördert die Unsicherheit von Teammitgliedern. Misstrauische und verunsicherte Mitarbeiter wiederum haben

Schwierigkeiten mit ihrer Autonomie, was sich letztlich negativ auf den Umgang mit Verantwortung auswirkt. Lästern muss also als Symptom einer ernstzunehmenden Beziehungskrankheit verstanden werden. Das schadet den Teams auf Dauer (Tewes 2003). Wenn Führungskräfte sich hierzu hinreißen lassen, ist dieses ein Zeichen mangelnder Professionalität. Die Unparteilichkeit ist gerade für Leitungskräfte eine wesentliche Grundlage, um ihr Team gut führen zu können.

Fehlermanagement ist ein entscheidender Aspekt der Verantwortung. Hier zahlt sich **Fehlerfreundlichkeit** aus. Das bedeutet, dass bei Fehlern alle zunächst davon ausgehen, es könne ihnen auch passieren und den Fokus auf die Lösung legen. Insbesondere werden Strategien entwickelt, wie ein solcher Fehler zukünftig verhindert werden kann. **Fehlerfeindlichkeit** bedeutet eine Zentrierung der Energie auf die Suche nach dem sog. »Schuldigen«. Hier steht die Bestrafung oder Beschämung im Mittelpunkt, was den Angstlevel im Team anhebt.

Damit Verantwortung übernommen werden kann, sind vier Vorbedingungen notwendig (Tewes 2002):

1. Zugeschriebene Autorität für eine Aufgabe oder ein Amt durch den Vorgesetzten oder der Regelung im Arbeitsvertrag
2. Autonomie, d. h. die Fähigkeit und Freiheit, Entscheidungen treffen zu können
3. Fachkompetenz
4. Interpersonale bzw. Sozialkompetenz

Verantwortungsbewusstes Entscheiden und Handeln ist die Basis für erfolgreiche Organisationen. Den Luxus der Verantwortungslosigkeit können sich viele Unternehmen nicht mehr leisten. Deshalb ist es wichtig, darüber nachzudenken, wie verantwortliches Arbeiten im Gesundheitswesen unterstützt werden kann. Tewes (2002) hat hierzu vier Pflegeteams beforscht, von denen sich lernen lässt. Auch sie weist nach, wie sich fehlendes Verantwortungsbewusstsein auf die Kosten auswirkt, da hier die Fluktuation und der Krankenstand größer sind.

Der Marketingberater David Weinberger (2007) warnt vor einer Regelungswut, die derzeit in Unternehmen um sich greift, um Fehlverhalten im Management zu verhindern. Dieser Rege-

lungswahn, so Weinberger, geht auf zwei fehlerhafte Grundannahmen zurück: (1) Wenn Systeme versagen, sind immer einzelne Menschen daran schuld und (2) geeignete Kontrollsysteme verhindern Katastrophen. Der Versuch, Verantwortung bürokratisch zu regeln, verführt zum Dienst nach Vorschrift und reduziert letztlich das Verantwortungsbewusstsein. Menschlichkeit in Organisationen wird durch Menschen geschaffen, die auch mal Fehler machen, weil dieses eben menschlich ist. Wer versucht, durch Bürokratisierung Perfektion anzustreben, erreicht somit genau das Gegenteil, denn »Verantwortung lässt sich nicht verordnen«, so Weinberger (2007).

### 5.4.3 Mitgefühl

Mitgefühl, auch Empathie genannt, ist das sich Hineinfühlen oder auch Hineindenken in die Situation einer anderen Person. Sie ist die Grundlage für altruistisches Verhalten. Es ist das Verdienst von Claudia Bischoff-Wanner (2002), den Empathiebegriff in der Pflege kritisch zu reflektieren. Bischoff-Wanner (2002) weist nach, dass der Begriff der Empathie aus der klientenzentrierten Gesprächspsychotherapie übernommen wurde, dieser jedoch für die Pflege unzweckmäßig und nicht auf die Pflegepraxis anwendbar ist. Empathie in der Pflege ist keine therapeutische Strategie, sondern Mittel der Erkenntnis, so Bischoff-Wanner. Auch ist Empathie in der Pflege kein Werkzeug zur Heilung, sondern eine Handlung, die u. U. pflegetherapeutisch wirksam sein kann. Während in der Psychotherapie der kognitive Aspekt von Empathie überbetont wird, kommt in der Pflege eher der emotionale Aspekt zum Tragen.

> **Die große Kunst beim Mitgefühl ist, es nicht in Mitleid umschlagen zu lassen.**

Damit eine Führungskraft in der Lage ist, dieses zu leisten, muss sie sich in den anderen hineinversetzen können, ohne sich selbst dabei zu verlieren. Oder mit anderen Worten: Sie spürt sich in das Gegenüber ein, und bleibt doch bei sich selbst. Geht also nicht »außer sich«.

Führungskräfte können beispielsweise bei der Delegation von Aufgaben von den betreffenden

Mitarbeitern dazu verführt werden, es letztlich doch selbst zu machen, wenn die Mitarbeiter ihre fehlende Kenntnis hierzu signalisieren. Der Trick des »Sich-dumm-Stellens« wird als »kalte Rückdelegation« bezeichnet (Topf und Gawrich 2005, ▸ Abschn. 4.6.2). Gerade weiblichen Führungskräften fällt es oft schwer, die Delegation aufrecht zu erhalten, wenn sie spüren, dass die Mitarbeiter das nicht wollen. Hier ist es nützlich, wenn die Leitung immer wieder deutlich ihre Erwartungen an die einzelnen Mitarbeiter formuliert und diese dann auch einfordert. Während sich Männer hier oft leichter abgrenzen können, fällt es ihnen anderseits schwerer sich einzufühlen. Es geht also um fördern und fordern, jedoch nicht um überfordern.

Magnet-Kliniken wissen, dass ihre Kliniken durch die Führungskräfte getragen werden und fordern dazu auf, die Führungskräfte zu lieben! Daraus lässt sich lernen, wie wichtig es ist, die Bedürfnisse, Wünsche, Fähigkeiten und Potenziale von Führungskräften in den Mittelpunkt der Entwicklung von Organisationen zu stellen (Upenieks 2003).

### 5.4.4    Verzeihen

Beim Verzeihen geht es um die Fähigkeit, sowohl sich selbst als auch anderen die Fehler zu vergeben. Dieser Aspekt ist besonders unter energetischen Gesichtspunkten interessant. Solange wir jemandem nicht verziehen haben, bleiben wir ungut mit dieser Person verbunden. Jemandem vergeben bedeutet daher, einen klaren Schnitt zu setzen und somit eine weitere Entwicklung zu ermöglichen. Wenn Führungskräfte Mitarbeitern deren Fehler nicht verzeihen, bleiben sie negativ energetisch an diese Person gebunden. Das raubt letztlich Kraft. Hier sollten Führungskräfte auch unter ökonomischen Gesichtspunkten überlegen, mit wie viel Energie sie diesen Prozess speisen wollen. Mit anderen Worten: Durch Nichtverzeihen schade ich mir nur selbst.

Jemandem sein Unrecht zu vergeben, ist also keine Heldentat, sondern löst mich selbst aus einer unguten Verbindung und macht mich frei. Diese Tatsache konnte in vielen Untersuchungen bestätigt werden (American Psychological Association 2008).

**Beispiel aus der Praxis**
**Klinische Beispiele zum Thema Verzeihen**
Suzanne Freedman und Robert Enright (1996) untersuchten sexuell missbrauchte Opfer. Sie teilten die Untersuchungsteilnehmer in zwei Gruppen. Die experimentelle Gruppe erhielt ein spezielles Trainingsprogramm in Vergebung, die Kontrollgruppe konnte sich psychologische Unterstützung ihrer Wahl aussuchen. Nach einem Jahr wurden beide Gruppen miteinander verglichen.
Der experimentellen Gruppe war es gelungen, ihren Tätern zu vergeben. Diese Teilnehmer zeigten signifikant weniger Angst und Depressionen und deutlich mehr Selbstbewusstsein und Hoffnung als die Teilnehmer der Kontrollgruppe.

Sich selbst und anderen Unrecht zu vergeben, bedeutet nicht, dass dem Täter die Strafe erlassen werden soll oder sein Verhalten entschuldigt wird. Die Mutter eines Kindes, welches umgebracht wurde, erklärt das folgendermaßen:

» Vergeben heißt nicht vergessen oder das Aufsichnehmen der Verantwortung. Es bedeutet, den Hass loszulassen, und den Versuch, den erlittenen Verlust zu trennen von der Strafe, die wir für angemessen halten (Marietta Jaeger 1998).

Vergeben ist gesund! Menschen, die nicht vergeben, zeigen ein Blutbild wie Personen unter Stress. Menschen, die sich und anderen verzeihen, haben nachweislich bessere Blutwerte als diejenigen, die nicht verzeihen (Seybold et al. 2001). Außerdem erhöht Nichtverzeihen den Blutdruck (Witvilet et al. 2001).

Wenn es Müttern möglich ist, den Mördern ihrer Kinder zu verzeihen, und Opfern sexualisierter Gewalt, ihren Tätern zu vergeben, dann sollte es für Führungskräfte nicht allzu schwer sein, die eigenen Fehler und die ihrer Mitarbeiter zu vergeben. Als Motivation sollten sich Führungskräfte stets vor Augen halten, dass sie durch Vergeben nicht nur eine gute Tat begehen, sondern auch eigene Energie mobilisieren. Denn Nichtverzeihen ist ein echter Energiefresser.

Praxistipp

Wer sich vertiefend mit diesem spannenden Thema des Verzeihens beschäftigen möchte, dem seien hier zwei Empfehlungen ausgesprochen. Dr. Luskin beschäftigt sich besonders mit den gesundmachenden Faktoren des Verzeihens: Luskin, Fred (2003) Die Kunst zu verzeihen: So werfen Sie Ballast von der Seele. München: mvg

Prof. Umbreit engagiert sich weltweit für die Vergebung bei Kriegs- und Folteropfern und ermordeten Familienangehörigen und hat hierzu an der Universität von Minnesota in Minneapolis ein eigenes Zentrum gegründet: Center for Restorative Justice and Peacemaking (► http://www.rjp.umn.edu).

Die Person, die einen Fehler begangen hat, erfährt durch das Verzeihen eine Entlastung beim Tragen der Schuld. Eine solche Erfahrung erleichtert es ihr, auch anderen zu verzeihen. Teammitglieder, die in der Lage sind, sich und anderen ihre Fehler zu verzeihen, halten die Energie im positiven Fluss.

**Beispiel aus der Praxis**

Während der Forschung zum Thema Verantwortung in der Pflege hatte ich die Gelegenheit, eine Stationsleitung zu beobachten, wie sie sich bei einer Mitarbeiterin für einen Fehler bedankte. Sie bestätigte das Teammitglied darin, dass es gut sei, dass ihr dieser Fehler passiert sei. Denn nun hätten sie einen Hinweis auf diese Fehlerquelle und könnten dieses im Rahmen des Qualitätsmanagements systematisch bearbeiten.

Dieses Verhalten ermutigte die Teammitglieder, auf mögliche Fehler aufmerksam zu machen und begangene Fehler mitzuteilen. Die direkte und offene Kommunikation dieses Teams ermöglicht einen besonderen Entwicklungsspielraum aller Teammitglieder und erklärt deren ausgesprochen hohe professionelle Kompetenz.

## 5.5 Fehlermanagement

Die Organisationskultur hat einen machtvollen Einfluss auf die Wahrnehmung und Analyse von Fehlern (Hofmann 2002). Nach Ruth Schröck (1995) zeichnet sich eine offene Kommunikationskultur stets durch Fehlerfreundlichkeit aus. Hoffmann macht darauf aufmerksam, dass Fehler in der Medizin schnell »an die große Glocke gehängt«, jedoch Fehler im Management oft heruntergespielt werden. Das wirkt sich negativ auf das öffentliche Vertrauen von Gesundheitseinrichtungen aus. Da sich Managementfehler oft erst langfristig auswirken, ist es schwer diese zu erfassen. Es lassen sich begangene Fehler von Unterlassungsfehlern unterscheiden. Die Offenlegung von Fehlern kann für das weitere Qualitätsmanagement sinnvoll sein. Hierzu empfiehlt Hofmann das systematische Betrachten von vier Fragen:

1. Was macht eine Offenlegung erforderlich (z. B. rechtliche oder ethische Gründe)?
2. Wem gegenüber sollte der Fehler mitgeteilt werden (z. B. Vorstand, Mitarbeitern, Gemeinde)?
3. Wer sollte diesen Fehler mitteilen (z. B. Vorstand, Topmanagement, Rechtlicher Vertreter, Public Relations)?
4. Welche anderen Themen müssen mitbedacht werden (z. B. Vertraulichkeit, Prävention)?

Hofmann (2002) fragt sich, warum »gute Leute schlechte Sachen machen«, und kommt in seiner Studie zu folgenden Ergebnissen:

- Fehlende Loyalität der Organisation gegenüber
- Die Art und Weise, was diese Menschen unter »Erfolg« verstehen
- Der Glaube, dass ihr Handeln legal sei
- Das Ergebnis von Gruppendruck

Um das zu verhindern, muss ein Arbeitsklima geschaffen werden, in dem ethisches Handeln offen diskutiert wird und Führungskräfte systematisch in die Unternehmensphilosophie eingewiesen werden. Ethisches Verhalten wird von Führungskräften oft einfach erwartet, anstatt sie durch ein Mentorenprogramm hierin einzuweisen.

Ein solches Arbeitsklima ermöglicht das, was John Bruhns (2004) mit »organizational good« bezeichnet. Diese »Güte einer Organisation« verbindet Ethik mit Verantwortung und zeichnet sich durch eine hohe Kongruenz aus, zwischen dem, was Führungskräfte sagen, und dem, was sie tun. Ethische Verhaltensregeln werden hier als vorbildlich gelebt. Ethisches Arbeitsklima lässt sich auch mittels eines Fragebogens ermitteln (Victor und Cullen 1990).

»Looking good, but behaving badly!« – Zu diesem Problem kommt es, wenn das Topmanagement zu sehr die Kosten und zu wenig die Werte fixiert, so Bruhns (2005). Ethik wird dann externalisiert und als Gefahr der eigenen Interessen interpretiert. Der Charakter der Vorstandsmitglieder, des Topmanagements und der Führungskräfte beeinflusst maßgeblich, wie moralische Werte an der Basis der Organisation gelebt werden, so Bruhns (2004). Deshalb plädiert er für ein spezielles Auswahlverfahren beim Topmanagement, um deren »ethische Fitness« zu prüfen (2005).

Bei größeren Krisen in Gesundheitseinrichtungen spielt die Presse eine bedeutsame Rolle. Wenn zeitgleich mehrere Säuglinge unerwartet versterben, die Transplantationsvergabe unrechtmäßig geschah oder MRSA-Fälle ganze Abteilungen lahmlegen, hat die Öffentlichkeit ein Interesse und Recht auf Information. Die häppchenweise Aufklärung der Bevölkerung über Missstände im Krankenhaus macht misstrauisch und schadet dem Image. In Krisenzeiten ist das Topmanagement gefragt. Neben der systematischen, zügigen und nachhaltigen Lösung des Problems ist hier insbesondere die kommunikative Kompetenz der Klinikleitung mit den Medien gefragt. Laurent Carrel (2010) hat sich als Anwalt und Coach mit professionellem Krisenmanagement beschäftigt und geht davon aus, dass Leadership in Krisen lernbar ist. Dazu zeigt er einen Leitfaden für die Praxis auf. In Krisenzeiten zahlt es sich aus, wenn zuvor auf die Entwicklung von Verhandlungskompetenz gesetzt wurde. Denn auch das lässt sich lernen (Tewes 2011).

## 5.6    Moralischer Stress

Moralischer Stress entsteht, wenn Menschen unfähig sind, ihre moralischen Entscheidungen in Handeln umzusetzen (Rushton 2006). Moralischer Stress kann in allen Bereichen beruflichen Handelns erlebt werden.

Die amerikanische Gesellschaft für Intensivpflegende (American Association of Critical Care Nurses, AACN) hat ein Modell entwickelt, mithilfe dessen Pflegende diesen Stress systematisch analysieren können. Das Modell der vier A's (ask, affirm, assess, act) hat zum Ziel, eine gesunde Umgebung für Intensivpflegende zu schaffen. Der Analyseprozess durchläuft vier Stadien (Rushton, 2006) und ist ebenso für Führungskräfte anwendbar:

1. **Ask**: sich fragen, woher das Unwohlgefühl kommt und ob es mit Stress zu tun hat.
2. **Affirm**: den moralischen Stress bejahen, sich dazu bekennen.
3. **Assess**: die Quellen des Stresses identifizieren und die eigene Handlungsbereitschaft klären.
4. **Act**: Handlungsstrategien initiieren.

Cynda Rushton (2006) sieht die Verantwortung dafür, ein ethisches Arbeitsklima zu schaffen, bei den Führungskräften. Von ihnen erwartet sie, dass diese ihre Verpflichtung und Vision gemeinsam mit anderen Gesundheitsberufen entwickeln und transparent machen. Weiter sollen Führungskräfte die Symptome von Stress frühzeitig erkennen, Copingstrategien ermitteln und lösungsorientiert vorgehen. Sie sollen Gesprächsforen zum Thema moralischer Stress anbieten und systematisch Fallbeispiele von moralischem Stress sammeln, um diese zu analysieren und so zukünftig verhindern zu können.

Moralischer Stress bei Pflegenden kommt beispielsweise leicht auf, wenn Reanimationen von jungen Assistenzärzten bei alten und multimorbiden Patienten durchgeführt werden, so dass diese eher zur Übung der Mediziner dient, als dass es für den Patienten sinnvoll ist.

Auch Ärzte leiden unter moralischem Stress. Interessanterweise belegen Studien hierzu, dass sowohl bei Medizinstudenten (Wiggleton et al. 2010) als auch bei praktizierenden Ärzten Frauen signifikant mehr leiden (FØrde et al. 2008). Der häufigste Grund für moralischen Stress bei Medizinern liegt in der Kostenkontrolle durch beschränkte Ressourcen (Sulmasy 2006). Pflegende leiden eher unter hierarchiebedingtem reduzierten Handlungsspielraum bei ethischen Konflikten. Nach Hanson (2005) kann der gemeinsame Unterricht von Pflege- und Medizinstudenten moralischen Stress und Burnout reduzieren.

## 5.7 Courage bei Führungskräften

Von Führungskräften wird erwartet, dass sie immer wieder die Courage aufbringen, zu ihren Überzeugungen zu stehen. Es lassen sich drei Formen der Courage unterscheiden (Clancy 2003):
1. Natürliche Courage
2. Körperliche Courage
3. Moralische Courage

Mit **natürlicher Courage** ist die Disposition eines Menschen gemeint, die bereits angelegt ist, wie beispielsweise eher schüchtern oder eher extrovertiert zu sein. **Körperliche Courage** meint die Bereitschaft, das eigene Leben für höhere Ideale zu riskieren. Und **moralische Courage** bedeutet die Bereitschaft, Beschämung und soziale Missbilligung für das eigene Handeln zu riskieren (Clancy 2003).

Interessant ist die Frage, wie lange sich Courage aufrechterhalten lässt. So zeigen Untersuchungen aus dem Zweiten Weltkrieg, dass die körperliche Courage der Soldaten nach etwa 90 Tagen sichtbar nachließ (Ambrose 2001). Dann stellte sich die Unerschrockenheit allmählich ein. So kann auch eine konfrontierende Atmosphäre, bei der sich andere gegen einen verbünden, für eine Führungskraft auf Dauer eine zu große Belastung sein. Die Führungskräfte müssen herausfinden, welche Form der Unterstützung für den betreffenden Pflegemanager hilfreich ist. Der eine benötigt persönliches Coaching und der andere vielleicht eher die Kameradschaft seiner Peergroup.

Einen Schutz gegen Dauerstress bietet die sog. »ethische Fitness«. Ethische Fitness ist ähnlich wie körperliche Fitness ein lebenslängliches Trainingsprogramm, welches eine persönliche Disziplin erfordert. Hilfreich ist ein tiefer Sinn für moralische Werte. Ein solches Trainingsprogramm ermöglicht die richtigen Antworten, wenn es darauf ankommt und wenig Zeit für Entscheidungen bleibt. Erfolgreiche Führungskräfte haben es gelernt, ihre Ängste zu kontrollieren und, was noch wichtiger ist, sich ethisch fit zu halten, so Clancy (2003).

> **Praxistipps**
>
> Kathleen Sandford (2006) bietet Führungskräften in der Pflege ein 7-Schritte-Programm für ethische Management-Entscheidungen an.

## 5.8 Werteorientierte Pflege und Führung

Eine professionelle ethische Fundierung und Wertebasierung ist für Führungskräfte genauso wichtig wie die Ergebnisorientierung und Ökonomie (Watson 2006). Die Arbeit mit einer werteorientierten Pflegetheorie, wie beispielsweise die Caring-Theorien von Jean Watson (1996) oder Katie Erikson (1997), können auch die Führungskräfte unterstützen, da sie die Mitarbeiter für ethische Fragen sensibilisieren. Außerdem zahlt sich eine Caringorientierte Pflege für die Patienten und Mitarbeiter aus, wie Kristine Swanson in ihrer Untersuchung nachweisen konnte (1999).

Caring wird oft mit Fürsorgen übersetzt, doch menschliche Zuwendung (Erckenbrecht und Müller 1996) trifft es besser. Die Erfahrung von Caring steigert bei Patienten das Wohlbefinden, Sicherheitsgefühl, Vertrauen und senkt die Kosten. Bei den Pflegenden selbst führt Caring zu mehr Selbstvertrauen, Respekt gegenüber dem Leben, dem Wunsch nach mehr Wissen und einer Liebe zum Pflegeberuf. Fehlt der Caring-Aspekt in der pflegerischen Versorgung, verzögern sich Heilungsprozesse bei Patienten und beschwören Gefühle von Hilflosigkeit, Verletzlichkeit und Angst herauf. Bei Pflegenden führt fehlendes Caring in ihrer Tätigkeit zu verhärmtem roboterhaftem Verhalten und dem Gefühl von Depression und Ängstlichkeit (Swanson 1999).

Die Aufgabe der Führungskräfte bei der Arbeit mit einer Caring-Theorie liegt darin, die notwendige Präsenz und das Caring-Verhalten vorzuleben und Mitarbeiter hierin zu ermutigen. Außerdem müssen sie regelmäßig die Caring-Ökonomie-Kosten ermitteln (Watson 2006). So können sie systematisch nachweisen, dass sich Caring-Modelle im Pflegealltag auszahlen.

## 5.9 Die moralisch intelligente Organisation

Die Basis einer moralisch intelligenten Organisation ist eine Kultur von gegenseitigem Respekt. In vielen stationären und ambulanten Einrichtungen muss diese erst geschaffen werden. Ein Chirurgenteam der Harvard Universität in Boston hat erarbeitet, welche Verhaltensweisen unangemessen sind und was das Management tun kann, um respektvolles Verhalten effektiv zu fördern (Leape et al. 2012). Lästern ist das Gegenteil von Respekt. Solange also im Team gelästert wird (d.h. hinter dem Rücken einer abwesenden Person schlecht über diese geredet), fehlt es an Respekt. Die Schaffung einer Kultur von Respekt ist Aufgabe aller Führungskräfte und Voraussetzung einer sicheren Arbeitsumgebung. Untersuchungen zu Organisationen mit hohem Sicherheitsstandard zeigen folgende Gemeinsamkeiten auf: gemeinsame Werte von Transparenz, Verantwortung und gegenseitiger Respekt (Roberts und Tadmor 2002).

Immer mehr Organisationen engagieren sich sozial. Der Beginn dieses Einsatzes war oft nicht ganz freiwillig. Medien, Umweltorganisationen und Regierungen üben auf Unternehmen einen immer stärkeren Druck aus, sich ihrer gesellschaftlichen Verantwortung zu stellen (Porter und Kramer 2007). Wird diese sog. Corporate Social Responsibility (CSR) von den Unternehmen erst einmal übernommen, kommen die Ökonomen der jeweiligen Firmen schnell zu dem Schluss, dass sich soziales Engagement auszahlt.

Gerade das Gesundheitswesen kann von solchen Aktivitäten sozialer Verantwortung profitieren. Zum einen, weil sie durch soziales Engagement ihr Image fördern, und zum anderen, weil sie selbst Empfänger solcher Aktivitäten werden können.

Es lassen sich vier Gründe für soziale Verantwortung ausmachen (Porter und Kramer, 2007):

1. **Moralische Verpflichtung** eines »guten Mitbürgers«
2. **Nachhaltigkeit** meint das Einbeziehen einer Zukunft für die nächste Generation (z. B. ökologisches Handeln)
3. **Gesellschaftliche Betriebslizenz** zielt auf die notwendige Unterstützung durch Regierung, Gesellschaft und Interessenvertreter ab

4. **Reputation**, d. h. soziales Engagement als Imageförderung

Ein Beispiel für den letzten Bereich ist der Automobilhersteller Toyota, der ein Hybridfahrzeug entwickelte (Prius), welches nur 10 % Schadstoffausstoß hat und nur halb so viel Benzin verbraucht. Damit reagiert Toyota auf die Sorgen der Kunden um die Autoabgase.

Um herauszufinden, welches Engagement welchen Erfolg zeigt, entwickeln Carola Hillenbrand und Kevin Money (2007) Fragebögen für Unternehmen, die von deren Kunden beantwortet werden. Mit diesem Messinstrument können die Werte der Organisation mit den gesellschaftlichen Trends abgeglichen werden.

Vorreiter gelebter Unternehmensverantwortung sind die USA. Doch sie hat längst auch in Deutschland Einzug gehalten. So unterstützt McKinsey & Company in München die Pro-bono-Aktivitäten der Deutschen Tafeln e. V. Die Asia Brown Boveri AG in Mannheim ist Hauptsponsor für die Special Olympics in Deutschland, also die Olympischen Spiele für geistig und mehrfach behinderte Sportler. Betapharm Arzneimittel GmbH unterstützt das bundesweit einmalige medizinische Nachsorge-Modell »Der bunte Kreis«, der chronisch kranke Kinder nach einem stationären Aufenthalt im häuslichen Bereich frühestmöglich weiterversorgt und dadurch den Klinikaufenthalt verkürzt. Henkel in Düsseldorf unterstützt finanziell und ideell das ehrenamtliche Engagement ihrer Mitarbeiter (Schöffmann 2001).

Mit Hans Jonas (1984) soll dieses Kapitel beendet werden:

» Nur wer Verantwortung hat, kann unverantwortlich handeln.

### Literatur

Alvesson, Mats (1995) Cultural perspectives on organizations. Cambridge: University Press

Ambrose, Stephen E (2001) Band of brothers. New York: Simon & Schuster

American Psychological Association (2008) Forschungsergebnisse über Verzeihen ▶ http://www.apa.org/international/resources/forgiveness.pdf

Bischoff-Wanner, Claudia (2002) Empathie in der Pflege, S.243. Bern: Huber

Bomba, Jacek (2004) Attachment and brain development. Przeglad Lekarski 61/11:1272–1274

Borsi, Gabriele; Schröck, Ruth (1995) Pflegemanagement im Wandel. Perspektiven und Kontroversen. Berlin: Springer

Bruhns, John (2004) The ethic of »The organizational good« Is doing the right thing enough? The Health Care Manager. 23/1: 4–10

Bruhns, John (2005) Looking good, but behaving badly. Leader accountability and ethics failure. The Health Care Manager. 24/3: 191–199

Carrel, Laurent (2010) Leadership in Krisen. Ein Leitfaden für die Praxis. Wiesbaden: Gabler

Clancy, Thomas R. (2003). Courage and today's nurse leader. Nursing Administration Quarterly, 27/2: 128–132.

Erckenbrecht Irmela; Müller, Elisabeth (1996): Watson. Pflege: Wissenschaft und menschliche Zuwendung. Huber Bern

Erikson, Katie (1997) Katie Eriksons Fürsorgetheorie. In: Kirkevold, Marit: Pflegetheorien.S. 119–130 München: Urban & Schwarzenberg

Førde Reidun; Aasland OG (2008) Moral distress among Norwegian doctors. Journal of Medical Ethics; 34//:521–525

Freedman, Suzanne; Enright, Robert (1996) Forgiveness as an intervention goal with incest survivors. Journal of Consulting and Clinical Psychology. 64: 983–992

Goleman, Daniel; Boyatzis, Richard; McKee, Annie (2003) Emotionale Führung. S.61. Berlin: Ullstein

Hanson Stephen (2005) Teaching health care ethics: why we should teach nursing and medical students together. Nursing Ethics; 12/2: 167–176

Havens, Donna; Aiken, Linda (1999) Shaping systems to promote desired outcomes: The Magnet hospital model. Journal of Nursing. Administration, 29(2), 14–20

Hillenbrand, Carola; Money, Kevin (2007) So messen Sie, ob sich Gutes lohnt. Harvard Business Manager. Januar: 36–44

Hofmann, Paul (2002) Morally managing executive mistakes. Frontiers of healt and services management. 18/3: 3–27

Jaeger, Marietta (1998) The power and reality of forgiveness: Forgiving the murderer of one's child. In: Enright, Robert; North, Joanna: Exploring forgiveness. 9–14. Madison: University of Wisconsin Press

Jonas, Hans (1984) Das Prinzip Verantwortung. Versuch einer Ethik für die technologische Zivilisation, S176. Frankfurt: Suhrkamp

Leape, Lucian; Shore, Miles, Dienstag, Jules, Mayer, Robert; Edgman-Levitan, Susan, Meyer, Gregg, Healy, Gerald (2012) A culture of respekt, Part 2: Creatiing a culture of respect. Academic Medicine 87/7: 1–6.

Lennick, Doug; Kiel, Fred (2006) Moral Intelligence. Wie sie mit Werten und Prinzipien Ihren Geschäftserfolg steigern, S. 19, 26, 51, 82 ff., 112, 123. Heidelberg: Redline Wirtschaft

Luskin, Fred (2003) Die Kunst zu verzeihen: So werfen Sie Ballast von der Seele. München: mvg

Mack, Bernhard (2000) Führungsfaktor Menschenkenntnis. Landsberg am Lech: moderne industrie verlag

Mahr, Albrecht (2006) Kollektive Intelligenz/Collective Wisdom, S.2 f. Fachtagung vom 28. bis 30.04.2006 in Würzburg

Noer, David (2009) Healing the wounds. Overcoming the trauma of layoffs and revitalizing downsized organisations. San Francisco: John Wiley & sons

Ovtscharoff, Wladimir; Helmeke Carina; Braun, Katharina (2006) Lack of paternal care effects synaptic development in the anterior cingulated cortex. Brain Research 1116/1:58–63

Peterson, Christopher; Seligman, Martin (2004) Character strengths and virtues: A handbook and classification. Oxford: University Press

Porter, Michael; Kramer, Mark (2007) Wohltaten mit System. Harvard Business Manager. Januar: 16–35

Roberts KH, Tadmor CT (2002) Lessons learned from non-medical industries. The tragedy of the USS Greeneville. In: Quality and Safety in Health Care. 11: 355–357.

Rushton, Cynda Hylton (2006) Defining and addressing morals distress. AACN Advanced Critical Care. 17/2: 161–168

Sanford, Kathleen (2006) The ethical leader. Nursing Administration Quarterly. 30/1: 5–10

Schöffmann, Dieter (2007) Wenn alle gewinnen. Bürgerschaftliches Engagement von Unternehmen. Hamburg: Körber-Stiftung

Schröck, Ruth (1995) Auf dem Weg zu einer neuen Managementhaltung in der Pflege. In: Borsi, Gabriele; Schröck, Ruth (Hrg) Pflegemanagement im Wandel. 251-295. Berlin: Springer.

Seybold, KS; Hill, PC; Neumann, JK; Chi, DS (2001) Physiological and psychological correlates of forgiveness. Journal of Psychological Christianity. 20: 250–259

Sulmasy David (2006) Physicians, cost control, and ethics. Annals of Internal Medicine; 116/11: 920–926.

Swanson, Kristine (1999) What is known about caring in nursing science? In: Hinshaw AS, Feetham S, Shaver J (eds) Handbook of Clinical Nursing Research. S. 31–60. Thousand Oaks: Sage

Tewes, Renate (2002) Pflegerische Verantwortung, S.330. Bern: Huber

Tewes, Renate (2003) Wenn die Kommunikation Pflegende belastet. In: Lorenz-Krause R, Uhländer-Masiak E: Frauengesundheit. Perspektiven für Pflege- und Gesundheitswissenschaften. S. 217–241. Bern: Huber

Tewes, Renate (2011) Verhandlungssache. Verhandlungsführung in Gesundheitsberufen. Berlin: Springer.

Thomas, David; Inkson, Kerr (2009) Cultural intelligence. People for global business, S.20. San Francisco: Berrett-Koehler-Publisher

Topf, Cornelia; Gawrich, Rolf (2005) Das Führungsbuch für freche Frauen. Frankfurt/Main: Redline Wirtschaft: Women Business

Upenieks, Valda (2003) The Interrelationship of Organizational Characteristics of Magnet Hospitals, Nursing Leadership, and Nursing Job Satisfaction. The Health Care Manager 22/2: 83–89

Victor, Bart; Cullen, John (1990) A Theory and measure of
ethical climate in organizations. In: Fererick, William,
Preston, Lee: Business Ethics: Research issues and empi-
rical studies. S.77–97. London: Jai Press

Watson, Jean (1996) Pflege: Wissenschaft und menschliche
Zuwendung. Bern: Huber

Watson, Jean (2006) Caring theory as an ethical guide to
administrative and clinical pracitices. Nursing Administration Quarterly. 30/1: 48–55

Weinberger, David (2007) Verantwortung lässt sich nicht
verordnen. Harvard Businessmanager 29/2: 26–27

Wiggleton Catherine; Petrusa Emil; Loomis Kim; Tarpley
John; Tarpley Margaret; O'Gorman Mary Lou; Miller
Bonnie (2010) Medical students' experiences of moral
distress: development of a web-based survey. Academic
Medicine: Journal of the Association of American Medi-
cal Colleges; 85/1: 111–117.

Witvliet, Charlotte; Ludwig, TE; Vander Laan, K (2001) Gran-
ting forgiveness or harboring grudes: implications for
emotion, physiology, and health. Psychological Science.
12: 117–123

Worthington, Everett; Witvliet, Charlotte; Lerner, Andrea;
Scherer, Michael (2005) Forgiveness in health and
research and medical practice. Explore 1,3: 169–175

# Das Einschätzen der Persönlichkeit als Grundlage des Führens: Von Perfektionisten, Visionären, Strategen oder Narzissten

R. Tewes, *Führungskompetenz ist lernbar,*
DOI 10.1007/978-3-662-45223-3_6, © Springer-Verlag Berlin Heidelberg 2015

Es gehört mehr Mut dazu, seine Meinung zu ändern, als ihr treu zu bleiben. (Friedrich Hebbel)

**Beispiel aus der Praxis**

Die Pflegedirektorin Elsa Kunze leitet den Pflegedienst einer 560-Betten-Klinik in einer norddeutschen Kleinstadt. Sie kommt soeben aus der Leitungssitzung, in der sie vom Vorstand erfahren hat, dass sie 19 Stellen einkürzen muss. Bei den insgesamt 21 Stationen ist also fast jedes Pflegeteam betroffen. Nachdem Frau Kunze den ersten Schock überwunden hat, macht sie sich einen Plan, wie sie vorgehen will. Es ist ihr wichtig, es allen Teamleitungen persönlich mitzuteilen und plant folgendermaßen vorzugehen:

1. Sie bittet die Betroffenen zum Gespräch in ihr Büro.
2. Sie bietet der jeweiligen Teamleitung etwas zum Trinken an.
3. Sie fragt nach, was momentan auf der jeweiligen Station gut läuft und was das Team beschäftigt.
4. Sie teilt der Teamleitung mit, dass sie ihr eine Stelle in ihrem Team kürzen muss.

Bevor Frau Kunze mit den Gesprächen beginnt, überlegt sie, welche Stationen von der Kürzung nicht betroffen sein werden. Da fällt ihr spontan die Stationsleitung Carmen Coller von der Dermatologie ein. Frau Coller war erst letzte Woche wieder bei ihr, um mehr Personal einzufordern, dabei ist ihr Team – im Vergleich zu anderen – gut besetzt. Bei Frau Coller bekommt Frau Kunze oft das Gefühl, sich nicht genug um sie zu kümmern. Immer fehlt es an Ressourcen, Personal, Gehalt etc. Nein, Frau Coller wird sie auf gar keinen Fall bitten, eine Stelle abzutreten. Diesen Ärger mit ihrer frechen und fordernden Art will sich Frau Kunze ersparen.

Die erste Gesprächspartnerin ist Anne Albert, Stationsleitung einer Inneren Abteilung. Nachdem Frau Kunze ihr o. g. 4-Punkte-Konzept der Besprechung umsetzte, reagierte Frau Albert folgendermaßen:

- Sie hat sachliche Rückfragen zur Notwendigkeit der Kürzungsmaßnahme.
- Sie klärt die Dringlichkeit der Maßnahme.

- Sie verhandelt um eine zusätzliche halbe Stelle für eine Stationssekretärin, die sie sich notfalls auch mit der Nachbarstation teilen würde.
- Sie fürchtet, dass Fehler und Krankheitszeiten mit der Kürzungsmaßnahme zunehmen, und sorgt sich, dass das erreichte Leistungsniveau ihres Teams sinken könne.
- Sie erklärt, dass die anstehenden Monate Januar und Februar in den letzten Jahren die patientenintensivsten waren und es deshalb erst ab März zu leisten sei, eine Stelle abzutreten.

Frau Kunze ist einverstanden und zufrieden, dass ihr Gesprächskonzept so gut aufgenommen wurde. Deshalb geht sie beim nächsten Gespräch mit Birgit Beier, der Teamleitung einer weiteren Inneren Abteilung, genauso vor. Frau Beier reagiert jedoch – auf die gleiche Intervention – ganz anders.

- Sie fragt, mit tränenerstickter Stimme, womit um alles in der Welt sie das verdient hätte.
- Sie erklärt, dass sie nun schon so lange durchgehalten habe und zusätzlich drei Wochenenddienste abdecken würde.
- Sie nehme ihrem Team die Last weg, wo es ginge, doch mehr ginge einfach nicht.
- Sie vermutet, etwas falsch gemacht zu haben, und erlebt die Kürzung als Bestrafung.
- Sie verlässt mutlos und traurig das Büro.

Die unterschiedlichen Reaktionen von Frau Albert und Frau Beier lassen sich nur vor dem Hintergrund ihrer unterschiedlichen Persönlichkeit erklären. Am Ende dieses Kapitels sollte sich dieses Rätsel für Sie gelöst haben.

## 6.1    Persönlichkeitstypologien

Seit Menschengedenken gibt es die Vorstellung von Persönlichkeitstypen, also Grundmustern der Persönlichkeit, die einige Menschen miteinander verbindet und sie von anderen unterscheidet. Auch Erklärungsmodelle über die Ursachen verschiedener Typen sind vielfältig. So ging Hippokrates davon aus, dass das Vorherrschen einer bestimmten Körperflüssigkeit den seelischen Ausdruck des Individuums prägt. Seine Säftelehre differenziert vier Persönlichkeitstypen (◻ Tab. 6.1).

| ▣ **Tab. 6.1** Hippokratische Säftelehre | |
|---|---|
| Sanguiniker (zu viel Blut) | Unbeständige Stimmung |
| Melancholiker (zu viel schwarze Galle) | Neigung zu Schwermut |
| Choleriker (zu viel gelbe Galle) | Heftiger Gefühlsmensch |
| Phlegmatiker (zu viel Schleim) | Gleichgültige Haltung |

Der Tübinger Neurologe und Psychiater Ernst Kretschmer (1988-1964) schließt gar vom Körperbau auf die psychische Disposition des Menschen. Bei ihm sind Menschen mit Schizophrenie lang und dünn (kurz leptosom), Depressive sind klein und dick (also pyknisch) und Epileptiker haben einen athletischen Körperbau (d. h. eine kräftige Muskulatur).

Mit der Entstehung von Persönlichkeitstests und der Anwendung von Computern konnten verschiedene Eigenschaften von Menschen thematisch gruppiert bzw. mathematische Zusammenhänge durch Faktorenanalysen ermittelt werden. Raymond Cattel kam auf diese Weise von einer langen Eigenschaftsliste auf 16 Persönlichkeitsfaktoren, wie z. B. Feinfühligkeit, Argwohn, Dominanz, Selbstkontrolle oder soziale Initiative. Hans-Jürgen Eysenk ging dagegen davon aus, dass die menschliche Persönlichkeit lediglich zwei bipolar angeordnete Grunddimensionen umfasst, nämlich: Extraversion – Introversion und emotionale Stabilität – emotionale Labilität. Die gesamte Testdiagnostik der Persönlichkeit basiert auf der Annahme, dass es menschliche Grundmuster gibt, die sich durch eine Ansammlung bestimmter Eigenschaften oder Verhaltensweisen kennzeichnen.

Die zunehmende Entwicklung und Verwendung von Testverfahren macht den Wunsch deutlich, Menschen in ihrer Persönlichkeit durch eine einfache Methode einschätzen zu wollen. Ein klassisches Testverfahren ist beispielsweise das Freiburger Persönlichkeitsinventar (FPI) mit 212 Fragen (Items), die sich auf neun Skalen verteilen, wie Erregbarkeit, Geselligkeit, Gelassenheit, Offenheit oder Gehemmtheit (Fahrenberg et al. 2010). Auch der Gießen-Test (GT) mit seinen 40 Items verteilt auf sechs bipolaren Skalen findet in Deutschland seine Anwendung (Beckmann et al. 1990).

■ **Testdiagnostik im Management**

Im Management werden mit dem Einsatz der Testdiagnostik insbesondere zwei Ziele verfolgt: Zum einen dient sie der optimalen Besetzung von Stellen, zum anderen hilft es Führungskräften, ihre Kommunikation individuell auf die verschiedenen Persönlichkeitstypen auszurichten, um diese besser motivieren zu können und überflüssige Konflikte zu vermeiden.

Es wurden eine ganze Reihe von Testverfahren ermittelt, die Führungskräften ihre Arbeit erleichtern soll. Dabei ist die Selbsteinschätzung (Welcher Führungstyp bin ich eigentlich?) genauso bedeutsam wie die Einschätzung der Mitarbeiter. Im Folgenden sei eine kleine Auswahl aktueller Verfahren vorgestellt.

Im Management erlebt der **Myers-Briggs-Typenindikator (MBTI)** mit seinen 90 Items verteilt auf vier bipolare Skalen ein neuerliches Comeback. Er basiert auf der Persönlichkeitstheorie von Carl G. Jung und erfasst keine zeitlich stabilen Persönlichkeitsmerkmale, sondern Wahrnehmungs- und Urteilspräferenzen. Wahrnehmung wird hier in Empfindung und Intuition differenziert und Urteilen in Denken und Fühlen. Jeweils vier der Aspekte werden mit unterschiedlichen Schwerpunkten kombiniert, so dass insgesamt 16 Persönlichkeitstypen ermittelt werden können (Briggs Myers 2000).

Ein dem MBTI ähnliches Verfahren ist das **INSIGHT Discovery** (▶ http://www.weidlich.net). Es liegt wie der MBTI ebenfalls als computergestützte Fassung vor und wird eingesetzt zur Personalauswahl, Teambildung, Motivationssteigerung oder Selbsteinschätzung.

Das **DISG-Persönlichkeits-Profil** beschränkt sich auf vier Verhaltensstile, nämlich: dominant, initiativ, stetig und gewissenhaft (Gay 2004). Auch Daniel Goleman, der das Thema emotionale Intelligenz salonfähig machte, kommt auf vier Stile, benennt diese jedoch anders und zwar: der visionäre, der gefühlsorientierte, der demokratische und der Coaching-Stil.

Das **Enneagramm** macht dagegen neun Führungstypen aus (Palmer 1995):

1. Perfektionist
2. Geber
3. Dynamiker
4. Tragische Romantiker
5. Beobachter
6. Loyaler oder Advokat des Teufels
7. Epikureer (Genussmensch)
8. Boss
9. Friedliebender

Das **Big-Five-Modell** betitelt sich als das »Instrument für optimale Zusammenarbeit« und beschreibt Führungskräften, wie sie mit Mitarbeitern umgehen müssen, nachdem sich diese den Ausprägungen auf fünf Skalen zuordnen (Howard und Howad 2002). Diese sind: Neurotizismus (emotionale Labilität), Extraversion (positive Emotionalität), Kreativität, Anpassung und Gewissenhaftigkeit. In einer Studie mit 42 Managern ermittelten Howard und Howard die Persönlichkeit von Führungskräften mit Höchstleistungen und Führungskräften mit Niedrigstleistungen. Demnach sind Hochleistungsmanager wenig neurotisch, doch sehr extrovertiert und gewissenhaft. Niedrigleistungsmanager dagegen zeigen sich wenig kreativ aber gewissenhaft und liegen bei Neurotizismus und Extraversion im Mittelfeld (Howard und Howard 2002).

Darüber hinaus kommen Testverfahren zur Ermittlung des Führungsstils zum Einsatz. So differenziert der **Führungsstilfragebogen (FSF)** die Ergebnisse in drei Stile, nämlich Aufgaben-, Mitarbeiter- und Partizipationsorientierung (Schaper und Lieberei 2010). Bei der Personalauswahl von Managern legen die sog. **Management-Fallstudien (MFA)** ihren Fokus auf die Stärken-Schwächen-Analyse und betrachten vier Anforderungen: soziale Kompetenz, Führungsverhalten und systematisches Denken und Handeln (Fennekels und D'Souza 1990).

Die Arbeitsatmosphäre von Teams kann durch das **Teamklima Inventar (TKI)** ermittelt werden und misst die vier Bereiche: Vision, Aufgabenorientierung, partizipative Sicherheit und Unterstützung für Innovationen (Brodbeck et al. 2001). Auch die Arbeitsatmosphäre eines Unternehmens kann mit einem **Fragebogen zur Erfassung des Organisationsklimas (FEO)** erfasst werden. Hier werden neben Vorgesetztenverhalten, Kollegialität,

Arbeitsbelastung oder Handlungsraum auch die beruflichen Chancen für Frauen ermittelt (Daumenlang et al. 2004).

## 6.2 Persönlichkeitstypen im Management

Die Möglichkeiten von Persönlichkeitsprofilen im Management scheinen unbegrenzt. Einige Profile schüren eher Vorurteile und sind im beruflichen Alltag nur wenig hilfreich, wie beispielsweise die fünf Cheftypen: Narzisst, Zwanghafter, Sachlicher, Theatralischer und Depressiver (▶ http://www.karriere.at). Hier soll wohl eher vor den Vorgesetzten gewarnt werden, als dass die Zusammenarbeit erleichtert würde.

Rooke und Torbert (2005) gehen davon aus, dass der Führungstypus einer Person im Laufe der Jahre wechseln kann, da mit zunehmender Berufserfahrung sich auch die Handlungslogiken ändern. Sie machen insgesamt sieben Typen aus, die jeweils durch ein bestimmtes vordergründiges Handeln geprägt sind. Sie geben sogar Prozentzahlen über die Häufigkeit der verschiedenen Typen an (◘ Tab. 6.2).

Reddin hat schon 1967 ein dreidimensionales Verfahren entwickelt, mit dem neben der Aufgaben- oder Beziehungsorientierung auch die Effektivität abgebildet wird. So beschreibt er vier Grundstile der Führung, die ein höheres oder ein niedrigeres Maß an Effektivität annehmen können (◘ Abb. 6.1).

## 6.3 Praktische Anwendung der Persönlichkeitsdiagnostik im Management

Praktikabel ist die Anwendung von Persönlichkeitstypologien im Management dann, wenn sie einerseits genügend Differenzierung bieten, um den Menschen gerecht zu werden, und andererseits einfach genug verstanden werden können und nicht ein Psychologiestudium voraussetzen. Neben der Grunddiagnostik müssen auch Aussagen über den Umgang mit den jeweiligen Typen sowie deren Entwicklungspotenzial vorliegen.

**Tab. 6.2** Führungstypen nach Handlungslogiken (nach Rooke und Torbert 2005)

| Typus | Beschreibung | Häufigkeit |
|---|---|---|
| Experte | Bevorzugt stichfeste Argumentationen und bemüht sich, sein Wissen im beruflichen und privaten Bereich zu perfektionieren und es zu kontrollieren | 38 % |
| Macher | Sorgen für ein gutes Teamklima und fordern und unterstützen ihre Mitarbeiter. Dabei konzentrieren sie sich sehr auf die angestrebten Ergebnisse und blicken wenig über den Tellerrand | 30 % |
| Diplomat | Ist seinem Team gegenüber loyal, versucht Vorgesetzten zu gefallen und geht Konflikten aus dem Weg | 12 % |
| Individualist | Kommt gut mit unterschiedlichen Charakteren aus und nutzt den eigenen Spielraum kreativ. Ihm unnütz erscheinende Regeln übergeht er gern | 10 % |
| Opportunist | Ist misstrauisch, egozentrisch, bestechlich und stets auf den eigenen Vorteil bedacht | 5 % |
| Stratege | Kann gut gemeinsame Visionen entwickeln und stellt organisatorische Zusammenhänge in Frage. Die Geschäftsideen haben oft einen sozialverantwortlichen Charakter | 4 % |
| Alchimist | Ist zeitgleich auf unterschiedlichen Ebenen erfolgreich tätig und erledigt dringende Aufgaben, ohne das Ziel aus den Augen zu verlieren. Zeigt großes Engagement, ohne in Stress zu geraten, und verfügt oft über Charisma | 1 % |

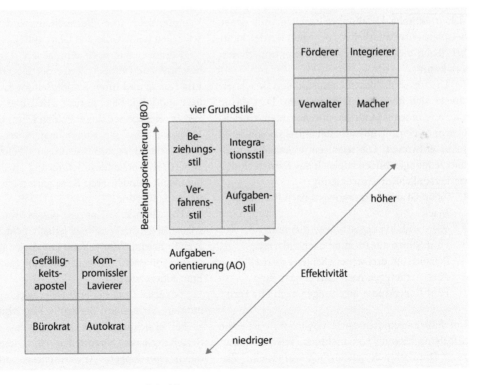

**Abb. 6.1** Vier Grundsätze der Führung nach Reddin

**Tab. 6.3** Grundorientierungen nach Riemann (adaptiert nach Graf-Götz und Glatz 2003)

| Verstandesorientierung | | Gefühlsorientierung |
|---|---|---|
| Sachlichkeit, Logik, Vernunftgebrauch, Beobachtungsgabe, Kritikfähigkeit | **Stärken** | Einfühlsamkeit, Verständnis, Pflichtgefühl, Geduld, Zuwendungsbereitschaft |
| Misstrauen, Kontaktarmut, wenig Emotionalität, leichte Kränkbarkeit | **Schwächen** | Konfliktscheue, Dulderhaltung, Angst vor dem Alleinsein, wenig Selbstständigkeit |
| Zynismus, Distanz (rationalisieren, argumentieren …) | **Kampfmittel** | Emotionale Erpressung, (Hilflosigkeit, Abhängigkeit zeigen, Schuldgefühle wecken) moralische Überlegenheit demonstrieren |
| Nähe, Gefühle, Hingabe | **Vermeidung** | Trennung, Eigenständigkeit |

Ein solches Instrument findet sich bei Bernhard Mack (2000). Die Persönlichkeit von Führungskräften und Mitarbeitern wird mit dem gleichen System auf verschiedenen Dimensionen erfasst. Gleichzeitig bietet es die Möglichkeit, sich – je nach Fragestellung – auf einige Dimensionen zu beschränken. Wenn Führungskräfte sich selbst und ihre Mitarbeiter auf diesem Instrument einschätzen, lassen sich im Vergleich schnell Beziehungsmuster sichtbar machen. Außerdem lassen sich praktische Handlungen ableiten, mit denen beispielsweise Mitarbeitern begegnet werden kann, bei denen die Beziehungs-Chemie optimiert werden könnte.

Die Persönlichkeitsdiagnostik von Mack erstreckt sich über fünf Dimensionen. Drei davon sind aus anderen Modellen übernommen, eines ist übernommen und überarbeitet und eines von Mack selbst entwickelt. Die selbst entwickelten Grundüberzeugungen bilden zugleich das Kernstück dieser Persönlichkeitseinschätzung.

1. Neun Grundüberzeugungen nach Bernhard Mack
2. Vier Grundtypen nach Fritz Riemann
3. Fünf Säulen der Identität nach Hilarion Petzold (um drei weitere Säulen ergänzt)
4. Fünf Archetypen nach Carl Gustav Jung
5. Fünf Kontaktunterbrechungen nach Fitz Perls

Um Führungskräften zu ermöglichen, eine erste Selbsteinschätzung vorzunehmen, seien hier nun zwei Dimensionen ausführlich vorgestellt. Zunächst werden die vier Grundtypen von Riemann besprochen und dann die neun Grundüberzeugungen von Mack.

■ **Vier Grundtypen nach Riemann**

Der Psychoanalytiker Fritz Riemann hat aus den Arbeiten mit seinen Klienten vier Grundformen der Angst ermittelt und dementsprechend vier verschiedene Persönlichkeitsprofile beschrieben. Diese vier Typen sind in überarbeiteter Fassung in das moderne Management eingeflossen (◘ Tab. 6.3, ◘ Tab. 6.4). Hier steht nicht die Angst im Vordergrund, sondern die Handlungsorientierung. Jeder Typus wird mit seinen Stärken und Schwächen sowie mit seinen Kampfmitteln und Vermeidungstendenzen beschrieben (Graf-Götz und Glatz 2003).

Kommen wir noch einmal auf das eingangs beschriebene Fallbeispiel mit der Pflegedirektorin Elsa Kunze und ihren Stationsleitungen Anne Albert und Birgit Beier zurück. Die Unterschiedlichkeit der Reaktionen dieser beiden Leitungen auf die Nachricht von Frau Kunze liegt in den verschiedenen Handlungsorientierungen. Während Frau Albert mit Verstandesorientierung an das Thema herangeht, handelt Frau Beier ganz nach ihrer Gefühlsorientierung.

Das Gesprächs-Konzept passte zwar für Frau Albert, erreichte Frau Beier jedoch nicht. Was hätte Frau Kunze im Gespräch mit Frau Beier also anders machen müssen, um genauso erfolgreich wie bei Frau Albert zu sein?

Zunächst ist es bei Frau Beier wichtig, ihr Harmoniebedürfnis und die große Empathiefähigkeit zu berücksichtigen. Das bedeutet, dass eine gute Beziehungsbasis herzustellen ist. Dieses gelingt durch eine längere Anwärmphase, indem Frau Beier mit ausreichend Wertschätzung und Respekt für ihre Tätigkeit begegnet wird. Dann muss der Hinweis erfolgen, dass die Nachricht, die sie ihr zu

**◘ Tab. 6.4** Grundorientierungen nach Riemann (adaptiert nach Graf-Götz und Glatz 2003)

| Ordnungsorientierung | | Veränderungsorientierung |
|---|---|---|
| Ordnungssinn, Stabilität, Ausdauer, Pflichtgefühl, Genauigkeit | **Stärken** | Risikofreude, Spontaneität, Kontaktfreude Unternehmungslust, Aufgeschlossenheit für Neues |
| Zwanghaftigkeit, Übervorsichtigkeit, Rigidität, Uneinsichtigkeit, autokratisch und machtorientiert | **Schwächen** | Selbstbezogenheit, Unzuverlässigkeit, leichte Kränkbarkeit, wenig Ausdauer |
| Formalismus (Berufung auf Ordnung, Moral, Gesetz …) Macht (Druck, Sanktionen) | **Kampfmittel** | Szenen machen (dramatisieren, intrigieren) |
| Unruhe, Veränderung, Chaos, Risiko, Unvorhersehbares | **Vermeidung** | Ordnung, Dauer, Bindung, Verpflichtung |

überbringen hat, natürlich nichts mit der guten beruflichen Beziehung zueinander zu tun hat. Nach der Übermittlung der Information über den Stellenabbau muss Frau Kunze noch darauf hinweisen, dass sie wisse, welche Herausforderung sie dem Team von Frau Beier abverlange, es sich aber nicht ändern ließe und sie darauf vertraue, dass Frau Beier, genau wie die anderen betroffenen Stationsleitungen auch, diese Aufgabe meistern würde. Abschließend kann Frau Kunze noch ergänzen, dass Führungsaufgaben ja nicht immer angenehm seien und dieses eine Situation sei, in der man sich mit seiner Führungskompetenz behaupten könne, ganz nach dem Motto: Probleme sind Möglichkeiten zu zeigen, wie gut man ist.

Diese Vorgehensweise ist kein Patentrezept für Menschen mit einer Gefühlsorientierung, doch sind die Chancen auf Verständnis und Kooperation größer, wenn die emotionale Seite stärker berücksichtigt wird (Tewes 2009).

■ **Die neun Grundüberzeugungen nach Bernhard Mack**

Die Grundüberzeugungen entwickeln sich im Laufe des Lebens und prägen das menschliche Entscheiden und Handeln deutlich. Haben wir uns erst einmal bestimmte Grundüberzeugungen angeeignet, geben wir diese so schnell nicht wieder auf. Doch durch Entwicklung, Wachstum und Reflexion lassen sich die Ausprägungsgrade verändern. Jede Grundüberzeugung hat einen Licht- und einen Schattenaspekt. Der Reifeprozess geht also stets vom Schattenaspekt, den es zu reduzieren

**◘ Tab. 6.5** Grundüberzeugung 1 nach Mack (2000)

| | Existenzunsicherheit – Gerechtigkeitsliebe |
|---|---|
| Frage | Bin ich willkommen? |
| Schatten | Mangelnde Existenzberechtigung, Unsicherheit, Erschöpfung |
| Licht | Gerechtigkeits- und Wahrheitsempfinden, Konfliktbereitschaft |
| Unterstützung | Wertschätzung/Willkommensein vermitteln, Akzeptanz |
| Entwicklungsziel | Ich habe ein Recht, da zu sein! Es ist gut, dass es mich gibt! |

gilt, zum Lichtaspekt, der erweitert werden will. Die Grundüberzeugungen werden beschrieben mit einer Frage, die sich die Betroffenen typischerweise stellen, dem Schatten- und Lichtaspekt, sowie der möglichen Unterstützung von außen und dem Entwicklungsziel, was erreicht werden will.

Wie können Führungskräfte Mitarbeiter mit der **Grundüberzeugung Existenzunsicherheit und Wahrheit** (◘ Tab. 6.5) optimal motivieren und führen? Diese Menschen haben oft das Gefühl, nicht dazuzugehören und wünschen sich das gleichzeitig. Um Teil des Teams zu sein, engagieren sie sich häufig über Gebühr und fühlen sich dann überfordert. Ihr Gerechtigkeitssinn ist ausgeprägt und wenn ihnen oder anderen Unrechtes geschieht,

◻ **Tab. 6.6** Grundüberzeugung 2 nach Mack (2000)

|  | Maßlosigkeit – Warmherzigkeit |
|---|---|
| Frage | Bekomme ich genug? |
| Schatten | Gefühl, zu kurz zu kommen/Abhängigkeit, Hunger, Bedürftigkeit, Maßlosigkeit |
| Licht | Warmherzigkeit, Emotionalität, Einfühlungsvermögen, Loyalität |
| Unterstützung | Unterstützende Nähe geben **und** Grenzen setzen, Selbstverantwortung stärken. »Ich mag dich **und** du hast die Kraft, es aus dir selbst heraus zu tun.« |
| Entwicklungsziel | Ich bekomme, was ich brauche! Es ist gut für mich, maßvoll zu sein |

◻ **Tab. 6.7** Grundüberzeugung 3 nach Mack (2000)

|  | Rückzug – Autonomie |
|---|---|
| Frage | Darf ich Bedürfnisse haben? |
| Schatten | (Emotionale) Verschlossenheit, Trotz, Distanz |
| Licht | Genügsamkeit, Selbstversorger, Selbstständigkeit, Genauigkeit, Effektivität |
| Unterstützung | Das Verhalten ansprechen und Verständnis und Schutz vermitteln. Hilfe anbieten. »Du musst nicht alles alleine machen!« |
| Entwicklungsziel | Ich darf Bedürfnisse zeigen und Hilfe annehmen! |

sind sie sehr konfliktbereit und nicht käuflich. Sie haben einen guten Blick für mögliche Schwierigkeiten, was jedoch oft belastend ist und ihnen den Weg verstellt für eine gewisse Leichtigkeit und Unbefangenheit, die sie sich eigentlich wünschen.

Motivierend wirken hier insbesondere Aussagen, die diesen Mitarbeitern das Gefühl der Dazugehörigkeit vermitteln (»Gut, dass Sie zu diesem Team gehören!«). Ihre Anwesenheit wahrnehmen (»Schön, dass Sie da sind!«) und ihre Kritik ernst nehmen sind ebenso wichtig wie die Ermutigung zu mehr Leichtigkeit (»Ich schätze Ihren Tiefgang sehr, doch bei dieser Aufgabe reicht ein pragmatisches Vorgehen aus, okay?«). Wenn analytisches Verständnis und tieferer Sinn gefragt sind, sollten Führungskräfte auf diese Mitarbeiter zählen. Dabei sollten sie jedoch besser in einer Arbeitsgruppe tätig werden, als alles allein meistern zu müssen. Diese Mitarbeiter tendieren dazu, sich zu überfordern und eine Weile auszufallen. Um das zu vermeiden, ist es wichtig, ihnen Zugehörigkeit zu vermitteln. Je stärker sie sich dazugehörig fühlen, desto mehr sinkt auch die eigene Überforderung. Denn auch hier gilt die Mack-Regel: »Wer Stress hat, braucht keine Ruhe, sondern Kontakt.«

Mitarbeiter mit der **Grundüberzeugung Maßlosigkeit und Warmherzigkeit** (◻ Tab. 6.6) tauchen bei ihren Führungskräften häufig mit immer neuen Forderungen auf. Hier ist es wichtig, das Grundmuster zu erkennen und den Forderungen nicht vorschnell nachzukommen. Denn selbst bei einer Zustimmung zu mehr Lohn sind diese Menschen nicht befriedigt und kommen schon bald wieder. Sie agieren wie ein Fass ohne Boden. Was auch immer hineingefüllt wird, es ist nie genug. Ihr Entwicklungspotenzial liegt in der Anerkennung von Grenzen. Diese Menschen sind ausgesprochene Nähetypen, die sich gut auf intensive Kontakte einlassen können.

Motivierend sind Begegnungen, die durch wirkliche Zuwendung und Nähe gekennzeichnet sind. Vorgesetzte, die klare Grenzen setzen können und sich gleichzeitig auf die Nähe der Mitarbeiter einlassen können, erhalten besonderen Respekt. Führungskräfte sollten wissen, dass diese Menschen zu Abhängigkeiten aller Art neigen (Alkohol, Beziehungen, Arbeit). Echte Kontaktangebote sind eine gute Grundlage, auf der diese Mitarbeiter zu Höchstleistungen fähig sind.

Führungskräfte sollten den Menschen mit der **Grundüberzeugung Rückzug und Autonomie** (◻ Tab. 6.7) möglichst wenig Gelegenheit bieten, in den Trotz zu gehen. Denn dann können sie nur noch abwarten, bis der Mitarbeiter wieder aus der Trotzecke herauskommt. Die große Eigenständigkeit und Effektivität dieser Mitarbeiter verführt dazu, sie allein arbeiten zu lassen. Auch wenn sie dieses anscheinend bevorzugt machen, wollen sie

| ■ **Tab. 6.8**  Grundüberzeugung 4 nach Mack (2000) | |
|---|---|
| | Verführung – Charme |
| Frage | Darf ich direkt sein? |
| Schatten | Indirektheit, Verführungsstrategien, Manipulation, sich einschmeicheln |
| Licht | Körperlichkeit, Charme, angenehme Atmosphäre schaffen |
| Unterstützung | Ernst nehmen, einen Spiegel vorhalten und Grenzen setzen. »Du musst niemanden beeindrucken«, »Du darfst sachlich sein« |
| Entwicklungsziel | Ich darf klar und deutlich meine Meinung äußern! Direkter Kontakt ist erlaubt! |

eigentlich auch mal unterstützt werden. Das würden sie jedoch niemals sagen. Sie glänzen mit ihrer Selbstständigkeit und verblenden andere mit ihren wahren Bedürfnissen nach Zuwendung.

Motivierend wirken alle Aufgaben, die besonders anspruchsvoll sind und allein erledigt werden können. Dennoch wollen sie unbewusst auch Unterstützung erfahren. Diese sollten ihnen Vorgesetzte und Kollegen auch immer wieder anbieten. Besonders empfehlenswert ist hier die Kombination von klarer Ansprache der Grundüberzeugung und Humor. Ganz im Sinne von: »Okay, ich weiß, dass du das alles alleine schaffst (lächeln). Dennoch werde ich Maria bitten, dir beim Betten zu helfen, einverstanden?« So wird die Autonomie anerkannt und dennoch Hilfe angeboten. Dieses Vorgehen ist sinnvoll, weil sich diese Mitarbeiter sonst immer mehr verschließen und immer schneller trotzig reagieren, was sich negativ auf das gesamte Teamklima auswirkt.

Bei Mitarbeitern mit der **Grundüberzeugung Verführung und Charme** (■ Tab. 6.8) sollten auch Vorgesetzte auf der Hut sein, denn sie wickeln andere mit Charme und Nettigkeit um den Finger. Sie sind Meister der indirekten Kommunikation, des Gesprächs ohne Ergebnis. Der Kontakt wird dabei stets über den Inhalt gestellt. Durch die charmante Art fällt es den Gesprächspartnern oft erst hinterher auf, dass keine wirkliche Einigung

erreicht, das Ziel nicht wirklich verfolgt wurde. So werden Kollegen oder Vorgesetzte verzaubert, ohne dieses zu merken. Wenn sie beispielsweise eine Lohnerhöhung anstreben, sagen sie nicht einfach »Boss, ich brauch mehr Geld!«, sondern eher: »Hey Chef, was für ein schicker Anzug, den Sie tragen. Der steht Ihnen wirklich ausnehmend gut!« Unbewusst verbieten sich diese Menschen einen eigenen Willen und gehen deshalb Entscheidungen aus dem Weg.

Motivierend wirken alle Tätigkeiten, die auf Kommunikation ausgerichtet sind und bei denen andere Menschen manipuliert werden können. Und deshalb ist die Aufgabe der Führungskraft hier, diesen Mitarbeitern einen Spiegel vorzuhalten, ihnen deutlich zu machen, dass sie auf den Punkt kommen dürfen. Sie müssen lernen, dass sachliche Diskussionen erlaubt sind und sie niemanden beeindrucken müssen. Auf die Bemerkung zum »schicken Anzug« wäre es also angemessen zu sagen: »Frau X, ich glaube nicht, dass mein Anzug der Rede wert ist, worum geht es Ihnen also wirklich?« Bevor sie sich entscheiden, reden diese Mitarbeiter lieber um den heißen Brei herum. Hier benötigen sie Unterstützung und Ermutigung zur eigenen Wahl. Nein-Sagen müssen sie erst lernen.

Mitarbeiter mit der **Grundüberzeugung Macht und Sicherheit** (■ Tab. 6.9) fordern ihre Führungskräfte oft heraus. Ganz besonders, wenn die/der Vorgesetzte den Machtanspruch nicht deutlich macht. Dann gehen diese Mitarbeiter gern in Konkurrenz. Dieses kann offen oder verdeckt geschehen. Bei klarem Machtanspruch sind diese Mitarbeiter jedoch ausgesprochen loyal und verlässlich. Sie halten Hierarchien aufrecht und wissen genau, wie sie sich Vorgesetzten und Untergebenen gegenüber zu verhalten haben. Kontrolle ist ihr Mittel der Machtausübung. Letztlich muss das Kontrollieren als Schutz vor Gefühlen verstanden werden. Während Regeln, Ordnungen und das Einhalten von Absprachen Sicherheit geben, verunsichern Gefühle. Gleichzeitig wird die Anwesenheit dieser Mitarbeiter oft von anderen Kollegen als sicher empfunden, denn sie können sich auf sie verlassen.

Motivierend sind alle Tätigkeiten, in denen bestimmte Ordnungen eingehalten werden müssen, wie beispielsweise das Qualitätsmanagement. Der Umgang mit Standards, das Entwickeln und

◼ **Tab. 6.9** Grundüberzeugung 5 nach Mack (2000)

|  | Macht – Sicherheit |
| --- | --- |
| Frage | Darf ich verletzlich sein? Muss ich alles kontrollieren? |
| Schatten | Kontrolle, überdimensionale Selbstbehauptung, Angst, Unsicherheit, Gefühle verleugnen, Einsamkeit |
| Licht | Schutz, Ordnung, Kraft |
| Unterstützung | Direkter gleichberechtigter Kontakt. »Ich respektiere dich, auch wenn ich keine Macht ausübe« |
| Entwicklungsziel | Ich darf mich fallen lassen und werde dennoch unterstützt! Kontakt ist auch ohne Kontrolle möglich! |

◼ **Tab. 6.10** Grundüberzeugung 6 nach Mack (2000)

|  | Schuld – Verantwortung |
| --- | --- |
| Frage | Darf ich eigenständig sein und tun, was ich will? |
| Schatten | Schuldgefühle, Selbstvorwürfe, Selbstbestrafung, mangelnde Selbstbehauptung |
| Licht | Verantwortungsbewusstsein |
| Unterstützung | Die Würde des Gegenübers ansprechen. Individuum respektieren. »Du darfst selbständig handeln«, »Du bist nicht schuld« |
| Entwicklungsziel | Unterscheiden zwischen Schuld und Schuldgefühl. Ich darf Ärger zeigen und übernehme Verantwortung für mein Handeln! |

Umsetzen einheitlicher Regeln liegt ihnen. Vorgesetzte haben selten Probleme mit einem solchen Mitarbeiter. Schwierigkeiten zeigen sich erst im kollegialen oder partnerschaftlichen Gespräch, da ihnen Hierarchien Sicherheit geben. Das Durchhaltevermögen dieser Menschen ist oft enorm und macht sie zu verlässlichen und treuen Mitarbeitern.

Menschen mit der **Grundüberzeugung Schuld und Verantwortung** (◼ Tab. 6.10) übernehmen oft schnell Verantwortung. Das macht es Vorgesetzten leicht, wenn es beispielsweise darum geht, jemanden für einen zusätzlichen Wochenenddienst zu finden. Und gerade deshalb ist es wichtig, diese Menschen nicht zuerst darum zu bitten, unangenehme Aufgaben zu übernehmen. Das Bedürfnis, sich für andere zu »opfern«, entspringt keiner selbstbewussten Haltung, sondern dem Gefühl eigener Wertlosigkeit. Und wenn Führungskräfte diesen Mitarbeiter ausnutzen, verstärken sie das Gefühl von Wertlosigkeit.

Motivierend sind alle Tätigkeiten, welche die Würde der Person unterstützen. Also nicht die unliebsamen, sondern die imagefördernden Aufgaben. Führungskräfte sollten wissen, dass die Wirbelsäule symbolisch für die Würde steht. So verleiht ein aufrechter Gang ja auch eher Stolz als Schuldgefühl. Deshalb sind sämtliche asiatischen Sport- und Entspannungsverfahren, wie Yoga, Qi Gong, Tai Chi oder Aikido, besonders für diese Menschen zu empfehlen. Wenn Fehler passiert sind, neigen diese Mitarbeiter dazu, sich die Schuld zu geben. Hier ist es sinnvoll, zwischen Schuld und Schuldgefühl zu unterscheiden, im Sinne von: »Sie fühlen sich zwar schuldig, doch Sie haben keine Schuld an dem, was passiert ist.«

Menschen mit der **Grundüberzeugung Verwirrung und Lebendigkeit** (◼ Tab. 6.11) brauchen Ruhe und Klarheit in der Zusammenarbeit und in der Führung. Sie erfahren das Leben ausgesprochen intensiv und Phasen zwischen »himmelhochjauchzend« und »zu Tode betrübt« können unerwartet schnell wechseln. Ihr Fokus ist sehr auf das »Außen« gerichtet, was es ihnen schwer macht, zu sich selbst zu finden. Sie wechseln zwischen verschiedenen Ebenen, wie Mitarbeiter - Vorgesetzte, Krankenschwester - Vamp oder Kollege – Geliebter. Nichts ist unmöglich und nichts ist für immer. Und ganz wichtig zu wissen: Sie machen es nicht absichtlich. So kann es vorkommen, dass die Kleidung nicht zum Anlass passt (zu sexy für ein Arbeitsessen).

Motivierend sind alle Aufgaben, die klar abgesprochen sind und bei denen nicht das Gefühl von »ausgenutzt werden« aufkommen kann. Für die Notwendigkeit, im Alltag Grenzen zu setzen, benötigen diese Mitarbeiter oft erst die Erlaubnis.

| ▣ **Tab. 6.11** Grundüberzeugung 7 nach Mack (2000) | |
|---|---|
| | Verwirrung – Lebendigkeit |
| Frage | Darf ich Grenzen zeigen? |
| Schatten | Verwirrung, Grenzauflösung, Unklarheit, instabiles Selbstgefühl |
| Licht | Intensität, Lebendigkeit, Vielseitigkeit, Spontaneität |
| Unterstützung | Ruhe und Klarheit in die Begegnung bringen. Grenzen wahrnehmen. »Du darfst Nein sagen« |
| Entwicklungsziel | Ich darf Klarheit einfordern! Ich darf mich abgrenzen! Kontakt ist auch ohne Erotik sinnvoll und möglich! |

| ▣ **Tab. 6.12** Grundüberzeugung 8 nach Mack (2000) | |
|---|---|
| | Leistungsdruck – Leistungsfreude |
| Frage | Werde ich um meiner selbst willen geliebt? |
| Schatten | Perfektionismus, Genussunfähigkeit, Leistungsdruck, Enge |
| Licht | Forscherdrang, Lust an Leistung, Wissensdurst |
| Unterstützung | Die Sehnsucht, die Bedürfnisse und die Sanftheit akzeptieren. Sicherheit und Geborgenheit vermitteln. »Du darfst Fehler machen«, »Du darfst Pausen machen« |
| Entwicklungsziel | Ich genieße meine Leistung, muss aber nicht perfekt sein! Ich bin okay, einfach weil es mich gibt! |

Ein großer Entwicklungsschritt ist hier ein klares Nein, das auch durchgehalten wird. Mit wachsendem Selbstwertgefühl können sich diese Mitarbeiter deutlicher abgrenzen, was letztlich dem gesamten Team gut tut, da sich so die Verwirrung in Klarheit und Chaos in Struktur verwandelt.

Mitarbeiter mit der **Grundüberzeugung Perfektionismus und Leistung** (▣ Tab. 6.12) sind für Führungskräfte dann eine besondere Herausforderung, wenn sie die gleiche Grundüberzeugung haben, was nicht selten der Fall ist. Es empfiehlt sich zwischen Perfektionismus und Exzellenz zu unterscheiden. Während beim Perfektionismus »vom Gleichen immer mehr« erledigt wird, geht die Exzellenz in die Differenzierung und erlaubt sich den Blick über den Tellerrand. Exzellenz ermöglicht Innovation, Perfektion nur Genauigkeit. Es ist also nicht erstrebenswert, perfektionistisch zu sein. Die unbewusste Sorge, nicht zu genügen, treibt dabei zu immer neuen Leistungen an. Dabei werden sich keine Pausen gegönnt. Statt Projektabschlüsse zu genießen und zu feiern, gehen sie lieber gleich zum nächsten Projekt über.

Motivierend wirken insbesondere Aufgaben, die eine besondere Herausforderung darstellen. Dabei hemmt die Sorge, Fehler zu machen. Deshalb überprüfen sie auch bestimmte Arbeitsschritte immer wieder, bis eben jeder Handgriff sitzt. In einigen Bereichen kann das auch wichtig sein, wie beispielsweise im OP oder bei einer Reanimation. Aus der Forschung wissen wir, dass die Angst vor Fehlern das Fehlerrisiko erhöht. Deshalb ist es bedeutsam, dass Führungskräfte an dieser Stelle den Druck rausnehmen und für ein fehlerfreundliches Management einstehen. Auch sollten Führungskräfte darauf achten, dass diese Menschen Pausen einhalten oder abgeschlossene Projekte hinreichend gefeiert werden. Entspannung ist für diese Menschen oft ein Fremdwort, an das sie vorsichtig herangeführt werden müssen.

Nach Mack (2000) gibt es noch eine **neunte Grundüberzeugung**, die als **Core** beschrieben wird. Im Core befinden Sie sich, wenn Sie den Eindruck haben (Tewes 2009):

- Willkommen zu sein
- Genug zu bekommen
- Bedürfnisse zeigen und Unterstützung annehmen zu können
- Direkt sein zu dürfen
- Sich auch verletzlich zeigen zu können und nicht mehr alles kontrollieren zu müssen
- Eigenständig tun zu dürfen, was Sie wollen
- Grenzen setzen zu können
- Selbst liebenswert zu sein, ohne dafür etwas leisten zu müssen

Sie sind im Core, wenn Sie das Gefühl haben, die ganze Welt umarmen zu können! Diese neunte Grundüberzeugung streben wir ständig an und erreichen sie auch manchmal. Doch ist es in der Regel kein Dauerzustand und wir fallen auf unsere altbewährten Grundüberzeugungen zurück. Die Entwicklung geht vom Schatten ins Licht, wobei wir in Lebenskrisen gern rückfällig werden.

Sehen wir uns diese Grundüberzeugungen noch einmal vor dem Hintergrund unseres eingangs vorgestellten Fallbeispiels an.

### Beispiel aus der Praxis

Da beschließt die Pflegedirektorin Elsa Kunze, zunächst die Stationsleitung Carmen Coller mit ihrem Team nicht an der Personalkürzung zu beteiligen, weil Frau Coller ständig mehr Personal fordert und sich frech für ihre Belange einsetzt. Wir erkennen in Frau Coller die Grundüberzeugung der Maßlosigkeit wieder, die nicht genug bekommen kann. Mit dieser Kenntnis sehen wir, dass das Verhalten von Frau Kunze, nämlich Frau Coller zu meiden, nicht professionell und gar nicht entwicklungsfördernd ist. Für Frau Coller ist es wichtig, unterstützende Nähe, hier im Sinne von Verständnis, zu erfahren **und** Grenzen gesetzt zu bekommen. Sinnvoll im Sinne der Personalentwicklung wäre hier also, Frau Coller liebevoll, aber bestimmt mit der aktuellen Realität der Kürzungsmaßnahmen zu konfrontieren. Frau Kunze müsste deutlich machen, dass das gesamte Haus betroffen ist und das Team von Frau Coller im Vergleich zu einigen anderen Teams recht gut besetzt ist. Um professionell zu führen, muss Frau Kunze lernen, auch fordernden Mitarbeitern, wie Frau Coller, Grenzen zu setzen.

Birgit Beier hatte nach dem Gespräch mit Frau Kunze gefragt, womit sie das verdient hätte, um dann mutlos und traurig das Büro zu verlassen. Hier haben wir es mit der Grundüberzeugung Schuld zu tun, der es schwer fällt, die Verantwortung zu übernehmen. Ein professioneller Umgang wäre, hier zwischen Schuld und Schuldgefühl zu unterscheiden. Denn obwohl sich Frau Beier schuldig fühlt, ist sie nicht schuld am Geschehen. Das sollte ihr Frau Kunze deutlich darlegen. Wichtig wäre auch, die Würde von Frau Beier zu unterstützen, indem Frau Kunze beispielsweise zunächst ihren Respekt vor Frau Beier bekundet und Eigenschaften aufzeigt, die sie besonders an ihr achtet.

Anne Albert konnte das Gespräch mit Frau Kunze offensichtlich am besten verarbeiten. Denn sie vertritt die gleichen Grundüberzeugungen wie ihre Pflegedirektorin, nämlich Leistung und Macht/Kontrolle. Ihre Sorge vor Fehlern und einem Sinken des Leistungsniveaus ihres Teams durch die Kürzungsmaßnahme bringt ihr Leistungsthema zum Ausdruck. Mit ihrer Vorausplanung und dem Angebot, ab März mit der Kürzung einverstanden zu sein, behält Frau Albert die Kontrolle über diesen Prozess. Die Pflegedirektorin Frau Kunze versuchte, über die Entwicklung eines Gesprächskonzeptes die Kontrolle über das Gespräch zu wahren, und machte die Anforderung des Vorstands einer Personalkürzung zu ihrer eigenen Aufgabe, die sie nun meistern wollte.

Mack beschreibt die Verstandesorientierung nach Riemann mit Distanz, die Gefühlsorientierung mit Nähe, die Veränderungsorientierung mit Wechsel und die Ordnungsorientierung mit Dauer.

◘ Abb. 6.2 macht deutlich, wie Führungskräfte ihre Mitarbeiter bei bestimmten Grundüberzeugungen oder den Grundtypen unterstützen können und wodurch Entwicklung ermöglicht wird.

Die Mitarbeiter vom Schatten in das Licht zu führen, ist auch deshalb eine sinnvolle Führungsaufgabe, weil durch die Personalentwicklung auch die Leistungsbereitschaft angehoben wird. Hierzu ein Beispiel:

### Beispiel aus der Praxis

Martin Seiler leitet einen ambulanten Pflegedienst mit 14 Mitarbeitern. Zwei davon zählen zu seinen »Sorgenkindern«. Frau Vogt kleidet sich immer wieder unpassend, oft aufreizend, was bei den Patienten zu Irritationen führen kann. Frau Mischka ist am längsten im Team (seit neun Jahren) und zweifelt immer noch, ob sie überhaupt dazu gehört. Ihre Zweifel können sich derart steigern, dass sie sich überanstrengt, um den anderen Teammitgliedern Arbeit abzunehmen und dann vor lauter Überforderung krank wird.

Bei einem Coaching-Training erlernte Herr Seiler die Grundüberzeugungen und erkannte nun bei seinen Mitarbeiterinnen, welche sie bevorzugten. Bei Frau Vogt war er bisher unsicher gewesen, sie auf ihre Kleidung anzusprechen und hatte es bei

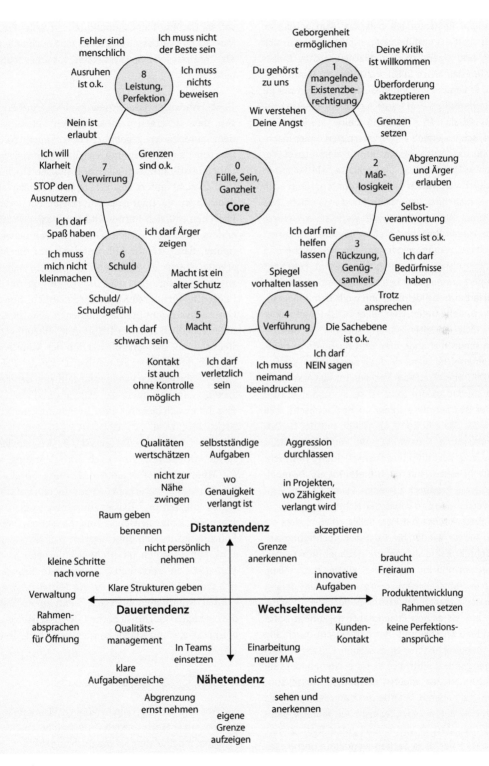

**Abb. 6.2** Grundüberzeugungen und Grundtypen (Mack 2000). Aus: Bernhard Mack. Führungsfaktor Menschenkenntnis. © 2000 by mi-Fachverlag, FinanzBuch Verlag GmbH, München. ▶ www.mi-fachverlag.de. Mit freundlicher Genehmigung des Verlages.

wenigen Bemerkungen belassen. Nun wusste er, dass sie die Grundüberzeugung Verwirrung in sich trug und eigentlich nach Klarheit suchte. Dieses Wissen half Herrn Seiler, Frau Vogt zu konfrontieren. Er verabredete einen Gesprächstermin mit ihr in seinem Büro und fragte sie, ob ihr bewusst sei, dass sie sich oft unpassend kleide. Sie verneinte dies, schien jedoch verunsichert. Herr Seiler machte ein paar Beispiele, was ihm in den letzten Wochen aufgefallen war, und erklärte, wie Patienten dadurch verunsichert werden könnten. Denn auch er sei manchmal verunsichert und wisse nicht, was sie eigentlich von ihm wolle, wenn sie mit einem sehr kurzen Rock und grell geschminkt im Dienst erschien. Wegen seiner eigenen Verunsicherung habe er bisher auch wenig dazu gesagt. Frau Vogt reagiert unruhig und betroffen. Sie möge nun einmal farbenfrohe Kleidung und wolle damit niemandem zu nahe treten. Herr Seiler berichtet von einer christlich geprägten älteren Patientin, die ihretwegen schon mal angerufen und nachgefragt habe, ob eine solche Dienstkleidung angemessen sei. Daraufhin weint Frau Vogt und erklärt, sie wisse nicht, wie sie das ändern solle, so sei sie nun mal. Herr Seiler ist über diese Tränen nicht überrascht, weil er weiß, wie emotional Menschen mit der Grundüberzeugung Verwirrung sein können. Er bittet Frau Vogt zukünftig ihre Dienstkleidung mit mehr Bedacht auszuwählen und bietet ihr an, ihr regelmäßig ein Feedback zu geben. Damit ist Frau Vogt einverstanden und verlässt erleichtert das Büro.

Bei Frau Mischka hat Herr Seiler erkannt, dass sie sich immer wieder die Existenzberechtigung abspricht. Er nahm sich vor, sie häufiger direkt anzusprechen und ihr immer mal wieder mitzuteilen, dass er froh sei, sie im Team zu haben. Das gelang ihm auch. Manchmal wärmte er dazu die Anfangszeit auf, als er den Pflegedienst gegründet hatte und Frau Mischka mit ihm gemeinsam durch alle »Kinderkrankheiten« eines neuen Unternehmens gegangen war. Auch ließ er sie verstehen, dass sie nicht hinter den anderen herräumen müsse, sondern die anderen Mitarbeiter auffordern solle, es selbst zu tun. In einer Teamsitzung teilte er dann allen mit, dass er von einem guten Team erwarte, dass jeder seine Sachen wegräume und dieses nicht Aufgabe einer langjährigen Mitarbeiterin sei. Danach fiel es Frau Mischka leichter, Grenzen zu

setzen. Darüber hinaus ermutigte Herr Seiler Frau Mischka ihm Verbesserungsvorschläge mitzuteilen. Als Frontfrau sehe sie ja als erstes, woran es mangele.

Viele Führungskräfte lernen in ihren Ausbildungen, dass sie einen demokratischen Führungsstil dem autoritären gegenüber bevorzugen sollen. Das führt zu der Meinung, es gäbe einen richtigen Führungsstil, mit dem alles zu lösen sei. Doch die Realität sieht anders aus. Wie in den Fallbeispielen deutlich wurde, trägt jeder Mitarbeiter ein anderes Päckchen mit sich herum und muss entsprechend anders motiviert werden. Gute Führung bedeutet immer, dass sich die Führungskraft auf die Mitarbeiter zubewegt. »Dort abholen, wo sie stehen«, wie es so häufig zitiert wird. Im Fallbeispiel mit der Pflegedirektorin Frau Kunze wird deutlich, dass ein Gesprächskonzept bei verschiedenen Mitarbeitern unterschiedlich ankommt. Eine gute Führungskraft stellt sich auf die Persönlichkeiten der Mitarbeiter ein, mit denen sie es zu tun hat. Denn der Erfolg eines Unternehmens steht und fällt mit den Mitarbeitern, insbesondere den Führungskräften. Und da zahlt es sich aus, wenn die Beziehungsebene berücksichtigt wird.

Dabei müssen Führungskräfte sich zunächst selbst einschätzen, um auch ihre Wirkung auf die Mitarbeiter reflektieren zu können. So gibt es beispielsweise natürliche Spannungen zwischen Perfektionisten und Existenzunsicheren oder zwischen Rückzugsmenschen und Maßlosen. Wenn Führungskräfte sich ihrer eigenen Anteile bewusst sind, fällt es ihnen oft leichter Mitarbeitern »ihr Verhalten zu verzeihen«. Vorgesetzte brauchen sich dann nicht so über einen zur Verwirrung neigenden Mitarbeiter aufregen, wenn ihnen selbst die eigene Existenzunsicherheit bewusst ist, welche beispielsweise mit Macht kompensiert wird (Tewes 2009).

---

**Praxistipp**

Wer sich intensiver mit Persönlichkeitsmodellen und entsprechenden Tests dazu beschäftigen möchte, dem sei das Buch von Walter Simon (2010) »Persönlichkeitsmodelle und

Persönlichkeitstests« empfohlen. Hier werden 15 verschiedene Modelle anschaulich präsentiert.

Das Buch »Die effektive Führungspersönlichkeit« von Stephen Covey (2008) gilt als Klassiker der Führungsliteratur und gibt einen guten Einblick in prinzipienorierntiertes Managen.

## Literatur

Beckmann, Dietmar; Brähler, Elmar; Richter, Horst-Eberhard (1990) Der Gießen-Test. Ein Test für Individual- und Gruppendiagnostik. Göttingen: Hogrefe.

Briggs Myers, Isabel (1995) Gifts Differing: Understanding Personality Type. Mountain View, USA: Davies-Black Publishing

Briggs Myers, Isabel (2000) Introduction to type. A guide to understanding your results on the Myers-Briggs type indicator. Oxford: Oxford Psychological Press Limited

Brodbeck, Felix; Anderson, Neil; West, Michael (2001) TKI Teamklima- Inventar. Göttingen: Hogrefe.

Covey, Stephen (2008) Die effektive Führungspersönlichkeit. Prinzipienorientiert managen. Frankfurt: Campus.

Daumenlang, K; Müsken; W; Harder U (2004) Fragebogen zur Erfassung des Organisationsklimas (FEO). Göttingen: Hogrefe.

Fahrenberg; Jochen; Hampel, Rainer; Selg, Herbert (2010) Freiburger Persönlichkeitsinventar. Göttingen: Hogrefe.

Fennekels, Georg; D'Souza, Simone (1999) Management-Fallstudien (MFA) Göttingen: Hogrefe.

Gay, Friedbert (2004) Das DISG-Persönlichkeits-Profil. Remchingen: persolog GmbH Verlag für Managementsysteme

Graf-Götz, Friedrich, Glatz, Hans (2003) Organisation gestalten. Neue Wege für Organisationsentwicklung und Selbstmanagement, S.196. Weinheim: Beltz

Howard, Pierce; Howard, Jane Mitchell (2002) Führen mit dem Big-Five Persönlichkeitsmodell. Das Instrument für optimale Zusammenarbeit, S.180. Frankfurt/Main: Campus

Riemann, Fritz (1986) Grundformen der Angst. Eine tiefenpsychologische Studie. München: Ernst Reinhardt Verlag

Jung, Carl Gustav (1936/2001) Archetypen. München: Deutscher Taschenbuch Verlag

Mack, Bernhard (2000) Führungsfaktor Menschenkenntnis, S.140. Landsberg am Lech: moderne industrie verlag

Palmer, Helen (1995) Growing the enneagramm – The Californian Experience. All Points Bulletin

Perls, Fritz (1980) Gestalt, Wachstum, Integration. Paderborn: Junfermann

Petzold, Hilarion, Heinl, Hildegund (1985) Psychotherapie und Arbeitswelt. Paderborn: Junfermann

Reddin, W.J.; Das 3-D Programm zur Leistungssteigerung des Managements, S.28. München 1977

Rooke, David, Torbert, William R. (2005) Die sieben Managertypen– und welcher Erfolg hat. In: Harvard Businessmanager, Juli: 18–34

Schaper, Niclas; Lieberei, Wolfgang (2010) Der Führungsstilfragebogen (FSF) – ein situativer Fragebogen zur Erfassung von Stil- und Verhaltensmerkmalen bei der Mitarbeiterführung. Göttingen: Hogrefe.

Simon, Walter (Hrg) (2010) Persönlichkeitsmodelle und Persönlichkeitstests. Offenbach: GABAL

Tewes, Renate (2009) Coaching – externe Beratung und modernes Führungsinstrument. In: Bechtel, Peter: Erfolgreiches Pflegemanagement im Krankenhaus. Antworten auf Führungsfragen von morgen. S. 61–128. Köln: Haarfeld.

Weidlich, Andreas: Lizenznnehmer der INSIGHTS Learning & Development Ltd, Schottland. ▶ http://www.weidlich. net, ▶ http://www.karriere.at/home/karriere-center-trends.at

# Führen will gelernt sein!

R. Tewes, *Führungskompetenz ist lernbar,*
DOI 10.1007/978-3-662-45223-3_7, © Springer-Verlag Berlin Heidelberg 2015

A leader is a person you will follow to a place you wouldn't go by yourself. (Joel A Barker)

## 7.1    Wie Führungsbilder das Führungsverhalten beeinflussen

Jede Führungskraft hat ein Bild von Führung. Obwohl dieses Bild meist unbewusst ist, wirkt es sich intensiv auf ihr Führungsverhalten aus. Es macht einen großen Unterschied, ob sich eine Führungskraft mit ihrer Mannschaft gemeinsam in einem Boot sitzen sieht, mit dem nur alle zusammen das nächste Ufer erreichen können. Oder ob sie sich als Gärtnerin erlebt, die ihre Pflanzen (Mitarbeiter) gießt und sie so zum Gedeihen bringt.

**Beispiel aus der Praxis**
Als Simone Kraus aus Oldenburg die Pflegedienstleitung einer Orthopädischen Klinik in Süddeutschland übernahm, verschaffte sie sich zunächst einen Überblick über ihr Personal. Sie nahm sich vor, anfangs die Zügel straffer zu halten und später – sobald sie sich Respekt verschafft hatte – gegebenenfalls zu lockern. Die 13 Stationsleitungen hielt sie für einen ängstlichen, verunsicherten und wenig kompetenten Haufen. Den Pflegemitarbeitern traute sie noch weniger zu. Nach einem Jahr »Kampf gegen alle Fronten«, wie Frau Kraus es bezeichnete, meldete sie sich zu einem Gruppencoaching an und berichtete ihre »Misserfolgsstory«.
In ihrem Führungsbild sah sich Frau Kraus selbst als eine Dompteuse, die mit ihrer Peitsche immer wieder hart durchgreifen muss, um wenigstens etwas Ordnung in diesen verunsicherten Haufen von Angsthasen zu bekommen. »Straffe Führung« nennt sie selbst ihr Konzept von engmaschigen Kontrollen. Sie agiere letztlich in einem Karnickelstall und trotz aller Bemühungen hört die Unsicherheit der Stationsleitungen nicht auf.
Die Szene wird nachgestellt, indem einige Coaching-Teilnehmer als ängstliche Hasen umherhüpfen und eine Teilnehmerin die Rolle der Dompteuse übernimmt. Schnell wird klar, dass die Peitsche nicht gegen die Angst hilft, sondern alles verschlimmert.
Mit dem Blick von »außen« auf diese Szene wird Frau Kraus ermutigt dieses Bild zu verändern. Zu-

nächst nimmt sie die Peitsche raus. Aus den Angsthasen werden Wildkaninchen, die über viel Energie verfügen und ihre Freiheit lieben. Aus der Dompteuse wird eine Försterin, die ihren Wildbestand aus der Ferne betrachtet und Bedingungen schafft, die einen gesunden Artbestand fördern.
In der abschließenden Selbstreflexion werden Frau Kraus zwei Dinge bewusst: (1) Sie hat ihre eigene Unsicherheit bei der neuen Stelle in einer neuen Heimat auf die Mitarbeiter projiziert. Das heißt, sie sah in den Mitarbeitern ihre eigene Angst, die sie bei sich nicht wahrnehmen wollte. (2) Mit der straffen Führung hat sie die Mitarbeiter verunsichert und in eine abhängige statt selbstbestimmte Position gebracht.

Diese unbewussten Bilder von Führungskräften haben eine große Wirkung auf das berufliche Handeln. Deshalb lohnt es sich herauszufinden, von welchen Bildern man sich selbst leiten lässt. Bin ich ein jonglierender Affe oder das Leittier einer Elefantenherde, eine Dirigentin oder ein Wegweiser für Wanderer, eine Marathonläuferin oder eine souveräne Königin? Mit diesen Bildern werden Grundhaltungen der Führung transportiert. Sie spiegeln die eigenen Grundüberzeugungen (▶ Kap. 6) und die moralische Intelligenz (▶ Kap. 5) wider.

## 7.2    Führungsaufgaben und -kompetenzen

Die **Aufgaben** von Führungskräften sind vielfältig und erfordern einige Basiskompetenzen sowie spezielle Kompetenzen.
Zu den Basisaufgaben zählen:
- Ziele setzen und entsprechende Pläne darlegen
- Mitarbeiter motivieren, deren Engagement wertschätzen und Talente fördern
- Wissensmanagement betreiben und Lernprozesse nachhaltig etablieren
- Tätigkeiten koordinieren und kontrollieren
- Ressourcen ermitteln und zuteilen
- Beziehungen innerhalb und außerhalb der Organisation aufbauen und pflegen
- Konflikte managen
- Strukturen (formelle und informelle) entwickeln und beeinflussen

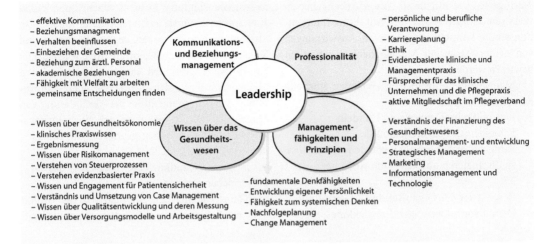

- effektive Kommunikation
- Beziehungsmanagment
- Verhalten beeinflussen
- Einbeziehen der Gemeinde
- Beziehung zum ärztl. Personal
- akademische Beziehungen
- Fähigkeit mit Vielfalt zu arbeiten
- gemeinsame Entscheidungen finden

**Kommunikations- und Beziehungsmanagement**

**Professionalität**

- persönliche und berufliche Verantworung
- Karriereplanung
- Ethik
- Evidenzbasierte klinische und Managementpraxis
- Fürsprecher für das klinische Unternehmen und die Pflegepraxis
- aktive Mitgliedschaft im Pflegeverband

**Leadership**

- Wissen über Gesundheitsökonomie
- klinisches Praxiswissen
- Ergebnismessung
- Wissen über Risikomanagement
- Verstehen von Steuerprozessen
- Verstehen evidenzbasierter Praxis
- Wissen und Engagement für Patientensicherheit
- Verständnis und Umsetzung von Case Management
- Wissen über Qualitätsentwicklung und deren Messung
- Wissen über Versorgungsmodelle und Arbeitsgestaltung

**Wissen über das Gesundheitswesen**

**Management-fähigkeiten und Prinzipien**

- Verständnis der Finanzierung des Gesundheitswesens
- Personalmanagement- und entwicklung
- Strategisches Management
- Marketing
- Informationsmanagement und Technologie

- fundamentale Denkfähigkeiten
- Entwicklung eigener Persönlichkeit
- Fähigkeit zum systemischen Denken
- Nachfolgeplanung
- Change Management

**Abb. 7.1** Kompetenzen von Pflegedirektorinnen (adaptiert nach AONE 2011)

Um diesen Aufgaben gerecht zu werden, sind eine Reihe von **Basiskompetenzen** notwendig, wie:

- Die Fähigkeit, Visionen und Ziele zu entwickeln
- Kommunikative Kompetenz
- Fähigkeit, zu priorisieren und Entscheidungen zu treffen
- Konfliktfähigkeit
- Fähigkeit, Probleme als Herausforderung zu erleben
- Verhandlungsgeschick
- Integrität und Authentizität

Der Verbund der Pflegedirektoren in den USA (AONE) hat ein umfassendes Kompetenzmodell für sich entwickelt und fokussiert neben Kommunikations- und Managementfähigkeiten auf umfangreiche Kenntnisse über das Gesundheitswesen sowie die Entwicklung der eigenen Professionalität. Die aktive Mitgliedschaft in einem Berufsverband wird dabei vorausgesetzt (AONE 2011).

Die schnelllebige Entwicklung im Wirtschafts- und Gesundheitswesen führt zu einer Ausreizung von Produktinnovationen, Synergieeffekten und Rationalisierungsprozessen. Der Bereich mit dem größten Innovationspotenzial bleibt jedoch unangetastet: das Management selbst. Kein Wunder, denn hierzu müssen Vorstand und Topmanagement großen Mut beweisen und ggf. die eigene

Position in Frage stellen. Das fällt diesen Menschen häufig auch deshalb schwer, weil es ihrer Grundüberzeugung von Macht und Kontrolle widerspricht. Denn diese Grundüberzeugung steht für Sicherheit und nicht für Experimentierfreude, sie steht für Festhalten und nicht für Loslassen. Veränderungen machen diesen Menschen also keine Freude, sondern sie machen ihnen Angst. Deshalb sind Veränderungen – wenn sie sich schon nicht umgehen lassen – anderen vorbehalten, wie beispielsweise den Mitarbeitern.

Doch es geht auch anders, das hat eine Klinik in Izmir, Türkei bewiesen. Die Pflegedirektorin des Krankenhauses hat sich mit zwei Professorinnen der Pflegewissenschaft zusammen getan, um gemeinsam gegen die hohe Fluktuation in der Klinik vorzugehen. Die an der Universität erforschten theoretischen Kenntnisse über mögliche Interventionen wurden dann in Fokusgruppen mit den Stationsleitungen und der Pflegedirektorin diskutiert. 10 Wochen lang traf man sich für 1,5 Stunden, um aus den wissenschaftlichen Erkenntnissen praktisches Handeln abzuleiten. Den Leitungskräften wurde dann freigestellt, welche der evidenzbasierten Methoden sie umsetzen wollten. Die enge Verzahnung von Klinik und Universität zahlte sich aus. Die gewählten Interventionen erhöhten nachweislich die Berufszufriedenheit und Identifikation der Mitarbeiter mit ihrem Krankenhaus und verringerten die Intention, diesen Arbeitgeber zu verlassen (Gözüm et al. 2014). Mit dieser Interventionsstudie konnten die positiven Auswirkungen von evidenzbasiertem Management systematisch bewiesen werden.

Managementinnovationen verlangen **spezielle Kompetenzen**, wie:

- Flexibilität im Denken und Handeln
- Fähigkeit zur Selbstreflexion
- Fähigkeit, sich persönlich von dem Geschehen zu distanzieren und eine Draufsicht herzustellen
- Respekt vor der Organisation als Ganzes und
- Demut vor notwendigen Entwicklungsprozessen

Firmen, die den Mut für Managementinnovationen aufbrachten, sind beispielsweise Toyota oder Habit for Humanity (Hamel 2006). **Toyota** ermutigte seine Mitarbeiter, auftretende Probleme selbst zu lösen und gab ihnen das entsprechende Handwerkszeug dazu. Damit nutzen sie die Intelligenz der gewöhnlichen Mitarbeiter und beteiligten diese an der Gesamtorganisation. Die Mitarbeiter dankten es ihrer Organisation mit Engagement und Identifikation. **Habit for Humanity** ist eine Organisation Freiwilliger, die für bedürftige Familien Häuser bauen. Seit 1976 sind auf diese Weise 150.000 Häuser entstanden. Ohne Menschen, die ihre Wochenenden opfern, um bei den Bauten selbst Hand anzulegen, wäre das nicht möglich.

Ein weiteres Beispiel ist **Linux**. Der Finne Linus Torvalds stellte sein Betriebssystem ins Netz und ließ freiwillige Software-Entwickler weltweit an diesem Open-Source-Produkt mitarbeiten. Durch diese gemeinschaftliche und unkonventionelle Herangehensweise konnten effizient und effektiv Systemprobleme behoben werden und ein sehr gutes Produkt zur kostenlosen Anwendung entstehen, das kontinuierlich weiterentwickelt wird.

Zwei Dinge verbinden Toyota, Habit for Humanity und Linux: (1) die Dezentralisierung von Entscheidungsprozessen und (2) die sinnvolle Betätigung, die nicht durch finanzielle Anreize gesteuert wird.

Nach Gary Hamel (2006) unterscheiden sich Kernprozesse des Managements, wie Strategie- und Innovationsplanung sowie Führungs- und Ma-

nagementausbildung, in den Unternehmen kaum. Allesamt basieren sie auf »veraltetem Erbgut«, also überholten Annahmen, in denen Hierarchie und Sicherheitsdenken eine zentrale Rolle spielen. Erst ein radikaler Abschied dieser traditionsreichen Managementmethoden ermöglicht echte Innovationen. Hamel empfiehlt bei der Veränderung von Managementkonzepten, dass sich die Führungsspitze zu jedem Glaubensgrundsatz des Managements zwei Fragen stellt:

- Ist dieser Grundsatz Gift für das Ziel, das Sie erreichen wollen?
- Können Sie sich eine Alternative zu der Realität vorstellen, der dieser Grundsatz zugrunde liegt?

Damit eine Kostensenkung im Unternehmen erreicht werden kann, muss das Management die Grundsätze der Dezentralisierung und des Aktivismus verinnerlichen, so Hamel.

Ein gutes Beispiel für dezentrale Entscheidungsfindung bietet Whole Foods. Der Unternehmensgründer Mohn Mackey wollte das Unternehmen »auf Liebe, statt auf Angst aufbauen«. Der gesamte Lebensmittelmarkt teilt sich in kleinere Teams, wie Meeresfrüchte oder Frischprodukte, die selbst über ihr Angebot entscheiden. Bei marktrelevanten Entscheidungen werden diese Teams von den Managern um Rat gefragt. Dieses hohe Maß an Entscheidungsfreiheit der Mitarbeiter motiviert die Eigenverantwortung. Auch können Mitarbeiter alle Gehälter – auch die der Führungskräfte - einsehen. Die Gehälter der Führungspositionen sind auf eine bestimmte Summe begrenzt. 94 % der Aktienanteile wurden an Nicht-Führungskräfte des Unternehmens vergeben (Hamel 2006).

Für deutsche Verhältnisse unmöglich? Vielleicht in diesem Ausmaß, doch in Ansätzen erleben wir durchaus bereits Managementinnovationen.

Eine Form der Dezentralisierung im Gesundheitswesen findet sich im Organisationssystem Primary Nursing oder auch Primärpflege genannt. Hier liegt die gesamte Verantwortung für die Versorgung und Begleitung des Patienten bei einer Primary Nurse, die nicht nur die Pflege plant, sondern diese auch umsetzt. Sie koordiniert alle an der Versorgung beteiligten Gesundheitsberufe und managt die Entlassungsplanung (Manthey 2005). Interessanterweise ist bei diesem Pflegesystem die Verantwortung

**Tab. 7.1** Charakteristiken der vier Wege in Führungspositionen der Pflege (nach Bondas 2006:)

| | Weg des Ideals | Karriereweg | Weg der Veränderung | Temporärer Weg |
|---|---|---|---|---|
| Persönliche Verpflichtung | Pflege entwickeln/eine Traumabteilung verwirklichen/Pflege vor schlechter Führung schützen | Persönliche Entwicklung/raus aus direkter Pflege | Unklar/Bedürfnisse anderer befriedigen | Führung mal versuchen und bei Bewerbung Glück gehabt |
| Beeinflussende Faktoren | Beispiele von guter und schlechter Führung | Führungsvorbilder/Idealisierung von Führung | Gab keine andere Position/Arbeitsbedingungen | Stellvertreterposition |

nicht nur klar zugeteilt, sondern entwickelt sich noch zusätzlich. Das heißt, zunächst wird die Verantwortung für die Pflege einer bestimmten Pflegenden zugeteilt und in der Folge des bewussten Umgangs damit wächst die Eigenverantwortung oft noch für andere Belange. Nicht selten mischen sich Primary Nurses in die Unternehmenspolitik ein. Das ist ein großer Gewinn für die Organisation, da die Pflegenden an der Basis nicht nur die Probleme erkennen, sondern oft auch die Lösungen dafür haben (wie bei Toyota). Wilfried von Eiff (2000) kam in seiner Studie über Führungskompetenz im Gesundheitswesen zu dem Schluss, dass 83 % der Fehlentscheidungen vermeidbar wären, wenn die Führungskräfte besser über die organisatorischen Hemmnisse und zwischenmenschlichen Probleme informiert wären. Mit der Einführung von Primary Nursing werden nicht nur die Patienten besser versorgt, sondern es wächst auch offensichtlich die Bereitschaft der Pflegenden, ihr Management über notwendige Veränderungen zu informieren (Tewes 2002).

## 7.3 Führungsforschung in der Pflege

Die Forschung über Führung in der Pflege ist zwar übersichtlich, doch interessant. Eine schwedische Studie weist nach, dass sich die Pflegenden von ihren Leitungen eine klare und aktive Führung wünschen (Sellgren et al. 2006). Dieses Ergebnis kann unterschiedlich interpretiert werden. Es kann einerseits dafür stehen, dass in einer sich so schnell verändernden Welt das Bedürfnis nach klarer Richtungsvorgabe wächst. Anderseits könnte es auch

ein Zeichen von fehlenden Anforderungen und dem Wunsch nach mehr Struktur sein. Eine Dezentralisierung von Entscheidungsprozessen dürfte dem entgegenwirken.

Was motiviert eigentlich Pflegende, eine Führungsposition anzustreben? Eine finnische Untersuchung ging dieser Frage nach und fand vier verschiedene Wege, die ins Management führen (Bondas 2006). Jeder Weg ist gekennzeichnet durch eine persönliche Verpflichtung und beeinflussende aktoren (**Tab. 7.1**).

Terese Bondas geht davon aus, dass ihre Forschungsergebnisse auf alle Länder übertragen werden können, wo (1) den Führungskräften der Pflege die direkte Autorität bei Pflegeentscheidungen erschwert wird, (2) die Führungskräfte der Pflege finanziell den Medizinern unterstellt sind und (3) Ausbildungsvoraussetzungen für Führungskräfte unklar bleiben. Damit ist die deutsche Pflege beschrieben.

Während die Idealisten sich für eine bessere Zukunft der Pflege stark machen und ihre Visionen mit anderen teilen, geht es den Karrieristen in erster Linie um den eigenen Erfolg. Beim Veränderungsweg nehmen die Pflegenden eine passive Rolle ein: Hier kommt die Führung zu ihnen. Sie erklären häufig, dass sie selbst nie dachten, jemals eine Führungsrolle einzunehmen. Sie sehen ihr Amt eher im Sinne einer Verpflichtung, die schließlich jemand übernehmen muss. Beim temporären Weg ist es der Pflegenden möglich, wieder in die Pflege zurück zu gehen. Sie traut sich eine Führungsrolle zu und bewirbt sich versuchsweise auf eine Stellvertreterposition, die sie jedoch auch wieder verlassen kann (Bondas 2006).

Cristy Hay (2004) entwickelt in Kanada für Stationsleitungen zukunftsträchtige Führungsprinzipien. Wegen der starken Vorbildfunktion ist es deshalb wichtig, dass Stationsleitungen über eine Pflegeausbildung verfügen. Der Austausch von Führungskräften untereinander ist ebenso bedeutsam wie das Einbeziehen der Stationsleitungen bei Managemententscheidungen, welche die Pflegeteams betreffen.

Was im englischsprachigen Ausland als Mentoring bezeichnet wird, könnte im Deutschen mit »klinische Supervision für Führungskräfte« übersetzt werden. Hier werden junge oder neue Führungskräfte systematisch in ihrer Rolle unterstützt, was sich sowohl auf die Vielseitigkeit der Lernerfahrungen auswirkt als auch auf die Qualität pflegerischer Versorgung (Sirola-Karvinen 2006). Bei uns in Deutschland erwarten wir von Führungskräften eher, dass sie sich selbst zurechtfinden und sich behaupten. Eine systematische Einführung, wie beispielsweise Pflegeschüler sie erfahren, ist selten angedacht. Da lässt sich noch einiges von anderen Ländern lernen. Es wundert nicht, wenn über die veränderte Rolle der Stationsleitung in Deutschland an erster Stelle ihres Qualifikationsprofils angegeben wird: »Die Fähigkeit, die eigene Rolle zu definieren« (Bergers und Betz 2004).

In einer Studie wurden Führungskräfte der Pflege gebeten, die Verantwortlichkeiten aus ihrem beruflichen Alltag zu gewichten (Purnell 1999). Dabei ergab sich folgendes Ranking:

1. Kommunikation
2. Zielerreichung vorbereiten
3. Effektive interpersonale Beziehungen
4. Entscheidungsfindung

Die Führungskräfte erleben ihre kommunikative Kompetenz als maßgeblich für ihre Tätigkeit und erst an zweiter Stelle rangiert das Setzen und Erreichen von Zielen. Ein interessantes Ergebnis, denn die übliche Managementliteratur beginnt in der Regel mit dem Entwickeln von Zielen. Die Etablierung tragfähiger Beziehungen wird noch vor der Entscheidungsfindung angesiedelt. An dieser Selbsteinschätzung wird deutlich, wie wichtig kommunikative und soziale Kompetenzen, also Soft Skills, im Führungsalltag sind.

## 7.4    Der Werkzeugkoffer für Führungskräfte

In Großbritannien wurde ein Führungskompetenzmodell für alle Berufsgruppen im Gesundheitswesen entwickelt (Clinical Leadership Competency Framework 2011). Die entsprechenden Qualifikationsprogramme hierzu beginnen mit der Arbeit an den eigenen Qualitäten, fokussieren dann auf die Zusammenarbeit mit anderen, um anschließend Dienstleistungen zu managen und diese zu verbessern. Letztlich geht es darum, die Richtung vorzugeben, indem Interventionen evaluiert und deren Wirksamkeit geprüft wird (◘ Abb. 7.2).

Beim Packen des persönlichen Werkzeugkoffers orientieren wir uns am CLCF und aus allen fünf Bereichen werden entsprechende Kompetenzen benannt.

### 7.4.1    Eigene Persönlichkeit entwickeln

Die innere Grundhaltung von Führungskräften spielt eine wichtige Rolle. Je bewusster ihnen ihre Bilder von Führung und von Macht sind, desto stärker können sie ihr berufliches Handeln selbst bestimmen. Das Bild von sich selbst als Leitung von Mitarbeitern sollte Lernen und Entwicklungsprozesse für beide Seiten ermöglichen. Auch die klare Positionierung zur Macht spielt eine wichtige Rolle. Macht haben darf und soll Spaß machen! Das Erleben von Einflussnahme und Selbstbestimmung darf nicht geleugnet werden, indem man sich beispielsweise hinter anderen versteckt (Beispiel: »Das haben wir so entschieden«, oder schlimmer: »Das wurde so entschieden«). Ambivalenzen oder Unklarheiten im Umgang mit der Macht wirken sich immer negativ auf die Mitarbeiter aus. Um das für sich zu klären, kann sich die Führungskraft fragen, ob sie ihre Position in den entsprechenden Gremien vertritt und ob sie ihren Mitarbeitern die notwendige Autorität zuspricht, bestimmte Entscheidungen selbst zu treffen, und ob sie bei Auseinandersetzungen mit anderen Berufsgruppen hinter ihrem Personal steht.

Neben den Bildern von Führung und Macht macht ein gewisser ethischer Anspruch die Grundhaltung von Führung aus, auch moralische Intelligenz genannt.

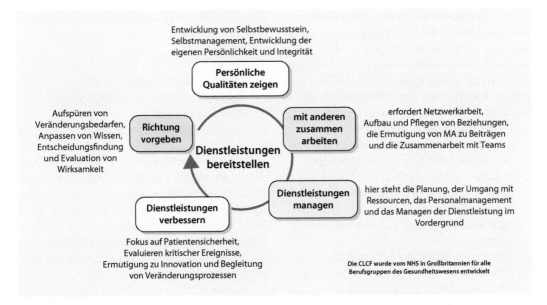

**Abb. 7.2** Klinische Führungskompetenz (adaptiert nach Clinical Competence leadership framework)

Immer bedeutsamer wird bei einer erfolgreich motivierenden Führungskraft die Hoffnung. Dabei ist Hoffnung nicht nur ein zentraler Faktor der Resilienz, also der Fähigkeit, widrigen Umständen zu trotzen. Hoffnung muss als wichtige Energiequelle für positive Veränderungen verstanden werden und zwar mehr als beispielsweise Optimismus (Hutson und Perry 2007). Deshalb sollten sich Führungskräfte bei wichtigen Interventionen stets fragen, ob das, was sie sagen wollen, eher Hoffnung fördert oder diese zerstört. Der Führungskräfte-Coach Harry Hutson und die Managementberaterin Barbara Perry haben gemeinsam Prinzipien entwickelt, wie Hoffnung in Organisationen systematisch etabliert werden kann (Hutson und Perry 2006).

> **Praxistipp**
>
> Ein empfehlenswertes Führungskräftetraining, das speziell für das Gesundheitswesen entwickelt wurde, ist das LEO-Training. LEO steht für »Leading an Empowered Organization« und macht sich stark für dezentrale Entscheidungsprozesse (▶ www.crown-coaching.de).

### 7.4.2 Selbstreflexion

Eine gute Möglichkeit der Selbstreflexion liegt in der Analyse der eigenen Persönlichkeit. Hierzu hatten wir bereits in ▶ Kap. 6 die Beispiele der vier Typen (Orientierung am Verstand, am Gefühl, an der Ordnung und an der Veränderung) und der neun Grundüberzeugungen besprochen (Existenz, Maßlosigkeit, Rückzug, Verführung, Macht/Kontrolle, Schuld, Verwirrung, Leistung und Core). Oft klärt eine solche Analyse das Warum und auch das Wie von beruflichen Handlungen.

Am effektivsten werden Reflexionsprozesse durch das Feedback in einer Gruppe. Gruppen-Coaching oder Gruppen-Supervision sind hierzu Möglichkeiten. Bei manchen Prozessen kann es nützlich sein, sich auf kollegialer Ebene zu beraten, also mit anderen Heimleitern, Pflegedirektoren oder Stationsleitungen – je nachdem. Aber auch berufsgruppenübergreifende Meetings (z. B. Coaching) kann die eigene Sicht der Dinge klären. Formen kollegialer Beratung sind insbesondere für Frauen eine Option auf Feedback, da sie – im Vergleich zu Männern – noch weniger nützliches Feedback erhalten.

Je nach Fragestellung können Teile des eigenen Verhaltens auch selbst reflektiert werden. Die Gefahr liegt jedoch darin, den eigenen blinden Flecken nicht wahrzunehmen und eigene Unzulänglichkeiten auf andere zu projizieren. Für die unterschiedlichen Themen der Selbstreflexion gibt es verschiedene Werkzeuge, wie beispielsweise:

– **Analysebogen zur Erfassung der eigenen Arbeitsgewohnheiten** (Ochsner in Lotmar und Tondeur 2004). Auf einer dreistufigen Skala (oft, teils teils, selten) sind Fragen zu beantworten, wie: »Ich neige dazu, unangenehme Arbeiten aufzuschieben«, oder: »Ich kann nicht nein sagen, wenn andere etwas von mir wollen«.
– **Balance-Modell für das Selbstmanagement** (Graf-Götz und Glatz 2007). Auf vier Waagschalen schätzt der Betrachter ein, ob er Beruf und Privatleben ausbalanciert hat:
  – Kontakt (Familie, Freunde, soziale Anerkennung, Liebe)
  – Leistung (Produktivität, Wissen, Erfolg)
  – Sinn (Werte, Visionen, Träume)
  – Körper (Ernährung, Sport, Entspannung)
– **Beziehungslandkarte** (Graf-Götz und Glatz 2007). Die Namen von Kollegen und der eigenen Person werden auf einem Blatt kreisförmig angeordnet. Dann werden die Beziehungen durch verschiedene farbliche Linien sichtbar gemacht. Es gibt unbelastete Arbeitsbeziehungen, sehr gute Beziehungen, verdeckte Konflikte, für alle sichtbare Konflikte und Bündnisbeziehungen.
– **Stabilitätssäulen** (Mack 2000). In acht verschiedene Säulen wird hinein gemalt, wie viel Stabilität oder eher Labilität mir dieser Bereich verleiht (Körper, Gefühle, Geld, Beruf, soziales Netz, Identität, Werte, Spiritualität).
– **Stimmungs-Feng Shui** (Braun et al. 2004). Analyse der Stimmung von Arbeitsprozessen mit der Option ggf. den Raum zu wechseln oder an einem anderen Ort weiter zu arbeiten.

### 7.4.3    Kommunikation gestalten

Führungskräfte selbst schätzen die Kommunikation als wichtigste Aufgabe ihrer Tätigkeit ein (Purnell 1999). Professionelle Kommunikation hat viele Ebenen, wie:

– Informieren
– Beraten
– Managen von Sitzungen
– Etablieren und Pflegen von Beziehungen
– Öffentlichkeitsarbeit
– Einsatz disziplinarischer Maßnahmen

Bei Gesprächen geht es also nicht nur um den Austausch von Inhalten, sondern immer auch um die Beziehung zwischen den Menschen. Vertrauen, Integrität und Authentizität spielen dabei eine große Rolle. Wenn sich beispielweise ein Chefarzt für das Image eines gesundheitsfördernden Krankenhauses einsetzt und gleichzeitig raucht, wird das seine Mitarbeiter wenig überzeugen.

Auch beeinflusst der Rahmen – innerhalb dessen Gespräche stattfinden – die Wirkung. Eine Bemerkung, die auf dem Flur dahingesagt wird, kommt anders an, als wenn für diese Information ein Treffen einberaumt wurde.

Damit professionelle Kommunikation stattfinden kann, bedarf es einer **Kultur des Respekts**. Diese muss oftmals erst geschaffen werden und wird damit zur entscheidenden Führungsaufgabe (Leape et al. 2012). In einem ersten Schritt gilt es, störendes Kommunikationsverhalten klar zu benennen. Ärzte haben hierzu eine Liste mit störendem Verhalten in der Medizin erstellt. Dazu zählt u. a. Beschämung, Grenzverletzung, Lästern oder in Wut ausbrechen und mit Dingen werfen (College of Physicians and Surgeons of Ontario 2008). Um respektloses Verhalten zu unterbinden, muss eine offene Kommunikation darüber geführt werden. Eine wichtige Basis hierfür ist die Fairness von Führungskräften. Jedem Konflikt, der angezeigt wird, muss nachgegangen werden. Die Reaktion darauf muss der Ursache entsprechend angemessen sein, d. h., mögliche Sanktionen müssen abgestuft werden. Wiederholtes respektloses Verhalten bedarf klarer Konsequenzen. Die Organisation muss hierzu ein faires, klares und konsequentes Vorgehen installieren, was für alle Mitarbeiter transparent ist (Leape et al. 2012).

Das Wie einer Kommunikation kann durch die Analyse der Grundüberzeugungen erleichtert werden (► Kap. 6). Damit wird der Gesprächsrahmen bewusst individuell gestaltet und die Wirkung effektiviert. Mitarbeiter mit einer Macht- und Kontrollüberzeugung lassen sich gern ins Büro einladen, da sie sich so auf das Gespräch vorbereiten können. Bei Menschen mit der Grundüberzeugung der Verwirrung benötigt man in jedem Fall einen ruhigen Ort mit wenig zusätzlichen Reizen. Dagegen benötigen Mitarbeiter mit einer Schuldthematik eher niedrigschwellige Gesprächsangebote, die auch auf dem Flur stattfinden können. Eine offizielle Einladung ins Büro kann sie sehr in Aufregung versetzen.

Die häufigsten – und damit kostspieligsten – Reibungsverluste entstehen durch fehlgeschlagene Kommunikation. Damit wird die professionelle Kommunikation in Kliniken zu einem ökonomischen Faktor, der sich auszahlt. Interessanterweise werden Seminare mit diesen Soft Skills oft belächelt, dabei bestimmen sie den wirtschaftlichen Erfolg maßgeblich. Profilierungsgehabe und Misstrauen gegenüber anderen Berufsgruppen oder auch anderen Teams führen zu dem, was wir in Kliniken oft »Schnittstellenproblematik« nennen. Gemeint ist damit einfach, dass aus den verschiedensten Gründen, wie Stolz oder Angst, nicht miteinander geredet wird, wenn es eigentlich notwendig wäre. Kliniken, die sich eine solch unprofessionelle Kommunikation noch länger leisten, werden, wegen der hohen Reibungsverluste, auf dem hart umkämpften Gesundheitsmarkt auf Dauer Existenzschwierigkeiten bekommen. Denn ein Ende der Gesundheitsreform ist noch längst nicht abzusehen.

Die Führungskräfte sind die wichtigsten Vorbilder in Bezug auf die Kommunikation. Eine Investition, z. B. durch professionelles Coaching der Leitungsebene, zahlt sich aus. Bevor Führungskräfte ein herausforderndes Gespräch beginnen, sollten sie sich über die Rahmenbedingungen, die eigenen Erwartungen und den Verhandlungsspielraum Gedanken machen. Als ein mögliches Modell sei hier die RAFAEL-Methode nach Hauser (2003) vorgestellt.

- **R**eport: »Wie haben Sie die Situation erlebt?«
- **A**lternativen: »Was würden Sie beim nächsten Mal anders machen?«
- **F**eedback: »So habe ich Sie erlebt.«
- **A**ustausch: »Welche Dinge sehen wir verschieden?«

- **E**rarbeiten von **L**ösungsschritten: »Was ist als Nächstes zu tun?«

### 7.4.4 Entwicklung von Zielen

Bevor Führungskräfte Ziele entwickeln, sollten sie sich zunächst ihre Visionen bewusst machen und die eigene Mission klären. Sie sollten also Fragen nachgehen, wie:

- »Wo will ich mit diesem Unternehmen in fünf und in zehn Jahren sein?«
- »Was ist meine persönliche Aufgabe?« (»Was will ich wirklich?«)

Insbesondere neue Führungskräfte müssen bei Zielbildungen ihre Mitarbeiter mit ins Boot bekommen. Überzeugungsarbeit ist dabei oft von großer Bedeutung.

Beim Führen mit Zielen gilt es drei Perspektiven im Auge zu behalten (1) die **Richtung** (hier muss ggf. Überzeugungsarbeit geleistet werden), (2) die **Zusammenarbeit** (bedarfsgerechte Begleitung und Reflexion der Lernprozesse) und (3) die **Ergebnisse**. Hier gilt es, Ziele zu entwickeln, Vereinbarungen zu treffen und diese zu integrieren (Berkel und Lochner 2001).

Auch das GROW-Modell von Withmore (1994) eignet sich zur Entwicklung und Umsetzung von Zielen. Dieses Modell besteht aus vier Phasen:

- **G**oal setting (Festlegen von kurz- und langfristigen Zielen)
- **R**eality checking (Realitätsprüfung zur aktuellen Frage, d. h. Ist-Analyse)
- **O**ptions (weitere Handlungsalternativen oder Strategien)
- **W**hat, when, who, will (Was wird wann von wem mit fester Absicht getan?)

Der Vorteil des GROW-Modells liegt in seiner klaren Struktur. Nachteilig kann die starke kognitive Ausrichtung sein, wenn die tieferliegenden Gefühle im Prozess nicht berücksichtigt werden. So lassen sich auf formeller Ebene die durchdachtesten Ziele verabschieden, die aber wirkungslos bleiben, wenn beispielsweise die informelle Ebene der Unternehmenskultur dagegen spricht.

### 7.4.5    Denkprozesse initiieren

Um Innovationen zu schaffen und dezentrale Entscheidungsprozesse zu fördern, müssen alle Mitarbeiter einer Organisation mitdenken können. Der Führungskraft kommt die Aufgabe zu, ihre Mitarbeiter zu neuen Ideen zu ermutigen und kleinere Probleme selbst zu lösen. Die bekannteste Herangehensweise ist hier das systematisch-logische Denken. Dabei werden Ist- und Soll-Zustand eruiert, Methoden der Angleichung entwickelt und das Verfahren evaluiert. Diese Methode eignet sich für Problemlösungsprozesse, sie produziert jedoch selten neue Ideen.

Hilfreich für die Entwicklung neuer Ideen ist beispielsweise das Brainstorming, bei dem alle Beteiligten zu einer Frage alle Gedanken präsentieren können und seien sie auch noch so verrückt. Das kann spontan in einer Teamsitzung passieren oder vorbereitet mit Metaplankarten (beispielsweise bei einer Klausurtagung). Auch **scheinbar verrückte Fragen** sind erlaubt, wie z. B.:

1. Was müssen wir tun, um das Problem zu verschlimmern?
2. Wenn uns ein Marsmensch beobachten würde, wie würde er unser Thema auffassen?
3. Wenn unser Problem bereits gelöst wäre, was wäre dann anders? Und wie sind wir dahin gekommen?
4. Wenn unser Thema morgen in der Zeitung stünde, was könnte eine originelle Überschrift dazu sein?

Lotmar und Tondeur (2004) gehen davon aus, dass es eine Führungsaufgabe ist, Denkblockaden zu überwinden. Ein Wechsel der Perspektive kann dabei ebenso behilflich sein wie die Einladung zu irrationalen Gedanken, das Aussprechen von Gefühlen und die Ermutigung, der Intuition freien Lauf zu lassen. Gerade die Forschung von Patricia Benner (1995) macht deutlich, wie sehr die Intuition mit dem Expertentum in der Pflege verbunden ist. Demnach verfügt eine Pflegeexpertin neben der Fachkompetenz und Berufserfahrung auch über Intuition. Diese Kombination befähigt sie, außergewöhnlich schnell in Notfallsituationen reagieren zu können. Noch bevor Monitore eine Veränderung beim Patienten anzeigen, nimmt die Expertin diese wahr.

Eine gute Methode, Veränderungsprozesse zu bewirken, ist das **Appreciative Inquiry (AI)**, also die wertschätzende Befragung. Hier interviewen sich Mitarbeiter gegenseitig. Statt dabei die Probleme herauszuarbeiten, wird nach dem gefragt, was gut läuft und was sich bewährt hat (zur Bonsen und Maleh 2001).

1. Was hat Sie besonders für diese Organisation begeistert, als Sie hier angefangen haben?
2. Was sind die wichtigsten Faktoren, die Ihrem Unternehmen Kraft und Vitalität verleihen?
3. Stellen Sie sich vor, es wären sieben Jahre vergangen und Ihre Organisation ist über alle Maßen erfolgreich geworden. Was ist in der Zwischenzeit passiert?

Mit solchen und ähnlichen Fragen werden positive Energien freigesetzt, die konstruktive Denkoperationen ermöglichen und die Bereitschaft zur Veränderung wecken. AI wirkt dem Energieverlust entgegen, der einsetzt, wenn wir uns nur noch mit Problemen beschäftigen.

### 7.4.6    Systemische Draufsicht auf die Gesamtorganisation

Der Führungsalltag verführt mit all den kleinen und großen Themen, die es zu bewältigen gilt, oft zum Mikromanagen. Mit Mikromanagen ist das »Schnell-mal-eben« gemeint, mit dem Führungskräfte Aufgaben, die an sie herangetragen werden, selbst erledigen, statt sie zu delegieren. Auf diese Weise ist es leicht möglich, sich zu »verzetteln«, statt nach Prioritäten vorzugehen. Mikromanagen bedeutet, wenn Aufgaben zunächst übertragen werden, dann die Leitung jedoch wieder »mitmischt«.

Es gibt viele Werkzeuge, um aus einer solchen Grundhaltung herauszukommen. Ziel dabei sollte immer sein, die gesamte Organisation aus der Vogelperspektive oder zumindest mit einem bestimmten Abstand betrachten zu können. Hilfreich sind beispielsweise:

- Behandlungspfade, um Zuständigkeiten ökonomisch und effektiv zu gestalten
- Ablaufdiagramme, um Prozesse in ihrer Gesamtsicht darzustellen

**☐ Tab. 7.2** Perspektiven als Strukturierungshilfe (nach Fischer-Epe 2002)

|  | Person | Team | Unternehmen |
|---|---|---|---|
| Fach- und Feldkompetenz |  |  |  |
| Organisation und Ablaufsteuerung |  |  |  |
| Soziale und personale Kompetenz |  |  |  |
| Strategische Kompetenz |  |  |  |

- Organigramme, um Verantwortlichkeiten abzugrenzen
- Klare Stellenbeschreibungen
- Erstellen einer Image-Analyse
- Schaubild (▶ Abb. 3.1), in dem alle sechs Aspekte des Führens sichtbar werden, die da sind:
  - Menschen (Fähigkeiten)
  - Beziehungen (Kommunikation)
  - Werte, Leitbilder (Ziele)
  - Strukturen (Organisation)
  - Ressourcen (Wirtschaftlichkeit)
  - Dienstleistung/Produkt (Angebot)

Diese sechs Aspekte des Führens sind eingebunden in eine Umwelt, in die Gesellschaft, den Staat und den Markt (Lotmar und Tondeur 2004). Sich immer wieder die Vielfalt der vernetzten Bezüge untereinander bewusst zu machen, kann helfen, den Blick zu erweitern und sich vom »Klein-klein« des Alltags zu lösen.

Maren Fischer-Epe (2011) hat eine Strukturierungshilfe für Coaches entwickelt, die auch Führungskräften helfen kann, sich einen Überblick über die Ressourcen und Themen der Organisation zu verschaffen (☐ Tab. 7.2).

**Beispiel aus der Praxis**

Hanna Rosenberg ist Pflegedirektorin einer 430-Betten-Klinik in einer westdeutschen Kleinstadt. Das Haus hat in den letzten Jahren viel in das Gebäude und die Einrichtung der Gynäkologie investiert und sich einen Namen für eine gute Versorgung bei Geburten gemacht. Dieser Ruf soll gehalten und ausgebaut wird. Doch in den letzten Monaten gibt es eine neue Entwicklung, welche zum Kostenfaktor werden. Immer mehr Frauen sind nach den Geburten derart geschwächt, dass sie sich noch längere Zeit in der Klinik erholen müssen. Im Zeitalter der DRG's sind lange Liegezeiten natürlich wenig wünschenswert. Diesem Thema möchte sich Frau Rosenberg stellen.

Es wird klar, dass diese Herausforderung das ganze Unternehmen betrifft. Dennoch will Frau Rosenberg zunächst das gynäkologische Pflegeteam hierzu kontaktieren. In einer Besprechung mit den Stationsleitungen und Hebammen der Geburtshilfe kommen sie zu folgendem Plan:

**Ergebnis der Literaturrecherche**

Drei Faktoren beeinflussen die Erschöpfung während der Geburt (1) physiologische Faktoren (Vorerkrankungen, Traumaerfahrungen, Ernährungszustand …), (2) psychologische Faktoren (Grad der Unsicherheit, Wissen über Symptome, Entspannung …) und (3) situative Faktoren (Lebensstil, Familienstatus, Arbeitssituation, Sport …) (Lenz et al. 1995).

Die häufigsten Faktoren der gebärenden Frauen in dieser Klinik sind:

- Ein oder beide Partner arbeitslos oder von Arbeitslosigkeit bedroht
- Ambivalenter Wunsch der Mutter, das Kind allein erziehen zu wollen oder müssen
- Erstgeburt (keine Vorerfahrungen)
- Unklares familiäres Netz oder helfender Freundeskreis

**Ergebnis der Expertenkommission**

Die Erschöpfungszustände während und nach der Geburt sind größtenteils die Folge der Unsicherheit der werdenden Mutter über die Zukunft mit ihrem Kind und einem wenig entwickelten sozialen Netz. Die einzige Chance, die Liegezeit dieser Frauen zu reduzieren, besteht in der Prävention und Nachsorge, die durch Kontinuität und Beratungskompetenz gekennzeichnet sein soll. Gemeinsam mit der Universität und dem dortigen Studiengang Pflegewissenschaft sollen Projektmittel beantragt werden, die folgenden Plan realisieren lässt:

Die Hebammen des Hauses bieten einen niedrigschwelligen Beratungsdienst für »Schwangere in besonderen Lebenslagen« an. Hierzu wird mit den Gynäkologen in freier Praxis, Pro Familia, dem Sozialtherapeutischen Dienst und einer Kirchengemeinde kooperiert. Die beratende Hebamme sollte möglichst bei der Geburt dabei sein und auch die Nachsorge übernehmen. Eine Familienhelferin des Sozialtherapeutischen Dienstes wird frühestmöglich hinzugezogen, um mit der Mutter gemeinsam das soziale Netz systematisch zu stärken. Hier könnte auch die Kirchengemeinde eine tragende Rolle spielen. Dieses Projekt soll mit einem Flyer beworben werden, nach dem Motto: »Mutterseelenallein? Wir lassen Sie nicht hängen!«

Die Expertenkommission präsentiert ihre Ergebnisse dem Management und dem Vorstand der Klinik. Nach der Projektbewilligung durch eine Stiftung halten sich die Investitionskosten im Rahmen, so dass Management und Vorstand (nach einigen kritischen Rückfragen) dem Plan zustimmen (Feld: Unternehmen – Organisations- und Ablaufsteuerung).

### 7.4.7    Entscheidungen treffen

Das Treffen von Entscheidungen zählt zu den grundlegendsten Aufgaben des Managements. Neueste Forschungen zur Entscheidungsfindung belegen die wichtige Rolle der Intuition. Der holländische Professor für Psychologie Ap Dijksterhuis (2007) führte Experimente durch, um herauszufinden, mittels welcher Methoden die besten Entscheidungen getroffen werden. Erstaunlicherweise hilft langes Nachdenken weniger als intuitives Handeln, wenn dabei einige Bedingungen geschaffen werden.

- Zunächst müssen alle relevanten Informationen gesammelt werden, um diese dann in einem zweiten Schritt für zwei oder drei Tage »zur Seite zu legen«, also sich nicht mehr damit beschäftigen.
- Eine Bewertung der Informationen sollte vermieden werden.
- Nach zwei, drei Tagen wird dann die Entscheidung intuitiv getroffen.

Diese Methode schnitt im Vergleich zu spontan getroffenen Entscheidungen oder solchen mit längerem Nachdenken in ihrer Qualität am besten ab. Das heißt, diese Entscheidungen mit »unbewusstem Nachdenken« waren rational besser begründbar und führten zu einer größeren Zufriedenheit als die beiden anderen Herangehensweisen. Dijksterhuis erklärt den Erfolg intuitiver Entscheidungen mit vorheriger Faktensammlung und einer Zeit »unbewussten Nachdenkens« damit, dass unser Gehirn kognitiv nur eine gewisse Menge an Daten miteinander vergleichen kann. Unser Verstand ist also begrenzt. Für intuitive Prozesse dagegen gibt es keine Begrenzung. Hier können viel mehr Daten gleichzeitig in Beziehung gesetzt werden, allerdings unbewusst (Dijksterhuis 2007).

Da Führungskräfte mit einer Vielzahl von Tätigkeiten konfrontiert werden, müssen Prioritäten gesetzt und Aufgaben delegiert werden. Eisenhower hat hierzu eine Planungsmethode entwickelt, die im Management häufig Anwendung findet. Dabei werden die Aufgaben nach Wichtigkeit und Dringlichkeit sortiert und in einer entsprechenden Reihenfolge abgearbeitet (Graf-Götz und Glatz 2007).

Nach dem **Eisenhower-Prinzip** werden die A-Aufgaben (wichtig und dringend) sofort erledigt, für die B-Aufgaben (wichtig, nicht dringend) werden Termine gesetzt, die C-Aufgaben (dringend, nicht wichtig) werden delegiert und die unwichtigen und nicht-dringenden Aufgaben bei Zeitknappheit eliminiert (◯ Abb. 7.3).

Neben der Entscheidung über die Planung und das Entwickeln von Zielen ist auch die Evaluation ein wichtiger Ort der Entscheidung. Bei der Auswertung von Projekten müssen drei Bereiche fokussiert werden (Lotmar und Tondeur 2004):

- Wirklichkeit: Lief alles wie geplant? Welche erfreulichen und schwierigen Situationen gab es?
- Wirksamkeit: Welche gesteckten Ziele wurden erreicht? Welche Planänderungen erfolgten?
- Wirtschaftlichkeit: Wie ist die Kosten-Nutzen-Analyse?

Bei neuen Führungskräften hilft Mentoring beim professionellen Entscheidungsmanagement (Tewes und Gebert 2009).

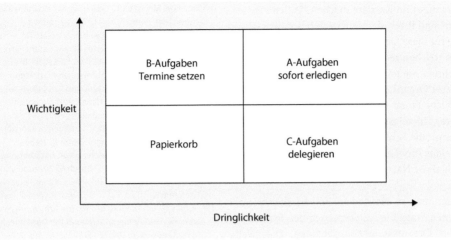

**Abb. 7.3** Planungsmethode nach dem Eisenhower-Prinzip

### 7.4.8 Organisationsstrukturen verstehen

Um die Dynamik von Organisationen verstehen zu können, sind Informationen über die formellen und informellen Strukturen notwendig. Formelle Strukturen sind rational beobachtbare Prozesse und bilden sich beispielsweise ab in Leitbildern, Organigrammen, Qualitätssicherungsmaßnahmen, Stellenbeschreibungen oder Einstellungsverfahren. Informelle Strukturen sind verdeckte und oft unbewusste Prozesse und zeigen sich in Machtverteilung, Interaktionen, Wertgefüge, Rollen und Erwartungen sowie Unternehmenskultur. Die möglichen Auswirkungen informeller Strukturen zu unterschätzen, ist ein Führungsfehler.

> **Praxistipp**
>
> Wer sich etwas genauer mit den spannenden Aspekten der unbewussten Dynamik von Menschen in Organisationen beschäftigen möchte, dem sei der Klassiker von Stavros Mentzos (1976) empfohlen: Interpersonale und institutionalisierte Abwehr. Frankfurt/Main: Suhrkamp.
> Mentzos beschreibt dabei u. a., wie sich Menschen ihre Arbeitgeber nach ihren

persönlichen unbewussten Dynamiken aussuchen und die Organisation die unterschiedlichsten Bedürfnisse befriedigen kann.

Um die **formellen Aspekte eines Unternehmens** zu erkunden, eignet sich eine Organisationsanalyse. Dabei wird die Einrichtung anhand eines bestimmten Fragenkataloges erschlossen, wie beispielsweise:

- Welche Tätigkeiten sind wichtig und liegen Stellenbeschreibungen vor?
- Welche Regeln und Richtlinien liegen vor?
- Wie sind die Arbeitsbedingungen und das Betriebsklima?
- Nach welchen Kriterien werden Budgetierungen vorgenommen?
- Welche Fort- und Weiterbildungen werden angeboten?
- Wie sieht das Stärken-Schwächen-Profil der Einrichtung aus?

Für die Ermittlung der **informellen Aspekte eines Unternehmens** eignen sich vier Fragen, mit denen die Organisationskultur erhoben wird.

1. Welche speziellen Begriffe gibt es in Ihrer Organisation, die nur Insider verstehen?
2. Bei welcher Art von Menschen ist die Wahrscheinlichkeit am größten, dass sie in Ihrer

Organisation Karriere machen? Welche Personen sind Ihrer Meinung nach besonders wichtig für diese Organisation?

3. An welchen regelmäßigen Versammlungen nehmen Sie teil? Welche Anlässe werden in dieser Organisation gefeiert?

4. Welche Ereignisse mögen die Menschen in Ihrer Organisation besonders gern? Was ist der größte Fehler, den man begehen kann? Welche Probleme bei der Arbeit können Ihnen schlaflose Nächte bereiten?

In Anlehnung an Hofstede (1997) erhalten wir bei der ersten Frage die Antwort nach den **Symbolen**, die eine Organisation kennzeichnen. Die zweite Frage ermittelt die **Helden** der Einrichtung, die dritte die verbindenden **Rituale** und die vierte die eigentlichen **Werte**.

Für Führungskräfte kann es wichtig sein, die informelle Dynamik ihrer Organisation zu verstehen. Wird diese übersehen oder nicht ernst genommen, kommt es häufig zu einer unbewussten Verstärkung der Dynamik, die Prozessabläufe komplett lahm zu legen vermag.

## Literatur

AONE American Organization of Nurse Executives (2011) ► http://www.aone.org/resources/leadership%20tools/nursecomp.shtml

Benner, Patricia (1995) Stufen zur Pflegekompetenz. From Novice to Expert. Bern: Huber

Bergers, Marlies; Betz, Andreas (2004) Von der Oberschwester zum mittleren Management. Kinderkrankenschwester. 23/3: 110–112

Berkel, Karl; Lochner, Dorette (2001) Führung: Ziele vereinbaren und Coachen, S.22. Weinheim: Beltz

Bondas, Terese (2006) Paths to nursing leadership. In: Journal of Nursing Management. 14: 332–339

Braun, Roman; Gawlas, Helmut; Schmalz, Amanda Dauz, Edgar (2004) Die Coaching Fibel. Wien: Linde.

Clinical Competence leadership framework (2011) ► http://www.leadershipacademy.nhs.uk/wp-content/uploads/2012/11/NHSLeadership-Leadership-Framework-Clinical-Leadership-Competency-Framework-CLCF.pdf

College of Physicians and Surgeions of Ontario (2008) Guidebook for Managing Disruptie Physician Behavior. Toronto: Ontario Hospital Association.

Dijksterhuis, Ap (2007) Intuition will gut überlegt sein. Harvard Businessmanager 29/2: 22–23

Fischer-Epe, Maren (2011) Coaching: Miteinander Ziele erreichen. Reinbek bei Hamburg: rororro

Gözüm Sebahat Yürümezoglu Havva Arslan Kocaman Gülseren (2014) Evidenzbasiertes Management verbessert die Berufszufriedenheit in der Türkei. In: Tewes, Renate; Stockinger, Alfred (Hrg) Personalentwicklung in Pflege- und Gesundheitseinrichtungen. 123-139. Berlin: Springer

Graf-Götz, Friedrich; Glatz, Hans (2007) Organisation gestalten, S. 212, 239, 255. Weinheim: Beltz

Hamel, Gary (2006) Die besten Managementkonzepte. In: Harvard Businessmanager. 28/09: 3, 21–38

Hauser, Eberhard (2003) Coaching von Mitarbeitern. In: Rosenstiel L, Regnet E, Domsch M: Führung von Mitarbeitern – Handbuch für erfolgreiches Personalmanagement. Bd 20, S. 223–236. Hannover: Schaefer

Hay, Cristy (2004) Leading toward the future: Implementing nursing leadership principles at the front line. In: Nursing Leadership. 17/2: 69–81

Hofstede, Geert (1997) Lokales Denken, globales Denken. Frankfurt/Main

Hutson, Harry; Perry, Barbara (2006) Putting hope to work. Five principles to activate your organization's most powerful resource. Praeger Publisher

Hutson, Harry; Perry, Barbara (2007) Führen mit Hoffnung. Harvard Businessmanager. 29/2: 18–19

Leape, Lucian; Shore, Miles; Dienstag, Jules; Mayer, Roert, Edgman-Levitan, Susan; Meyer, Gregg, Healey, Gerald (2012) Perspektive: A culture of respect, part 2. Creating a culture of respect. Academic Medicine. 87/7: 1–6.

Lenz, Elizabeth; Suppe, Frederick; Gift, Audrey; Pugh, Linda; Milligan, Renee (1995) Collaborative development of middle-range nursing theories: Toward a theory of unpleasant symptoms. In: Advances in Nursing Science. 17/3: 1–13

Lotmar, Paula; Tondeur, Edmond (2004) Führen in sozialen Organisationen. Ein Buch zum Nachdenken und Handeln, S. 202, 206, 209. Bern: Paul Haupt

Mack, Bernhard (2000) Führungsfaktor Menschenkenntnis. Landsberg/Lech: moderne industrie verlag

Manthey, Marie (2005) Primary Nursing. Ein personenbezogenes Pflegesystem. Bern: Huber

Mentzos, Stavros (1976) Interpersonale und institutionalisierte Abwehr. Frankfurt/Main: Suhrkamp

Purnell, LDT (1999) Health care manager's and administrator's roles, functions and responsibilities. In: Nursing Administration Quarterly. 23/3: 26–37

Sellgren, Stina; Ekvall, Göran; Tomson, Göran (2006) Leadership styles in nursing management: preferred and perceived. In: Journal of Nursing Management. 14: 348–355

Sirola-Karvinen, Pirjo; Hyrkäs, Kristina (2006) Clinical supervision for nurses in administrative and leadership positions: a systematic literature review of sthe studies focusing on administrative clinical leadership. In: Journal of Nursing Management. 14: 601–609

Tewes, Renate (2002) Pflegerische Verantwortung, S. 43. Bern: Huber

Tewes, Renate; Gebert, Barbara (2009): Decision Making and Leadership. A Double Dose of Mentoring. Gantz, Nancy R. 101 Global Leadership Lessons for Nurses. Shared Legacies from Leaders and their Mentors. p. 123–129. Indianapolis: Sigma Theta Tau International.

Von Eiff, Wilfried (2000) Führung und Motivation in Krankenhäusern. Stuttgart: Kohlhammer

Withmore, John (1994) Coaching für die Praxis – Eine klare, prägnante und praktische Anleitung für Manager, Trainer, Eltern und Gruppenleiter. Frankfurt/Main: Campus

Zur Bonsen, Matthias; Maleh, Carole (2001) Appreciative Inquiry. Der Weg zu Spitzenleistungen, S.39. Weinheim: Beltz

► http://www.crown-coaching.de

# Teil II Problem oder Herausforderung?

In diesem zweiten Teil des Buches werden Fallbeispiele aus dem Alltag eines Coaches beschrieben. Im Anschluss an das Beispiel wird die jeweilige Methode erklärt, mit der das Problem bearbeitet wurde.

# Teamdynamiken verstehen

R. Tewes, *Führungskompetenz ist lernbar,*
DOI 10.1007/978-3-662-45223-3_8, © Springer-Verlag Berlin Heidelberg 2015

Jene, die glücklich machen, sind die wahren Sieger.
(Voltaire)

## Beispiel aus der Praxis

Stefanie Jung (36) ist Pflegedienstleiterin der chirurgischen Abteilung einer Universitätsklinik und zuständig für neun Stationen mit 249 Betten und 138 Mitarbeitern. Sie wird von ihrer Pflegedirektorin zu einem LEO-Führungskräftetraining (**L**eading an **E**mpowered **O**rganization) geschickt, damit sie ihre Stationsleitungen zukünftig besser motivieren kann.

Beim Thema **Interdependenz**, also das respektvolle Aufeinanderbezogensein, beschreibt Frau Jung ihre derzeitige angespannte berufliche Situation, die sie gern klären möchte. Sie habe immer gern gearbeitet und ihr Führungsteam (insgesamt 18 Leitungskräfte) bisher gut »im Griff« gehabt. Nachdem sie ein Kind bekommen habe und sich ein Jahr Elternzeit mit ihrem Sohn gönnte, findet sie keinen richtigen Zugang mehr zu ihrem Team. Seit ihrem Wiedereinstieg vor drei Monaten habe sie »nur noch Stress« mit den Mitarbeitern. Die ganze Freude und Leichtigkeit der Arbeit, die sie immer so geliebt habe, sei weg. Oft gehe sie morgens schon mit Kopfschmerzen zur Arbeit. Die Leitungskräfte seien zwar höflich, aber misstrauisch. Sie spüre deutlich, wie sehr man ihre Kompetenz in Frage stelle. Früher habe man sie respektiert, das sei heute nicht mehr der Fall.

Die Trainingsleiterin bittet Frau Jung zu beschreiben, wie sie sich dabei fühlt. Frau Jung äußert die Angst, überflüssig zu sein. In ihrer Abwesenheit habe ihre Vertretung, Frau Siegert (42), gute Arbeit geleistet und die KTQ-Zertifizierung durchbekommen. Dafür habe diese eng mit den Stationsleitungen zusammen arbeiten müssen und nun fühle sich Frau Jung »außen vor«.

Frau Jung wird von der Trainingsleiterin gebeten, von ihren ersten Tage des Wiedereinstiegs nach der Elternzeit zu berichten und wann sie erstmals gespürt habe, dass sich die Beziehung zu ihren Leitungskräften verändert habe.

In ihrem Amt als Pflegedienstleitung habe sie am vierten Arbeitstag ein Leitungstreffen einberufen, um alle offiziell zu begrüßen. Alle diensthabenden Führungskräfte ihres Teams seien dagewesen, auch ihre Stellvertretung. Die Trainingsleiterin möchte wissen, wie sie die Gruppe begrüßt habe. Frau Jung berichtet, dass sie den Überschwang mit der erfolgreichen Zertifizierung etwas ausgebremst habe, indem sie sagte: »Nun wollen wir die Kirche mal schön im Dorf lassen und so gut zusammen arbeiten wie früher.«

In der nächsten Reflexionsphase über diesen Satz wird Frau Jung plötzlich bewusst, was sie gemacht hatte. Sie war ihren Leitungskräften respektlos begegnet, indem sie so tat, als sei nichts gewesen. Zwei Beweggründe findet sie hierzu. Einerseits sei es ihr schwer gefallen, überhaupt wieder in der Klinik zu arbeiten, da sie ihren Sohn sehr vermisse und gern noch eine Weile mit ihm zuhause geblieben wäre. Um ihre emotionale Labilität zu überwinden, sei sie zu sich und ihrem Team besonders streng gewesen. Andererseits habe sie befürchtet, durch die erfolgreiche KTQ-Zertifizierung den Anschluss an ihre Mitarbeiter zu verlieren. Einen solchen Prozess voranzutreiben, erfordere eine hohe Sozialkompetenz und viel Engagement. Sie sei zu ihrer Stellvertretung in Konkurrenz gegangen und habe ihre Arbeit nie gewürdigt, obwohl sie ihre Leistungen schätze.

Nachdem die anderen Teilnehmer des LEO-Trainings um ein Feedback gebeten wurden, kommt Frau Jung zu folgender Entscheidung:

1. Ihr Ziel ist, sowohl mit der Stellvertretung Frau Siegert als auch mit den Führungskräften eine professionelle Interdependenz herzustellen, also ein respektvolles Aufeinanderbezogensein.

2. Sie wird sich mit ihrer Stellvertretung Frau Siegert treffen und sich dafür entschuldigen, dass sie die enorme Leistung der KTQ-Zertifizierung bisher nicht honoriert habe. Sie wird ihr dabei von ihren Ängsten berichten, überflüssig zu sein, und ihr gestehen, wie schwer es ihr falle, ihren Sohn bei einer Tagesmutter zurück zu lassen. Frau Jung will sich bei Frau Siegert für ihre Leistungen bedanken und sie bitten, ihr konkurrierendes Verhalten zu entschuldigen. Sie wünsche sich eine echte Kooperation und wird erfragen, was Frau Siegert benötige, um wieder vertrauensvoll miteinander arbeiten zu können.

3. Sie wird ein Leitungstreffen einberufen und sich auch dort bei allen entschuldigen, dass sie

sich vor lauter »Muttersein« nicht richtig auf die Führungskräfte eingelassen habe. Dieses wolle sie nachholen und sich für die geleistete Arbeit bedanken. Insbesondere wird sie sich auch hier noch einmal bei Frau Siegert bedanken. Abschließend wird sie ihre Hoffnung zum Ausdruck bringen, dass man ihr Fehlverhalten verzeihe und die Anwesenden auffordern, ihr zukünftig ein direktes Feedback zu geben, wenn sie »sich daneben benehme«.

Die Teilnehmer des LEO-Trainings wertschätzen sehr die Courage, die Frau Jung aufbringt, auch ihre Gefühle zum Ausdruck zu bringen, und halten dieses für den richten, weil ehrlichen Weg.

Sechs Wochen nach diesem Training meldet sich Frau Jung bei der Trainingsleiterin telefonisch und berichtet voller Freude, dass sie den Mut aufgebracht habe, ihren Plan umzusetzen. Seitdem habe sich das gesamte Arbeitsklima geändert. Mit Frau Siegert habe sie die Aufgabengebiete neu abgesteckt und ihr die Verantwortung für das Qualitätsmanagement in der chirurgischen Abteilung übertragen. Sie habe sie zum Essen eingeladen und ihr wahrheitsgemäß ihre Ängste und Unzulänglichkeiten mitgeteilt. Darauf sei das »Eis gebrochen«. Auch bei den Leitungskräften sei ihre Entschuldigung gut angekommen. Der Respekt vor ihr sei sogar gewachsen, weil sie ihren eigenen Fehler eingestanden hatte.

## 8.1    Teamstress nach Wiedereinstieg

- Erklärungen zum Fallbeispiel, wie Frau Jung ihre Unsicherheit abwehrt

Um das Verhalten von Frau Jung zu erklären, gehen wir einen Analyseschritt weiter. Auf der beschreibenden Ebene lässt sich feststellen, dass Frau Jung in Konkurrenz zu Frau Siegert gegangen ist und die Leistungen ihres Führungsteams durch Missachtung abgewertet hat. Wie lässt sich das Verhalten nun erklären? Frau Jung berichtet von ihrer Angst, überflüssig geworden zu sein, also nicht mehr gebraucht zu werden. Dieses Gefühl der Unterlegenheit kompensiert sie durch eine Art arrogante Ignoranz den Leistungen des Führungsteams und ihrer Stellvertretung gegenüber. Oder mit anderen

Worten: Aus Angst, selbst nicht von Wert zu sein, entwertet sie die Arbeit ihrer Mitarbeiter. Dieser Mechanismus wird **Projektion** genannt. Bei der Projektion wird ein Aspekt des eigenen Verhaltens nicht wahrgenommen, jedoch auf andere projiziert, d. h. in anderen überdeutlich wahrgenommen. So kann sich beispielsweise jemand über den Geiz der Nachbarn beschweren und selbst gar nicht merken, wie sehr er sein eigenes Geld zusammenhält.

Die Projektion ist ein Abwehrmechanismus, mit der sich der Mensch selbst schützt. Das alles geschieht unbemerkt, weil es ein unbewusstes Verhalten ist. Es geht also um den eigenen blinden Flecken, den wir selbst an uns nicht wahrnehmen oder wahrnehmen wollen. Die Projektion zählt zu den Kontaktunterbrechungen (von Bialy 1998). In unserem Fallbeispiel unterbricht Frau Jung den Kontakt zu ihren Mitarbeitern durch ihr wenig wertschätzendes Verhalten. Damit unterbindet sie die professionelle Kommunikation, die ja das A und O der Führungsarbeit ist.

Die Psychoanalyse hat eine Menge Abwehrmechanismen gefunden, wie die Verdrängung, die Regression oder die Kompensation. Kanning (1999) untersuchte die Abwehrmechanismen in Krankenhäusern und fand heraus, dass die Projektion sowohl bei den Pflegenden als auch bei den Medizinern der bevorzugte Abwehrmechanismus ist. Die eigenen Fehler werden also nicht bei sich selbst, sondern beim Gegenüber wahrgenommen. Am eigenen Fehlverhalten ist damit stets die andere Berufsgruppe schuld. Dieser Mechanismus muss beim Fehlermanagement dieser Gesundheitsberufe stets berücksichtigt werden.

## 8.1.1    Das LEO-Training

LEO steht für Leading an Empowered Organization, was soviel bedeutet wie »eine starke Organisation führen«. Es handelt sich dabei um ein dreitägiges lizensiertes Trainingsprogramm, welches speziell für das Gesundheitswesen entwickelt wurde. Mittlerweile ist LEO ein sehr erfolgreiches Training, mit dem allein in Großbritannien bereits über 100.000 Führungskräfte des Gesundheitswesens geschult sind (Smith 2006).

■   Zum Hintergrund von LEO

Marie Manthey machte sich gegen Ende der 1970er Jahre als erste Krankenschwester der Vereinigten Staaten mit einer Pflegeberatungsfirma selbstständig, die sie Creative Health Care Management nannte (► http://www.chcm.com). In den Gesprächen mit Führungskräften der Pflege fiel ihr auf, dass immer wieder die gleichen Fragen, Sorgen und Ängste auftauchten. So beschloss sie, ein Programm zu entwickeln, indem alle diese Themen zur Sprache kommen. Es entstand ein viertägiges LEO-Training, was später auf drei Tage gekürzt wurde, da es vielen Leitungskräften schwer fällt, sich vier Tage aus dem beruflichen Alltag zu stehlen. Dieses kompakte Training ist immer wieder überarbeitet worden und findet in vielen Ländern Anwendung (► www.crown-coaching.de).

■   Zum Inhalt des LEO-Trainings

Folgende Themen werden im LEO-Training bearbeitet:
- Herausforderungen zu Führung und Management
- Erwartungen an Mitarbeiter
- Verantwortung, Autorität und Rechenschaft
- Problemlösungsprozesse
- Konsensbildung
- Beziehungsmanagement
- Ungesunde Verhaltensweisen im Führungsalltag
- Interdependenz
- Risikobereitschaft
- Umgang mit Bestrafung und positiver Disziplin

■   Arbeitsformen des LEO-Trainings

Das LEO-Training kombiniert verschiedene Methoden. Es hat eine Seminarstruktur und beinhaltet sowohl themenspezifische Arbeitsgruppen als auch individuelle Einzelarbeiten (Selbsteinschätzung und Reflexionen). Besonders empfehlenswert ist die gemeinsame Schulung aller Führungskräfte einer Organisation mit dem LEO-Programm, d. h. interdisziplinäres Training mit den Leitungen aus der Pflege, der Medizin und der Verwaltung. So erlernen alle »die gleiche Sprache« und können sich im beruflichen Alltag gegenseitig das Erlernte in Erinnerung rufen. Es werden auch separate Trainings

für das obere Management (Pflegedirektoren und Heimleitungen) und das mittlere Management (Stationsleitungen, Wohnbereichsleitungen) angeboten.

Das LEO-Training wird in Gruppen angeboten und kann sowohl Inhouse als auch als Openhouse angeboten werden. Innerhalb von drei Tagen erlernen die Teilnehmer ein bestimmtes Verfahren der Problemlösung, welches sie im Alltag umsetzen können. Je mehr Führungskräfte einer Einrichtung mit dieser Methode geschult sind, desto leichter fällt die Kommunikation über Konflikte und die Umsetzung des LEO-Verfahrens im beruflichen Alltag (► www.crown-coaching.de).

## 8.2    Das Team als Spaßbremse

**Beispiel aus der Praxis**

Rainer Lange (27) ist Stationsleiter einer orthopädischen Station und hat Probleme mit seinem Team. In einem Gruppencoaching mit dem Schwerpunkt Selbst- und Fremdeinschätzung von Persönlichkeiten stellt er sein Thema den insgesamt 16 Teilnehmern vor. Die Trainerin schlägt ihm die Methode der Kollegialen Beratung zur Problembearbeitung vor und erklärt diese kurz. Herr Lange ist einverstanden und setzt sich mit der Trainerin gemeinsam in die Mitte des Stuhlkreises.

**1. Fallpräsentation:** Trainerin, hier Moderatorin, führt das Gespräch mit Herrn Lange. Herr Lange beschreibt seine angespannte berufliche Situation. Seit vier Jahren arbeitet er in diesem Team. Vor zwei Jahren hat er die Position der stellvertretenden Leitung angenommen. Mit dem Team sei er immer »prima klar gekommen«. Er sei selbst ein geselliger Typ und habe viel Spaß mit den Kollegen. Nach dem Dienst gehe er häufiger mit seinen Kollegen und Kolleginnen ein Bier trinken. Die Trainerin fragt nach, ob immer alle diensthabenden Kollegen und Kolleginnen dabei gewesen seien. Nein, antwortet Herr Lange, es gebe auch einige Spaßbremsen, die kämen nie mit.

Vor einem Jahr habe er dann die Position der Stationsleitung angenommen. Anfangs sei auch alles gut gelaufen und die »Truppe« habe voll hinter ihm gestanden. Seit einem halben Jahr habe sich das geändert. Seine »Freunde im Team« rücken immer mehr von ihm ab, dabei habe er sein Verhalten nie geändert. Auf die Frage, ob Herr Lange einige Teammitglieder bevorzugen würde, antwortet er zögerlich: »Nein, nicht bewusst.«

**2. Kollegen stellen Vermutungen an und bilden Hypothesen:** Nun verlassen Herr Lange und die Trainerin den Kreis und beobachten diesen von außen. Die Teilnehmer dieses Trainings, hier Kollegen genannt, stellen nun laut Vermutungen an. Herr Lange darf zwar zuhören, jedoch nicht eingreifen.

Folgende Annahmen werden auf einem Flipchart festgehalten:

- Herrn Lange ist die Freude an der Arbeit sehr wichtig, dazu braucht er engen Kontakt zu seinen Teammitgliedern.
- Einige Mitarbeiter fühlen sich ausgeschlossen und benachteiligt.
- Da beim Biertrinken einige Teammitglieder nicht dabei sind, wird das Team durch diese »Aktivität« gespalten.
- Herrn Lange fehlt die Distanz zum Team.
- Lästern könnte ein Problem im Team sein und insbesondere die beim Biertrinken fehlenden Mitarbeiter treffen.

**3. Stellungnahme des Fallerzählers:** Herr Lange und die Trainerin nehmen wieder in der Mitte des Kollegenkreises Platz. Die Trainerin bittet Herrn Lange zu beschreiben, welche der angestellten Vermutungen ihn besonders berührt haben.

Er stimmt zu, dass er die Nähe zum Team für sich braucht und es riskiere, über die abwesenden Mitarbeiter zu lästern. Auf die Frage der Trainerin, wie es ihm selber mit der Vorstellung gehe, dass das Team über ihn lästern könne, reagiert Herr Lange peinlich berührt. Das sei ihm sehr unangenehm. Bisher habe er Lästern für einen Spaß gehalten, mit dem man vom Stationsstress entspannen könne. Erst jetzt wird ihm bewusst, wie schlimm das eigentlich für die Betroffenen sein muss.

**4. Kollegen suchen nach Lösungen:** Nachdem Herr Lange und die Trainerin den Kreis verlassen haben, werden von den Kollegen folgende Vorschläge gemacht:

- Herr Lange soll das Lästern im Team ansprechen.

- Die Rollendistanz solle von Herrn Lange stärker gewahrt werden.
- Statt die Teammitglieder zu Freunden zu machen, soll Herr Lange Freundschaften auf gleicher kollegialer Ebene entwickeln, mit denen er auch über Berufliches sprechen kann.
- Da Herrn Lange Harmonie wichtig ist, sind die Chancen einer Veränderung groß, denn er findet sicher den Mut, einen neuen Start mit seinem Team zu machen.

**5. Entscheidungsphase:** Die Trainerin und Herr Lange setzen sich ein letztes Mal in die Kreismitte. Herr Lange wird gefragt, welches nun sein persönliches Ergebnis dieser kollegialen Beratung ist.

Er nimmt sich vor, das Lästern im Team zu thematisieren und sich bei seinen Kollegen für dieses unfaire Verhalten zu entschuldigen. Er möchte das Team bitten, einen Neustart mit ihm zu machen und will alle auffordern, ihm sofort ein Feedback zu geben, falls er in »unangemessene alte Verhaltensweisen« zurückfalle.

Und die Idee mit den Kollegen findet er gut, weiß nur noch nicht, wie er das anstellen soll. Daraufhin melden sich spontan drei männliche Teilnehmer aus dem Kollegenkreis und bieten ihm an, mit ihm dann und wann ein Bier trinken zu gehen. Dem stimmt Herr Lange freudig zu.

### 8.2.1 Rollendistanz und Unparteilichkeit

Im Fallbeispiel von Herrn Lange wird deutlich, was passieren kann, wenn eine Führungskraft ihre Rollendistanz nicht wahrt und sich parteiisch äußert. Zu Beginn seiner Leitungslaufbahn fand Herr Lange noch Unterstützung durch die Kollegen, mit denen er regelmäßig ein Bier trinken geht. Doch irgendwann erwarten auch diese Kollegen ein gewisses Führungsverhalten. Das Wahren der Rollendistanz und der Unparteilichkeit sind dazu wichtige Grundlagen. Beides hängt miteinander zusammen. Wenn eine Führungskraft einige Teammitglieder bevorzugt (und das ist bei Herrn Lange der Fall), dann ist er parteiisch und wahrt seine Rollendistanz nicht.

Für Führungskräfte, die aus ihrem Team aufsteigen, ist das eine besondere Herausforderung, da sie auch Teammitglieder, mit denen sie sich besonders verbunden fühlen, nicht bevorzugen sollten. Jede Form von Ungleichbehandlung führt zu Spaltungen im Team, eine entscheidende Basis für Unzufriedenheit. Gleichzeitig verführen Teams dazu, ihre Leitung zu einem Teil ihres Teams zu machen. Auf diese typische Gruppendynamik dürfen Teamleiter nicht hereinfallen, wenn sie nicht den Respekt der Gruppe verlieren wollen. Die Führungskraft befindet sich also in einer ambivalenten Situation. Einerseits möchte das Team sie zum Teammitglied machen, doch wenn die Leitung dieser Verführung unterliegt, verliert das Team den Respekt vor ihr. Hierbei eine Balance zu finden, ist das tägliche Brot der Führungskraft.

## 8.2.2  Über das Lästern

> Lästern ist kein Spaß, sondern eine ernstzunehmende Krankheit. Einmal begonnen, verbreitet sie sich schnell wie ein Virus. Lästern ist ein Zeichen der gestörten Kommunikation, die Pflegeteams besonders belastet.

Weitere Kommunikationsformen, die der Zusammenarbeit schaden können, sind Tratschen oder Klatschen und das Verbreiten von Gerüchten. Sie können aber auch positive Auswirkungen haben, indem sie Stress, Angst oder Wut reduzieren (Ribeiro et al. 1995). Auch kann sie einfach der Unterhaltung dienen (Laing 1993) oder Solidarität erzeugen (Blakeley et al. 1996). Chinn (1990) sieht beim Tratschen in der Pflege sogar eine transformierende Kunst. Sie ermutigt Pflegende, neben der mitgeteilten Information auch die eigenen Gefühle zum Ausdruck zu bringen und durch diese Selbstoffenbarung der Anonymität entgegenzuwirken, um ein größeres gegenseitiges Verständnis und Mitgefühl zu erreichen.

Lästern kommt dem Schmähen (verächtlich behandeln, beschimpfen) und dem Verleumden gleich (schlecht nachreden, in üblichen Ruf bringen). Es bezeichnet das »hinter dem Rücken anderer schlecht über diese reden« und ist immer negativ ausgerichtet (Laing 1993, Blakeley et al.

1996). Im Sinne der üblen Nachrede kann dieses für Pflegende auch rechtliche Konsequenzen haben (Arms 1997). Das Lästern gilt als eine besonders belastende Form der Kommunikation, da sie eine negative Energie schnell verbreitet. Selbst wenn der oder die Betroffene nicht hört, was Schlechtes über sie oder ihn gesprochen wird, so ist es doch oft spürbar, das irgendetwas nicht stimmt. Lästern ist eine Form indirekter verbaler Aggression und will entweder eine andere Person abwerten oder sich selbst in ein besseres Licht rücken. Lästern ist immer Ausdruck eines mangelnden Selbstwertgefühls, was auf diese Art zu kompensieren versucht wird. Darüber hinaus kann Lästern der Solidarisierung dienen. Spacks (1982) macht darauf aufmerksam, dass die Neuigkeit an sich oft weniger wichtig ist als vielmehr die Reaktion darauf. Diese Reaktion kann das Zugehörigkeitsgefühl (der Tratschenden) verstärken, indem eine andere Person ausgeschlossen wird. Auch diese Art der Solidarisierung ist auf ein fehlendes Selbstwertgefühl zurückzuführen.

- Was das Lästerverhalten in Pflegeteams beeinflusst

In ihrer Untersuchung zeigt Tewes (2003) auf, welche Aspekte das Lästern von Pflegeteams beeinflussen. Demnach wirkt sich alles, was eine offene Kommunikation fördert, hemmend auf das Lästerverhalten von Teammitgliedern aus, wie beispielsweise eine respektvolle, empathische und wertschätzende Kommunikation der Mitarbeiter untereinander, die Konflikte offen angehen. Auch die Stärkung der Mitarbeiterautonomie reduziert das Lästern, wie z. B. ein partizipativer Führungsstil oder die gezielte Förderung der Selbstständigkeit der Teammitglieder. Ein weiterer Faktor ist das Erleben der Stationsleitung als fach- und sozialkompetent. Die Vorbildfunktion der Führungskräfte bezüglich ihrer kommunikativen Kompetenz wird oft unterschätzt.

Das Lästerverhalten von Teammitgliedern wird gefördert durch eine verdeckte Kommunikation, die geprägt ist von fehlendem Respekt untereinander und dem Leugnen von Konflikten. Alles, was die Mitarbeiterautonomie hemmt, stärkt das Lästerverhalten, wie beispielsweise ein autokratischer Führungsstil oder der Zwang zur Unterordnung. Wenn die Leitung nicht als sozialkompetent erlebt wird oder selbst lästert, wirkt sich das ebenfalls förderlich auf das Lästerverhalten der Teammitglieder aus (Tewes 2010).

Das Lästern von Teammitgliedern sollte stets als ernsthaftes Symptom für eine gestörte Kommunikation verstanden werden. Wie bei anderen Change-Management-Prozessen bietet sich das Verfahren des Projektmanagements an, um eine Veränderung zu bewirken. Dabei gilt es zunächst die verführerischen Situationen des beruflichen Alltags aufzuspüren, welche die Bereitschaft zu lästern erhöhen. Dann müssen Absprachen darüber getroffen werden, wie man sich im Alltag darauf aufmerksam macht, wenn es dennoch geschieht. Dazu eignen sich Codeworte, wie z. B. »Bienengift«. Einige Teams schätzen am Schichtende auf einem Barometer (von 1 bis 5) das Lästerpotenzial der absolvierten Schicht ein, um erst mal ein Gespür für das »Ausmaß« zu bekommen. Oft machen Teams die Erfahrung, dass sie mehr Kraft haben, Neues und Innovatives auszuprobieren, wenn sie aufgehört haben, durch Lästern Energie zu verlieren.

### 8.2.3 Die Methode der Kollegialen Beratung

Die Kollegiale Beratung ist ein systematisch strukturiertes Beratungsgespräch, bei dem sich Kollegen wechselseitig zu beruflichen Fragen beraten und dabei eine bestimmte Gesprächsstruktur einhalten.

Die Kollegiale Beratung empfiehlt sich unter Führungskräften, die sich auf gleicher Hierarchiestufe befinden. Die ersten Beratungen sollten mit einem externen Moderator durchgeführt werden, um das Instrument zu erlernen. Regelmäßige Treffen erleichtern die Arbeit der Gruppe (◻ Abb. 8.1).

■ Rollen bei der Kollegialen Beratung
Prinzipiell lassen sich drei Rollen in der Kollegialen Beratung unterscheiden, die jeweils zu Beginn einer Fallberatung festgelegt werden: (1) Fallerzähler, (2) Moderator und (3) Berater. Für jede neue Fallberatung setzt sich das Team neu zusammen.

Der **Fallerzähler (F)** bringt sein Thema ein, indem er seinen Kollegen eine Fragestellung aus seiner beruflichen Arbeit aufzeigt. Er schildert die für die Fallbesprechung relevanten Informationen

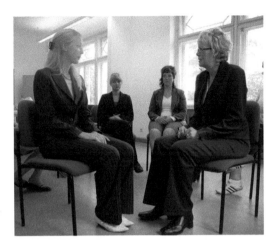

◻ **Abb. 8.1**  Kollegiale Beratung nach Teamstress

und formuliert dazu seine Kernfrage, die auch als »Schlüsselfrage« bezeichnet wird (▶ http://www.kollegiale-beratung.de).

Der **Moderator (M)** unterstützt den Fallerzähler, sein Thema zu präsentieren und sich damit auseinanderzusetzen. Der gesamte Prozess der Fallberatung wird vom Moderator maßgeblich gesteuert. Er achtet auf einen respektvollen Umgang miteinander und unterstützt die Autonomie des Fallerzählers.

Die **Berater (B)** sind alle übrigen Teilnehmer. Ihre wesentliche Aufgabe besteht darin, aufmerksam zuzuhören, Hypothesen zu bilden und Lösungswege zu entwickeln. Das freie und wertschätzende Assoziieren zu sämtlichen Aspekten des Falles bildet dabei eine wichtige Basis. Ihre Hypothesen und Lösungsvorschläge sind für den Fallerzähler als ein Angebot zu verstehen, das dieser auch ablehnen kann. Damit bleiben die Vorschläge der Berater Vorschläge und beinhalten keine Verpflichtung im Sinne einer Handlungsanweisung.

■ Ziele der Kollegialen Beratung
Die Kollegiale Beratung kann mehrere Ziele verfolgen. Zunächst dient sie der Beratung eines Kollegen mit seinem eingebrachten Fall. Darüber hinaus erlernen die Teilnehmer die Selbstorganisation von Entscheidungsfindungsprozessen und können dabei die Gruppenmitglieder in wechselseitiger Unterstützung erleben. Die Gruppe ermutigt den Falleinbringer zum Perspektivenwechsel und

**◼ Tab. 8.1**  Phasen der Kollegialen Beratung

| Phase | Fallerzähler (F) | Moderator (M) | Berater (B) |
|---|---|---|---|
| 1. Rollenverteilung | Gemeinsam wird geklärt, wer einen Fall bearbeiten möchte und die Rollen werden entsprechend festgelegt | | |
| 2. Fallpräsentation | Berichtet seinen Fall/klärt Kernfrage | Unterstützt den Bericht/ erfragt fallrelevante Informationen/klärt Unklarheiten | Hören zu |
| 3. Hypothesenbildung | Verlassen den Kreis und hören zu | | Beschreiben wertschätzend, was gehört wurde/ benennen Einfälle und Gefühle/assoziieren frei zu Ideen (statt sie zu diskutieren)/stellen Vermutungen an und bilden Hypothesen |
| 4. Stellungnahme | Berichtet, welche Aspekte der Berater ihn berührt haben/bestätigt oder verwirft Hypothesen | Ermutigt zu persönlicher Auseinandersetzung mit dem Gesagten | Hören zu |
| 5. Lösungsphase | Verlassen den Kreis und hören zu | | Assoziieren frei zu Lösungsideen und ersten möglichen Schritten |
| 6. Entscheidung | Legt sich auf eine Lösung und den dazu notwendigen nächsten Schritt fest | Unterstützt beim Finden der Lösungsoptionen | Hören zu |
| 7. Sharing/Feedback | Berichtet, was die Fallberatung förderte und sie behinderte | Feedback zum eigenen Lerngewinn | Feedback zum eigenen Lerngewinn |

ermöglicht somit das Aufgeben von eingefahrenen Handlungsmustern. Die Erweiterung der Rollenkompetenz kann sowohl die Folge als auch explizites Ziel der Kollegialen Beratung sein.

■ **Grundhaltung bei der Kollegialen Beratung**
Prinzipiell kann sich jede Arbeitsgruppe, jedes Team oder Führungskräfte zu einer Kollegialen Beratung treffen. Der Erfolg hängt jedoch nicht unerheblich von den grundsätzlichen Einstellungen der Teilnehmer den anderen gegenüber ab. So ist gegenseitiges Vertrauen und gegenseitige Wertschätzung ebenso wichtig wie der Wunsch, sich zu unterstützen, Lösungen anzustreben und Ressourcen auszuloten. Auch die Verschwiegenheit über den Inhalt der Arbeit ist eine bedeutsame Voraussetzung, die als vertrauensstärkende Maßnahme der Gruppen verstanden werden kann. Förderlich

sind das Abstecken eines Rahmens (Zeitstruktur, Methodenklärung etc.) und die Einhaltung der jeweils abgesprochenen Rollen.

■ **Phasen der Kollegialen Beratung**
Die Kollegiale Beratung kann in verschiedene Phasen unterschieden werden. Die gängigste Form beinhaltet sechs Phasen (▶ http://www.kollegiale-beratung.de) und dauert etwa 30-45 Minuten. Es kommen jedoch auch achtphasige Modelle zum Einsatz, die etwa 60-120 Minuten Zeit in Anspruch nehmen (Fallner und Gräßlin 1999, Veith 2002, Herwig-Lempp 2012).

In ◼ Tab. 8.1 sei das siebenphasige Modell des o. g. Fallbeispiels beschrieben.

Flexible und erfahrene kollegiale Beratungsteams können nach der zweiten Phase der Fallpräsentation über mögliche weitere Methoden diskutieren, welche die jeweilige Fallberatung individuell unterstützen kann. Als geeignete Methoden haben sich hier das Genogramm oder der Zeitstrahl erwiesen. Auch kann vereinbart werden, dass die Berater ihre Arbeit still absolvieren, indem sie mögliche Hypothesen oder Lösungen auf Karten schreiben, die dann auf einer Wand angebracht werden. An dieser Stelle kann auch das Setting besprochen und beispielsweise geklärt werden, ob »verrückte« Vorschläge oder Ideen erwünscht sind (im Sinne von: »Was wohl Lebewesen von anderen Planeten dazu sagen würden?«).

## 8.3 Ungünstige Gruppendynamik im Team

### Beispiel aus der Praxis

Sabine Schuster (34) ist Stationsleitung einer neu zusammengelegten Station, welche sowohl Schmerzpatienten als auch palliative Patienten versorgt. Nach ihrem Umzug mit ihrer Familie von Kiel nach München hat sie vor zwei Monaten diese Stelle angetreten. Von Anbeginn an hatte sie »Stress mit ihrem Team«. Deshalb hat sie sich zu diesem Führungskräftetraining entschieden. In einer Gruppe von 12 Teilnehmern bringt sie ihr Thema ein. Dabei ist Frau Schuster sichtlich erregt. Sie scheint sehr unter Druck zu stehen.

Die Trainingsleiterin interviewt Frau Schuster, während alle anderen versuchen zuhören. Frau Schuster berichtet, dass ihr Team sie noch verrückt mache. Es sei ein dauerndes Durcheinander und nichts laufe wie vereinbart. Unzählige Fehler passierten jeden Tag. Bisher sei es eine gynäkologische Station gewesen, doch die Umstrukturierung der Klinik führte dazu, dass die gynäkologische Abteilung von 64 auf 38 Betten reduziert wurde. Ihre Station habe man kurzerhand in die Zuständigkeit von Schmerztherapie und palliative Versorgung gelegt. Mit dem Aufgeben der gynäkologischen Station sei ihre Vorgängerin in den Vorruhestand gegangen.

Es seien immer mal Fehler gemacht worden. Mit der Überleitung von einer Gynäkologie in eine Schmerztherapie und palliative Versorgung fühle sich ihr Team bestraft. Insbesondere, weil der gynäkologische Chefarzt in der Klinik ein hohes Ansehen habe. Doch mittlerweile seien die Fehler ihrer Teammitglieder nicht mehr zu entschuldigen. Einem Patienten sei ein falsches Medikament verabreicht worden. Eine Patientenakte verschwinde einfach, um Tage später in der Bettenzentrale aufzutauchen und niemand wisse, wie sie dahin gekommen sei. Die Untersuchungsergebnisse von Patienten werden vertauscht und landen in den falschen Kurven, obwohl sie mit dem richtigen Namensetikett versehen seien.

Allmählich habe Frau Schuster das Gefühl, die Fehler sind nicht auf fehlende Konzentration zurückzuführen, sondern sie erlebt das Teamverhalten als Rebellion ihr gegenüber. Ihre Pflegedienstleiterin habe sie letzte Woche gefragt, warum sie ihr Team nicht in den Griff kriege, da die Fehler sich verschlimmern würden.

Während Frau Schuster berichtet, entsteht immer wieder Unruhe. Eine Wasserflasche fällt um, einige Teilnehmerinnen tuscheln miteinander und bei einer Person klingelt das Handy und sie verlässt hektisch den Raum. Die Trainingsleiterin macht auf diese Unruhe aufmerksam und fragt Frau Schuster, ob ihr das bekannt vorkommt. Plötzlich tritt eine aufmerksame Stille ein. Frau Schuster kommen die Tränen. Sie nickt und erklärt, dass es ihr mit ihrem Team genauso ginge. Eigentlich höre ihr niemand zu. Einige Teilnehmer entschuldigen sich bei Frau Schuster.

Die Trainingsleiterin erklärt, dass die anwesenden Gruppenmitglieder offensichtlich in die unbewusste Identifikation mit dem Team gegangen seien und dieses gespiegelt hätten. Das nenne man Gegenübertragung und habe mit dieser Arbeit zu tun. Doch dazu später.

Ihre Vorgängerin habe Frau Schuster nie kennengelernt. Das Team habe sie als durchsetzungsfähig und resolut beschrieben. Bei ihr habe jeder gespurt und wenn es darauf angekommen sei, habe sie hinter ihrem Team gestanden. Diese Beschreibung habe Frau Schuster wie einen Angriff auf ihr eigenes Führungsverhalten erlebt, da sie sämtliche Fehler anspreche und ihr Team sich von ihr konfrontiert statt unterstützt fühle.

Die Trainingsleiterin fragt Frau Schuster, was sie bisher unternommen habe, um sich mit ihrem Team zu arrangieren. Frau Schuster berichtet, sie habe das Team zu sich nach Hause eingeladen. Danach habe sich die Situation kurzfristig entspannt, doch dann seien wieder alle ihr gegenüber misstrauisch geworden. Als sie Mitarbeitergespräche angekündigt habe, sei eine solche Angst entstanden, dass sie diese erst mal wieder »vom Plan nehmen musste«. Fehler anzusprechen sei ihr wichtig, da das der Beginn eines guten Fehlermanagements sei. Doch alle Teammitglieder versuchen, gemachte Fehler auf andere abzuwälzen, könnten keine Verantwortung übernehmen. Und wenn klar wäre, wer was »angestellt« habe, würde die betroffene Person in Tränen ausbrechen und ein »normales Gespräch« unmöglich machen. Nun frage sich Frau Schuster, warum ihr Team eigentlich Angst vor ihr habe.

An dieser Stelle wird ein **Reflektierendes Team** einberufen. Die Teilnehmer des Führungskräftetrainings setzen sich nun in einen Kreis und beschreiben das Gehörte wertschätzend:

- Frau Schuster (S) engagiert sich sehr, um den Konflikt mit dem Team zu lösen.
- S hat schon viel versucht und gute Ideen entwickelt.
- Die Haltung ihres Teams muss ausgesprochen kräftezehrend für S sein.
- S scheint sehr leistungsorientiert zu sein und nimmt die Fehler ihres Teams persönlich.
- Vermutlich hat S Angst, mit diesem schwierigen Team zu versagen.
- Das Team scheint ängstlich und irgendwie »verletzt«.
- Ihre Vorgängerin scheint das Team nicht an S übergeben zu haben, so dass dieses noch emotional an die alte Leitung gebunden sei.
- Es kommt die Fantasie auf, dass einige Teammitglieder sich »heimlich« mit der alten Leitung treffen und dieser »ewige Treue schwören«.
- Ihre Vorgängerin macht einen autoritären Eindruck und wahrscheinlich erwartet das Team eine »starke Hand« von S.
- Vermutlich gibt es im Team einen heimlichen Gegenleiter, der ihr das Leben schwer mache.

Die Trainingsleiterin bittet Frau Schuster, zu berichten, was sie aus diesem Reflektierenden Team angesprochen habe. Sichtlich bewegt sagt sie »eigentlich alles«. An allem, was gesagt wurde, scheint was dran zu sein. Am meisten getroffen habe sie die Vermutung der »heimlichen Treffen« mit ihrer Vorgängerin und die eines möglichen

Gegenleiters. Plötzlich sei ihr klar geworden, dass ihr Teammitglied Maria sie gegen ihre Vorgängerin ausspiele und das Team gegen sie aufhetze. Es stimme, dass sie selbst leistungsorientiert sei und die Fehler ihres Teams als persönliches Versagen erlebe. Sie bevorzuge einen demokratischen Führungsstil und komme aber wegen all der Fehler, immer wieder in die Rolle der Bestrafenden, was sie eigentlich nicht wolle.

Die Trainingsleiterin fragt, welches nun das wichtigste Thema für Frau Schuster sei. Drei Fragen beschäftigen sie gleichermaßen:

1. Wie soll ich mit meiner Vorgängerin umgehen: kontaktieren oder ignorieren?
2. Wie kann ich meine Gegenspielerin für mich gewinnen, ohne sie gegen meine Vorgängerin aufzuhetzen?
3. Wie kann ich mein Team zu einem »gesunden« Fehlermanagement bringen?

Die Teilnehmer des Führungskräftetrainings bilden zu diesen drei Fragen Arbeitsgruppen und halten ihre Ergebnisse auf Flipcharts fest.

**Ergebnisse der Arbeitsgruppe zum Thema »Umgang mit Vorgängerin«**

- Treffen mit der Vorgängerin arrangieren, um sich ein eigenes Bild von ihr zu machen und nicht mit einem »Schreckgespenst« leben zu müssen
- Ihrer Vorgängerin für die gute Arbeit danken, die sie als Leitung mit ihrem Team geleistet hat
- Nicht in die Konkurrenz zu ihr gehen, jedoch deutlich machen, dass die Leitung des Teams nun bei Frau Schuster liegt

Vorschlag dazu: »Für das Team ist es sicher nicht leicht, sich nach all den Jahren der Zusammenarbeit mit Ihnen auf mich einzustellen. Ich kann mir vorstellen, dass Sie das Team anders geführt haben als ich es mache. Nicht besser oder schlechter, sondern einfach anders. Ich sehe, wie wichtig Ihnen dieses Team ist, und möchte Sie bitten, mir eine Chance zu geben, dieses Team zu leiten.«

**Ergebnisse der Arbeitsgruppe zum Thema »Gewinnen der Gegenspielerin«**

- Zunächst Maria allein sprechen und ihr ein differenziertes Feedback geben, d. h. ihre professionellen Fähigkeiten wertschätzen

und sie fragen, was sie dazu bringe, das Team gegen sie zu mobilisieren
— Im Gespräch Zeit geben für Erklärungen von Maria und erfragen, ob sie bereit ist, ihr Verhalten zu ändern
— Wenn nein: Versetzung vorschlagen, da Kooperation Grundbedingungen für eine Zusammenarbeit ist
— Wenn ja: Maria fragen, wie die Veränderung aussehen soll, und sie bitten, bei der nächsten Teambesprechung ihre Entscheidung allen mitzuteilen
— In nächster Teambesprechung das kommunikative Verhalten des Teams thematisieren und Maria bitten, ihre Entscheidung mitzuteilen.

**Ergebnisse der Arbeitsgruppe zum Thema »gesundes Fehlermanagement«**
— In der nächsten Teamsitzung darüber berichten, dass es menschlich sei, Fehler zu machen, und es nicht darum geht, eine Person schuldig zu sprechen, sondern gemeinsam herauszufinden, was wir alle unternehmen können, damit ein bestimmter Fehler zukünftig nicht mehr auftritt. Dazu gehören Vertrauen und Mut
— Erfragen, ob das Team bereit ist, sich für ein besseres Qualitätsmanagement einzusetzen. Hierzu Beispiele von Einrichtungen anbringen, die einmal ein sehr schlechtes Image hatten (und auch schlecht waren) und durch die gemeinsame Entscheidung und Beteiligung aller eine so große Veränderung bewirkt haben, dass sie nun zu den Besten zählen (Ziel ist also, dem Team Mut zu machen)
— Erfragen, was die einzelnen Teammitglieder brauchen, damit sie im Team vertrauensvoll über gemachte Fehler berichten können
— Erfragen, ob das Team bereit ist, nun einen Schnitt zu machen und gemeinsam einen neuen Start zu wagen. Erfragen, was noch ausgesprochen werden muss, um Altes zu beenden und Vertrauen und Mut aufzubringen
— Erfragen, ob das Team externe Unterstützung benötigt (z. B. durch Qualitätsbeauftragte) oder selbst einen Weg finden möchte. Egal wofür sich das Team letztlich entscheidet, diese Entscheidung unterstützen (Ziel: Vertrauen in das Team etablieren)

**Plan von Frau Schuster**
Frau Schuster bedankt sich bei den drei Arbeitsgruppen und kommt zu folgendem Ergebnis. Sie möchte zunächst mit ihrer Gegenspielerin Maria sprechen und sich an die Vorschläge der Arbeitsgruppe halten. Falls es ihr im Gespräch mit Maria nicht gelingt, eine Einigung zu erzielen, wird sie Kontakt zu ihrer Vorgängerin aufnehmen und ihren Plan B verfolgen, d. h. die Ergebnisse der Arbeitsgruppe hierzu beherzigen. Falls sie »Maria erreicht«, wird sie ihre Vorgängerin nur kontaktieren, um sie zu der (in sechs Wochen anstehenden) Weihnachtsfeier einzuladen. Bezüglich des Fehlermanagements sieht Frau Schuster ein, dass sie hier Vertrauen in ihr Team investieren muss. Doch sie will auch klare Grenzen setzen, indem sie mit dem Team Termine abspricht, bei denen Zwischenbericht erstattet wird.

## 8.3.1 Übertragung und Gegenübertragung

Bei der **Übertragung** handelt es sich um eine Art unbewusste Verwechslung von Personen. Das hat zur Folge, dass man einer »neuen Person« gegenüber Verhaltensweisen entgegenbringt, die man typischerweise einer anderen bereits bekannten Person gegenüber zeigt. Die Übertragung geschieht unbewusst und ist eine Sonderform der Projektion (Sandler 2009). Übertragungen passieren sehr häufig und können als ein natürlicher Prozess menschlicher Interaktion verstanden werden. Hierzu ein Beispiel:

**Beispiel aus der Praxis**
Der Stationsleiter Heiner Weinberg leitet sein urologisches Pflegeteam mit viel Engagement. Doch immer wenn sich seine Teammitglieder längere Zeit streiten, fühlt er sich überfordert und schaltet seine vorgesetzte Pflegedienstleiterin ein. Unbewusst wiederholt er damit die Erfahrung aus seiner Kindheit. Als ältester Sohn wuchs er mit seinen drei jüngeren Schwestern auf. Er war immer introvertiert gewesen und hatte sich gern zurückgezogen. Da er die Streitereien seiner Schwestern selten erfolgreich unterbinden konnte, holte er irgendwann seine Mutter dazu, um wieder Ruhe zu haben.

Eine **Gegenübertragung** ist nun die ebenfalls unbewusste Reaktion auf eine Übertragung. Im Falle von Herrn Weinberg könnte die Übertragung seiner Schwestern auf sein Team folgendermaßen lauten: »Ich will meine Ruhe haben, also nervt mich nicht.« Sein Team reagiert ähnlich wie seine Schwestern, nämlich mit Unruhe und Streitereien. Diese Gegenübertragung könnte ihren Ausdruck finden in dem Satz: »Wir wollen deine Aufmerksamkeit und wenn du nicht zuhörst, dann werden wir laut.«

Übertragungen und Gegenübertragungen sind also Wiederholungen von Mustern, die wir aus anderen Zusammenhängen kennen. Es gibt sowohl **positive** als auch **negative Übertragungs- und Gegenübertragungsprozesse**. Wenn Frau Maler spontan den neuen Verwaltungsleiter der Klinik sympathisch findet, weil er sie mit seinem Schnurrbart unbewusst an ihren geliebten Opa erinnert, dann sprechen wir von positiver Übertragung. Wenn der neue Verwaltungsleiter der liebenswürdigen Art von Frau Maler mit besonderer Herzlichkeit begegnet, dann handelt es sich um eine positive Gegenübertragung. Wenn Frau Maler sich bei dem Verwaltungsleiter durch seinen Schnurrbart unbewusst an ihren strafenden Opa erinnert, vor dem sie oft Angst hatte, dann sprechen wir von einer negativen Übertragung. Und wenn der Verwaltungsleiter der ängstlichen Frau Maler darauf hin mit Misstrauen begegnet, handelt es sich um eine negative Gegenübertragung.

- Übertragung und Gegenübertragungsprozesse in der Fallbearbeitung von Frau Schuster

Kommen wir nun zurück auf das Fallbeispiel mit Frau Schuster. Bei der Schilderung ihres Falles gab sie den Druck und die Anspannung, die sie mit ihrem Team spürt, an die Teilnehmer des Führungskräftetrainings weiter. Diese reagierten unbewusst mit einer Gegenübertragung auf Frau Schuster, indem sie sich genauso fehlerhaft verhielten wie ihr Team. Dass mal eine Flasche umfällt, kann passieren. Wenn jedoch mitten in einer Fallpräsentation Teilnehmer beginnen miteinander zu tuscheln, hat das oft mit dem Fall selbst zu tun. Diagnostisch gesehen, können solche Verhaltensweisen also wichtige »Symptome« sein, die dem Fallverstehen dienen.

Besonders auffällig bei der Fallbearbeitung von Frau Schuster war jedoch, dass bei einer Person das Handy klingelte und diese hektisch den Raum verließ. In Führungskräftetrainings gilt die Regel, dass Handys auszuschalten sind. Eine unabgesprochene Verletzung dieser Regel deutet auf einen »symptomatischen Zusammenhang« mit dem Fall hin. Die betreffende Person schaltet das Handy nicht aus, als es klingelt, sondern verlässt den Raum. Damit zieht sie die gesamte Aufmerksamkeit der Gruppe auf sich und demonstriert, dass das Telefongespräch wichtiger ist als die Bearbeitung des Falles. Damit macht sie sich zum Gegenleiter von Frau Schuster. Durch dieses Verhalten kommt die Coachinggruppe in der Fallanalyse darauf, dass es im Team einen Gegenleiter geben muss.

Als Frau Schuster versteht, dass diese »Handyszene« ein Ausdruck für ihre Gegenleiterin Maria ist, kann sie der betreffenden Teilnehmerin verzeihen (nachdem diese sich zuvor entschuldigt hatte).

## 8.3.2    Reflektierendes Team(»reflecting team«)

Die Methode des Reflektierenden Teams (RT) wurde von dem Sozialpsychiater Tom Anderson (1987/1990) entwickelt. Seine Anwendung findet das RT in der Beratungsarbeit, der Therapie (insbesondere Familientherapie), der Pädagogik und der Teamsupervision.

- Ziele des Reflektierenden Teams

Ein wichtiges Ziel dieser Methode besteht darin, dem hierarchischen Gefälle in Beratungssituationen entgegenzuwirken und die Beziehung zwischen Ratsuchendem und Berater symmetrischer zu gestalten. Das Reflektierende Team ist eine Feedback-Methode, welche die Interaktions- und Lernkultur verändert. Die verschiedenen Mitglieder eines Reflektierenden Teams ermöglichen eine Perspektivenvielfalt, die Ursachen und Lösungen entwickelt und im Dialog austauscht. Es geht also nicht darum, dass jedes Mitglied des RT seine Meinung äußert, sondern diese dialogisch mit den anderen weiter entwickelt.

■ **Methode und Ablauf des Reflektierenden Teams**

Das Reflektierende Team kommt bei Führungskräften innerhalb einer Beratungssituation zum Einsatz. Der gesamte Prozess verläuft dabei in drei Phasen:

1. **Interview mit dem Ratsuchenden** (gerichtete Kommunikation) Der Ratsuchende stellt sein Problem mithilfe des Interviewers dar

2. **Reflektierendes Team** (ungerichtete Kommunikation/Metadialog) Die Mitglieder bilden einen Kreis und teilen sich gegenseitig ihre Wahrnehmungen, Fragen, Beobachtungen und mögliche Lösungen wertschätzend mit, wobei sie keinerlei Sichtkontakt zu dem Ratsuchenden aufnehmen.

― Es ist hilfreich, wenn das RT auf drei Aspekte eingeht, nämlich:
― (1) Struktur (äußerer Rahmen, Zeitstruktur, Räumlichkeiten, Organisation des Ablaufs etc.)
― (2) Inhalt (eigentliche Themen, offene Fragen)
― (3) Beziehung (Wahrnehmung, Sprache, Interaktion, Körperhaltung, Mimik, Gestik, Blickkontakt, Assoziationen und Gefühle)

3. **Reflexion der Reflexion mit dem Ratsuchenden** (gerichtete Kommunikation) Ratsuchender spricht nun mit dem Interviewer über seine Einfälle zu den Reflexionen des Teams.

In den Phasen 1 und 3 hören die Teilnehmer des Reflektierenden Teams zu und während der Phase 2 hören der Ratsuchende und der Interviewer zu. Die beiden Gruppen unterbrechen sich also nicht. Die Aufgabe des Reflektierenden Teams liegt in der Ideenvielfalt und nicht in der Präsentation »der besten Idee« oder gar der Erteilung von Ratschlägen. Der wertschätzende Respekt bildet die Grundlage der Arbeit des RT. Vermutungen oder Fragen werden vorsichtig und im Konjunktiv formuliert.

Dahm und Be (2000) haben für die Organisationsberatung die Methode des **Interaktiven Reflektierenden Teams** abgeleitet. Hierbei tritt das Reflektierende Team häufiger und in kürzeren Zeitabständen zusammen, um im Beratungsprozess immer wieder spontane Ideen des Interaktiven Reflektierenden Teams einzubringen.

Reiter (1991) entwickelte in Anlehnung an die Fokaltherapie und das Reflektierende Team das sog. **Fokussierte Team.** Hierbei wird das Team vom Ratsuchenden gebeten, sich bei der Reflexion auf ein bestimmtes Thema zu konzentrieren. Einen guten Vergleich der beiden Methoden bietet Günter Rothbauer (1997).

### 8.3.3 Die Methode der Arbeitsgruppen

Der Einsatz von Arbeitsgruppen empfiehlt sich im Beratungsprozess immer dann, wenn mehrere Themen bearbeitet werden sollen und die Zeit limitiert ist. Konkurrierende Arbeitsgruppen, also Gruppen mit der gleichen Fragestellung, sind zu vermeiden, da sich in der Präsentation Wiederholungen einschleichen und sich die Gruppe, die ihre Ergebnisse zuletzt präsentiert, oft nur noch auf ihre Vorgänger beziehen kann.

Arbeitsgruppen unterstützen die Eigeninitiative der Teilnehmer von Führungskräftetrainings und bieten die Möglichkeit, die eigenen Kompetenzen einzubringen. Arbeitsgruppen können sowohl Themen vertiefen als auch neues Wissen schaffen. Neben der inhaltlichen Ausrichtung spielt dabei insbesondere die Gruppendynamik für den Erfolg der Arbeitsgruppe eine Rolle. Bei auffälliger Gruppendynamik kann diese mit analysiert werden, wenn es für das Gesamtthema hilfreich und von Bedeutung ist. Vorsicht ist geboten, bei pseudopsychologischen Erklärungen. Die Analyse von Gruppendynamiken bedarf einer Qualifikation und muss immer sehr vorsichtig eingebracht werden, um unnütze Verletzungen von Gruppenmitgliedern oder Stigmatisierungen zu vermeiden (Antons 2011). Eine Kurzübersicht zum Thema Gruppendynamik findet sich bei Wolfgang Rechtien (2003).

Auf unser Fallbeispiel mit Frau Schuster bezogen hat der Einsatz der drei Arbeitsgruppen während der Fallarbeit noch eine symbolische Bedeutung. Frau Schuster lässt die Arbeitsgruppen Vorschläge erarbeiten und vertraut damit den Teilnehmern. Als leistungsorientierter Mensch fällt es Frau Schuster nicht leicht, Verantwortung abzugeben. Mit dieser Lernerfahrung im Führungskräftetraining kann für sie der Weg geebnet werden, auch ihrem Team zu vertrauen.

## Literatur

Anderson, Tom (1987) The reflecting team. Family Process 26: 415–428

Anderson, Tom (2011 Das Reflektierende Team. Dortmund: modernes lernen

Antons, Klaus (2011) Praxis der Gruppendynamik. Übungen und Techniken. Göttingen: Hogrefe

Arms, Fred (1997) Üble Nachrede mit Folgen. Krankenpflege Soins Infirmiers 1: 32

Blakeley Judith; Ribeiro, Violetta; Hugehs, Anne (1996) Managing rumor and gossip in operating room settings. Seminars in Perioperative Nursing 5/3: 111–118

Chinn, Peggy (1990) Gossip: A transformative art for nursing. Journal of Nursing Education. 28: 72–75

Dahm, Michael; Be, Sinag (2000) Auf den Punkt gebracht – das Interaktive Reflecting Team. In: Vogt-Hillmann, Manfred et al. (Hrg) Gelöst und los. Systemisch-lösungs-orientierte Perspektiven in Supervison und Organisa-tionsberatung. 63–82. Dortmund: Borgmann

Fallner, Heinrich; Gräßlin, Hans-Martin (1999) Kollegiale Beratung. Dresden: Hille

Herwig-Lempp, Johannes (2012) Ressourcenorientierte Teamarbeit. Göttingen: Vandenhoeck und Ruprecht

Kanning, Uwe Peter (1999) Selbstwertdienliches Verhalten und soziale Konflikte im Krankenhaus. Gruppendynamik 30/2: 207–229

Laing, Milli (1993) Gossip: Does it play a role in the socializa-tion of nurses? IMAGE: Journal of Nursing Scholarship. 25/1: 37–43

Rechtien, Wolfgang (2003) Gruppendynamik. In: Auhagen, Ann-Elisabeth; Bierhoff, Hans (Hrsg) Angewandte Sozial-psychologie. Das Praxishandbuch. Weinheim: Beltz PVU

Ribeiro, Violetta; Blakeley, Judith (1995) The proactive Management of rumor and gossip. Journal of Nursing Administration 25/6: 43–50

Reiter, Ludwig (1991) Vom »Reflektierenden Team« zum »Fo-kussierenden Team«. System Familie 42/2: 119–120

Rothbauer, Günter (1997) Fokussierendes vs. Reflektierendes Team. Systhema 11/3: 243–252

Sandler, Joseph; Dare, Christopher; Holder, Alex (2009) Grundbegriffe der psychoanalytischen Therapie. Stutt-gart: Klett Cotta

Spacks, Patricia (1982) In praise of gossip. Hudson Review 35: 19–39

Smith, Susan (2006) Empowerment as a way of improving working lives. Dissertation: University of Leeds, UK

Tewes, Renate (2003) Wenn die Kommunikation Pflegende belastet. In: Lorenz-Krause, Regina; Uhländer-Masiak, Elisabeth (Hrsg) Frauengesundheit – Perspektiven für Pflege und Gesundheitswissenschaften. S. 217–241. Bern: Huber

Tewes, Renate; Gebert, Barbara (2009) Decision Making and Leadership: A double dose of mentoring. In: Rollin Gantz, Nancy (ed) 101 global leadership lessons for nurses. p. 123–129. Indianapolis: Sigma Thetra Tau International

Tewes, Renate (2010) Wie bitte? Kommunikation in Gesund-heitsberufen. Berlin: Springer

Veith, Thorsten (2002) Kollegiale Beratung und Lernkultur-entwicklung. Magisterarbeit. Ruprecht-Karls-Universität Heidelberg

Von Bialy, Jeanette; Volk-von Bialy, Helmut (1998) Siebenmal Perls auf einen Streich. Die klassische Gestalttherapie im Überblick. Paderborn: Junfermann

► http://www.chcm.com (Zugriff: 27.08.2010)

► http://www.kollegiale-beratung.de(Zugriff: 27.08.2010)

► www.crown-coaching.de

# Entscheidungen treffen

R. Tewes, *Führungskompetenz ist lernbar,*
DOI 10.1007/978-3-662-45223-3_9, © Springer-Verlag Berlin Heidelberg 2015

Whenever you see a successful business, someone once made a courageous decision. (Peter Drucker)

## 9.1    Die Qual der Wahl

**Beispiel aus der Praxis**

Nora Thies, die Leiterin der Abteilung Human Resources (HR), stöhnt auf. Soeben hatte die zweite Bewerberin für die Stelle zur Hauswirtschaftsleitung im Klinikum ihr Büro verlassen. Unterschiedlicher hätten die beiden Bewerberinnen nicht sein können. Dennoch fällt Frau Thies die Entscheidung schwer. Nachdem der letzte Hauswirtschaftleiter »unehrenhaft« entlassen wurde, weil er Gelder veruntreut hatte, steht sie nun unter Erfolgsdruck. Denn auch die Einstellung dieses Mannes ging auf ihr Konto. So eine »Pleite« darf ihr nicht noch mal passieren. Gedanklich geht sie die Gespräche noch einmal durch.

Berta Fuchs (42) hat ihr Leben lang beim gleichen Arbeitgeber »gedient« (so ihre Worte) und wurde mit der Auflösung des Betriebes arbeitslos. In den 22 Jahren ist sie so gut wie nie krank gewesen. Sie hatte sich über verschiedene Fort- und Weiterbildungen von der Küchenhilfe bis zur Hauswirtschaftsleiterin qualifiziert. Wo immer »Not am Mann« war sprang sie ein, war sich für keine Arbeit zu schön. Der Zusammenhalt im »Kollektiv« war ihr wichtig. Frau Fuchs schätzt Mitarbeiter, die zupacken können. Delegieren habe sie lernen müssen und es falle ihr heute leichter als früher. Probleme müssen geklärt werden. Je schneller sie angesprochen werden, desto besser. Eine Vision, wohin sie die Hauswirtschaft im Klinikum entwickeln möchte, hätte sie momentan noch nicht. Frau Fuchs will sich erst mal einarbeiten und die Mitarbeiter kennen lernen.

Lilo Wolf (39) hat viel berufliche Erfahrung in unterschiedlichen Organisationen gesammelt. Nach ihrem Studium in Hauswirtschaft ist sie erst mal durch verschiedene Länder gereist und habe in Australien ein Jahr mit »work and travel« verbracht. In Thailand war sie einige Zeit in einem buddhistischem Retreat Center und habe dort u. a. die thailändische Küche schätzen gelernt. In ihrer Tätigkeit sei es ihr wichtig, die Mitarbeiter zu inspirieren. Der tiefere Sinn der Arbeit, eben für andere Menschen

den Service bereitzustellen, solle dabei intrinsisch motivieren. Sie habe gute Erfahrung mit dem transformationalen Führungsstil gemacht und möchte die Mitarbeiter zu eigenständigem Arbeiten ermutigen. In den 12 Jahren als Hauswirtschaftsleiterin hat Frau Wolf fünf Mal den Arbeitgeber gewechselt. Sie brauche immer wieder neue Herausforderungen.

Das Treffen von Entscheidungen ist ein komplexer Vorgang, bei dem unendlich viele Variablen mitspielen, wie Erfahrungen, Gefühle, Hirnareale, die auf Lust und Frust reagieren, die persönlichen Moralvorstellungen, der kulturelle Hintergrund oder gar die momentane Stimmung.

Es lassen sich zwei **Entscheidungstypen** festmachen: die »Maximierer«, die unbedingt die beste Wahl treffen wollen, und die »Genügsamen«, die sich auch mal mit dem Zweitbesten zufrieden geben. Die Personalleiterin Frau Thies zählt zu den Maximierern, was den Vorteil hat, dass sie kritisch alle Optionen prüft und den Nachteil, dass es sie anfällig für Depressionen macht (Schwartz 2012). Während Frau Thies das Für und Wider der Bewerberinnen abwägt, sind zwei Hirnregionen besonders aktiv: das Belohnungszentrum (Nucleus accumbens) und das Zentrum zur Verarbeitung unangenehmer Gefühle (die Inselregion). Das Belohnungszentrum reagiert auch, wenn wir eine Vorliebe für etwas haben. Im o. g. Fallbeispiel hat Frau Thies eine Präferenz für die weitgereiste Lilo Wolf. Ihre offene weltgewandte Art mit klarer Vision bringt den Nucleus accumbens von Frau Thies zum Tanzen. Doch diese freudigen Impulse werden von der Inselregion ausgebremst, die auch als Schmerzzentrum beschrieben werden. Hier meldet sich die Sorge, dass Frau Wolf diese Stelle lediglich als einen weiteren kurzen Aufenthalt auf ihrer Lebensreise wahrnehmen könnte. Der Preis, nach vielleicht zwei Jahren Zusammenarbeit Frau Wolf ziehen lassen zu müssen, um dann wieder jemand zu suchen, an den sich den Mitarbeiter erst gewöhnen müssen ist hoch (Weber 2012). Anderseits weiß Frau Thies, dass nur selbstständige Mitarbeiter auf Dauer glücklich sind (Tewes 2014).

Die Risikobereitschaft von Menschen wird durch eine Reihe interessanter Aspekte geprägt, wie Kultur, Intelligenz, Alter und Körpergröße. Die Amerikaner sind deutlich risikofreudiger als

Deutsche. Mit zunehmender Intelligenz wächst die Risikofreude genauso wie mit zunehmender Körpergröße, das fand das Sozioökonomische Panel (SOEP) des Deutschen Instituts für Wirtschaftsforschung heraus, das 22.000 erwachsene Menschen befragte (▶ www.diw.de). Mit zunehmendem Alter nimmt die Risikofreude wieder ab. Was bedeutet das für Frau Thies? Als Deutsche ist sie weniger risikobereit und tendiert eher zur Einstellung von Frau Fuchs von der zwar keine Höhenflüge zu erwarten sind, doch die der Klinik vermutlich eher treu bleiben wird. Frau Thies ist 38 Jahre, ausgesprochen intelligent und zählt mit einer Körpergröße von 1.70 m zu den größeren Frauen. Alle drei Parameter fördern die Risikofreude (Falk 2012). Im Moment fühlt sich Frau Thies müde und angespannt. Es war ein langer Tag. Sie weiß, dass sie in dieser Stimmung nicht den Mut hätte, sich für Frau Wolf zu entscheiden und lieber den sicheren Weg mit Frau Fuchs beschreiten würde. Sie beschließt, noch eine Nacht darüber zu schlafen und morgen, wenn sie wieder gutgelaunt und munter ist, diese Entscheidung spontan zu treffen. Denn in einer fröhlichen Stimmung werden die besten Entscheidungen intuitiv getroffen (Goschke 2012).

## 9.2    Entscheidungsfindungsprozesse

Das Treffen von Entscheidungen gehört unzweifelhaft zu einer der Hauptaufgaben von Führungskräften. Dabei kann das Vorgehen beim Prozess der Entscheidungsfindung sehr unterschiedlich sein. Es lassen sich vier verschiedene Methoden unterscheiden (Taylor 2005):

1. Entscheidungsanalyse
2. Hypothetisch-deduktive Methode
3. Mustererkennung
4. Intuition

▪ **1. Entscheidungsanalyse**

Die Methode der Entscheidungsanalyse ist im Management recht beliebt. Beispiele hierzu bieten die Organisation des Qualitätsmanagements mittels Ablaufplänen oder die Erstellung von Behandlungspfaden. Hier werden die einzelnen Schritte der Entscheidung, und die dazu notwendigen Informationen häufig in Flussdiagrammen oder Entscheidungsbäumen (»decision trees«) aufgezeigt. Damit wird anschaulich dargestellt, in welchem Stadium eines Entscheidungsfindungsprozesses welche Information notwendig ist und welche Optionen der Entscheidung zur Auswahl stehen.

▪ **2. Hypothetisch-deduktive Methode**

Bei dieser Methode werden Daten gesammelt, Hypothesen gebildet, weitere Daten gesammelt und Hypothesen verändert, bis eine Entscheidung getroffen wird. Als Beispiel sei hierzu angefügt, dass der Leiter eines Pflegeteams die Unpünktlichkeit eines Mitarbeiters feststellt. Seine Hypothese ist, dass der Mitarbeiter unzuverlässig und wenig verantwortungsbewusst dem Team gegenüber ist. Um diese Hypothese zu überprüfen, wird er das Verhalten des Mitarbeiters weiter beobachten und Unpünktlichkeiten schriftlich festhalten (Daten sammeln). Nach dreimaligem Zuspätkommen sucht der Stationsleiter das Gespräch mit dem Mitarbeiter, um die Gründe für sein Verhalten herauszufinden und eine Einigung über zukünftiges Verhalten zu erzielen (Entscheidung: Bei nochmaligem Zuspätkommen wird der Pflegedienstleitung Bericht erstattet).

▪ **3. Muster erkennen**

Bei der Mustererkennung wird die gesamte Situation gleichzeitig wahrgenommen und nicht nur ein einzelner Aspekt. Muster können sowohl analytisch als auch intuitiv erkannt werden. Hierzu ein Beispiel: Der Pflegedirektor eines städtischen Krankenhauses bemerkt, dass sich der Vorstand immer häufiger trifft und sich gleichzeitig immer seltener mitteilt. Auf Rückfragen wird kurz angebunden reagiert, im Sinne von »momentan gibt es nichts mitzuteilen!« Mit einem Mal erkennt der Pflegedirektor das Muster und die damit zusammenhängenden »Symptome«. Zu diesen Symptomen zählen beispielsweise:

- Ständige Mittelkürzungen und weiterer Personalabbau, gleichwohl die Grenze des Erträglichen erreicht scheint
- Unangenehme Spannung zu den Vorstandsmitgliedern
- Unruhe bei den Mitarbeitern

Der Pflegedirektor begreift, dass der Vorstand über einen Verkauf der Einrichtung oder eine Fusionierung nachdenkt und sein Haus in ernsthaften Schwierigkeiten steckt. Diese Situation hat er bereits einmal erlebt und daraus gelernt. Das größte Problem in der damaligen Klinik, die dann fusionierte und seine Stelle strich, war die fehlende Kommunikation zwischen Vorstand und Mitarbeitern. Die monatelange Zerreißprobe über die Zukunft der Mitarbeiter hat bei diesen zu ausgesprochen schlechter Stimmung und nachlassender Pflegequalität geführt. Das Verhalten der Mitarbeiter zeigte eine Palette von »alles egal« über Weglaufen bis hin zu Weltuntergangsstimmung und Depressionen.

Vor dem Hintergrund dieser Erfahrung kann der Pflegedirektor nun anders handeln als damals. Dieses Mal lässt er sich nicht vom Vorstand abschmettern, sondern bittet hartnäckig um kommunikative Transparenz über die bevorstehenden Entscheidungsprozesse allen Mitarbeitern gegenüber.

- **4. Intuition**

Bei der Intuition handelt es sich um einen unbewussten Entscheidungsprozess, bei dem lineare Methoden vermieden werden. Die Intuition erfolgt schnell, mühelos und sie ist validierbar. Sie bezieht ihre Wissensbasis auf Erfahrungen und das Erkennen von Mustern (Easen und Wilcocksen 1996).

Ein Beispiel hierzu ist die Entscheidung darüber, mit welcher Firma für orthopädisches Equipment eine Klinik zukünftig kooperieren will. Dem Verwaltungsdirektor liegen hierzu fünf Angebote verschiedener Firmen vor. Drei scheiden aus verschiedenen Gründen aus. Von den beiden verbleibenden bietet eine Firma ihre Produkte günstiger an. Der Kopf des Verwaltungsdirektors sagt, dass er sich für die günstigere Firma entscheiden soll, doch sein Bauch will lieber die andere Firma engagieren. Der Verwaltungsdirektor folgt seinem Bauchgefühl und wird belohnt. Es stellt sich nach Jahren der Zusammenarbeit heraus, dass die etwas kostenintensivere Firma einen unbezahlbar guten Service bei Geräten, Beratung und Reparaturen bietet, mit der die günstigere Firma nicht mithalten kann. Dieser Service wird von den Patienten sehr wertgeschätzt und lobend in sämtlichen Untersuchungen zur Servicequalität seines Hauses erwähnt.

**Intuitiv geleitete Entscheidungsfindungsprozesse** sind insbesondere vor dem Hintergrund zweier Studien für das Management interessant. Zum einen die Forschung von Patricia Benner (1994) über die professionelle Entwicklung der Pflegenden und zum anderen die Untersuchungen von Ap Dijksterhuis (2007) über den Erfolg von Managemententscheidungen mithilfe von Intuition.

Benner (1994) ermittelte fünf verschiedene Entwicklungsstufen vom Anfänger bis zur Pflegeexpertin und erkannte, dass in jeder Stufe unterschiedliche Entscheidungsstrategien gewählt werden. So benötigt ein **Anfänger** eine Reihe von Regeln, an die er sich halten kann, um seine Tätigkeit zu verrichten. Um beispielsweise bei einem Patienten den Blutdruck zu messen und zu entscheiden, ob das Ergebnis der Messung »auffällig« ist, müssen Pflegende wissen, was diesen Wert beeinflusst, wie Tageszeit, Lage (Sitzen, Stehen, Liegen), Nahrungsaufnahme (gerade Kaffee getrunken?) und natürlich typischer persönlicher Messwert (Tendenz zu Hypo- oder Hypertonie). Mit diesen soeben erlernten Regeln ist ein Anfänger oft so sehr beschäftigt, dass er andere Aspekte weniger wahrnimmt, wie beispielsweise, dass die Infusion »durch ist« und erneuert werden sollte oder die Getränke auf dem Nachtschrank für den Patienten nicht erreichbar sind. Die Entscheidung des Anfängers über die Prioritäten bezieht sich somit stark auf regelgeleitetes Wissen, was in diesem Stadium ein normaler Prozess ist.

Ein **Experte** dagegen vereinigt die drei Aspekte Wissen, Erfahrung und Intuition und ist somit in der Lage, die Gesamtsituation mit einem Blick zu erfassen. Ein Experte muss keine Checklisten abarbeiten, um eine Entscheidung zu treffen. Der Pflegeexperte verfügt über lange Erfahrung in diesem Bereich (nach Benner mindestens sieben Jahre), hat die notwendigen beruflichen Kenntnisse und ist auf dieser Grundlage fähig, intuitiv zu erfassen, was für einen Patienten wichtig ist. Pflegeexperten reagieren häufig auf Veränderungsprozesse beim Patienten, bevor der Monitor diese Veränderung anzeigt. Sie »spüren« also schon vorher, dass Interventionen ergriffen werden müssen. Wenn Pflegeexperten gefragt werden, warum sie eine bestimmte Handlung initiieren konnten, bevor die entsprechenden Parameter dazu sichtbar waren, können sie das oft selbst nicht erklären. Hier wird die Intuition, auf der Basis von Wissen und Erfahrung, zum entscheidenden Kriterium.

Der holländische Forscher Ap Dijksterhuis (2007) untersuchte verschiedene Entscheidungsmethoden bei Managern hinsichtlich ihres Erfolgs. Dabei entschied sich eine Gruppe von Managern spontan und eine weitere dachte intensiv darüber nach. Die dritte Gruppe sammelte alle notwendigen Daten und ließ diese dann zwei bis drei Tage ruhen, um sich in dieser Zeit mit völlig anderen Dingen zu beschäftigen. Nach diesen Tagen entschieden sie sich dann intuitiv. Diese letzte Gruppe verzeichnete die weitaus besten Ergebnisse. Dijksterhuis erklärt dieses Resultat folgendermaßen: Unser denkendes Hirn ist nicht in der Lage, eine große Anzahl von Parametern miteinander in Beziehung zu setzen. Das menschliche Gehirn ist beispielsweise bereits überfordert, wenn es drei verschiedene Firmen auf 20 unterschiedliche Aspekte miteinander vergleichen soll. Das Unbewusste kann diese Dinge erfassen. Wenn also alle für die Entscheidung notwendigen Informationen gesammelt sind, empfiehlt es sich, zwei Nächte darüber zu schlafen und dann »aus dem Bauch heraus« zu entscheiden.

## 9.2.1 Warum gute Menschen schlechte Dinge tun

»Why good people do bad thing« lautet ein Artikel von Leah Curtin (1996), in dem sie die Gründe für unethisches Handeln im Management zu erklären versucht.

Wie schaffen es also gute Menschen, schlechte Dinge zu tun? Der entscheidende Trick dabei scheint zu sein, dass diese Menschen sich selbst mit guten Intentionen sehen und das schlechte Verhalten mit ihrer Intention rechtfertigen. Mit anderen Worten, das eigene Verhalten wird dabei weniger gewichtet als die Intention. Diesen Mechanismus beschrieb Festinger schon 1957 mit dem Begriff der kognitiven Dissonanz. Demnach sind Menschen von Natur aus bestrebt, kongruent zu handeln. Gelingt dieses nicht oder widersprechen sich zwei Aspekte ihres Handelns, wird eines praktisch umgedeutet. So widerspricht sich beispielsweise das Rauchen mit dem Wissen, dass Rauchen Krebs

hervorrufen kann. Weit weniger Raucher glauben, dass Rauchen zu Krebs führt. Damit haben sie die eigene Dissonanz behoben.

Alle Entscheidungen werden sowohl durch innere als auch durch äußere Faktoren beeinflusst. Zu den inneren Faktoren zählen alle Werte, die moralische Intelligenz ausmachen, wie Fairness, Respekt, Ehrlichkeit, Verlässlichkeit oder Integrität. Zu den äußeren Faktoren zählt alles andere wie Rolle, Status, Zeitpunkt, die Reaktionen von Menschen, Standards, Erwartungen etc. Bei unethischem Verhalten fehlt es also entweder an moralischer Intelligenz oder die Außenfaktoren haben ein so großes Gewicht, dass sich der Mensch nicht in der Lage sieht, diese zum Wohle aller zu beeinflussen.

- Gründe für ethisch inkonsequentes Verhalten

»The business environment seems to cultivate a condition of moral schizophrenia!« Dieser Ausspruch stammt von Laura Nash (1990) und gibt uns sehr zu denken. Führt also das Geschäftsleben unweigerlich zu einem paradoxen moralischen Verhalten? Die Kultur einer Organisation spielt bei Entscheidungen eine ebenso große Rolle wie der **Kontext** selbst. Wenn sich die Führungskraft beispielsweise in einer Situation befindet, in der sie selbst wenig Einfluss auf vom Vorstand beschlossene Entlassungen von Mitarbeitern hat. Der Kontext und die damit verbundenen Entscheidungsbefugnisse beeinflussen somit das Verhalten, das ihren eigenen Überzeugungen entgegengesetzt sein kann.

> Eine Organisationskultur, die durch das Motto »hire and fire« gekennzeichnet ist, stellt die wirtschaftlichen Interessen stets über die der Mitarbeiter und legitimiert damit mögliches unethisches Verhalten.

Ein besonders tragisches Verhalten und in hohem Maße unethisches Handeln finden wir in den Untersuchungen von Stanley Milgrim (1963). Hier wurden Menschen durch einen Versuchsleiter genötigt, andere Menschen per Knopfdruck mit einem elektrischen Stromschlag zu quälen. Der strenge Versuchsleiter brachte dabei viele Teilnehmer dazu, selbst tödliche Stromschläge auszuteilen. Die Teilnehmer begründeten ihr Handeln – genau wie die deutsche Bevölkerung ihr Nichteingreifen während der Judenverfolgung durch die Nazis – damit, dass nicht sie selbst, sondern der Versuchsleiter die Verantwortung für das Experiment hatte. Es ist also gefährlich, wenn Menschen die **Verantwortung für ihr Handeln an andere abgeben.**

Ein weiterer Grund für unethisches Verhalten im Management liegt vor, wenn der Manager seine eigenen Interessen über die der Mitarbeiter stellt. Das geschieht, wenn zwischen ihm und den Mitarbeitern eine zu große **Distanz** entstanden ist und die Führungskraft die Interessen der Mitarbeiter nicht mehr wahr- oder ernst nimmt. Die Isolation von Leitungskräften bietet oft die Grundlage für Entscheidungen, die Mitarbeiter nicht nachvollziehen können. Das sog. Management by Walking around (MBWA) schützt die Führungskräfte davor, den Kontakt zur Basis zu verlieren.

- Was Manager tun können, um unethisches Handeln zu vermeiden

Besonders bewährt hat sich das Mentoring durch eine erfahrene und moralisch kompetente Führungskraft (Tewes und Gebert 2009). Hilfreich für Manager ist die Entwicklung von persönlicher moralischer Intelligenz, die Fähigkeit, das eigene Verhalten zu reflektieren, gute Kommunikation mit allen Ebenen der Organisation und ein Management, bei dem die Führungskräfte ihre Mitarbeiter aufsuchen und im Kontakt mit diesen stehen.

## 9.3    Den Leitungsposten aufgeben?

**Beispiel aus der Praxis**

Marion Winter (37) ist Stationsleitung einer inneren Abteilung. Gemeinsam mit den anderen Führungskräften der Pflege ihres Hauses nimmt sie an einem zweitägigen Coaching teil. Anwesend sind 16 Stationsleitungen, drei Leitungskräfte aus den Funktionsbereichen (Labor, EKG, Röntgen) und die Pflegedirektorin. Beim Thema Entscheidungsfindungsprozesse meldet sich Frau Winter mit ihrem Thema, das sie hier gern bearbeiten möchte.
Aus den anwesenden Kollegen wählt Frau Winter fünf aus, um sie mit jeweils einer bestimmten Position zu besetzen. Diese Positionen sind:

A:  Ja, ich gebe meine Leitungsposition auf
B:  Nein, ich gebe die Leitungsposition nicht auf
C:  Weder noch
D:  Sowohl als auch
E:  Das ist es alles nicht

Die ersten vier Positionen stehen sich im Kreis gegenüber, die fünfte Position steht außerhalb des Kreises, mit dem Blick nach außen gerichtet. Alle fünf Personen werden gebeten, sich in ihre Rolle hineinzuversetzen und nacheinander überzeugend zu argumentieren.

Die Trainingsleiterin bittet nun die erste Person A (ja) um ihre Argumente. Während die jeweilige Person spricht, stellt sich Frau Winter dicht neben sie, um nicht nur die Worte gut zu verstehen, sondern auch die Energie zu spüren, die dabei mitgeliefert wird.

**Die Argumente von A** (ja, gebe Leitung auf):

- Ja, es ist gut, meine Leitungsposition endlich aufzugeben. Elf Jahre sind eine lange Zeit und ich habe sie gut gemeistert und viel dabei gelernt. Doch jetzt steht eine Veränderung an.
- Ich möchte wieder als Krankenschwester arbeiten, mich nur auf meine Patienten konzentrieren können und nicht noch die ganze Organisation im Hinterkopf haben zu müssen.
- Ich gehe nun auf die 40 zu und da habe ich einfach nicht mehr so viel Kraft wie früher. Es wird mir langsam zu viel. Ständig neue Maßnahmen, die es umzusetzen gilt, und dabei der ständige Kampf mit dem Personal. Sobald einer krank wird, nehmen die Spannungen im Team zu, weil es so schwer abzufedern ist, mit dem wenigen Personal. Ich bin einfach müde.
- Wenn ich in meinem Team wieder zurückgehe als Krankenschwester, wird vieles einfacher für mich. Ich brauche mich dann nicht mehr um alles zu kümmern, muss nicht mehr diese riesige Verantwortung auf meinen Schultern tragen.

**Die Argumente von B** (nein, gebe Leitung nicht auf):

- Nein, ich werde meine Leitungsposition nicht aufgeben. Schließlich habe ich viel dabei gelernt und ich möchte all diese Erfahrungen nicht einfach aufgeben.

- Ich habe so viel Energie investiert, um dieses Team zusammenzuhalten und eine gute gemeinsame Arbeit zu ermöglichen. Das soll nicht alles umsonst gewesen sein.
- Ich könnte die Stundenzahl auf 30 reduzieren und hätte damit weniger Stress und mehr Zeit für mich, würde aber die Leitung behalten.
- Irgendwie bin ich sehr in meine Leitungsrolle hineingewachsen und hätte sicher Schwierigkeiten, diese Position einfach »an den Nagel zu hängen«. Mein Team würde es sicher nicht tolerieren, wenn ich diese Rolle aufgabe.
- Vermutlich hätte ich irgendwann das Gefühl, versagt zu haben, wenn ich die Leitung aufgebe, deshalb ist es besser durchzuhalten und vielleicht die Stundenzahl zu reduzieren.

**Die Argumente von C** (weder noch):
- Nein, ich möchte weder meine Position aufgeben und als Krankenschwester arbeiten noch diese behalten und meine Stunden reduzieren.
- Im eigenen Team als Krankenschwester zu arbeiten, findet sicher keine Akzeptanz bei meinen Mitarbeitern. Und in eine andere Abteilung zu wechseln, kann ich mir nicht vorstellen. Mein Team ist einfach super.
- Stunden zu reduzieren, kann ich mir wahrscheinlich finanziell gar nicht leisten. Aber weiter den Leitungsstress zu haben, ständig für alles und jedes verantwortlich zu sein, will ich auch nicht.
- Vielleicht brauche ich einfach mal ein anderes Umfeld. Ich könnte in der Krankenpflegeschule nachfragen, ob sie jemanden für den Anatomie- und Physiologieunterricht brauchen. Das hat mir immer Spaß gemacht und da könnte ich mich einarbeiten.

**Die Argumente von D** (sowohl als auch):
- Ich will die Leitung behalten, aber etwas anderes als mein Team leiten.
- Damit kann ich an meine langjährige Leitungserfahrung anknüpfen und müsste nicht das Gefühl haben, versagt zu haben.
- Durch den Wechsel in einen anderen Bereich, könnte ich neue Kräfte sammeln und mich neu orientieren. Es müsste allerdings was anderes sein als die Leitung einer Station.

- Ich kann ja mal nachfragen, ob ich für einige Zeit (vielleicht ein halbes Jahr) unserem Partnerunternehmen einen Tausch anbieten kann. Vielleicht hat ja jemand aus der anderen Klinik Lust, für einige Zeit auf meine Station zu kommen.
- Oder ich biete meine Leitungskompetenzen für neue Bereiche an, die sich jetzt erst entwickeln, z. B. im Qualitätsmanagement oder als Schmerzexpertin oder als Leitung einer der vielen Projektgruppen, die anstehen.

**Die Argumente von E** (das ist es alles nicht):
- Nein, keine der bisherigen vier Positionen ist die richtige für mich.
- Ich muss hier raus und was ganz anderes machen.
- Ich liebe doch Mallorca so sehr. Vielleicht sollte ich nach Mallorca auswandern und dort Bilder malen. Oder auf Mallorca einen Pflegedienst aufmachen. Oder mich auf Mallorca für die Gesundheitserziehung engagieren. Mein Spanisch ist nicht so schlecht und mit ein bisschen Übung wäre das doch eine schöne Alternative.
- Mein Sohn ist 17 Jahre und geht langsam seine eigenen Wege. Und mein Mann ist ja auch gern auf Mallorca. Vielleicht kann er für seinen Arbeitgeber von dort aus arbeiten.
- Oder wir werden beide auf Mallorca als Reiseleiter tätig. Dann hätten wir in der Saison gut zu tun, aber zwischendurch auch unsere Ruhe. Und wenn wir unser Haus hier untervermieten, dann könnten wir dort ganz gut leben.

Nun wird Frau Winter gefragt, welche dieser fünf Positionen sie am meisten beeindruckt hätten. Dabei schwankt sie zwischen den Argumenten von D und E. Um sich besser entscheiden zu können, werden D und E noch einmal gebeten zu argumentieren. Eine von beiden könnte »gewinnen«, deshalb sollen sie nun alles geben.

D beginnt darauf freudig mit ihrer erneuten Argumentation:
- Na, das ist doch klar, dass ich meine Leitungsposition nicht ernsthaft aufgebe. Es wäre doch wirklich jammerschade für unsere Klinik, wenn ich all diese Erfahrung nicht weitergeben würde. Außerdem macht mir das Leiten ja auch

Spaß. Es müsste nur eben etwas anderes sein, als ein Pflegeteam auf einer inneren Station.
- Tja, mit meinen Kompetenzen bin ich eigentlich überall einsetzbar! Und soweit ich weiß, soll eine neue Stelle für eine Schmerzexpertin geschaffen werden. Das wäre doch was für mich. Schließlich kenne ich das Haus gut und kann auch mit den anderen Stationen zusammenarbeiten. Das Koordinieren und Informieren liegen mir sehr. Und an der Umsetzung des nationalen Standards für chronischen Schmerz ist mir auch gelegen.
- D schaut fröhlich in die Runde: Na, das scheint mir doch eine super Lösung zu sein! (Alle müssen dabei lachen.)

E liefert ihre erneuten Argumente:
- Mallorca ist einfach klasse! Dort geht es mir immer gut. Und wenn ich dort mit meiner Familie das ganze Jahr sein könnte, ginge es mir immer gut!
- Mein Mann und ich könnten als Reiseleiter anfangen. Wir könnten uns dann umsehen, bis wir was Endgültiges gefunden haben.
- Vielleicht macht mir die Leitung eines Pflegeteams ja in der Sonne mehr Spaß als hier und ich würde einen Pflegedienst aufmachen. Schließlich gibt es genug Deutsche dort, die allmählich alt und krank werden.
- Mallorca ist einfach eine feine Sache.

Frau Winter wird nun erneut gebeten zu berichten, bei welcher Argumentation sie die meiste Energie gespürt habe. Sie lacht: »Das war eindeutig bei D! Ich wäre selbst nie auf die Idee mit der Schmerzexpertin gekommen, aber das scheint mir wirklich eine gute Lösung.« Dabei blickt sie ihre vorgesetzte Pflegedirektorin herausfordernd an. Diese reagiert prompt: »Ich finde es zwar sehr bedauerlich, wenn Sie Ihre Station verlassen, kann aber verstehen, dass es Ihnen mit einer Veränderung wirklich ernst ist. Und Ihre Fach- und Organisationskompetenz möchte ich auf gar keinen Fall verlieren. Es stimmt, dass wir im Direktorium über die Stelle einer Schmerzexpertin nachgedacht haben. Mit dem Wissen, dass Sie, Frau Winter, daran interessiert sind, kann ich die Umsetzung dieser Idee natürlich ganz anders vorantreiben.«

Frau Winter ist zufrieden mit ihrer Entscheidung und auch mit der Aussage ihrer Vorgesetzten. Sie beschreibt das Gefühl, dass ihr eine Last genommen wurde und sie nun wieder besser durchatmen kann.

### 9.3.1 Die Methode des Tetralemma

Das Tetralemma wurde von Matthias Varga von Kibéd aus dem Madhyamika-Buddhismus abgeleitet. Die Grundidee, welche das indische Rechtsystem positiv beeinflusst, ist dabei der Gedanke, dass in einem Streitfall nicht nur eine Partei Recht haben könnte, sondern auch beide oder eben keine. Gemeinsam mit Insa Sparrer hat er diese Methode dem Beratungsmarkt zugänglich gemacht (Varga von Kibéd und Sparrer 2005). Das Tetralemma zählt zu den systemischen Aufstellungsmethoden (◻ Abb. 9.1).

Besonders beliebt sind z. B. Familienaufstellungen, die die Autorin hier, in Anlehnung an ihre Begründerin Virginia Satir, lieber als Skulpturarbeit bezeichnen möchte.

Das Tetralemma dient der Entscheidungsfindung. Es kann eingesetzt werden, wenn die Ausgangsfrage mit ja oder nein beantwortet werden kann. Bei offenen Fragen wie: »Wie wird meine berufliche Zukunft aussehen?«, müssen andere Methoden verwendet werden. Die Tetralemmaarbeit in der lösungsorientierten Beratung dient der Überwindung jeder Erstarrung im schematischen Denken. Mit Hilfe dieser Arbeitsform soll das Querdenken angeregt und seine Qualität im Hinblick auf die Lösung verdeutlicht werden. Beim Tetralemma werden die alternativen Gedanken auch körperlich umgesetzt und damit räumlich präsentiert. Damit werden Widersprüche oder Gegensätze oft anschaulich sichtbar gemacht und können schneller nachempfunden werden.

Das Tetralemma ist eine Struktur aus der traditionellen indischen Logik zur Kategorisierung von Haltungen und Standpunkten. Diese Struktur besteht aus vier Standpunkten sowie aus einer fünften, der Negation der vorangegangen vier.

▪ **Ablauf des Tetralemmas**
Beim Tetralemma handelt es sich um ein Prozessschema, d. h., man geht davon aus, dass die vier Standpunkte nicht von vornherein bekannt sind,

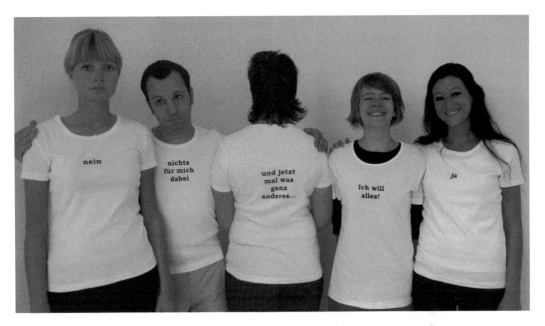

**Abb. 9.1** Die Methode des Tetralemma

sondern sich im Verlauf der Arbeit mit dem Tetralemma herausbilden.

Die Person, welche eine Entscheidung treffen möchte, wählt aus den anwesenden Teilnehmern fünf aus, um diese mit den folgenden Positionen zu besetzen. Zuvor erfragt sie, ob die Ausgewählten auch bereit sind mitzumachen.

1. Das Eine (ja)
2. Das Andere (nein)
3. Sowohl als auch (beides)
4. Weder noch (keines von beiden)
5. All dies nicht – und selbst das nicht.

Nacheinander argumentieren alle fünf Positionen aus ihrer jeweiligen Rolle heraus. Die Person mit der Entscheidungsfrage stellt sich dabei immer dicht an die gerade sprechende Person, um auch das Energiefeld der Argumentation aufzunehmen. Dieses Vorgehen ist hilfreich, um rein rationale Entscheidungen zu vermeiden, die oft später wieder hinterfragt werden. Entscheidungsprozesse haben immer auch emotionale und energetische Anteile, die auf diese Weise mit ermittelt werden können.

Nachdem alle fünf Positionen ihre Argumentation vorgetragen haben, entscheidet der Klient, welche der Positionen sie am meisten angesprochen hat, wo die meiste Energie spürbar war. Wenn die Antwort nicht eindeutig ist, werden die möglichen Positionen so lange um ihre konkurrierenden Argumente gebeten, bis sich die Person entscheiden kann.

■ **Tetralemma ohne Gruppe**
Die Tetralemmaarbeit kann auch ohne Gruppe erfolgen. Hier wird der Klient selbst alle Rollen einnehmen und eigene Argumente entwickeln.

Der Klient nimmt dabei zuerst die Position des »ja« ein und vertritt den Standpunkt der Zustimmung zur Entscheidungsfrage. Dann übernimmt der Klient die Position des »nein«, welche für die Verneinung der Frage steht. Mit Hilfe der Trainerin kann der Klient zwischen diesen beiden Positionen wechseln, bis sich für beide ein klares Bild ergibt. Dann kommt die Position »sowohl als auch« hinzu und anschließend die Position »keines von beiden«. Auch diese Positionen probiert der Klient. Er kann noch einmal zwischen allen vier Positionen wechseln oder zumindest zwischen denjenigen, auf denen der Klient noch etwas klären möchte. Der Wechsel zwischen den Positionen führt oft zu neuen Erkenntnissen. Es kann deutlich werden, vor welchem biografischen Hintergrund sich welche Positionen entwickeln.

Schließlich wechselt der Klient auf die fünfte Position »All dies nicht – und selbst das nicht«. Auf dieser Position kann er überprüfen, ob er alte Muster durchbrechen möchte und sich von alten Gewohnheiten, Werten verabschieden möchte. Oft wird auf dieser Stufe ein höheres Bewusstsein für den Prozess erreicht und das Thema hinter dem Thema sichtbar. Ein neuer Standpunkt oder eine Entscheidung für eine der Optionen ist nun möglich.

## 9.4 Wenn Altlasten die Zukunft ausbremsen

### Beispiel aus der Praxis

Lars Widmer (54) ist Teilnehmer eines Coaching-Seminars, welches in der Schweiz stattfindet. Er ist seit 18 Jahren ärztlicher Direktor einer großen Schweizer Klinik und möchte sich gern beruflich verändern. Er hat viele Führungskräftetrainings absolviert und langjährige Beratungserfahrung, insbesondere bei Fusionen von Krankenhäusern. Er möchte sich gern als Berater selbstständig machen, doch irgendetwas hindert ihn daran, diesen Wunsch in die Tat umzusetzen. Was dahinter steckt, möchte er nun herausfinden.

Die Trainingsleiterin schlägt ihm die Methode der Archetypen vor und Herr Widmer ist damit einverstanden. Er wird gebeten zu beschreiben, wie er sich fühlt, wenn er seinen Wunsch der Selbstständigkeit umsetzt.

Herr Widmer strahlt und berichtet, wie viel Spaß ihm Beratungen machen und wie sehr er schon den verschiedensten Unternehmen helfen konnte. Mit zunehmendem Alter seien seine Erfahrungen gewachsen und er fühle sich für diese Arbeit nun reif. Außerdem sei er sowohl körperlich als auch geistig recht fit mit seinen 54 Jahren und er würde gern einer sinnvollen Tätigkeit nachgehen, die er auch noch nach der Berentung ausüben kann. Während seines Berichtes wird die Freude an der Beratungsarbeit regelrecht spürbar und viele der anwesenden Teilnehmer (ca. 12) nicken dabei ermutigend.

Die Trainingsleiterin bittet Herrn Widmer nun zu beschreiben, was ihn daran hindert seine Idee umzusetzen. Herr Widmer legt die Stirn in Falten. Das Strahlen verschwindet aus seinem Gesicht und er

zieht Schultern nach oben, als ob er sich für etwas schuldig fühlt. Er berichtet von der langjährigen freundschaftlichen Beziehung zu seinem Geschäftsführer. »In all den Jahren hat er mich sehr gefördert und meine Karriere sehr unterstützt. Wenn ich jetzt gehe, habe ich ein schlechtes Gewissen ihm gegenüber. Ich fühle mich undankbar und habe den Eindruck, meiner Verantwortung dem Arbeitgeber gegenüber nicht gerecht zu werden.« Herr Widmer wird gebeten, dieses Gefühl in einem Satz zu formulieren. Schließlich kommt er auf: »Ich bin undankbar, wenn ich mache, was ich will!«

**Archetypus Kind:** Lars Widmer wird gebeten, eine Geschichte aus seiner Kindheit zu erzählen, an die er sich spontan erinnert, wenn er an den Satz denkt: »Ich bin undankbar, wenn ich mache, was ich will!« Er beschreibt sich als Fünfjährigen, wie er vor dem Haus mit seinen Autos spielt. Die Nachbarskinder kommen dazu und wollen mitspielen. Der siebenjährige Hendrick greift nach seinem Lieblingsauto, das Lars ihm wieder abnimmt. Er will definitiv nicht teilen und schon gar nicht sein Lieblingsauto hergeben. Seine Mutter kommt heraus und versucht ihn zu überreden, sein Auto dem Hendrick »auszuleihen«. Doch der fünfjährige Lars will das nicht und »zetert so lange herum«, bis die anderen Kinder und auch Hendrick »sich verziehen«. Lars Mutter »nimmt ihn daraufhin ins Gebet« und erklärt ihm, dass er »böse« sei. Doch das interessiert ihn alles nicht. Er hat sein Auto wieder, und nur das zählt in diesem Moment.

Die Trainingsleiterin fragt, ob er ein schlechtes Gewissen gehabt habe. »Nein«, so Herr Widmer, »eher das gute Gefühl, sich durchgesetzt zu haben.« Er habe zwar gewusst, dass sein Verhalten nicht okay war, doch habe ihn das letztlich nicht so sehr berührt.

**Archetypus Jugendlicher:** Lars Widmer wird nun gebeten, eine Geschichte aus seiner Jugendzeit zu beschreiben, an die er sich spontan erinnert, wenn er den Satz hört: »Ich bin undankbar, wenn ich mache, was ich will!«

Herr Widmer erinnert sich lebhaft an seine erste »Ausfahrt« mit dem Wagen seines Vaters. Er hatte soeben den Führerschein bestanden und durfte erstmals mit dem Auto seines Vaters allein zu Freunden fahren. Dabei habe ihm jemand die Vorfahrt genommen und sei ihm »hereingekracht«.

Das Auto musste repariert werden und er habe seinem Vater gegenüber ein schlechtes Gewissen gehabt. Sein Vater habe ihm deshalb nie Vorwürfe gemacht, doch dieses Ereignis habe ihn sehr belastet. Er habe lange nicht daran gedacht, doch sei es ihm nach wie vor unangenehm, gleichwohl er selbst nicht schuld am Unfall gewesen sei.

**Archetypus Mann:** Herr Widmer berichtet eine Geschichte aus seinem Leben »als Mann« an die er sich bei dem Satz erinnert: »Ich bin undankbar, wenn ich mache was ich will!«

Herr Widmer ist leidenschaftlicher Skifahrer und hat im Winter selten die Gelegenheit ausgelassen, diesem Sport nachzugehen. Seine Frau konnte sich für das Skifahren nie wirklich begeistern, dennoch hat er sie immer wieder überredet mitzukommen. Obwohl er wusste, dass sie sich oft gelangweilt hat, setzte er sich als junger Mann ihr gegenüber immer wieder durch. Er habe einfach stets gehofft, dass sie eines Tages doch noch Interesse daran zeige. Damals sei er sehr dickköpfig gewesen, das habe sich im Laufe der Ehe gelegt. Heute kann er über das damalige Verhalten nur den Kopf schütteln. Doch seine Ehe habe dieses überstanden und ein schlechtes Gewissen habe er deshalb heute auch nicht mehr.

**Archetypus Vater:** Herr Widmer berichtet eine Geschichte aus seinem Leben »als Vater«, an die er sich bei dem Satz erinnert: »Ich bin undankbar, wenn ich mache was ich will!«

Herr Widmer hat zwei Söhne, auf die er »stolz sein kann«. Als sein Ältester etwa 14 Jahre alt war, hatte dieser in der Schule eine Theateraufführung, bei der er eine wichtige Rolle spielte. Am Tag der Aufführung hatte Herr Widmer eine Vorstandssitzung, bei der er die aktuellen Daten des Qualitätsmanagements seiner Klinik präsentierte. So verpasste er die Aufführung seines Sohnes, worüber dieser sehr traurig gewesen sei. Ihm war bis dahin gar nicht aufgefallen, wie wichtig dieses Ereignis für seinen Sohn gewesen sei. Danach habe er nie wieder eine Aufführung verpasst. Doch damals habe er sich als »schlechter Vater« gefühlt. Sein Sohn habe eine Woche nicht mit ihm gesprochen. Doch heute könnten beide darüber lachen, wie sich auf einer Familienfeier herausstellte.

**Archetypus alter Weiser:** Herr Widmer berichtet eine Geschichte aus seinem Leben »als alter Wei-

ser«, an die er sich bei dem Satz erinnert: »Ich bin undankbar, wenn ich mache was ich will!«

In gewisser Weise ist das nun die aktuelle »Geschichte mit dem Arbeitgeber«. Wenn er sich als Berater selbstständig mache, fühle er sich gegenüber seinem langjährigen Chef in der Verantwortung und habe ein schlechtes Gewissen. Derzeit wisse er nicht, wie er das ändern soll.

**Auflösen des »Urtraumas«:** Während die Lebensgeschichten von Herrn Widmer als Kind, Mann und Vater »abgeschlossen« waren zeigte sich – neben der aktuellen Geschichte als »alter Weiser« – insbesondere die Szene mit dem Autounfall als Jugendlicher als »unabgeschlossen«. Vor dem Hintergrund des Wunsches nach Selbstständigkeit und gleichzeitigem Gefühl von Undankbarkeit wird diese Szene als »Urtrauma« verstanden. Ein Urtrauma ist eine erlebte problematische Erfahrung, die nie ganz verarbeitet wurde. Wenn sich das Thema dieses Traumas ähnlich wiederholt, ist es umso schwerer, den aktuellen Konflikt aufzulösen, wenn nicht das Urtrauma bearbeitet wird.

Herr Widmer erzählt, dass er bis heute nie mit seinem Vater darüber gesprochen habe. Aber das schlechte Gewissen ihm gegenüber würde sich sofort wieder einstellen, wenn er nur daran denke. Die Trainingsleiterin fragt nach, ob es jemanden in dieser Coaching-Gruppe gäbe, der ihn an seinen Vater erinnert. »Ja«, sagt Herr Widmer und nickt Herrn Krieger zu. Herr Krieger ist bereit, sich auf ein Rollenspiel einzulassen und die Rolle von Lars Widmers Vater zu übernehmen. Herr Widmer nimmt nun die Gelegenheit wahr, mit seinem Vater (Herrn Krieger) über den Unfall zu sprechen:

— Weißt du, Papa, wir haben nie mehr über den Autounfall gesprochen, den ich damals hatte. Du weißt schon, als ich gerade meinen Führerschein gemacht habe und meine erste Ausfahrt zu meinen Freunden angetreten bin.

— Du hast auch nie etwas gesagt oder mich geschimpft, aber ich habe mich immer hundeelend gefühlt, wenn ich daran gedacht habe. Das geht mir auch heute noch so. Irgendwie habe ich immer noch ein schlechtes Gewissen dir gegenüber, obwohl das nun schon über 30 Jahre her ist.

Herr Widmer ist sichtlich erregt und atmet schwer. Er zieht die Schultern hoch und starrt zu Boden. Zu »seinem Vater« kann er kaum Blickkontakt aufnehmen. Dieser antwortet:

– Mensch Junge, das mit dem Auto hatte ich schon längst vergessen. Was du dir aber auch alles merken kannst. Wie kommt es, dass du heute noch ein schlechtes Gewissen hast? Soweit ich mich erinnere, hattest du doch damals gar keine Schuld, oder?

Herr Widmer blickt auf und sieht »seinem Vater« erstmals in die Augen. Langsam sinken seine Schultern und er scheint sich zu entspannen.

– Ja, stimmt, ich war nicht schuld an dem Unfall. Aber weil du nie was gesagt hast, habe ich mir so meine Gedanken gemacht und geglaubt, du seist »sauer auf mich«. Herbert (der ältere Bruder) hat schließlich nie einen Autounfall mit deinem Wagen gehabt, und ich kam mir daneben wie ein Trottel vor.

»Sein Vater« antwortet:

– Mag sein, dass ich damals kurze Zeit sauer war, doch um ehrlich zu sein, erinnere ich mich gar nicht mehr. Und schließlich ist längst Gras drüber gewachsen. Wie wär's, wenn wir die Sache einfach begraben?

Herr Widmer antwortet erleichtert:

– Ja, danke Papa, das ist eine gute Idee.

Nach diesem Rollenspiel strahlt Herr Widmer wieder (wie eingangs bei seinem Bericht über die Selbstständigkeit als Berater) und erklärt erstaunt, dass die Worte von Herrn Krieger ihn deshalb so berührt hätten, weil das vermutlich genau das sei, was sein Vater auch sagen würde. Er fühle sich nun erleichtert und irgendwie »freigesprochen«. Gegenüber seinem Geschäftsführer – der immer wie ein Vater für ihn dagewesen sei – hätte er nun auch nicht mehr so schlimme Schuldgefühle. Irgendwas habe sich nun verändert und er könne sich gut vorstellen, sein Thema der Selbstständigkeit und des Abschieds aus seiner Klinik mit dem Chef zu besprechen.

### 9.4.1   Auflösung von Traumen

Menschen neigen dazu, unbearbeitete Konflikte unbewusst zu wiederholen. Diese Weisheit haben wir Sigmund Freud zu verdanken, der als erster auf diesen Zusammenhang hinwies. Dahinter steckt nicht der Wunsch nach Selbstverletzung, sondern die Hoffnung auf Heilung. Mit jeder Wiederholung eines Problems (Retraumatisierung genannt) ist der Wunsch verknüpft, sich dieses Konflikts zu entledigen. Doch oft ist die Energie des Urtaumas sehr stark. Wenn dieses nicht aufgelöst werden kann, bilden sich oft »Endlosschleifen«.

Dieses Phänomen beobachten wir bei Frauen, die bei alkoholkranken Vätern aufwuchsen und später Männer heirateten, die ebenfalls ein Alkoholproblem entwickeln. Der Wunsch nach Heilung ist zentral, doch erfordert er stets die mutige Auseinandersetzung. Wenn ein Mensch lieblos behandelt wird, gehören dazu immer zwei. Und die Person, die sich in eine Opferrolle begibt, signalisiert dem Gegenüber das Einverständnis, bis sie diesem Grenzen aufzeigt. Die Selbstachtung ist also genauso wichtig wie der Respekt vor anderen Menschen.

Wenn konflikthafte Muster sich biografisch wiederholen, ist es immer ratsam, sich auf die Suche nach der Urszene zu machen. Dieses Ur-Ereignis kann tragisch sein, aber auch wie eine Lappalie erscheinen. Entscheidend ist dabei lediglich, wie die betroffene Person das Ereignis erlebt hat und welche Emotionen daran gebunden sind. Das Ereignis an sich kann nicht rückgängig gemacht werden, wohl aber die damit verbundenen Gefühle. Und diese Gefühle transportieren oder blockieren Energie. Wenn Traumen aufgearbeitet, also die unguten Gefühle daran aufgelöst werden, kann die blockierte Energie wieder frei fließen. Das Thema muss nicht mehr unbewusst wiederholt werden. Und wenn dieses doch passiert, kann es mit mehr Leichtigkeit und weniger Schmerz losgelassen werden.

### 9.4.2   Die Methode der Archetypen

Die Archetypen wurden von Carl Gustav Jung entwickelt und beruhen auf der Grundannahme, dass jeder Mensch, unabhängig von seinem Alter, bereits alle fünf Archetypen in sich trägt. Damit knüpft Jung an die Vorstellung eines kollektiven Unbewussten an. Jeder Mensch trägt damit, von Geburt an, bereits ein Stück Menschheitsgeschichte in sich.

Die klassische Einteilung der Archetypen sieht fünf Entwicklungsstufen vor, die da sind:

1. Kind
2. Jugendliche/r
3. Frau/Mann
4. Mutter/Vater
5. Weise/Weiser

Jeder dieser Archetypen hat seine eigene Qualität, die sich gern ausdrücken möchte. So steht das **Kind** für lebendige Verspieltheit und Spontaneität. Die oder der **Jugendliche/r** steht für Kraft, spontane Energie und romantische Gefühle. **Frau** und **Mann** beinhalten Aspekte der Karriere und der Ausdauer, ein Ziel zu verfolgen. **Mutter** und **Vater** stehen für die Fähigkeit, seine eigenen Ziele zurückzustecken und andere fürsorglich zu unterstützen. Die oder der **Weise** verkörpern die Eigenschaft, aktuelle Ereignisse mit gewisser Distanz betrachten zu können, also nicht zu sehr emotional betroffen zu sein und das Gesamtbild zu sehen, also die Weisheit, die dahinter liegt.

Die Methode der Archetypen empfiehlt sich besonders zur Ermittlung von Urtraumen und deren Auflösung. Sie entstammt der Psychoanalyse, die davon ausgeht, dass aktuelle Konflikte von besonderer Prägnanz auf sog. Urszenen zurückzuführen sind. Mit dem Auflösen der Ersttraumatisierung schwindet oft die emotionale Belastung des derzeitigen Problems.

Durch die Frage nach der spontanen ersten Geschichte in einem bestimmten Lebensalter wird das Unbewusste eingeladen, ein mögliches Urtrauma zu präsentieren. Die Arbeit mit dem Unbewussten kann auch über die Deutung von Träumen geschehen. Doch Träume sind oft sehr verwirrend und symbolisch und aufwendiger in der Bearbeitung. Auch hier sei gewarnt vor pseudopsychologischen Deutungsmustern. Die Traumanalyse gehört in die Hände eines Experten mit psychoanalytischer Qualifikation. Oberflächliche Literatur mit einfachen Erklärungen zur Traumdeutung haben immer wieder Konjunktur und oft keinerlei individuelle Aussagekraft. Mit zunehmender Komplexität des Lebens nimmt oft das Bedürfnis nach einfachen Erklärungen zu, die dann jedoch enttäuschen müssen.

- **Modifizierte Archetypen**

Die Arbeit mit Archetypen – also mit menschlichen Urbildern – ist von vielen Autoren auf die unterschiedlichste Weise modifiziert worden. So bietet Bernhard Mack die Archetypen der Berufsgruppen an, um das Karrieremanagement von Menschen zu unterstützen.

Auch die Arbeiten mit Archetypen der Mythologie gewinnen an Bedeutung. Margit Dahlke (2003) stellt fest, dass Frauen es im christlichen Kulturkreis nicht leicht hatten. Für sie gab es eigentlich nur ein nicht erfüllbares archetypischen Vorbild: die jungfräuliche Mutter, bekannt als Maria. Um Alternativen anzubieten, leitet Dahlke aus der griechischen und römischen Mythologie weibliche Archetypen ab.

Stavropoulos und Kimba (2007) kombinieren die Archetypen der griechischen Mythologie mit der Aufstellungsmethode. Sie nennen ihre Arbeit Gruppenresonanzmethode. Dabei beginnt der Klient zunächst nur einige wenige Figuren der Mythologie aufzustellen. Alsdann entwickelt die Teilnehmergruppe eine Eigendynamik. Einzelne Teilnehmer lassen sich von Figuren und Themen »rufen« und treten dazu. Diese archetypische Seelenbewegung, also dem Ruf zu folgen, muss nicht wahrheitsgetreu eine Geschichte der Mythologie abbilden. Die gesamte Gruppe tritt dabei in Resonanz zueinander und kreiert so eine eigene Dynamik (▸ www.worldart-event.de).

**Praxistipp**

Einen guten Überblick über Entscheidungsmethoden finden Sie bei Forchhammer, Lorenz und Stoll (2010) Zielsicher entscheiden. Wie Führungskräfte komplexe Situationen meistern. München: Luchterhand

**◻ Tab. 9.1** Einführung einer Pflegetheorie, Gegenüberstellung von Vor- und Nachteilen (Beispiel)

| Vorteile | Nachteile | Beides (Vor- und Nachteile) |
|---|---|---|
| Gesteigerte Pflegequalität | Schulungskosten | Verlust lernunwilliger Mitarbeiter |
| Gesteigerte Mitarbeiterzufriedenheit (langfristig) | Materialkosten für verändertes Dokumentationssystem | |
| Gesteigerte Selbstständigkeit der Pflegemitarbeiter | Stresspegel steigt in Einführungsphase | |
| Gesteigerte kommunikative Kompetenz | Stress wirkt auf interprofessionelle Kommunikation belastend | |
| Größere Übereinstimmung in Pflegeentscheidungen | Lange Implementierungsphase erfordert viel Geduld | |
| Modernes Image (langfristig) | | |
| Gesteigerte Pflegefachkompetenz | | |
| Verbesserte Pflegedokumentation | | |
| Verbessertes pflegerisches Sprachniveau | | |
| Leitbild sichtbarer transportieren durch Werteübereinstimmung in Pflegetheorie und Leitbild | | |

## 9.5    Innovationen wagen

**Beispiel aus der Praxis**

Siegfried Koch (48) ist seit drei Jahren Pflegedirektor einer ländlichen Klinik mit 320 Betten. Im Umkreis von 50 km befinden sich noch drei weitere vergleichbare Kliniken. Die nächste Universitätsklinik ist 80 km entfernt. Da die ländliche Bevölkerung es gewohnt ist, einige Entfernungen mit dem Auto zurückzulegen, wählen sie nicht mehr zwangsläufig das naheliegendste Krankenhaus. Der Konkurrenzdruck wächst. Im Landtag wurde bereits diskutiert, dass eine der drei Kliniken innerhalb von 5 bis 7 Jahren geschlossen werden soll. Da alle drei über eine ähnlich alte Bausubstanz und Ausstattung verfügen, ist unklar, welche der Kliniken es treffen wird. Alle Kliniken haben in den letzten fünf Jahren enorm in die Renovierung ihrer Häuser investiert. Herr Koch beschließt, gemeinsam mit seinem Direktorium alles zu tun, um sein Unternehmen am Markt zu behaupten. Nachdem er sich mit Pflegeinnovationen beschäftigt hat, kommt er zu dem Schluss, dass die Einführung einer Pflegetheorie das größtmögliche Innovationspotenzial bietet, jedoch auch die größte Herausforderung an seine Pflegenden bedeutet. Um sich selbst einen Überblick zu verschaffen, erstellt Herr Koch eine Tabelle und listet Vor- und Nachteile auf, sowie Aspekte, die beides sein können (◻ Tab. 9.1).

Die Vorteile scheinen sichtbar zu überwiegen, doch der zu erwartende Einführungsstress und die Schulungskosten haben ein sehr großes Gewicht. In dieser Entscheidungsfindungsphase zieht Herr Koch seine Leitungskräfte hinzu und bittet diese um eine Einschätzung. Diese kommen zu folgendem Ergebnis:

- Wegen der Umstellung auf Primary Nursing (Start vor zwei Jahren mit ersten Pilotstationen) sind einige Abteilungen noch sehr mit diesem Prozess beschäftigt und wären mit einer weiteren Innovation überfordert.
- Gleichzeitig haben schon einige Primärpflegenden angemerkt, dass ihre bisherige theoretische Basierung nach den Pflegeproblemen von Liliane Juchli eher dürftig ist. Auch werden wichtige Pflegeaspekte, wie unterschiedliche Rollenanforderungen in verschiedenen Phasen des Genesungsprozesses, zu wenig berücksichtigt.

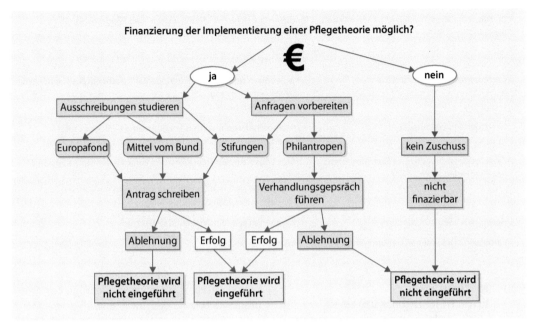

Finanzierung der Implementierung einer Pflegetheorie möglich?

**Abb. 9.2** Entscheidungsbaum

- Auch hatten die Primärpflegenden kritisiert, dass ihre geleistete Pflege im bisherigen Dokumentationssystem gar nicht richtig abgebildet wird. Das könnte durch ein neues System geändert werden.
- Unter den Leitungskräften findet der Gedanke, eine Pflegetheorie einzuführen, erstaunlicherweise große Zustimmung. Durch die Einführung von Primary Nursing waren für sie viele Aufgaben weggefallen und bei der Implementierung einer Theorie bekämen sie eine wichtige aktive Rolle in der Anleitung und Begleitung.
- Es bildet sich eine Arbeitsgruppe mit vier Personen (zwei von ihnen studierten Pflegemanagement), die aus den vielen Pflegetheorien eine Vorauswahl treffen soll, welche sich für dieses Haus am besten eignen. Die Ergebnisse sollen in sechs Wochen in der nächsten Pflegeleitungsbesprechung präsentiert werden.

Herr Koch will sich nun um mögliche Finanzierungszuschüsse für dieses Projekt kümmern und erstellt für sich einen Entscheidungsbaum (■ Abb. 9.2).

Um die möglichen Ergebnisse beurteilen zu können, entwickelt Herr Koch Messkriterien für die erfolgreiche Einführung einer neuen Pflegetheorie. Diese Messkriterien sollen mit den in ■ Tab. 9.2 aufgeführten Methoden ermittelt werden.

Durch die Einführung von Primary Nursing konnte Herr Koch schon viel Projekterfahrung mit seinen Mitarbeitern und den Kollegen des Hauses sammeln. Deshalb sind ihm für seine Klinik in den verschiedenen Projektphasen folgende Aspekte besonders wichtig:

- Er wird die Einführung einer Pflegetheorie nur dann umsetzen, wenn sein Direktorium bereit ist, dieses zu einer strategischen Entscheidung zu machen.
- Das Direktorium wird er mit wissenschaftlich fundierten Fakten und einer ökonomischen Planung überzeugen. Zuvor will er einige Finanzierungsoptionen ermitteln.
- Im Rahmen der Schulung für die Pflegenden soll es auch eine Schulung für die Mediziner zur entsprechenden Theorie geben.
- Die Implementierungsphase sollte wissenschaftlich begleitet und die Ergebnisse veröffentlicht werden.

**◻ Tab. 9.2** Messkriterien und Messmethoden für die erfolgreiche Einführung einer neuen Pflegetheorie (Beispiel)

| Messkriterien | Messmethoden |
|---|---|
| Gesteigerte Mitarbeiterzufriedenheit | Fragebogen zur Mitarbeiterzufriedenheit, vorher und ein Jahr nach der Implementierung<br>Daten zur Fluktuation |
| Gesteigerte Pflegequalität | Patientenbefragung mittels Fragebogen zur Pflegequalität<br>Angehörigenbefragung mittels Fragebogen zur Pflegequalität |
| Gesteigerte kommunikative Fachkompetenz der Pflegenden | Fragebogen zur Selbsteinschätzung kommunikativer Fachkompetenz<br>Fragebogen der Fremdeinschätzung zur kommunikativen Fachkompetenz durch die Stationsleitung |
| Gesteigertes Selbstbewusstsein | Fragebogen zum beruflichen Selbstkonzept |
| Verbesserte Dokumentationskompetenz | Dokumentenanalyse |

## 9.5.1 Methode des Entscheidungsbaumes

Die Methode des Entscheidungsbaumes ermöglicht den Vergleich verschiedener Handlungsalternativen und stellt diese schematisch dar (Demski 2004). Auch nichtbeinflussbare Faktoren werden berücksichtigt. Die einfache Darstellungsweise macht den Entscheidungsbaum zu einem übersichtlichen und leicht zu handhabbaren Entscheidungsinstrument (Nöllke 2004). Alle möglichen Konsequenzen können aufgezeigt werden. Bei sehr komplexen Entscheidungen kann dieses Verfahren allerdings wieder unübersichtlich werden. Heuristische Ansätze sind zwar aufwendiger, können sich bei komplexen Fragestellungen jedoch lohnen (Grünig und Kühn 2004).

## 9.6 Mitarbeiter kündigen oder behalten?

**Beispiel aus der Praxis**

Sabine Dieker (52) kommt zu einem Coaching und möchte gern ein Entscheidungsverfahren erlernen, das sie auch zuhause allein anwenden kann. Die Trainingsleiterin schlägt ihr die Methode der »Sechs denkenden Hüte« vor. Die möchte Frau Dieker auch gleich an einem aktuellen Beispiel ausprobieren.

Frau Dieker ist Pflegedienstleiterin der Chirurgischen Abteilung (sieben Stationen) einer Universitätsklinik. Für eine Station hat sie lange Zeit eine geeignete Leitung gesucht und sich vor drei Monaten für Martin Joost entschieden. Es war von Anfang an nicht einfach mit Herrn Joost. Dauernd gab es Missverständnisse. Nun bezweifelt Frau Dieker, ob er für diese Stelle geeignet ist oder ob sie ihn besser in der Probezeit entlässt.

**1. Der weiße Hut**

Die Trainingsleiterin gibt Frau Dieker einen weißen Hut, den diese aufsetzt. Dieser Hut steht für neutrale, sachliche Informationen. Aus dieser Perspektive beginnt Frau Dieker zu sprechen:

»Wir haben damals händeringend eine Leitung für diese Station gesucht. Wegen der Spannungen im Team habe ich mich für eine Person von außen entschieden. Herr Joost machte eigentlich einen guten Eindruck. Seine Zeugnisse waren in Ordnung und er hatte Pflegemanagement studiert. Mangels Masse habe ich mich dann für Herrn Joost entschieden.«

**2. Der rote Hut**

Nun bekommt Frau Dieker den roten Hut. Der steht für Gefühle und Intuition.

»Na ja, irgendwie komisch war das Vorstellungsgespräch schon. Ich weiß noch, dass ich dachte: Der ist für diese Stelle doch eigentlich überqualifiziert. Als ich ihn darauf ansprach, veränderte sich die Stimmung, als wenn ich ein Geheimnis gelüftet hätte, über das nicht geredet werden darf. Und plötzlich erklärte er, dass er nach dem Studium und den Nachtdiensten erst mal in die Leitungsrolle hineinwachsen müsse. Ich selber habe mich während dieses Gespräches unwohl gefühlt, wie so oft, wenn ich mit Herrn Joost rede. Dann bekomme ich schnell das Gefühl, meine Arbeit nicht richtig zu machen. Er hat irgendwie eine arrogante Haltung, zumindest mir gegenüber.«

**3. Der schwarze Hut**

Der schwarze Hut steht für alles Negative und was schlimmstenfalls passieren kann.

»Tja, mit diesem Hut wird mir einiges klar«, ruft Frau Dieker spontan aus. »Der Joost will mir am Stuhl sägen! Deshalb tut der immer so Neun-mal-klug! Also, wenn ich den behalte, macht der mir das Leben zur Hölle. Wahrscheinlich wartet der nur darauf, dass ich einen Fehler mache, um mich dann bei der Direktion anzuschwärzen. Dazu passen auch seine arrogante Haltung und sein fehlendes Verständnis für Zwischenmenschliches. Das ist überhaupt das Ding, was sein Team beklagt. Der kann sich einfach nicht einfühlen. Hat keine Sozialkompetenz. Das lernt der auch nicht mehr!«

**4. Der gelbe Hut**

Der gelbe Hut steht für alles Positive und eine optimistische Sicht der Dinge.

»Na, das fällt mir ja jetzt schwer, aber ich werde es mal versuchen«, sagt Frau Dieker. »Positiv wäre also, wenn sich das Ganze bald beruhigen würde. Vielleicht findet Herr Joost seine Traumstelle als PDL irgendwo in Süddeutschland und ich finde eine ganz passende und nette Leitung für mein Team. Ja, und alle freuen sich und ich mich auch«, Frau Dieker lacht.

**5. Der grüne Hut**

Der grüne Hut steht für kreatives, freies Denken.

»Ich könnte ja Herrn Joost mal einladen, einen Tag mit mir zusammen zu arbeiten. Dann sieht er, was es alles an einem Tag zu entscheiden gibt und wie viel kommunikative Kompetenz notwendig ist, um das alles zu managen. Dann kann er sich überlegen, ob er als PDL wirklich geeignet ist. Oder ich konfrontiere ihn mit seiner fehlenden Sozialkompetenz und schlage ihm verschiedene Trainings hierzu vor. Wenn er diese innerhalb der Probezeit nicht erfolgreich absolviert hat, dann muss er gehen. Und das Feedback bekommt er vom Team. Ist doch 'ne kreative Lösung, oder?«

**6. Der blaue Hut**

Der blaue Hut steht für die Kontrolle des Entscheidungsprozesses. Diese Rolle haben oft Sitzungsleiter inne.

»Tja, nun muss ich mal zu einer Entscheidung kommen. Ich werde ein Vier-Augen-Gespräch mit Herrn Joost führen und ihm mitteilen, dass ich seine Karrierebestrebungen verstehen kann. Schließlich hat er studiert und will sein Wissen sicher auch mal in ganzer epischer Breite umsetzen. Doch ich sage ihm auch, dass mein Posten nicht zur Verfügung steht. Ich werde ihm ein ehrliches Feedback geben und ihm mitteilen, dass er mächtig an seinen sozialen und emotionalen Fähigkeiten arbeiten muss, wenn er die Stelle als Stationsleiter behalten möchte. Er kann mir dann alle vier Wochen über seine Entwicklung berichten und er soll sich auch Feedback von seinem Team holen. So könnte es gehen.«

Die Teilnehmer des Coaching schlagen Frau Dieker vor, dass Sie Herrn Joost erst einmal fragen soll, wie er die Lage eigentlich beurteilt, bevor sie ihn konfrontiert.

### 9.6.1 Die Methode der Sechs denkenden Hüte (»six thinking hats«)

Die Methode der Sechs denkenden Hüte wurde von Edward de Bono (2000) entwickelt. Sie eignet sich hervorragend, um eine Fragestellung aus vielen Perspektiven zu betrachten und somit zu einer Entscheidung zu kommen. Es ist eine einfache Methode und funktioniert natürlich auch ohne echte Hüte. Entscheidend ist der jeweilige Perspektivenwechsel in der Denkrichtung. Wenn alle sechs Hüte verwendet wurden, ergibt sich ein rundes Bild der Fragestellung. Bei dieser Übung sollte kein Hut ausgelassen werden, um nicht zu riskieren, dass gerader dieser die entscheidende Information bringt (◻ Tab. 9.3).

### 9.7 Methoden der Entscheidungsfindung

Aus einer Vielfalt von Methoden zur Entscheidungsfindung sind hier einige ausgewählt und exemplarisch beschrieben.

Die **SWOT-Analyse** ist ein wichtiges Verfahren des Strategischen Managements und hat seinen festen Platz im Marketing gefunden. Bei

**Tab. 9.3** Die Bedeutung der sechs Hüte

| Weiß | Neutral, objektiv | Datenbasierte Information. Welche Infos habe ich und welche benötige ich noch? |
|---|---|---|
| Rot | Emotional, intuitiv | Bauchgefühl. Wie fühlen sich Menschen, die meine Entscheidungsgrundlage nicht kennen? |
| Schwarz | Vorsichtig, pessimistisch | Misstrauen. Was könnte schlimmstenfalls passieren? |
| Gelb | Positiv, optimistisch | Vertrauen. Was könnte bestenfalls passieren? |
| Grün | Kreativ | Freies Denken. Wie würde das Kind in mir entscheiden? |
| Blau | Organisatorisch | Prozesskontrolle. Welche Lösung hört sich vernünftig an? |

**Tab. 9.4** Situationsanalyse

| **Entscheidung**<br>Was soll entschieden werden, was nicht? | – Ist der Einsatz eines Schmerzexperten an unserer Klinik sinnvoll?<br>– Soll die Klinik die Stelle eines Schmerzexperten schaffen?<br>– Keine Entscheidung über die Finanzierung dieser Stelle |
|---|---|
| **Fakten**<br>Was wissen wir? | – Der nationale Standard für chronischen Schmerz fordert den Einsatz von Schmerzexperten<br>– Patienten mit chronischen Schmerzen nehmen zu |
| **Annahmen**<br>Welche können wir treffen? | – Die psychosomatische Abteilung wird vermutlich in den nächsten 5 Jahren weiter ausgebaut<br>– Patienten mit chronischen Schmerzen bekommen politisch ein stärkeres Gewicht (Babyboomer werden Senioren) |
| **Regeln und Grundsätze**<br>Welche müssen beachtet werden? | – Der Standard zum chronischen Schmerz muss für die Klinik angepasst und umgesetzt werden<br>– Unsere Privatklinik verfolgt wirtschaftliche Interessen und muss Angebote für Nachfragen schaffen |
| **Beteiligte**<br>Wer ist einzubinden? | – Topmanagement<br>– Stakeholder<br>– Pflegefachkräfte und Ärzte |

der SWOT-Analyse werden Stärken (strength), Schwächen (weakness), Chancen (opportunities) und mögliche Gefahren (threats) ermittelt. Diese Methode wurde in den 1960er Jahren an der Harvard Business School entwickelt (Kotler et al. 2010).

Mit der **Situationsanalyse** werden erste Informationen systematisch ermittelt, um zu klären, was es zu entscheiden gilt, welche Fakten vorliegen, was es zu berücksichtigen gilt und wer bei dieser Entscheidung beteiligt werden muss (Forchhammer et al. 2010) (**Tab. 9.4**).

Die **Fehlermöglichkeits- und Einfluss-Analyse (FMEA)** hat sich im Qualitätsmanagement bewährt, um Risiken zu minimieren. Dabei werden zunächst mögliche unerwünschte Ereignisse gesammelt und

tabellarisch gelistet. Zu jedem möglichen Ereignis werden entsprechende Folgen und die möglichen Ursachen ermittelt. Im Anschluss dazu werden Kontrollmaßnahmen benannt und das Risiko insgesamt beurteilt. Für diese Beurteilung wird die Auftretenswahrscheinlichkeit bestimmt, deren Bedeutung für die Organisation aufgezeigt und die Möglichkeit der Entdeckung des Ereignisses vor dem Eintreten geschätzt. Daraus ergibt sich ein Risiko, was hoch, mittel oder gering bewertet wird (Tietjen et al. 2011).

Mit der Methode der **Drei Beschwerden** können Widerstände und Hemmnisse in Projekten und Change Management Prozessen aufgedeckt werden. Hier werden alle Beteiligten gebeten, an-

onym auf einen Zettel drei Beschwerden aufzuschreiben, die es zum laufenden Projekt gibt. In
einem Hut eingesammelt werden diese dann laut
vorgelesen und in der Gruppe offen diskutiert. Gemeinsam kann erarbeitet werden, welche Wirkung
die jeweilige Beschwerde auf das Projekt und die
Beteiligten hat und welche Optionen es gibt, dem
zu begegnen. Beim Moderieren dieser Methode ist
es wichtig, möglichst alle an der Diskussion zu beteiligen und auch die »leisen Stimmen« dazu einzuladen (Forchhammer et al. 2010).

## Literatur

Benner, Patricia (1994) Stufen der Pflegekompetenz. From
    novice to expert. Bern: Huber
Curtin, Leah (1996) Why good people do bad things. Nursing
    Management. 27/7: 63–66
Dahlke, Margit; Dahlke, Rüdiger; Zahn, Volker (2003) Frauen-
    Heil-Kunde. Die Bedeutung und Chancen weiblicher
    Krankheitsbilder. München: Bertelsmann
de Bono, Edward (2000) Six thinking hats. London: Penguin
Demski, Michael (2004) Entscheidungstechniken, die weiter-
    helfen. Renningen: Expert
Dijksterhuis, Ap (2007) Intuition will gut überlegt sein. Har-
    vard Business manager. 2: 22–23
Easen, P; Wilcockson, J (1996) Intuition and rational decision
    making in professional thinking: a false dichotomy?
    Journal of Advanced Nursing. 24: 667–673
Falk, Armin (2012) Wie risikobereit sind die Deutschen?. In:
    Spektrum der Wissenschaft Spezial Biologie, Medizin,
    Kultur 2010/1: 58–64.
Festinger, Leon (1957) A Theory of Cognitve Dissonance.
    Stanford, CA: Stanford Press.
Forchhammer, Lorenz; Lorenz, Elke; Stoll, Marko (2010)
    Zielsicher entscheiden. Wie Führungskräfte komplexe
    Situationen meistern. Köln: Luchterhand, bei Wolters
    Kluwer.
Freud, Sigmund (1916/1980) Vorlesungen zur Einführung in
    die Psychoanalyse. Frankfurt: Fischer
Goschke, Thomas (2012) Es denkt mit. Interview mit Thomas
    Goschke.. In: Spektrum der Wissenschaft Spezial Bio-
    logie, Medizin, Kultur 2010/1: 80–82.
Grünig, Rudolf; Kühn, Richard (2004) Entscheidungsverfah-
    ren für komplexe Probleme. Ein heuristischer Ansatz.
    Berlin: Springer
Jung, Carl Gustav (1934/2001) Archetypen. München: Deut-
    scher Taschenbuch Verlag
Kotler, Philip; Berger, Roland; Rickhoff Nils (2010) The Quin-
    tessence of Strategic Management. Berlin Springer
Mack, Bernhard (2000) Führungsfaktor Menschenkenntnis.
    Landsberg am Lech: moderne industrie verlag

Milgrim, Stanley (1963) Behavioral study of obedience. Jour-
    nal of Abnormal and Social Psychology. 67/4: 371–378
Nash, Laura (1990) Good intention aside: A manager's guide
    to resolving ethical problems. S.120. Boston. Harvard
    Business School Press
Nöllke, Matthias (2004) Entscheidungen treffen – Schnell,
    sicher, richtig. Freiburg: Haufe
Schwartz, Barry (2012) Die Qual der Wahl. In: Spektrum der
    Wissenschaft Spezial Biologie, Medizin, Kultur 2010/1:
    7–11.
SOEP Panel ► https://www.diw.de/de/diw_01.c.376534.de/
    soep_studie_risikofreudige_menschen_sind_zufriede-
    ner.html
Stavropoulos, Dimitris; Kimba, Dina: ► www.worldart-event.
    de
Steinhübel, Andreas (2006) Gegenwind. Hilfe bei Entschei-
    dungen. managerSeminare 103: 30–31
Taylor, Fran (2005) A comparative study examining the
    decision-making process of medical and nursing staff in
    weaning patients from mechanical ventilation. Intensi-
    ve and Critical Care Nursing. 22/5: 253–263
Tewes, Renate; Gebert, Barbara (2009) Decision Making
    and Leadership: A double dose of mentoring. In: Rollin
    Gantz, Nancy (ed) 101 global leadership lessons for
    nurses. p. 123–129. Indianapolis: Sigma Thetra Tau Inter-
    national
Tewes, Renate (2014) Zukunft der Personalentwicklung in
    der pflege. In:Tewes, Renate; Stockinger, Alfred (Hrg)
    Personalentwicklung in Pflege- und Gesundheitsein-
    richtungen. 215–240. Springer: Berlin
Tietjen, Thorsten; Müller, Dieter; Decker, Andrè (2011) FMEA
    Praxis: Das Komplettpaket für Training und Anwendung.
    München: Carl Hanser Verlag
Varga von Kibèd, Matthias; Sparrer, Insa (2005) Ganz im
    Gegenteil. Heidelberg: Carl-Auer-Systeme
Weber, Bernd (2012) Was beeinflusst unsere Kaufentschei-
    dungen?. In: Spektrum der Wissenschaft Spezial Bio-
    logie, Medizin, Kultur 2010/1: 12–19

# Berufliches Selbstbewerten

R. Tewes, *Führungskompetenz ist lernbar,*
DOI 10.1007/978-3-662-45223-3_10, © Springer-Verlag Berlin Heidelberg 2015

Wenn man immer tut, was man will, hat man es am Ende wenigstens einem Recht gemacht. (Katherine Hepburn)

## 10.1    Selbstwertkrisen

Wir alle kennen die Situation des Zweifels an den eigenen Fähigkeiten und am eigenen Selbstwert. Es sind häufig Anlässe von außen, die diesen Prozess einleiten. Entscheidend ist jedoch nicht, was andere über uns sagen oder denken, sondern wie wir das selbst bewerten. Mit anderen Worten: Eine Selbstwertkrise entsteht nicht, wenn andere an unserem Wert zweifeln, sondern wenn wir diese Zweifel übernehmen oder selber hegen.

Die Wahrnehmungspsychologie geht davon aus, dass erst die Bewertung einer Situation bestimmte Gefühle hervorbringt. Die Bewertung wiederum erfolgt durch Gedanken. Sehr vereinfacht gesagt: Wir denken uns glücklich oder wir denken uns traurig. Das wird natürlich insbesondere von Menschen bestritten, die gerade traurig sind. Denn sie haben ja einen Grund für die Trauer. Da ist der Hund gestorben oder das Zeugnis schlecht ausgefallen oder die Stelle wurde gekündigt. Okay, das mögen alles Gründe sein, doch genau genommen, lösen erst die Gedanken über das Ereignis das Gefühl aus. Wenn ich also denke: »Oh, wie schrecklich, mein Hund ist tot! Jetzt bin ich ganz allein!«, ist Trauer die logische Gefühlsfolge. Wenn ich aber stattdessen denke: »Es ist zwar sehr schade, dass mein Hund gestorben ist, doch jetzt habe ich wieder mehr Freiraum für meine Reisen. Ich vermisse ihn zwar, bin jedoch auch irgendwie erleichtert. Seine Krankheit hat sich lange hingezogen und ich wusste oft nicht, wie ich die nächste Tierarztrechnung bezahlen sollte«, dann ist Erleichterung das logische Gefühl.

Mit unseren Selbstwertkrisen ist das ganz ähnlich. Nicht eine Kündigung an sich ist die Krise, sondern die negativen Gedanken über die eigenen Kompetenzen und den eigenen Selbstwert, dem dieses Ereignis folgt. Eine Kündigung kann auch als Chance verstanden werden, als die Möglichkeit sein Leben noch einmal zu ändern. Es gilt also die Faustregel, je negativer die Gedanken, desto negativer die Emotionen, die diesen Gedanken folgen.

Manche Ereignisse lassen sich nicht ändern. Eine Kündigung ist und bleibt eine Kündigung. Doch die Emotionen, die dieses Ereignis belegen, können durch unsere Gedanken beeinflusst werden. Damit möchte ich nicht dazu verführen, Dinge schön zu reden. Manche unangenehmen Situationen müssen eine Zeit betrauert werden, bevor die eigene Energie wieder auf neue Lebensbereiche ausgerichtet werden kann. Das Hoffnungsvolle an dieser Feststellung ist, dass wir unsere Gedanken beeinflussen können.

Wenn Sie einem Menschen, der depressiv reagiert (endogene Depressionen seien hier ausgeschlossen), mehrere Streichhölzer in die linke Hosentasche stecken und ihn bitten, bei jedem negativen Gedanken einen dieser Streichhölzer in die rechte Tasche zu stecken, dann wird die linke Hosentasche schon bald leer sein. Als Führungskräfte haben wir eine große Verantwortung für unsere Mitarbeiter, doch noch mehr Verantwortung für unsere Gedanken, welche Gefühle hervorbringen und Motivationen hemmen oder fördern können.

Der erste Schritt aus einer Krise ist die Wahl der Selbstverantwortung. Solange wir anderen Menschen die Schuld an unserer Krise zuschieben, sind wir nicht in der Selbstverantwortung und sehen nicht, dass wir die Situation beeinflussen können. Damit sei nicht gesagt, dass es einfach ist, eine Veränderung herbeizuführen. Ein Beispiel hierfür sind die sog. resilienten Menschen.

**Resilienz** bezeichnet den konstruktiven Umgang mit und die Verarbeitung von dramatischen Krisen. Erstmals erforscht wurde diese besondere Begabung einiger Menschen an Opfern des Holocaust (Antonovsky 1979). So fiel auf, dass einige Menschen, trotz schlimmer Erfahrungen in Konzentrationslagern, anschließend ein für sich zufriedenes Leben leben konnten, während viele andere daran verzweifelten. Resiliente Menschen bewerten die Situation insgesamt positiver. Eine resiliente MS-Patientin sieht beispielsweise, dass sie täglich mit ihrem Rollstuhl in den geliebten Garten hinausfahren und sich an den Blumen erfreuen kann. Da liegt die Wertung nicht auf der Einschränkung, sondern auf den Möglichkeiten. Resiliente Menschen begreifen Krisen grundsätzlich als eine Herausforderung und erlebte Sackgassen als eine Chance zur Veränderung. Auch hier soll kein

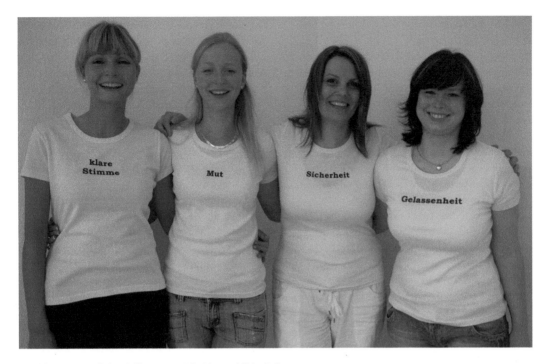

**Abb. 10.1** Beruflicher Selbstwert – Mehr Mut und Sicherheit

Euphemismus betrieben werden, um schwierige Situationen zu verniedlichen. Es darf auch mal gejammert oder geweint werden. Oft entlasten solche emotionalen Ausdrucksformen, bevor eine neue Perspektive wahrgenommen werden kann; jedenfalls, solange sie nicht zur dominierenden Verhaltensweise werden.

## 10.2 Wenn Understatement zum Selbstläufer wird

**Beispiel aus der Praxis**

Ina Tossel (34) hat soeben ihr Studium Pflegemanagement beendet und ihre erste Stelle als Pflegedienstleiterin in einem Pflegeheim angetreten. Sie nimmt teil an einem Führungskräftetraining zum Thema »Konfliktmanagement« und möchte ihr Problem in dieser Gruppe mit 13 Teilnehmern bearbeiten.

Frau Tossel berichtet zunächst von ihrer Freude, diese Leitungsposition vor vier Monaten bekommen zu haben. Sie erlebt diese Stelle als eine Chance, sich selbst zu entwickeln und leiten zu lernen. Doch sie merkt zunehmend, dass sie in ein altes Muster verfällt, nämlich sich vor Vorgesetzten kleinzumachen. Der Heimleiter ist eigentlich ganz nett, so Frau Tossel, doch irgendwie habe sie großen Respekt vor ihm. Und immer wenn sie etwas einfordern will, wird sie ihm gegenüber unsicher, bekomme eine piepsige Stimme und komme sich vor wie eine Erstklässlerin, deren Belange letztlich nicht ernst zu nehmen seien.

Die Trainingsleiterin fragt, was sie benötige, um ihrem Heimleiter gegenüber Forderungen erheben zu können. Frau Tossel antwortet: »Ich brauche Sicherheit, eine klare Stimme, Mut und Gelassenheit.« (■ Abb. 10.1).

Frau Tossel ist mit der Methode des Psychodramas einverstanden. Die Trainingsleiterin erfragt, wer von den Teilnehmern gern die Sicherheit sein möchte, wer die klare Stimme, der Mut und die Gelassenheit. Vier Personen kommen auf »die Bühne«. Frau Tossel gibt jedem der vier die Sätze, die sie benötigt. Dann gruppieren sich die vier in einem Halbkreis um Frau Tossel und sprechen ihre Worte:

Die **Sicherheit** sagt: »Ich bin völlig sicher und brauche keine Angst zu haben!«

Die klare Stimme summt zufrieden vor sich hin und beginnt zu singen. Sie sagt: »Ich freue mich, so eine schöne klare Stimme zu haben, mich ausdrücken zu können und andere mit meinen Worten zu erreichen!«

Der **Mut** sagt: »Ich mache, was ich will, und niemand hält mich auf, weil ich Courage habe und mutig bin!«

Die **Gelassenheit** sagt: »Was auch immer passiert, ich nehme es mit Ruhe und Gelassenheit!«

Nun dreht sich Frau Tossel herum, sodass sich der Halbkreis hinter ihr befindet. Sie schließt die Augen, während alle vier ihre Sätze sprechen und Frau Tossel diese in sich aufnimmt, d. h. bis sie das Gefühl hat, die Worte und deren Kraft abgespeichert zu haben. Dann wird ein weiterer Teilnehmer gebeten, die Rolle des Heimleiters zu übernehmen und sich vor Frau Tossel zu positionieren.

Sie sagt: »Wissen Sie, Herr Hansen, ich arbeite gern in diesem Heim. Doch einige Dinge müssen wir ändern, wenn wir marktfähig bleiben wollen. Darüber möchte ich gern mit Ihnen sprechen. Wann wäre denn für Sie ein günstiger Zeitpunkt?«

Frau Tossel ist selbst erstaunt, mit welcher Ruhe und Sicherheit sie Herrn Hansen angesprochen hat und ist schon ganz gespannt auf das »Life-Gespräch« mit ihm nächste Woche.

## 10.2.1 **Die Methode des Psychodramas**

Um es vorweg zu nehmen, Psychodrama hat nichts mit Angst und Schrecken zu tun. Mit »psycho« ist das Innenleben von Menschen gemeint und »drama« bedeutet eigentlich Handlung oder Aktion. Psychodrama steht für Bewusstheit und Lebendigkeit (Soppa 2009). Das Psychodrama wird heute als pädagogische, beratende oder therapeutische Methode eingesetzt und wurde von dem Psychiater Jacob Levy Moreno in den 1950iger Jahren entwickelt (1954).

Auf einer Bühne (die auch einfach die Mitte eines Stuhlkreises sein kann) werden unterschiedliche Rollen und Themen eines Protagonisten ausagiert. Dadurch werden Konflikte und deren Zusammenhänge sichtbar gemacht. Das Ausspielen aktueller und biografischer Lebenssituationen hat zum Ziel, den individuellen Handlungsspielraum zu erweitern. Diese Methode bietet den Vorteil, dass sämtliche Wesensanteile, die zu einem Konflikt beitragen, ausgespielt und damit sichtbar gemacht werden können. Die betroffene Person hat so die Möglichkeit, sich mit diesen Wesensanteilen auseinander zu setzen.

Die heilende Kraft der Kreativität und der Spontaneität wird sich dabei zunutze gemacht. Moreno (1959) spricht von schöpferischer Spontaneität als ein Grundprinzip des heilsamen Selbstausdrucks. Die Urkraft des einfachen Handelns oder Tuns kann der erste Schritt zu einer bedeutsamen Veränderung sein. Um die Methode des Psychodramas zu erleben, brauchen wir keine besonderen künstlerischen oder schauspielerischen Talente. Jeder Mensch kann sich im Tun selbst ausdrücken. In diesem schöpferischen Handeln liegt unsere Verantwortung für diese Erde, so Soppa (2009). Durch diese kreative Freiheit werden wir zu Mitschöpfern für unsere Welt. Das Agieren steht im Gegensatz zum Reagieren, zum Sichunterordnen, zum Jasagen für etwas, was wir nicht bejahen wollen.

▪ **Ablauf des Psychodramas**

Beim Psychodrama lassen sich drei Phasen unterscheiden:

1. Warming up
2. Spiel
3. Sharing

Im Warming up werden das Thema festgelegt und die Rollen verteilt.

Im Spiel wird das Thema umgesetzt. Hier kommen Methoden des Spiegelns, des Doppelns und des Rollentausches zum Einsatz. Beim **Spiegeln** übernimmt jemand die Rolle des Protagonisten, sodass dieser sein eigenes Verhalten von außen beobachten kann. Beim **Doppeln** kommt eine zweite Person hinzu, stellt sich hinter den Protagonisten und verstärkt oder ergänzt das Gesagte verbal. Beim **Rollentausch** schlüpft der Protagonist in eine andere Rolle, um deren Perspektive für sich erfahren zu können. Ziel des Spiels liegt im Erkenntnisgewinn, der bei Moreno Katharsis genannt wird. Dieser kann durch einen Gefühlsausbruch, eine Befreiung oder ein Aha-Erlebnis realisiert werden.

Beim Sharing tauschen sich alle Teilnehmer über das Erlebte aus, geben sich gegenseitig Feedback und reflektieren das eigene Verhalten.

■   **Psychodrama mit und ohne Gruppe**

Das psychodramatische Spiel in einer Gruppe kann sich auf eine einzelne Person beziehen (hier Protagonist genannt) oder auf die gesamte Gruppe. So kann es bei Themen, die die gesamte Gruppe betreffen, bestimmte Spielvorlagen geben, etwa das gemeinsame Darstellen einer menschlichen Urhorde (z. B. Neandertaler in Zeiten einer ökologischen Bedrohung wie einer Dürre), oder alle gemeinsam bauen eine Maschine (z. B. ein Auto), und jeder wird zu einem Bestandteil dieses Apparates. Dabei sucht sich jeder Teilnehmer seine Rolle selbst aus. In der späteren Auswertung kann dann jeder für sich beschreiben, was diese spontan ausgesuchte Rolle mit ihm zu tun hat. Warum habe ich mich entschieden, eine Hupe, ein Lenkrad, eine Bremse oder ein Scheibenwischer zu sein? Diese selbstreflexiven Anteile erweitern oft das eigene Verständnis für das Denken und Handeln.

Das Psychodrama kann auch ohne eine Gruppe zum Einsatz kommen. Dann sind Protagonist und Berater sehr auf sich und die eigene Fantasie angewiesen. Stühle, Kissen oder Stehlampen können zu anderen Personen werden, die am Spiel teilnehmen und der Protagonist versetzt sich abwechselnd in die Rollen der anderen.

## 10.3   Aus dem Leben einer Drama-Queen

**Beispiel aus der Praxis**
Karla Menne (39) ist Heimleiterin eines städtischen Pflegeheimes mit Plätzen für 98 Bewohner. Sie kommt zum Einzelcoaching und eröffnet das Gespräch mit: »Ich habe mich gefragt, ob Coaching überhaupt noch was bringt, oder ob ich lieber gleich kündige. Ich stehe nämlich vor der Sinnfrage!«
Frau Menne berichtet: Die Stelle als Heimleiterin habe sie vor drei Jahren angetreten. Als Sozialarbeiterin habe sie zuvor elf Jahre in einer Familienberatungsstelle gearbeitet und sei letztlich gegangen,

weil sie sich von ihrer Kollegin rausgemobbt gefühlt habe. Sie habe immer ein Faible für alte Menschen gehabt, deshalb lag die Arbeit in einem Heim nahe. Die Leitungsaufgabe war eine neue Herausforderung und das Heim finanzierte ihre Weiterbildung zur Heimleitung. Ihre Pflegedienstleiterin Marlies Büse sei in Mutterschutz gegangen und deren Vertretung Inge Heller mache ihr nun das Leben schwer.

Der Stadtrat hatte einige unliebsame Entscheidungen getroffen, die zu Lasten der Mitarbeiter des Heimes gingen. So habe sie Stellen abbauen und gleichzeitig das Qualitätsmanagement vorantreiben müssen. Mit der PDL Frau Büse habe sie das alles letztlich irgendwie gemeistert. Die Stellvertretung Frau Heller untergrabe ihre Autorität und mache sie vor den Mitarbeitern für den Personalabbau verantwortlich. Mit allen Mitarbeitern führe sie einmal jährlich ein Mitarbeitergespräch, in dem die individuelle berufliche Entwicklung der Mitarbeiter besprochen werde. In diesen Gesprächen spüre sie vermehrtes Misstrauen ihr gegenüber.

Zu allem Unglück habe der Stadtrat nun noch weitere Personalkürzungen beschlossen und diskutiere den Abriss eines Gebäudekomplexes, ohne Alternativen für einen Neubau zu beraten. Die Gerüchte kochen hoch und viele Mitarbeiter scheinen um ihren Arbeitsplatz zu fürchten.

Nachdem sie erfahren habe, dass Frau Heller mit einem Stadtratmitglied eng befreundet sei, fürchtet sie nun, dass Frau Heller sie rausmobben will. An dieser Stelle des Berichtes beginnt Frau Menne zu weinen. Sie habe nicht gedacht, dass ihr das ein zweites Mal passiere. Gegen diese »Weiberintrigen« habe sie einfach keine Machtmittel. Immer wenn sie denke, nun sei ihr Leben »in der Spur«, komme der nächste Schlag. Das sei schon immer so gewesen. Als sie sich mit ihrem Mann nach vier Ehejahren ihren Kinderwunsch erfüllen wollte, sei dieser fremd gegangen. Als sie sich, nach Jahren des Kampfes, endlich mit ihrem Stiefvater ausgesöhnt hatte, sei dieser kurz darauf gestorben. Nichts gelinge ihr wirklich. Es sei zum Verzweifeln. Die Angst vor der stellvertretenden PDL Frau Heller werde immer größer, am liebsten möchte Frau Menne gar nicht mehr zur Arbeit gehen.

Die Trainerin schlägt vor, sich die acht Stabilitätssäulen genauer anzusehen, um herauszufinden, was Frau Menne im Leben Sicherheit, Kraft und Stabilität verleiht.

Frau Menne wird gebeten, ihre Assoziationen zu den folgenden acht Stabilitätssäulen mitzuteilen: (1) Körper, (2) Gefühle, (3) materielle Basis, (4) Beruf, (5) soziales Netz, (6) Werte, (7) Ich-Identität und (8) Spiritualität. Dabei soll sie jeweils festlegen, inwieweit der genannte Bereich ihr Stabilität verleiht oder sie eher labil mache.

### 1. Körper

»Mit meinem Körper kann ich mich nur in stressfreien Zeiten arrangieren. Da mache ich Sport, ernähre mich ausgewogen und bin zufrieden. Jetzt aber bin ich zur »Frustfresserin« geworden, habe mächtig zugelegt und strafe mich zusätzlich, indem ich weniger auf mein Äußeres achte. Derzeit kann ich mich selbst nicht mehr im Spiegel sehen.«

### 2. Gefühle

»Von meinen Gefühlen fühle ich mich oft überrumpelt. Wenn ich traurig bin, heule ich sofort los und kann mich nicht bremsen. Wenn ich fröhlich bin, lache ich oft sehr laut, das merke ich dann selbst gar nicht so. Meine Gefühle haben mich mehr im Griff, als ich meine Gefühle. Wenn die mich anspringen, bin ich geliefert. Jetzt, wo ich so einen Ärger im Heim habe, ziehen mich meine Gefühle völlig runter und ich kann nichts dagegen tun.«

### 3. Materielle Basis

»Na ja, Geld kann man ja eigentlich nicht genug haben, aber ich will nicht undankbar sein. Ich verdiene mehr als früher und komme über die Runden. Sonst hätte ich mir einen Coach sicher nicht leisten können oder wollen.«

### 4. Beruf

»Na, wenn es gut läuft, dann bin ich richtig in meinem Element. Ich arbeite ganz gern und die Arbeit im Heim liegt mir irgendwie. In die Leitungsposition bin ich ganz gut reingewachsen. Eigentlich wollte ich das noch lange machen, vielleicht für immer, doch jetzt stelle ich das in Frage. Überlege gerade, alles hinzuschmeißen und wieder als Sozialarbeiterin »ordentliche soziale Arbeit« zu machen.«

### 5. Soziales Netz

»Wegen der Stelle als Heimleiterin bin ich vor drei Jahren umgezogen. Anfangs habe ich mich da sehr für das Heim engagiert und viel gearbeitet. In der Weiterbildung waren zwar einige nette Leute, doch das hat sich irgendwie verlaufen. Anfangs haben wir noch was zusammen unternommen, doch die Einführung des neuen Qualitätsmanagements im Heim hat meine ganze Zeit aufgefressen. Abends bin ich dann froh, wenn ich ins Bett fallen kann. Obwohl ich eigentlich gerne ausgehe. Meine besten Freunde wohnen etwa vier Autostunden entfernt, und dazu rappele ich mich selten auf. Jetzt, wo ich drüber nachdenke, fällt mir erst auf, wie sehr ich meine Freundschaften vernachlässigt habe.«

### 6. Werte

»Was mir wirklich wichtig ist, sind Solidarität und Ehrlichkeit. Mit Unehrlichkeit kann ich nicht gut umgehen. Das liegt wahrscheinlich an meinem katholischen Elternhaus, wo ich ständig beichten musste, wenn ich gelogen habe. Ich muss mich auf meine Leute verlassen können, und in schlechten Zeiten muss man eben zusammenhalten. Das erwarte ich einfach, auch von mir selbst.«

### 7. Ich-Identität

»Na, eigentlich bin ich schon eine starke Frau. Sonst hätte ich es schließlich nicht soweit geschafft. Ein Heim zu leiten, ist schließlich nicht ohne! Manchmal sehe ich mich als Powerfrau. Aber wenn ich in eine Selbstwertkrise komme, dann ziehe ich mich selbst runter. Kommentiere all mein Tun irgendwie sarkastisch. Obwohl ich das nur in Gedanken mache, haut das irgendwie rein.«

### 8. Spiritualität

»Ich bin nicht religiös, obwohl ich katholisch erzogen wurde. Aber meine eigene Verbindung zu etwas Größerem hat schon eine Bedeutung für mich. Habe viel Indianerliteratur gelesen und mir gefällt die Idee von einem großen Geist und der Mutter Erde. Ich gehe nicht zur Kirche, meditiere aber manchmal. Eine Zeitlang habe ich das sogar regelmäßig gemacht, und das hat mir ganz gut getan. Wenn es mir nicht gut geht, so wie jetzt, meditiere ich nicht, sondern fühle mich eher von allen verlassen. Da spüre ich dann nichts vom großen Geist.«

Die Ergebnisse werden vom Coach auf einem Flipchart dargestellt (◻ Tab. 10.1).

Als Frau Menne diese Übersicht ihrer Stabilitätssäulen sieht, fällt ihr ein Muster auf. In guten Zeiten ist »alles gut« und in Krisenzeiten ist »alles schlecht«,

**Tab. 10.1** Zusammenfassendes Ergebnis zu den Stabilitätssäulen von Frau Menne

|  | Stabilität | Labilität |
|---|---|---|
| Körper |  | Nur in stressfreien Zeiten okay, derzeit unzufrieden mit Figur und Mechanismen der Selbstbestrafung |
| Gefühle |  | Gefühle verwirren in ihrer Intensität |
| Materielle Basis | Bietet gewisse Sicherheit, kann sich Coaching leisten |  |
| Beruf | Kann sich in guten Zeiten mit ihrem Beruf identifizieren und mag ihre Arbeit | Sinnfrage kommt auf, wegen Stress mit Mitarbeiterin |
| Soziales Netz |  | Eigentlich vorhanden, doch sehr vernachlässigt |
| Werte | Solidarität und Ehrlichkeit wichtig |  |
| Ich-Identität |  | Powerfrau in guten Zeiten, Selbstwertkrise in Krisenzeiten |
| Spiritualität |  | Verbindung »nach oben« ist in Krisenzeiten unterbrochen |

da werde eine Kleinigkeit zum Drama. Im Gespräch mit ihrem Coach wird Frau Menne zunehmend deutlich, dass sie diese »Szenen« selber initiiert. Ausgangspunkt hierzu war die Frage des Coaches, ob Frau Menne diese »Dramen« kenne. Plötzlich wird ihr klar, dass niemand ihr Leben gut oder schlecht mache, sondern ihre Selbstsicht der Dinge das Geschehen beeinflusse. Nachdem sie sich von dem »Schicksals-Gedanken« verabschieden kann, das Leben sei so gemein zu ihr, übernimmt sie wieder die Eigenverantwortung für ihr Handeln, statt andere dafür verantwortlich zu machen. Mit einem verschmitzten Lächeln sagt Frau Menne: »Okay, wenn ich mich also selbst unglücklich machen kann, werde ich mich ja wohl auch selbst glücklich machen können.«

Gemeinsam mit ihrem Coach erarbeitet Frau Menne einen Strategieplan, mit dem sie systematisch ihre Stabilitätssäulen stärken will. Dabei legt sie die Reihenfolge nach Wichtigkeit selbst fest.

**1. Die Verbindungen »nach außen« und »nach oben« aktivieren**

Freunde anrufen, Treffen arrangieren, Einladungen aussprechen und sich mit ihrer Schwester treffen, die sie lange nicht gesehen hat.

Sich einer Meditationsgruppe anschließen und die morgendliche Meditation wieder aufnehmen. Spirituelle Bücher lesen.

**2. Körper und Geist zusammenhalten**

Sport treiben, sich im Volleyballverein anmelden (wollte sie schon immer) und den Sport in einer Gruppe genießen, auf ihr Äußeres achten. Auf ihren »kleinen Mann im Ohr« achten, der ihr Handeln oft negativ kommentiert und diesen zum Schweigen bringen. Sich bewusst mit positiven Affirmationen umgeben. In der Morgenmeditation ein positives Tagesmotto aktivieren.

In der nächsten Coaching-Sitzung (in 14 Tagen) will Frau Menne lernen, wie sie das Gespräch mit Frau Heller vorbereitet. Bis dahin wird sie selbst ihren eigenen Strategieplan umsetzen, um mehr Energie für den nächsten Schritt zu haben. Ihr ist bewusst, dass sie irgendwann auch mal an ihren Gefühlen arbeiten sollte, doch soweit sei sie derzeit noch nicht.

### 10.3.1 Die Methode der Stabilitätssäulen

Die Stabilitätssäulen sind eine klassische Diagnosemethode im Coaching. Sie finden vielfach Anwendung, begrenzen sich jedoch häufig auf die Schwerpunkte Körper, soziales Netz, Beruf, Werte und Identität (Fischer-Epe 2011). Bernhard Mack (2000) hat diese Säulen um drei elementare erweitert, nämlich: materielle Basis, Gefühle und Spiritualität. Der Gefühlsarbeit kommt im Coaching eine wichtige Bedeutung zu. Emotionen steuern unsere Motivation und beeinflussen Prozesse der Entscheidungsfindung. Die Spiritualität wird oft zunächst gar nicht als Stabilität erlebt, jedoch von vielen Klienten dankbar aufgegriffen. Dabei steht nicht die religiöse Orientierung im Vordergrund, sondern die persönliche Reise, mit der wir unserem Leben Sinn und Bedeutung geben. In diesem Sinne kann Religion als Landkarte und Spiritualität als individuelle Reise verstanden werden.

Die Stabilitätssäulen bieten eine gute Ausgangsbasis, um sich, neben der aktuellen Krise, auch der Sicherheiten im Leben bewusst zu werden. Die systematische Stärkung der labilen Säulen ist ein guter und praktischer Beginn eines Coachingprozesses.

## 10.3.2 Forschungsergebnisse zum beruflichen Selbstkonzept

Es gibt einige recht interessante Forschungen zum beruflichen Selbstkonzept, mit denen der Erfolg bestimmter Coachingmethoden erklärt werden kann. So richtet das Arbeiten mit den Stabilitätssäulen seinen Fokus auf die Vielfalt der Möglichkeiten, die uns Sicherheit und Stabilität geben können. Verschiedene Untersuchungen konnten nachweisen, dass die **Komplexität des Selbstkonzeptes** die Emotionen beeinflusst (Linville 1987, Niedenthal et al. 1992). Mit anderen Worten: Je komplexer und vielfältiger die Sicht des Menschen von sich selbst ist, desto größer ist sein Schutz vor Einwirkungen wie Stress, Krankheit und Depression. Fort- und Weiterbildungen können als signifikanter Motor für die Differenzierung dieser Selbstbilder verstanden werden (Stein 1995).

Jeder Mensch erlebt sich selbst auf drei verschiedenen Ebenen: (1) das **aktuelle Selbst** (so, wie wir uns gerade selbst sehen), (2) das **ideale Selbst** (so, wie wir gern sein möchten) und (3) das **Sollselbst** (so, wie wir glauben, sein zu sollen). Diskrepanzen zwischen diesen verschiedenen Selbstansichten beeinflussen die Emotionen (Cantor et al. 1987, Moretti und Higgins 1990). Eine Diskrepanz zwischen aktuellem und idealem Selbst begünstigt die Entstehung von Depressionen. Eine Diskrepanz zwischen aktuellem Selbst und Sollselbst fördert die Entwicklung von sozialer Angst (Higgins 1987).

In dem o. g. Beispiel mit Frau Menne wird deutlich, wie ihre Angst vor der Arbeit zunimmt. Vor dem Hintergrund einer früheren Mobbingerfahrung wird die stellvertretende Frau Heller zunehmend zum »Monster«. Ihre aktuelle Selbstsicht und ihr Sollselbst klaffen immer weiter auseinander. Um hier eine Annäherung zu erreichen, ist es sinnvoll, das aktuelle Selbst zu stärken, indem Frau Menne ihren Strategieplan umsetzt. Auch der Perspektivenwechsel von »die anderen sind so gemein zu mir« hin zu »ich übernehme selbst Verantwortung für mein Handeln« verringert die Diskrepanz zwischen aktuellem Selbst und Sollselbst. Eine frühzeitige Intervention durch Coaching oder Führungskräftetrainings können verhindern, dass diese Ängste chronisch werden und ins Selbstkonzept als fester Bestandteil übernommen werden (Lazarus-Mainka und Siebeneick 1997).

Die Art und Weise, wie und wo wir uns selbst in der Zukunft sehen, hat entscheidenden Einfluss auf die aktuelle Selbstwahrnehmung und das damit verbundene Handeln (Markus und Nurius 1986). Deshalb ist es wichtig, in Coachingprozessen das **antizipierte zukünftige Selbstkonzept** auszuloten, mit der Frage: »Wo sehen Sie sich selbst in fünf und zehn Jahren?« Denn diese vorweggenommene Selbstsicht spielt eine machtvolle Rolle bei motivierenden und zielorientierten Verhaltensregulierungen (Stein 1995, Higgins 1987). Mit anderen Worten: Die Vorstellung, in zehn Jahren eine erfolgreiche Führungskraft im Gesundheitswesen zu sein, oder die Unsicherheit, zukünftig um den Arbeitsplatz fürchten zu müssen, beeinflusst die jetzige Motivation und die damit verbundene Zukunft. Die Forschungsergebnisse hierzu machen deutlich, wie wichtig positives Denken im Führungsalltag ist.

Für Führungskräfte ist es nicht nur wichtig, wie sie über sich selbst denken, sondern auch, wie sie über ihre Mitarbeiter denken. Wenn Leitungen davon ausgehen, dass ihr Team zu besonderen Leistungen fähig ist, beeinflusst dies die tatsächliche Leistungsfähigkeit der Mitarbeiter genauso, wie die Vorstellung von unfähigen Teammitgliedern umgeben zu sein (Tewes 2002). In einer Studie mit Pflegekräften einer Universitätsklinik in der Türkei konnte nachgewiesen werden, dass ein

Trainingsprogramm zur Entwicklung der beruflichen Identität die Burnoutrate deutlich reduziert (Sabanciogullari und Dogan 2014). Diese Untersuchung zeigt, welche positiven Effekte ein klares berufliches Verständnis der Pflegefachkräfte für ihre Profession bringt.

> **Praxistipp**
>
> Um das berufliche Selbstkonzept von Pflegenden zu ermitteln, wurden verschiedene Verfahren entwickelt, wie die **Nurse's Self Description Form (NSDF)** von Dagenais und Meleis (1982). Dieses Instrument wurde ursprünglich für die NASA (National Aeronautics and Space Administration) entwickelt, um kreatives Verhalten bei Wissenschaftlern zu studieren. Die Skala wurde für die Pflege adaptiert und enthält 19 likertskalierte Fragen. Die NSDF geht davon aus, dass das Wissen über sich selbst in Beziehung zu anderen persönliches Verhalten und zukünftige Leistungen beeinflusst. Olson und Gullberg (1987) übersetzten die NSDF ins Schwedische und ermittelten in dieser Fassung vier Faktoren: (1) Professionalismus, (2) Empathie, (3) Arbeitsethik und (4) Leadership.
>
> Ein weiteres Ratingverfahren wurde von Arthur (1995) speziell zur Erhebung des beruflichen Selbstkonzepts bei Pflegenden entwickelt: das **Professional Self-Concept Nurses Instrument (PSCNI)**. Das PSCNI enthält 27 Fragen und ermittelt drei Faktoren: (1) professionelle Praxis (beinhaltet: Flexibilität/Kreativität, Leadership und Fähigkeit/Kompetenz), (2) Zufriedenheit und (3) Kommunikation.
>
> Weitergehende Informationen zum beruflichen Selbstkonzept finden sich bei Tewes (2002).

## 10.4 Karriere um jeden Preis?

### Beispiel aus der Praxis

Klaus Wagner (37) kommt zum Einzelcoaching, um »die weitere berufliche Laufbahn zu besprechen«. Er ist seit 6 Jahren PDL der chirurgischen Abteilung einer Universitätsklinik. In den letzten 4 Jahren hat

er berufsbegleitend Pflegemanagement studiert. Sein Wunschtraum war es immer, einmal Pflegedirektor einer großen Klinik zu sein. Nun, wo dieser Wunsch in erreichbare Nähe rückt, ist er sich nicht mehr so sicher, ob das wirklich sein Weg ist. Bisher hat alles im Leben »wunderbar geklappt« und er kann sich seine Unsicherheit nicht erklären. Seine Frau sieht darin ein Zeichen und hat ihn zum Coaching motiviert.

Er habe sich bewusst für einen weiblichen Coach entschieden, da er fürchtet, mit einem Mann zu schnell zu konkurrieren und dann der eigenen inneren Stimme nicht mehr zu folgen. Das passiere ihm nämlich oft mit Männern und bei Frauen laufe diese Gefahr »gegen Null«.

Die Führungskräftetrainerin fragt Herrn Wagner, was bei dieser Karriereentscheidung anders sei als bei den bisherigen. Da platzt er heraus, er habe das Buch »Peter-Prinzip«[1] gelesen und fürchte nun, auf der nächsten Karrierestufe zu versagen. Die Trainerin legt vor Herrn Wagner ein Seil zu einem Kreis mit einem Durchmesser von etwa 1,5 m und bittet ihn, alle seine **Zweifel** einmal auszusprechen. Diese notiert sie in Stichworten auf Metaplankarten und legt sie in diesen Kreis.

Herr Wagner berichtet: In so einer Position (Pflegedirektor) zu versagen, ist einfach nur peinlich, vor allem dem Vorstand gegenüber. Die Scham würde er sein Leben lang nicht mehr los. Sein eigener Vater sei immer liebevoll, aber sehr streng gewesen. Und das habe ihn stets angespornt. Doch seit sein Vater immer kränker werde (Demenz) fehle ihm irgendwie der Ansporn. Seine Söhne (9 und 4 Jahre) würde er mit dem Job noch weniger sehen, dabei wisse er, wie sehr gerade Söhne ihren Vater brauchen. Wenn er mit seinen Söhnen spiele, sei der ganze berufliche Ehrgeiz vergessen und dann frage er sich manchmal, wofür er sich das alles antue.

Bei allem Stress, den sein Job als PDL mit sich bringt, liebt Herr Wagner seine Arbeit. Bei seinen

---

1  Im Buch »Das Peter-Prinzip« berichtet Laurence Peter (2001) über die menschliche Neigung, stets den nächsten Karriereschritt anzustreben und dabei die eigenen Grenzen nicht mehr wahrzunehmen. Damit meint Peter, dass viele Berufstätige in Positionen aufsteigen, denen sie nicht mehr gewachsen sind, und spricht von einer Hierarchie der Unfähigen.

Mitarbeitern genießt er hohes Ansehen, weil er immer einer »von ihnen« geblieben ist. Doch als Pflegedirektor würde sich das vermutlich alles ändern.

Seine Frau spielt mit dem Gedanken zu studieren. Die Familienplanung sei sozusagen abgeschlossen und sie denke wieder an eine berufliche Herausforderung. Doch wenn er erst spät abends heimkomme, sei das natürlich nicht möglich. Die aufkommende Versagensangst beim Gedanken an die Position als Pflegedirektor ziehe ihm regelrecht den Boden unter den Füßen weg.

Seine letzte Versagenssituation, an die er sich erinnert, ist das zweimalige Durchfallen durch die Führerscheinprüfung. In der Zeit sei er mächtig verliebt gewesen und habe »etwas anderes als Verkehrsregeln im Kopf gehabt«. Über diese Doppeldeutigkeit in der Formulierung muss Herr Wagner selbst lachen.

**Vertiefung des Gespräches** bei besonderer Bedeutung (Trigger). Die Führungskräftetrainerin bittet Herrn Wagner, diese Situation genauer zu schildern.

Vor seinem Vater habe er sich dafür sehr geschämt, weil dieser die Prüfungsgebühren bezahlt habe und das dann auch noch dreimal! Als Schuster habe es sein Vater schließlich »nicht so dicke gehabt«. Da habe jeder Groschen gezählt. Obwohl das Geschichte sei, schleiche sich seinem Vater gegenüber doch immer noch ein komisches Gefühl in dieser Angelegenheit ein. Die Frau von damals sei auch Geschichte. Die habe ihn damals ausgelacht, als er wegen der Prüfung am nächsten Tag gegen Mitternacht eine Party verlassen wollte. Da sei er halt geblieben und war tags darauf ziemlich unausgeschlafen gewesen. Heute sei er sich sicher, dass er die Prüfung gleich bestanden hätte, wenn er die Party (und auch die nächste Party) rechtzeitig verlassen hätte.

Die Trainerin fragt, ob es Parallelen zwischen der damaligen Führerscheinprüfung und der heutigen Karriereoption gäbe.

Nach längerem Überlegen sieht Herr Wagner »zwei Aspekte«. Zum einen die fordernde Frau (damals Partyspaß seiner Freundin, heute der eigene Berufswunsch seiner Frau) und zum anderen die Versagensangst (damals gegenüber Vater und heute gegenüber dem Vorstand der Klinik).

Nun bittet die Trainerin Herrn Wagner, eine **berufliche Situation zu beschreiben, in der er sehr erfolgreich gewesen sei**. Sie formt mit einem weiteren Seil einen Kreis von ähnlichem Durchmesser und schreibt seine Schilderung in Stichworten auf Metaplankarten, die sie in diesen zweiten Kreis legt. Er berichtet: Seine Klinik habe seit Jahren Verträge mit bestimmten Zulieferern, wie beispielsweise einer Firma für Orthopädietechnik. Als seine Schwiegermutter bei einem Unfall ein Bein verlor und auf eine Prothese angewiesen war, hat er einen Preisvergleich gemacht. Dabei sei ihm aufgefallen, dass die Firma, mit der seine Klinik zusammenarbeitet, völlig überteuert sei. Er habe daraufhin die Preise verglichen, welche diese Firma der Uniklinik anbiete, und festgestellt, dass diese marktmäßig immer noch über dem Durchschnitt lägen. Diese Recherche habe er dann an die Verwaltungsdirektion weitergeleitet mit der Bitte, die Firma zu wechseln. Seine Hochrechnung von damals (vor drei Jahren) habe ergeben, dass er für diese überteuerten Preise hätte pro Jahr vier Pflegekräfte einstellen können.

Nun sind alte Verträge nicht einfach zu kündigen und die Klinik habe sich zunächst geweigert, seinen Recherchen überhaupt Beachtung zu schenken. Daraufhin habe er sich zu einer Vorstandssitzung einladen lassen, um sein Anliegen vorzustellen. Seine Rechnung habe den Vorstand schließlich überzeugt. Dieser langjährigen Firma wurde angeboten, den Vertrag aufrecht zu erhalten, wenn diese sich den marktüblichen Preisen anpassten. Das habe für viel Wirbel gesorgt, doch letztlich habe die Firma zugestimmt.

Doch das beste Ergebnis war, dass man ihm für die chirurgische Abteilung zwei zusätzliche Pflegekräfte genehmigt habe. Darauf sei er sehr stolz gewesen und in seiner Abteilung habe man ihn regelrecht gefeiert. Denn zuvor waren viele Personalkürzungsmaßnahmen vollzogen worden und zwei zusätzliche Pflegende waren von großer Bedeutung für seine Teams.

Zu den wichtigsten Eigenschaften dieses »Kampfes« zählt Herr Wagner Hartnäckigkeit, einen langen Atem, für ein gutes Ziel einstehen, sich nicht unterkriegen lassen, seiner tiefsten Überzeugung Ausdruck verleihen und sich selbst treu bleiben. Diese Worte kommen auf Metaplankarten in den zweiten Kreis.

Die Führungskräftetrainerin bittet Herrn Wagner, sich in diesen zweiten Kreis zu stellen und mitzuteilen, wie er sich darin fühle. Herr Wagner erzählt, dass er sich stolz fühle, eine unbändige Kraft verspüre und das gute Gefühl habe, die richtige Entscheidung getroffen zu haben.

Herr Wagner stellt sich vor den ersten Kreis und sagt: »Da brauche ich mich gar nicht reinzustellen. Das sehe ich auch so, dass mich dieser Kreis runterzieht.«

Die Trainerin bittet Herrn Wagner nun **Kontakt zu seiner Intuition** aufzunehmen und mit geschlossenen Augen ein Bild im Inneren seines Kopfes entstehen zu lassen, welches entsteht, wenn er an folgende Frage denkt: »Was benötige ich, um in diesem ersten Kreis zufrieden zu sein?« Herr Wagner sieht dabei sich selbst mit zwei Fußfesseln. An einer Fessel hängt seine Frau und an der anderen sein Vater.

Die Trainerin bittet Herrn Wagner, seine Frau (jetzt) zu fragen, was diese benötigt, um die Fessel loszulassen. Sie antwortet ihm: »Die Erlaubnis studieren zu können.« Herr Wagner wird aufgefordert, gedanklich durchzuspielen, wie dieser Wunsch umsetzbar sei. Plötzlich fängt er an zu lachen. »Ja, stimmt«, ruft er aus, »es ginge ja auch mit einer Tagesmutter! Und vielleicht kann sie sich ihre Verpflichtungen auf den Vormittag legen, dann könnte sie nachmittags zuhause sein.« Herr Wagner atmet hörbar aus und ist erleichtert, dass der Studienwunsch seiner Frau sich nicht zwangsläufig auf seine Karriere auswirken muss.

Nun wird Herr Wagner aufgefordert, seinen Vater zu fragen, was dieser benötige, um die Fessel loszulassen. Daraufhin wird er unruhig, läuft auf und ab und sagt schließlich: »Es klingt vielleicht blöd, aber ich glaube, ich muss mich bei meinem Vater entschuldigen.« Herr Wagner schließt also die Augen, stellt sich seinen Vater vor und entschuldigt sich bei diesem. Danach fühlt er sich besser und befreit von den Fußfesseln.

Als sich Herr Wagner nun vor den ersten Kreis (Herausforderung Pflegedirektor) stellt, teilt er mit, dass er sich zum ersten Mal frei fühle, eine Entscheidung zu treffen. Bisher habe er viele Karriere-Entscheidungen getroffen, um seinen Vater zu befriedigen. Doch das müsse er nun nicht mehr. Doch der Reiz dieser Position als Pflegedirektor sei noch immer da.

Herr Wagner wird nun aufgefordert, sich aus dem zweiten Kreis die Aspekte zu holen, die er benötigt, um im ersten Kreis erfolgreich zu sein. Dabei räumt er den ganzen zweiten Kreis leer und legt die Metaplankarten in den ersten Kreis. Schließlich stellt er sich selbst in diesen Kreis und spürt mit geschlossenen Augen nach, welche Hilfe er noch von außen benötigt, um diesen Kreis erfolgreich leben zu können. Er braucht die Liebe seiner Frau und seiner Söhne, die Ermutigung seiner Eltern, die Freundschaft zu seiner Volleyball-Mannschaft und letztlich den Segen des Vorstands seiner Klinik. All diese Personen werden ebenfalls auf Metaplankarten festgehalten und um diesen Kreis gelegt.

Herr Wagner öffnet die Augen und lächelt zufrieden: »Ja, so könnte es gehen.«

### 10.4.1 Die Methode des Magischen Kreises

Der Magische Kreis ist eine Methode des NLP (Neuro-Linguistisches Programmieren). Der Fokus der Problemlösung liegt hierbei auf der Ermittlung von Ressourcen und Optionen (Growowiak und Haag 1997). Für alle möglichen Themen können Magische Kreise aufgebaut werden. Die Arbeit mit dem Magischen Kreis, der auch »Moments of Excellence« genannt wird, kann der jeweiligen Situation beliebig angepasst werden.

■ Aufbau des Magischen Kreises

Die klassische Anwendung des Magischen Kreises erfolgt in fünf Schritten:

1. Ein Kreis wird auf dem Boden bestimmt (Kreide, Seile etc.), dabei werden der Ort und die Größe etc. festgelegt.
2. Der Kreis wird als Ressource aufgebaut (alles hineinlegen, was der Situation dient und gut tut). Der Coachee wird gebeten, sich in den Kreis zu stellen und sich an eine erfolgreiche Situation zu erinnern. Dabei soll alles berichtet werden, was seine Sinne damals wahrgenommen haben (also was er gedacht, gehört, gefühlt, gesehen hat…).
3. Der Coachee verlässt den Kreis, wenn er alle Aspekte dieser erfolgreichen Situation wiederbeleben konnte.

| ▣ Tab. 10.2 | Das Ankern mit dem TIGER-Modell |
|---|---|
| Timing | Der Zeitpunkt des Ankerns muss passend sein |
| Intensität | Die Energie des Ankers möglichst intensiv erspüren lassen |
| Genauigkeit | Die entsprechende Körperstelle und die Druckintensität genau bestimmen |
| Einzigartigkeit | Die Körperstelle zuvor auf Neutralität prüfen |
| Reinheit | Das positive Ergebnis ankern (nicht die Suchstrategie) |

4. Future Pace. Nun wird der Coachee gebeten, zu formulieren, wann ihm dieser Kreis und die Erinnerung daran mit allen seinen Sinnen, in zukünftigen Situationen hilfreich sein können.
5. Der Kreis mit seiner positiven Kraft wird »geankert«. Das bedeutet, dass der Coachee sich eine passende Stelle seines Körpers auswählt, die er berührt und dort die Erinnerung an den Kreis symbolisch abspeichert. Wenn er sich also später diesen Kreis abrufen möchte, braucht er nur die entsprechende Körperstelle zu berühren.

Das Ankern spielt im NLP eine bedeutsame Rolle. Um dieses erfolgreich umzusetzen, empfiehlt sich das TIGER-Modell (▣ Tab. 10.2).

## 10.5    Und das soll alles gewesen sein?

**Beispiel aus der Praxis**
Michaela Frisch (52) ist seit 21 Jahren OP-Leitung einer Uniklinik mit insgesamt zwölf Sälen. Sie nimmt an einem dreitägigen Führungskräftetraining zum Thema Konfliktmanagement teil. Am Ende des zweiten Tages bringt sie ihr Thema ein. Sie frage sich derzeit, ob das alles gewesen sein soll. Ihre Mitarbeiter haben in ihr stets das kreative Energiebündel gesehen, dass sie eigentlich auch sei. Doch seit der neue Chef (Orthopäde) angefangen habe, fühle sie ihr ganzes Engagement schwinden. Die Assistenzärzte würden sich ihm ängstlich unterwerfen und fangen an, auf ihren Pflegemitarbeitern herumzuhacken. Und ihre

Pflegemitarbeiter werden unzufriedener und die Krankheitszeiten nehmen zu. Frau Frisch stöhnt und sagt: »Dieser Mann raubt mir den letzten Nerv! Er ist ein aufgeblasenes Ekel!« Dabei schüttelt sie sich derart angewidert, dass alle Teilnehmer lachen müssen. Da sie seinen Namen nicht aussprechen möchte, nennt sie ihn hier Mr. X. Er sei vor vier Monaten von der Klinikleitung als Koryphäe für »intramedulläre Vernagelungen bei Femurfrakturen« eingekauft worden. Mit seinen schätzungsweise 1,65 m Körperhöhe sei er der kleinste Mann im OP und kompensiere seine fehlende Größe mit Herablassung sämtlichen Mitarbeitern gegenüber. Die Pflegemitarbeiter würde er nahezu »wie Dreck« behandeln. Gespräche mit ihm würden nichts bringen, da er sich jeder Kommunikation über sein Gesprächsverhalten entziehe. Sein häufig zitierter Satz sei: »Für so ein Psycho-Laber-Rhabarber habe er keine Zeit, denn für ihn zähle nur der Output.« Mit diesem Verhalten ruiniere er die ganze kommunikative Kompetenz der OP-Teams und mache ihr Lebenswerk zunichte, schließt Frau Frisch die Schilderung dramatisch.

Die Trainingsleiterin bittet Frau Frisch, ausführlicher über ihr Engagement für diesen OP zu erzählen. Frau Frisch berichtet von ihrem persönlichen Engagement für den OP und deren Mitarbeiter. »Ich habe immer die Auffassung vertreten, dass niemand allein operiert, sondern wir im Team arbeiten.« Eine respektvolle Kommunikation sei ihr deshalb besonders wichtig. Bisher habe sie auch alle Chefärzte der Gynäkologie, der Chirurgie und des HNO-Bereiches davon überzeugen können. Vor neun Jahren habe sie interdisziplinäre Kommunikationstrainings eingeführt. Gemeinsam mit einer Psychologin und einem Pflegewissenschaftler habe sie sog. »Gesprächseinheiten für den OP« entwickelt. Dort habe man sich u. a. damit auseinandergesetzt, wie sich intraoperative Gespräche auf das Unbewusste des Patienten auswirken und damit die postoperative Heilung beeinflussen. Mit anderen Worten, wie sich das Lästern über den Patienten während der OP auf die Wundheilung auswirke. Die lebhaften Diskussionen dazu haben die Kommunikation der OP-Teams nachhaltig positiv beeinflusst.

Die Methodenwahl fällt auf das sog. **Innere Team**. Bei dieser Methode werden zunächst alle inneren Stimmen, die wir zu einem Thema haben, zum Ausdruck gebracht. In einem weiteren Schritt sollen

**Tab. 10.3** Das Innere Team von Frau Frisch

| Stimmen | Rollen |
|---|---|
| »Aufgeblasenes Ekel!« | Die Angewiderte |
| »Nicht aufregen! Schadet nur meinem Blutdruck«<br>»Noch 8 Jahre bis zur Rente, die stehst du auch noch durch« | Die Harmonische |
| »So was Unverschämtes muss ich mir nicht bieten lassen«<br>»Nur nicht klein beigeben! Hab schon ganz anderes durchgestanden« | Die Kämpferin |
| »Ich könnte verrückt werden«<br>»Es ist zum Verzweifeln« | Die Verzweifelte |
| »Der wird auch noch sein blaues Wunder erleben«<br>»Mit dieser Arroganz muss er sicher mal in der Hölle schmoren« | Die Rachsüchtige |
| »Armes Kerlchen!« | Die Arrogante |
| »Nach 30 Jahren im OP versage ich nun auf ganzer Strecke«<br>»Es ist nicht zum Aushalten. Ich lasse mich versetzen« | Die Mutlose |
| »Mit der Körpergröße muss er wohl einiges kompensieren«<br>»Vielleicht ist er unglücklich verheiratet«<br>»Der Klimawechsel (von Nord- nach Süddeutschland) bekommt ihm wohl nicht« | Die Psychologin |

diese inneren Stimmen (das Innere Team) dann miteinander verhandeln.

Auf einem Flipchart werden alle inneren Stimmen von Frau Frisch zum Thema »neuer Chefarzt der Orthopädie« festgehalten, und die damit verbundene Rolle mit einem Namen versehen.

Als Nächstes wird eine Konferenz einberufen, bei der alle Rollen zu einem Gespräch gebeten werden. Die Trainingsleiterin fragt Frau Frisch, ob es auch eine koordinierende Stimme gibt. Ja, da sei auch noch »Die Vernünftige«, die sagen würde: »Es muss doch einen Weg aus diesem Dilemma geben« oder auch: »Nichts wird so heiß gegessen, wie es gekocht wird.« Vorab soll Frau Frisch entscheiden, ob es Stimmen gibt, denen ein generelles Redeverbot erteilt werden soll, weil sie den Konflikt nur schüren, jedoch nicht an einer Lösung interessiert sind. Es wird entschieden, dass die Angewiderte und die Arrogante zunächst nicht mitdiskutieren sollen. Da deren Energie für das Gespräch jedoch fehle (d. h. das dringende Gefühl von Frau Frisch, dass diese Rollen was Wichtiges beizutragen haben), dürfen diese beiden sich später mitteilen.

**Die Konferenz des Inneren Teams** (**Tab. 10.3**)
Frau Frisch verleiht nun allen Rollen ihre Stimme und lässt alle zu Wort kommen, wobei »Die Vernünftige« die Moderation übernimmt.

**Die Vernünftige:** »Nun, wir sind heute zusammengekommen, um eine gute Lösung zu finden, für den Konflikt mit Mr. X.«

**Die Mutlose:** »Ich weiß nicht, ob da überhaupt eine Lösung möglich ist. Das hat doch alles keinen Sinn mehr.«

**Die Kämpferin:** »Quatsch, wir haben bisher noch jedes Problem gemeistert, also werden wir das hier auch hinkriegen.«

**Die Rachsüchtige:** »Genau, wir sollten einen Racheplan schmieden. Am besten, wir nehmen sein aggressives Verhalten auf Band auf und spielen es dem Klinikvorstand vor.«

**Die Psychologin:** »Das ist doch Kinderkram. Vielleicht kommen wir der Sache näher, wenn wir uns intensiver mit Mr. X beschäftigen, statt über ihn zu lästern. Ich meine, wir könnten versuchen, sein Verhalten zu verstehen. Und auch, warum wir sein Verhalten so sehr ernst nehmen. Hat nicht mal jemand von uns gesagt, sie habe eine Allergie gegen kleine Männer?«

**Die Rachsüchtige:** »Oh ja, das hat auch einen Grund. Die erste Liebe meines Lebens war nämlich etwas kurz geraten. Anfangs interpretierte ich sein Verhalten als Fürsorge, bis ich merkte, dass er die totale Kontrollmeise hat. Bin ihn kaum mehr losgeworden. Seitdem gehe ich Jungs unter 1,70 m aus dem Weg!«

**Die Psychologin:** »Aha. Kein Wunder, dass dieser Mann bei dir besonders um Aufmerksamkeit heischt, wenn du ihm aus dem Weg gehst.«

**Die Kämpferin:** »Mag sein, aber das gibt ihm noch lange nicht das Recht, mich so herablassend zu behandeln!«

**Die Harmonische:** »Ja, vielleicht sind ja beide irgendwie herablassend und merken es nur nicht.«

**Die Psychologin:** »Genau, aber beim anderen nimmst du sein eigenes Verhalten wahr.«

**Die Rachsüchtige:** »Ich habe ihm nie gesagt, dass ich auf seine Hilfe nicht angewiesen bin! Aber ich musste mir das von ihm anhören!«

**Die Harmonische:** »Alte Rechnungen aufmachen, bringt jetzt auch nichts. Lasst uns nach vorne schauen und sehen, wie wir das Gesprächsverhalten langfristig ändern können.«

An dieser Stelle unterbricht Frau Frisch ihr Gespräch und sagt: »Ich habe noch eine ganz wichtige Stimme vergessen, weil ich die so lange nicht gehört habe. Doch die muss jetzt was sagen, es ist«:

**Die Humorvolle:** »Tja, wenn ich Euch alle so labern höre, könnte ich auf den Gedanken kommen, es handele sich hier um ein Psycho-Laber-Rhabarber.« Darauf müssen Frau Frisch selbst und alle Teilnehmer des Trainings lachen. Die Trainingsleiterin bittet nun alle Konferenzmitglieder, zu einer gemeinsamen Lösung zu kommen.

**Die Vernünftige:** »Okay, dann lasst uns mal sammeln, was wir bisher an Ideen haben!«

**Die Rachsüchtige:** »Wir sollten warten, bis er einen Fehler macht, und ihn dann anschwärzen. Patienten nehmen medizinische Fehler schließlich nicht mehr so leicht hin wie früher.«

**Die Vernünftige:** »Ist machbar, aber wenig konstruktiv. Hat jemand bessere Vorschläge?«

**Die Psychologin:** »Da die Vermeidungsstrategie wenig erfolgreich war, sollte jetzt vielleicht mal in die Offensive gegangen werden. Ich stelle mir ein Gespräch mit Mr. X vor, bei dem eine unbeteiligte Person vermittelt, also eine Führungskräftetrainerin, Supervisor oder ein Mediator.«

**Die Kämpferin:** »Keine schlechte Idee, aber das sollte vorher auf oberster Ebene abgesichert sein. Also Pflegedirektion und ärztlichen Direktor einschalten.«

**Die Harmonische:** »Stimmt, dann hat das Gespräch einen formellen Rahmen und gleichzeitig kann zwischen beiden vermittelt werden.«

**Abschließendes Feedback:** Die Trainingsleiterin bittet zunächst die Teilnehmer des Führungskräftetrainings um ein Feedback für Frau Frisch. Einige Aussagen dazu:

- Das Elegante an dieser Lösung eines vermittelnden Gespräches liegt darin, dass bei einer konstruktiven Lösung im gemeinsamen Gespräch mit Herrn Dr. X genau die Methode gewinnt, die Frau Frisch für so wichtig hält, nämlich die Teamkommunikation.
- Der Übertragungsaspekt ihres ersten Liebhabers auf Dr. X hat sicher viel Energie gebunden. Jetzt, wo das ausgesprochen ist, kann diese Energie in die Konfliktlösung fließen.
- Die Humorvolle ist so wichtig bei Frau Frisch, dass sie diese unbedingt beim Gespräch mit Herrn Dr. X dabei haben will.
- Als wichtige Rollen für das Gespräch werden ausgelotet: die Kämpferin, die Psychologin, die Vernünftige und die Humorvolle.

Nun wird Frau Frisch gebeten mitzuteilen, wie es ihr gerade geht.

Frau Frisch: »Ich bin mit dieser Herangehensweise einverstanden. Habe zwar auch meine Zweifel, doch werde ich über meinen eigenen Schatten springen und dieses Gespräch mit Dr. Müller suchen (an dieser Stelle nennt sie erstmals seinen Namen). Ich sehe nun mein Dilemma. Weil ich so geschockt von seinen verbalen Attacken war, bin ich ihm aus dem Weg gegangen, statt ihn zu bremsen. Das hat ihn wahrscheinlich noch ärgerlicher gestimmt. So habe ich diesen Prozess wohl auch mitgesteuert. Das Gute daran ist nun, dass ich mein Verhalten ändern kann. Ich habe immer auf Kommunikation gesetzt und werde es auch weiterhin tun!«

## 10.5.1 Das Innere Team

Dass der Mensch aus verschiedenen Persönlichkeitsanteilen besteht, hat schon Freud mit seinem Modell von Ich, Es und Über-Ich beschrieben. Von Goethes Faust stammt der berühmte Ausspruch

»Zwei Seelen wohnen, ach, in meiner Brust«. Der amerikanische Familientherapeut Richard Schwartz beschrieb 1995 erstmals die Multiplizität der Psyche (»multiplicity of mind«). Er gründete das »Center for Self Leadership« in Illinois und stellt mit seinem Ansatz das Selbstmanagement der eigenen Persönlichkeit in den Vordergrund. Der deutsche Gesprächspsychotherapeut Friedemann Schulz von Thun entwickelte daraufhin 1998 das Modell der inneren Pluralität und nannte dieses das »Innere Team«.

Die Arbeit mit dem Inneren Team ist sehr einfach und kreativ. Oft bringt diese Arbeit auch Spaß oder sorgt für humorvolle Situationen, selbst bei angespannter »Entscheidungsdramatik«. Ziel dieser Methode ist, die vielfältigen Anteile der eigenen Persönlichkeit sichtbar zu machen und einen Konsens oder zumindest eines Kompromiss zu finden.

Eine der Spielregeln bei der Arbeit mit dem Inneren Team ist, dass zunächst alle Stimmen zu Wort kommen. Äußerst destruktiven Stimmen kann ein Redeverbot erteilt werden, um sich einer konstruktiven Lösung des Prozesses anzunähern. Es kann manchmal gut sein, »die Sau rauszulassen«, wenn dieses jedoch zu einer nicht mehr enden wollenden Spirale aus Hass, Missgunst oder Selbstmitleid wird, hilft dieser Persönlichkeitsanteil lediglich, das Problem zu festigen, als sich von diesem zu verabschieden. Dieser Austausch der verschiedenen Anteile zur Klärung einer Fragestellung nennt Schulz von Thun die »Innere Ratsversammlung«.

Die Methode kann auch mit unterstützenden Fragen begleitet werden, wie z. B.:

- Welcher dieser Anteile dominiert derzeit?
- Welchen Anteil möchten Sie gern stärken?
- Was benötigen Sie, um diesen gewählten Anteil zu stärken? (Koalition mit anderen?)
- Welche Anteile bremsen sich typischerweise gegenseitig aus und wie wird dieser Prozess am Laufen gehalten?
- Was muss geschehen, damit ein etablierter Teufelskreis unterbunden wird?

Die Methode des Inneren Teams eignet sich sehr für ein Gruppentraining, da dies einen großen Lerneffekt für alle Teilnehmer mit sich bringt, welche sich oft in den Anteilen einer dargestellten Persönlichkeit wieder erkennen.

- **Abwandlungen des Inneren Teams**

Die Methode des Inneren Teams kann auch sehr gut allein angewendet werden. Wenn man sich einmal auf die Stimmen und Rollen ehrlich eingelassen hat, ist dieses äußerst effektiv.

In einer Gruppe gibt es auch die Möglichkeit, die verschiedenen Rollen mit anderen Teilnehmern zu besetzen. Dann muss die betroffene Person nicht alles allein machen. Hierbei sollte allerdings eine mit Skulptur- und Aufstellungsarbeiten geschulte Person anleiten, da dieses Vorgehen eine eigene Gruppendynamik erzeugen kann, die verstanden werden möchte.

## Literatur

Antonovsky, Aaron (1979) Health, Stress, and Coping: new perspectives on mental and physical well-being. San Francisco: Jossey-Bass.

Arthur, David (1995) Measurement of the professional self-concept of nurses: developing a measurement instrument. Nurse Educator Today 15:328–335

Cantor, Nancy; Norem, Julie; Niedendahl, Paula; Langston, Christopher; Brower, Aaron (1987) Life tasks, self-concept ideals, and cognitive strategies life transition. Journal of Personality and Social Psychology 53/6:1178–1191

Dagenais, Fred; Meleis, Afaf (1982) Professionalism, work ethic, and empathy in nursing: The nurse self-describtion form. Western Journal of Nursing Research 4/4: 407–421

Fischer-Epe, Maren (2011) Coaching: Miteinander Ziele erreichen. Reinbek bei Hamburg: Rowohlt

Growowiak, Klaus; Haag, Susanne (1997) Erfolgreich im Beruf mit NLP. Niedernhausen: Falken Verlag

Higgins, Tory (1987) Self-discrepancies. A theory of relating self and affect. Psychlogical Review 94/3:319–340

Lazarus-Mainka, Gerda; Siebeneick, Stefanie (1997) Ängstlicheit als Selbstkonzept. Göttingen: Hogrefe

Linville, Patricia (1987) Self-complexity as a cognitive buffer against stress-related illness and depression. Journal of Personality and Social Psychology 52/4:663–676

Mack, Bernhard (2000) Führungsfaktor Menschenkenntnis. Landsberg/Lech: moderne industrie verlag

Markus, Hazel; Nurius, Paula (1986) Possible selves. American Psychologist 41/9: 954–969

Moreno, Jacob L (1954) Grundlagen der Soziometrie. Opladen: Westdeutscher Verlag

Moreno, Jacob L (1959) Gruppenpsychotherapie und Psychodrama. Stuttgart: Thieme

Moretti, Marlene; Higgins, Tory (1990) The development of self-system vulnerabilities: Social and cognitive factors in developmental psychopsychology. In: Sternberg, Robert; Kolligian, John jr (eds) Competence considered. New Haven: Yale University Press. 286–314

Niedenthal, Paula; Setterland, Marc; Wherry, Mary Beth
(1992) Possible self-complecity and affective reactions
to goal-relevant evaluation. Journal of Personality and
Social Psychology 63/1:5–16

Peter, Laurence; Hull; Raymond (2001) Das Peter-Prinzip.
Oder die Hierarchie der Unfähigen. Reinbek bei Hamburg: Rohwolt

Sabanciogullari, Selma; Dogan, Selma (2014) Effects oft he
professional identity development programme on the
professional identiy, job satisfaction and burnout levels
of nurses: A pilot study. International Journal of Nursing
Practice. DOI: 10.1111/ijn.12330

Schulz von Thun, Friedemann (2010) Miteinander reden3.
Das »innere Team« und situationsgerechte Kommunikation. Reinbek bei Hamburg: Rowohlt

Schwartz, Richard (1995) Internal Family Systems Therapy.
New York: Guilford Press

Soppa, Peter (- 2009) Psychodrama. Ein Leitfaden. Berlin:
Springer.

Stein, Karen Facaus (1995) The organizational properties of
the self-concept and instability of affect. Research in
Nursing and Health 18: 405–415

Tewes, Renate (2002) Pflegerische Verantwortung. Bern:
Huber

# Stress managen

R. Tewes, *Führungskompetenz ist lernbar,*
DOI 10.1007/978-3-662-45223-3_11, © Springer-Verlag Berlin Heidelberg 2015

Tu erst das Notwendige, dann das Mögliche, und plötzlich schaffst du das Unmögliche. (Franz von Assisi)

## 11.1    Wenn es zu viel wird

Wir alle kennen das Gefühl, wenn die Arbeit und Ansprüche der Menschen um uns herum einfach zu viel werden. Was vielleicht lange Zeit als inspirierend oder herausfordernd empfunden wurde, kippt nun plötzlich und wird zur Überforderung.

Richard Lazarus (1991) hat dieses Phänomen in seiner bekannten Stresstheorie anschaulich beschrieben. Ein gesundes Maß an Stress wirkt belebend und verhindert, dass wir faul auf dem Sofa rumliegen, während in der Welt spannende Dinge geschehen. Diese anregende Form von Stress wird **Eustress** genannt und als Herausforderung erlebt. Wird Stress jedoch als Bedrohung erlebt, sprechen wir von **Disstress** und empfinden Überforderung. Wie kommt es nun, dass einige Menschen mehr Stress brauchen und dabei gesund bleiben, während andere scheinbare Kleinigkeiten als Disstress empfinden und mit Symptomen wie Schlaflosigkeit, Angst oder Appetitlosigkeit reagieren?

> Ob wir eine bestimmte Aufgabe als Herausforderung oder als Bedrohung erleben, hängt allein von unserer individuellen kognitiven Bewertung ab.

Wir entscheiden also (oft auf einer unbewussten Ebene) selbst, wann die Menge oder Intensität von Aufgaben Freude bringt und wann diese in Besorgnis umschlägt. Sobald wir »den Schalter umgelegt haben« und wir Disstress empfinden, wirkt sich das auf vielen verschiedenen Ebenen aus. Gerald Hüther (1999) hat diese Vorgänge in seinem Buch »Biologie der Angst« beschrieben. Dabei geht er davon aus, dass Krisen Abwehrkräfte mobilisieren. In einem Interview führt Hüther diesen Gedanken näher aus:

» Hüther: Kontrollierbarer Stress führt dazu, dass bereits bestehende Verschaltungen im Gehirn verbessert werden, wenn sie dazu taugen, mit einer Belastung umzugehen. Klappt das nicht, wird der Stress unkontrollierbar. Die dabei ausgeschütteten Hormone tragen dazu bei, bereits vorhandene Verschaltungen aufzulösen. So entsteht Raum, neue Wege zu benutzen und aus den eingefahrenen Bahnen des Denkens und Fühlens herauszukommen. Die Auflösung der Verschaltungen ist ein Krisenzustand (Goetsch 1999).

Interessanterweise geht Hüther davon aus, dass neue Wege im Denken, Fühlen und Handeln – und den damit verbundenen neuen Schaltungen im Gehirn – ohne schwere Krisen gar nicht möglich sind. Mit seinen Hirnforschungen untermauert Hüther die Aussagen von Entwicklungspsychologen, wie Erik Homburger Erikson (1988), der davon ausgeht, dass es ohne Krise keine menschliche Entwicklung geben kann.

Doch welchen Einfluss hat nun Disstress? Hüther ermittelt fünf Ebenen, auf denen sich ein persönliches Zuviel an Stress auswirkt (⬛ Abb. 11.1):

1. **wahrnehmen** (es kommt zur kognitiven Kurzsichtigkeit und die Dinge werden selektiv und simplifiziert wahrgenommen)
2. **denken** (schwarz-weiß statt differenziert)
3. **fühlen** (Empathiemangel breitet sich aus)
4. **wollen** (durch die Kombination von starken Emotionen und geweckten primitiven Trieben kann es zu Fanatisierung und Radikalisierung kommen)
5. **handeln** (Verarmung des Variantenreichtums und Bildung von Stereotypien)

Die Folgen von Disstress sind Negativkreisläufe, in denen sich sämtliche Ebenen immer mehr einschränken und ein reduzierter Tunnelblick einseitige Muster im Denken, Fühlen und Wollen entstehen lässt. Dieses schließt sich in einseitigem Handeln als Teufelskreis.

## 11.2    Undank ist der Welten Lohn

### Beispiel aus der Praxis

Hennig Schäfer (32) hat sein Pflegemanagementstudium in Berlin beendet und seine erste Stelle als Pflegedienstleitung für die Bereiche HNO, Augenheilkunde und Kurzzeitchirurgie in einer städtischen Klinik in Süddeutschland angetreten. Er hat fünf Kolleginnen, zuständig für die Bereiche Innere, Geburtshilfe, Pädiatrie, Onkologie und Neurochirurgie, sowie einen Kollegen, zuständig für die Chirurgie. Sein Kollege Hans Lenker (52) steht ihm anfangs unterstützend zur Seite und zeigt ihm Tipps und Tricks des Umgangs mit alltäglichen Anforderungen. Immer häufiger gehen beide abends nach dem Dienst ein Bier trinken und Herr Schäfer wundert sich über die Trinkfestigkeit von Herrn Lenker. Darauf angesprochen, lacht Herr Lenker und erklärt, ein eingefleischter Bayer wie er habe da extra Kapazitäten, was bei den Preußen fehlen würde.

Eines Morgens erscheint Herr Lenker nicht zum Dienst. Herr Schäfer macht sich Sorgen, nachdem er erfährt, dass so was noch nie passiert sei. Er ruft ihn an und hört Herrn Lenker undeutlich in den Hörer nuscheln. Da Herr Schäfer befürchtet, Herr Lenker könne einen Apoplex erlitten haben, fährt er zu ihm nach Hause. Nach mehrfachem Klingeln öffnet Herr Lenker offensichtlich völlig betrunken die Tür. Nach einem mehr schlechten als rechten Gespräch kommen sie überein, dass Herr Schäfer der Klinik mitteilen werde, Herr Lenker habe eine Grippe und bleibe ein paar Tage zuhause. Abends nach dem Dienst werde er noch mal bei ihm vorbeischauen und Herr Lenker musste versprechen, nichts mehr zu trinken und sich erst mal auszuschlafen.

Als Herr Schäfer abends vorbeischaut, sitzt Herr Lenker reumütig auf dem Sofa und lächelt ihn an, wenn auch etwas unsicher. Er erzählt, die Scheidung vor vier Jahren habe ihm sehr zugesetzt. Seine Frau habe ihn »ausgenommen wie eine Weihnachtsgans«. Seine Kinder hätten sich auch distanziert. Sie kämen nur noch zu Pflichtbesuchen, darunter leide er am meisten. In der Klinik könne er mit niemandem reden. Die Kolleginnen würden sich eher mit seiner Ex-Frau solidarisieren als mit ihm. Herr Schäfer beschließt, seinem Mentor zu helfen. Schließlich hat Herr Lenker ihn oft unterstützt, er fühlt sich ihm gegenüber verpflichtet. Sie reden bis spät in die Nacht. Herr Schäfer kann ihm das Versprechen abnehmen, am nächsten Abend zu den Anonymen Alkoholikern (AA) zu gehen. Sicherheitshalber wird er ihn begleiten.

Auf dem Heimweg denkt Herr Schäfer, dass nun seine Einführungszeit in die neue Stelle vorbei sei und es nun an ihm liege, einem Kollegen zu helfen. Irgendwie macht ihn das auch ein bisschen stolz.

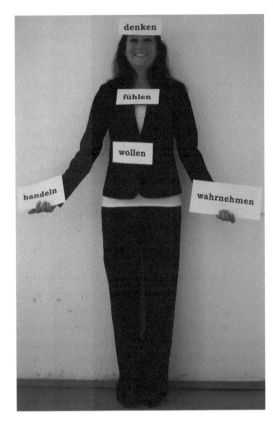

◘ **Abb. 11.1**  Auswirkungen von Distress

Denn Herr Lenker ist ein alter Hase im Geschäft, und dass er ihn nun unterstützen kann, hat auch was für sich. Die nächsten Wochen vergehen wie im Flug. Der Plan, Herrn Lenker vom Alkohol wegzubringen, scheint aufzugehen. Er geht nun jeden Abend zu den AA-Meetings. Im Dienst ist er wieder so wie immer, zuvorkommend und ein bisschen eigenwillig. Ein echter Bayer eben.

Als Herr Schäfer vergisst, einen bestimmten Schlüssel an Herrn Lenker zu übergeben, fährt er abends kurzerhand beim AA-Meeting vorbei. Dort stellt er erstaunt fest, dass Herr Lenker schon seit Tagen nicht mehr dort gewesen sei. Fassungslos macht er sich auf den Weg zur privaten Wohnung von Herrn Lenker. Dort findet er ihn mit einer Flasche Bier vor dem Fernseher. Herr Schäfer schaut ihn vorwurfsvoll an und teilt ihm mit, wie sehr er von ihm enttäuscht sei. Er hört sich sagen: »Und ich dachte, wir sind Freunde.«

In den nächsten Wochen geht Herr Schäfer Herrn Lenker aus dem Weg. Trotzdem setzt es ihm sehr zu, so belogen worden zu sein. Ohne »seinen Freund« stresst ihn seine Arbeit sehr. Als ihm ein Fehler in einer Kalkulation passiert, beschimpft er sich dafür selbst und geht hart mit sich ins Gericht. Als die Schlaflosigkeit zunimmt und die Sorge, seine Arbeit nicht zu schaffen wächst, sucht er einen Arzt auf. Der empfiehlt ihm einen Coach für seine Probleme. Und Herr Schäfer nimmt diesen Rat gern an.

Bevor die Dynamik der Kollegen Schäfer und Lenker genauer im Coaching analysiert wird, sei hier zunächst eine kleine Einführung in das Drama-Dreieck der Transaktionsanalyse vorangestellt.

## 11.2.1  Verfolger-Opfer-Retter-Dynamik

In der Transaktionsanalyse (TA) sprechen wir vom sog. Drama-Dreieck, wenn Menschen in die Dynamik von verfolgen, retten und Opfersein geraten (Karpman 1968). Eric Berne (1967), der Vater der Transaktionsanalyse, bezeichnet diese Dynamiken als Spiele. Das »perfekte Drama« erfüllt dabei folgende Voraussetzungen:

1. Annahme einer der drei Rollen (Verfolger, Retter oder Opfer)
2. Wechsel der Rollen
3. Empfinden von sog. Ersatzgefühlen

■ Annahme einer der drei Rollen

In der Beziehung zu unseren Mitmenschen erhalten wir immer wieder »Einladungen«, eine der drei Haltungen (Verfolger, Opfer oder Retter) anzunehmen. Wenn sich beispielsweise die Freundin über ihren gewalttätigen Ehemann beklagt, agiert diese aus der Opferrolle und lädt zum Retten ein. Wenn der Chef sich über einen Mitarbeiter lustig macht, agiert er aus der Verfolgerrolle und lädt den Mitarbeiter dazu ein, in die Opferrolle zu gehen. Wenn eine Krankenschwester den Patienten alle Wünsche von den Lippen abliest und diesen keine Möglichkeit zur Wiedererlangung eigener Selbständigkeit lässt, agiert diese aus der Retterrolle heraus und lädt zur Opferrolle ein.

Verbunden mit den Rollen sind sog. Grundhaltungen, die den Wert der eigenen Person und des Gegenüber widerspiegeln. Diese Grundhaltungen müssen nicht bewusst sein.

━ Der **Verfolger** lebt nach dem Motto: »Ich bin okay, aber du bist nicht okay.«
━ Der **Retter** ist ebenfalls der Überzeugung: »Ich bin okay, aber du bist nicht okay.«
━ Das **Opfer** lebt aus dem Gefühl: »Ich bin nicht okay, aber du bist okay.«

■ Wechsel der Rollen

Solange alle in ihren Rollen verharren, ist noch kein Drama in Aussicht. Wenn Patienten sich unmündig machen lassen und die Überfürsorge hinnehmen, die Ehefrau sich ihrem gewalttätigen Ehemann weiterhin als Opfer anbietet oder der Mitarbeiter vor seinem lästernden Chef kuscht, ist das zwar nicht okay, jedoch noch kein Drama. Dieses entfaltet sich erst dann, wenn die Beteiligten beginnen ihre Rollen zu wechseln.

Wenn die Ehefrau beispielsweise aus diesem Spiel aussteigt, indem sie sagt: »Das lasse ich mir von meinem Mann nicht länger gefallen. Ich werde mich scheiden lassen und mit den Kindern wegziehen. Die wird er nicht mehr zu Gesicht bekommen. Da wird er schon sehen, was er davon hat.« Damit verlässt die Frau die Opferrolle und geht selbst in die Verfolgerrolle (entzieht ihm die Kinder). Oft kommt es dann zu einem erbitterten Machtkampf, indem beide die Rollen von Verfolger und Opfer ständig wechseln. Solange Sie als Kollegin diese Ehefrau getröstet haben, sind Sie in der Retterrolle. Wenn sich die Ehefrau dann aber bei Ihnen beklagt, dass Sie ihr auch nicht helfen, verliert die Retterin ihren Posten. Ihr bleibt beispielsweise die Möglichkeit, ebenfalls in die Verfolgerrolle zu gehen und sich über die Undankbarkeit der Kollegin zu beklagen, der einfach nicht zu helfen sei.

Für ein Drama ist es nicht notwendig, alle drei Positionen zu besetzen. Es gibt auch das sog. Drama-Duo, wie in den o. g. Bespielen deutlich wird. Aber auch eine Person allein kann mithilfe ihres Inneren Teams das Drama allein gestalten.

■ Empfinden sogenannter Ersatzgefühle

Fünf Gefühle werden als authentische oder Ursprungsgefühle beschrieben. Diese sind: Freude, Ärger, Trauer, Angst und Schmerz. Alle anderen Gefühle, wie beispielsweise Neid, Hilflosigkeit, Ein-

**◻ Tab. 11.1** Ursprungsgefühle

| Gefühl | Auslöser | Funktion |
|--------|----------|----------|
| Freude | Erfüllung | Gemeinschaft/Spiegel von Stimmigkeit |
| Ärger | Frustration | Veränderung |
| Trauer | Verlust | Loslassen |
| Angst | Bedrohung | Schutz |
| Schmerz | Verletzung | Heilsein |

samkeit, Schuldgefühle oder Überlegenheit, sind sog. Ersatzgefühle und werden erlernt.

**Ursprungsgefühle** (◻ Tab. 11.1) haben einen bestimmten Auslöser und erfüllen eine Funktion (Hagehülsmann und Hagehülsmann 2001).

**Ersatzgefühle** werden oft schon in der Kindheit gelernt, wenn die Eltern die Ursprungsgefühle nicht annehmen können oder selber als Vorbild für Ersatzgefühle dienen. Wenn Mädchen beispielsweise nicht aggressiv oder Jungen nicht ängstlich sein dürfen, können angepasste Gefühlsmuster entwickelt werden, z. B. Schuldgefühle (statt Aggressionen) oder Überlegenheit (statt Angst).

Während authentische Gefühle kommen und gehen und damit wellenförmig verlaufen, halten sich Ersatzgefühle oft länger und können chronifiziert werden.

■ Analyse des Fallbeispiels

Herr Schäfer kommt zum Einzelcoaching und analysiert gemeinsam mit seiner Führungskräftetrainerin die Drama-Dynamik seiner Beziehung zu Herrn Lenker.

In der Einstiegssituation sieht Herr Schäfer seinen Kollegen als Retter, der ihm bei allen beruflichen Fragen zur Seite steht und auf dessen Hilfe sich Herr Schäfer schnell verlässt (und sich damit zum Opfer macht). Als das Alkoholproblem von Herrn Lenker offenkundig wird, macht dieser seine Frau zum Verfolger (sie ist schuld an seinem Alkoholkonsum), sich selbst zum Opfer und Herr Schäfer nimmt die Einladung als Retter an. Diese Phase ist für Herrn Lenker gekennzeichnet durch das Gefühl der Hilflosigkeit und bei Herrn Schäfer wächst das Gefühl der Überlegenheit.

Der Rückfall von Herrn Lenker verändert noch einmal die Rollen. Aus der Perspektive von Herrn Schäfer wird Herr Lenker nun zum Verfolger (im Sinne von »mit seiner Sauferei terrorisiert er mein Leben«) und Herr Schäfer erlebt sich selbst als Opfer. Dazu bildet er sämtliche Symptome aus, wie Schlafstörungen, innere Unruhe, zunehmende Verunsicherung im Beruf und die Sorge, der Arbeit nicht gewachsen zu sein. Es dominiert nun das Gefühl des Verlassenseins.

Herr Schäfer fällt auf, dass er sich in »diesem Spiel« entweder überlegen oder unterlegen vorkommt, jedoch keine »Mittelwelle« entwickelt hat. Das Lösen aus diesen Polarisierungen erklärt er nun zum expliziten Ziel seines Coachings.

**Beispiel aus der Praxis**

**Coaching mit Herrn Schäfer (erste Sitzung):** Die Führungskräftetrainerin ermutigt Herrn Schäfer zunächst, seine Ursprungsgefühle zum Ausdruck zu bringen. Da ist zum einen das Gefühl der Trauer darüber, einen Freund verloren zu haben. In der Reflexion über seine Trauer wird ihm bewusst, wie wenig Herr Schäfer Herrn Lenker eigentlich kennt. Die »Freundschaft« wurde sozusagen aus der Not heraus geboren, weil Herr Schäfer niemanden in der Stadt kannte (er war für diese Stelle extra nach Süddeutschland gezogen) und sich Herr Lenker als eine Art Mentor anbot. Ihm wird bewusst, dass er oft dann richtig in Freundschaften auflebt, wenn jemand auf seine Hilfe angewiesen ist und er zum Retter wird.

Auf einer weiteren Analyseebene wird deutlich, dass Herr Schäfer sein Rettertum schon in der Kindheit erworben hat. Als ältester Sohn eines Landwirtes hatte er sich schon früh um seine jüngeren Geschwister zu kümmern. Einer seiner Brüder erkrankte an MS. Die Pflege dieses Bruders brachte ihn schließlich dazu, Krankenpfleger zu werden. Den Großteil seines Lebens hat Herr Schäfer die Bedürfnisse anderer Menschen zu seinem Lebensinhalt gemacht. Die eigenen hat er dabei sehr vernachlässigt. Er erinnert sich, mal sehr sportlich gewesen zu sein. Doch die Verpflichtung, sich für andere zu engagieren, hat alle anderen Aktivitäten in den Schatten gestellt. Richtig glücklich habe ihn das nicht gemacht, denn es sei mehr Pflicht als Freude gewesen, erkennt Herr Schäfer jetzt.

Plötzlich wird Herr Schäfer wütend: »Ja, habe ich denn alles falsch gemacht im Leben? Ich kann doch nicht 32 Jahre völlig an mir vorbei gelebt haben! Da habe ich mich all die Jahre für andere engagiert und für mich kommt nichts dabei raus! Jetzt reicht es mir!«

Die Trainerin ermuntert Herrn Schäfer seinen Ärger zuzulassen und mit dem Satz: »Jetzt reicht es mir!« zu experimentieren. Diese Worte soll er so laut wie möglich herausschreien und anschließend nachspüren, wie es ihm damit geht.

Gesagt, getan. Herr Schäfer beginnt. Anfangs zögerlich, doch mit Unterstützung der Trainerin brüllt er allmählich richtig los. Nachdem er sich »warmgelaufen« hat, verebbt dieser Satz langsam und Herr Schäfer wird ganz ruhig. Zum ersten Mal in dieser Sitzung lächelt er vor sich hin. »Das hat jetzt mal richtig gut getan!«

Die Führungskräftetrainerin bittet Herrn Schäfer auf einer Skala von 10 bis 100 einzuschätzen, wie stark er sich jetzt fühlt. Dieser antwortet: »Als ich heute gekommen bin, hatte ich bestimmt nur 10 Prozent Kraft. Das war ja auch der Grund, warum ich zum Coaching gegangen bin. Jetzt fühle ich mich schon etwas stärker, vielleicht so um die 60%.«

Die Trainerin erklärt, dass so ein Drama immer viel Energie kostet, weil man mit den Gedanken sehr beim Gegenüber statt bei sich selbst ist. Indem Herr Schäfer die Grenze mit »Jetzt reicht es mir!« gezogen hat, ist nun seine Konzentration wieder mehr bei ihm selbst. Damit bekommt seine eigene Person wieder mehr Kraft. »Ja«, sagt Herr Schäfer, »das kann ich deutlich spüren.«

Sein nächstes Coaching-Ziel ist nun wieder, 100% seiner Kraft zu erlangen. Um das Vorgehen bei diesem nächsten Schritt nachvollziehen zu können, sei hier nun eine kleine Einführung in die Transaktionsanalyse vorangestellt.

## 11.2.2  Die Methode der Transaktionsanalyse

Die Transaktionsanalyse (TA) wurde von Eric Berne (1967) entwickelt. Ziel dieser Methode ist die selbstbestimmte (autonome) oder integrierte Persönlichkeit. Heute wird das Erreichen von Autonomie in der TA häufig als Ziel **und** als Weg verstan-

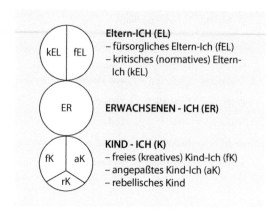

**Eltern-ICH (EL)**
– fürsorgliches Eltern-Ich (fEL)
– kritisches (normatives) Eltern-Ich (kEL)

**ERWACHSENEN - ICH (ER)**

**KIND - ICH (K)**
– freies (kreatives) Kind-Ich (fK)
– angepaßtes Kind-Ich (aK)
– rebellisches Kind

◻ **Abb. 11.2**   Ich-Zustände

den. Damit ist gemeint, dass niemand völlig ohne Autonomie ist, jedoch auch nicht stets und überall hundertprozentig selbstbestimmt sein kann. Die Erlangung von Autonomie wird somit im Sinne der TA zum lebenslangen Ziel und lebenslangen Prozess (Hagehülsmann und Hagehülsmann 2001).

Um den eigenen Ausdruck der Selbstbestimmung bewusst zu machen, bedient sich die TA verschiedener Ich-Zustände, mit denen beschrieben wird, auf welcher Ebene eine Person aktuell agiert.

### Ich-Zustände in der Transaktionsanalyse

Auf einer strukturellen Ebene werden drei Ich-Zustände unterschieden, nämlich der Eltern-Ich-Zustand (EL), der Erwachsenen-Ich-Zustand (ER) und der Kind-Ich-Zustand (K) (◻ Abb. 11.2).

Der Eltern-Ich-Zustand entspricht dabei den Gedanken, Gefühlen, Haltungen sowie Verhaltensweisen, die von Eltern oder anderen Autoritäten übernommen wurden. Der Erwachsenen-Ich-Zustand bezieht seine Gedanken, Gefühle, Haltungen und sein Verhalten auf die aktuelle Situation und ist somit eine Antwort auf das Hier und Jetzt. Beim Kind-Ich-Zustand entsprechen die Gedanken, Gefühle, Haltungen und das Verhalten der Person dem, wie diese sie selbst früher erlebt hat. Die eigene Autonomie wird also lediglich im Erwachsenen-Ich ausgedrückt, denn das Eltern-Ich verkörpert übernommene Anteile und das Kind-Ich alte Reaktionen, die sich nicht auf die aktuelle Situation beziehen.

Das Agieren aus dem Erwachsenen-Ich ist also explizites Ziel der TA. Die anderen beiden Zustände verführen zum sog. Script-Verhalten, in dem die Rollen wie in einem Drehbuch vorgegeben sind. Wenn wir also aus dem Eltern-Ich oder dem Kind-Ich-Zustand agieren, wiederholen wir Rollen oder Muster, die uns bekannt sind, statt in der gegebenen Situation unbefangen und frei zu agieren.

Gleichwohl es wünschenswert wäre, häufig aus dem Erwachsenen-Ich heraus zu handeln, ist es doch menschlich, immer mal wieder ins Eltern- oder Kind-Ich zu rutschen. Wenn es im Beruf (gilt natürlich auch für das Privatleben) Schwierigkeiten mit der Kommunikation gibt, ist es sinnvoll, das Gesprächsverhalten der Beteiligten auf diese Zustände hin zu analysieren. Denn erst die Ermittlung dieser Zustände ermöglicht eine Veränderung. Mit anderen Worten: solange wir uns nicht bewusst sind, dass wir aus dem Eltern- oder Kind-Ich-Zustand heraus agieren, können wir dieses auch nicht ändern.

- **Eltern-Ich Zustand**

Zu dieser Haltung, die von den Eltern oder anderen Autoritäten übernommen wurde, zählt das Einhalten von Normen und das Vertreten von Werten. Das Verhalten dazu wird von anderen oft als »elternhaft« erlebt. Diese nachgeahmten Gedanken, Gefühle, Haltungen und Handlungen können ihren Ausdruck finden in:
- der Besorgnis darüber, was die Nachbarn denken könnten, wenn wir morgens, noch im Schlafanzug gekleidet, die Zeitung aus dem Briefkasten holen,
- dem Vorsatz, das Sparbuch (Geschenk der Patentante) nur im äußersten Notfall anzugehen, um diese »Sicherheit« nicht aufgeben zu müssen,
- der Vorstellung, dass Gefühle nichts am Arbeitsplatz zu suchen haben,
- dem strengen Einhalten von sog. Kleidungsvorschriften.

Der Eltern-Ich-Zustand wird von seiner Funktion her in zwei Bereiche unterteilt:
- Das **kritische Eltern-Ich** bringt dabei in seiner destruktiven Form vorwiegend überkritische Verhaltensweisen zum Ausdruck und in seiner

konstruktiven Funktion kontrollierende Anteilnahme.
- Das **fürsorgliche Eltern-Ich** ist in seiner destruktiven Form durch überfürsorgliches Verhalten gekennzeichnet und drückt sich konstruktiv durch fürsorgliches Verhalten aus.

- **Erwachsenen-Ich-Zustand**

In dieser Haltung werden selbstbestimmt die eigenen Gedanken, Gefühle und Handlungen in einer aktuellen Situation zum Ausdruck gebracht. Das Verhalten wird damit authentisch und entspricht der gegebenen Wirklichkeit. In dieser Haltung entspricht unser Selbstausdruck dem unserer eigenen Überzeugung. Dabei werden persönliche ethische Prinzipien wie Verantwortungsbewusstsein deutlich. Dieser Zustand wird stark vom analytisch-logischen Denken bestimmt und nimmt somit häufig die Rolle des »Vernünftigen« ein.

- **Kind-Ich-Zustand**

Der Kind-Ich-Zustand wird von seiner Funktion her in drei Bereiche unterschieden:
- Das **angepasste Kind** drückt sich konstruktiv mit sinnvollem, sozial angepasstem Verhalten aus und destruktiv durch Überanpassung.
- Das **freie Kind** zeigt sich konstruktiv in spontanen, gefühlvollen und lustigen Verhaltensweisen und destruktiv in rücksichtslosem und gefährlichem Verhalten.
- Das **rebellische Kind** drückt sich konstruktiv in mutigem Verhalten aus und zeigt angemessenen Widerstand. In seiner destruktiven Funktion zeigt sich eine prinzipielle Gegenhaltung zu allem, was gerade Thema wird, und kann zu dominierendem und der Situation unangemessenem Protest führen.

**Beispiel aus der Praxis**
**Coaching mit Herrn Schäfer (zweite Sitzung):**
Gemeinsam mit seiner Führungskräftetrainerin analysiert Herr Schäfer nun seine Ich-Zustände, die er im Laufe seiner Zusammenarbeit mit Herrn Lenker eingenommen hat und kommt zu folgendem Ergebnis:
»Von meiner Sozialisation her bin ich oft typischerweise in der Rolle des fürsorglichen Eltern-Ichs. Habe mich um meinen kranken Bruder geküm-

mert und den Beruf des Krankenpflegers gewählt. In der Begegnung mit Herrn Lenker hat er anfangs die Rolle meines Mentors eingenommen und war somit im fürsorglichen Eltern-Ich. Aufgrund des Altersunterschiedes bin ich dann wohl ins angepasste Kind-Ich gerutscht. Nach dem ersten Zwischenfall mit dem Alkoholexzess meines Kollegen haben wir sozusagen die Rollen getauscht. Er ist ins angepasste Kind-Ich gegangen und ich ins fürsorgliche Eltern-Ich. Nach dem zweiten Zwischenfall bin ich dann ins kritische Eltern-Ich gegangen und habe mich beleidigt zurückgezogen. Alles anderes also als ein erwachsenes Verhalten.«

Die Trainerin interveniert an dieser Stelle lachend und sagt: »Aha, da ist also wieder das kritische Eltern-Ich! Jetzt müssen wir vorsichtig sein, um nicht gleich wieder das angepasste Kind-Ich zu wecken.«[1] Da muss auch Herr Schäfer lachen und meint ironisch: »Na, jetzt wollen wir aber langsam vernünftig werden, was?« Darüber müssen beide noch einmal herzlich lachen.

Die Trainerin macht Herrn Schäfer darauf aufmerksam, dass er seinen Kollegen mit dem Alkoholproblem vor den anderen Kollegen gedeckt hat und er sich damit zum Geheimnisträger gemacht hat. Dieses Verhalten sei typisch bei der Alkoholkrankheit. Sie fragt Herrn Schäfer, ob ihm dieses Thema vertraut vorkomme. »Ja«, antwortet Herr Schäfer, »mein Vater hatte wohl auch ein Alkoholproblem. Wegen des deckenden Verhaltens meiner Mutter ist das immer unser Familiengeheimnis geblieben.« Die Führungskräftetrainerin erklärt, dass es oft ausgesprochen schwer sei, ein solches Script umzuschreiben, also ein bewusst anderes Verhalten zu wählen, wenn diese Erfahrung in der Kindheit gemacht wurde. Sie weist darauf hin, dass es speziell für betroffene erwachsene Kinder Gruppen gibt, die sich AL-ANON nennen, und sehr hilfreich seien. Herr Schäfer kann im Augenblick dazu keine Entscheidung treffen, überlegt sich aber, an einem

dieser Meetings teilzunehmen, um sich selbst ein Bild über die Arbeit dieser Selbsthilfegruppen zu machen.

Das nächste Ziel von Herrn Schäfer ist nun, ein Gespräch mit seinem Kollegen Lenker zu suchen und dieses möglichst aus dem Erwachsenen-Ich-Zustand heraus zu gestalten. Falls ihm das nicht völlig gelingt, wird er versuchen, nachträglich nicht allzu selbstkritisch mit sich umzugehen, um sich damit nicht selbst in die Opferrolle zu katapultieren. Gemeinsam mit seiner Führungskräftetrainerin bereitet Herr Schäfer dieses Gespräch vor:

- Er möchte seinen Kollegen in Ruhe um einen Gesprächstermin bitten und dabei mitteilen, dass ihm daran gelegen ist, die Kommunikation miteinander zu verbessern.
- Das Gespräch selbst möchte Herr Schäfer etwa folgendermaßen eröffnen: »Ich bin dir lange aus dem Weg gegangen, doch das ist keine Lösung. Ich möchte mit dir darüber sprechen, wie wir zukünftig besser miteinander umgehen können. Mir ist klargeworden, dass mein beleidigter Rückzug unangemessen war, deshalb möchte ich das nun ändern. Ich möchte dir dafür danken, dass du mich anfangs unter deine Fittiche genommen hast. Du warst mir ein guter Mentor und ich habe viel von dir gelernt. Ich habe mich dabei allerdings auch sehr auf dich verlassen und bin meiner Verantwortung als Pflegedienstleiter meines Bereiches nur in Ansätzen gerecht geworden. Auch wenn mir das schwer fällt, möchte ich lernen, meine Entscheidungen nun selbst zu treffen. Dabei möchte ich jedoch nicht auf deine fachliche Beratung verzichten. Was meinst du, wie wir unsere Zusammenarbeit zukünftig gestalten können, damit wir beide gut unsere Arbeit erledigen können?«
- Nachdem er seinem Kollegen Zeit gegeben hat, sich zu äußern, möchte Herr Schäfer dann noch ergänzen: »Mir ist klar geworden, dass du ein ernsthaftes Alkoholproblem hast und professionelle Hilfe brauchst. Ich bin kein Profi und kann dir deshalb nicht helfen. Wenn ich dich unterstützen kann, dann lass es mich bitte wissen. Doch ich möchte dir nicht mehr ungefragt meinen Rat anbieten, der für dich vielleicht gar nicht der richtige ist. Ich habe

---

1    Anmerkung: Mit dem selbstkritischen »alles andere als ein Erwachsenenverhalten« geht er wieder ins kritische Eltern-Ich und provoziert damit das angepasste Kind-Ich in ihm selbst. Mit dem angepassten Kind-Ich nimmt Herr Schäfer dann eine Opferhaltung ein, die ihm die Energie raubt, selbst aktiv zu werden. Und diese Eigenaktivität ist wichtig im Coaching, um Veränderungen bewirken zu können.

meinen Kollegen nichts von diesem Problem mitgeteilt, doch wenn dein Alkoholproblem sich im Dienst zeigt, werde ich dich darauf ansprechen und auch unserer Chefin eine Mitteilung machen. Unsere Klinik bietet auch Hilfe bei Alkoholproblemen an. Vielleicht solltest du die betriebliche Suchtberatung aufsuchen. Doch die Entscheidung liegt natürlich bei dir.«

Abschließend berichtet Herr Schäfer, wie schwer es ihm gefallen sei, den Satz auszusprechen »Mir ist klar geworden, dass du ein ernsthaftes Alkoholproblem hast.« Dabei habe er seine schweißnassen Hände gespürt und er sei sich wie ein Verräter vorgekommen.

»Ja«, bestätigt die Führungskräftetrainerin, »das ist typisch für Menschen, die aus Familien mit Alkoholproblemen stammen. Deshalb ist ja auch AL-ANON so hilfreich!« Herr Schäfer lächelt, »Okay Coach, ich habe Sie verstanden! Der Wink mit dem Zaunpfahl war deutlich!«

### 11.2.3 Alkohol in Zahlen

In Maßen genossen hat Alkohol durchaus eine positive Wirkung. Er regt das Herz-Kreislauf-System an, bietet einen Schutz gegen Typ-2-Diabetes und gegen Gallensteine. Neueste Forschungen zeigen, dass Alkohol in geringen Mengen getrunken, sogar das Gedächtnis verbessert und einen möglichen Schutz gegen Alzheimer bieten kann (During und Kalev-Zylinska 2006).

Doch Zahlen und Fakten lassen nicht darüber hinwegtäuschen, dass der Alkoholkonsum, nicht nur in Deutschland, ein ernsthaftes Problem darstellt. Allein in Deutschland sterben jährlich etwa 74.000 Menschen an den Folgen ihres Alkoholkonsums. 1,8 Mio. Deutsche gelten als alkoholabhängig und bei 2,5 Mio. Menschen liegt Alkoholmissbrauch vor. Mindestens 10% der Bevölkerung trinkt zuviel und gefährdet damit ihre Gesundheit (▶ http://www.alkohol-hilfe.de). Alkohol ist die drittgrößte vermeidbare Todesursache, nach Rauchen und den Folgen falscher Ernährung und Bewegungsmangel (▶ http://www.onmeda.de). Übermäßiger Alkoholkonsum wirkt sich negativ auf die Leber und das Herz aus, er erhöht

die Chance auf Brustkrebs, fördert Depression und Gewalt (▶ http://www.hsph.harvard.edu). Etwa die Hälfte aller schweren Autounfälle ist auf Alkoholgenuss zurückzuführen. Ungeborene Kinder sind sehr gefährdet, mit Behinderungen geboren zu werden, wenn die Mutter während der Schwangerschaft Alkohol konsumiert. 2012 landeten 26.673 Jugendliche mit einer Alkoholintoxikation im Krankenhaus. Unfälle unter Alkoholeinfluss sind folgenschwerer. Bei einer Anzahl von 1000 Unfällen enden ohne Alkoholeinfluss 12 tödlich und mit Alkoholeinfluss 22 (▶ www.dhs.de).

Interessanterweise verstärkt übermäßiger Alkoholkonsum negative Erinnerungen, wie neuere Forschungen hierzu ergaben (During und Kalev-Zylinska 2006). Wer also trinkt, um schmerzliche Erinnerungen zu vergessen, bewirkt damit genau das Gegenteil (▶ http://www.focus.de). Für Alkohol wird jährlich etwa € 562 Mio. an Werbeetat zur Verfügung gestellt. Die jährlichen volkswirtschaftlichen Kosten der Alkoholabhängigkeit belaufen sich auch € 26,7 Milliarden (▶ www.dhs.de).

Die Gründe für übermäßigen Alkoholkonsum sind vielfältig. Die Anonymen Alkoholiker haben herausgefunden, dass vier verschiedene Zustände die Rückfälligkeit erhöhen:

- hungry (hungrig)
- angry (wütend)
- lonely (einsam)
- tired (müde)

Größere Organisationen bieten eine betriebliche Suchthilfe an. Nach einem erfolgreichen körperlichen Entzug in einer stationären Einrichtung empfiehlt sich eine psychotherapeutische Behandlung in Verbindung mit Selbsthilfegruppen. Die Unterstützung von Mitgliedern aus Selbsthilfegruppen wird von ehemaligen Alkoholkranken oft als größte Hilfe beschrieben.

Studien zeigen, dass 70-90% der Suchterkrankten zuvor schwerste traumatisierende Erfahrungen gemacht haben (Driessen et al. 2008, Mills et al. 2006). Diese Traumata behindern die Behandlung. Suchtpatienten mit Posttraumatischen Belastungsstörungen (PTSB) haben häufiger schwerere Rückfälle. Deshalb entwickelte die Ärztin Christel Lüdecke ein integratives Therapieverfahren, in dem Sucht- und Traumatherapie zusammenfließen (Lüdecke 2013).

Praxistipp

Die verschiedenen Stadien des alkoholischen Exzesses werden sehr anschaulich in dem Roman »Der Trinker« von Hans Fallada beschrieben.
Der Zusammenhang von Sucht und Trauma wird in folgendem Buch gut dargestellt: Lüdecke, C; Sachsse, U, Fraure H (2010) Sucht- Bindung-Trauma. Psychotherapie von Sucht und Traumfolgestörungen im neurobiologischen Kontext. Stuttgart: Schattauer-Verlag
Auf folgender homepage finden Sie aktuelle Forschungen zum Thema Sucht und Trauma in Deutschland: ▶ http://www.nsfev.de/forschungsaktivitaeten.html

## 11.3    Mit Vorstellungskraft gegen Stress

### Beispiel aus der Praxis

Helene Weiss (29) studiert Pflegemanagement und absolviert ihr Praktikum in einer Privatklinik für Psychosomatik. Sie begleitet den Pflegedirektor des Hauses für ein halbes Jahr bei seiner Arbeit und hat die Aufgabe bekommen, das Qualitätshandbuch für kommunikative Abläufe zu überarbeiten.
Die Klinik liegt in wunderschöner Lage an einem See in Bayern. Frau Weiss hatte sich auch auf die Landschaft gefreut und war gespannt, was sie in der Klinik alles lernen kann. Sie hat die letzten Jahre in der Aufnahmestation (Ambulanz) einer städtischen Klinik in den neuen Bundesländern gearbeitet und interessiert sich für psychosomatische Krankheiten. Helene Weiss nimmt an einem dreitägigen Führungskräftetraining teil mit dem Schwerpunkt »Stress managen«. Sie berichtet:
»Ich habe mich so sehr auf das Praktikum gefreut und jetzt habe ich das Gefühl, auf ganzer Strecke zu versagen! Mein Chef, der Pflegedirektor, ist irgendwie unberechenbar und er macht mir Angst. Ständig habe ich Angst, Fehler zu machen. Er bemüht sich, mir meinen Freiraum zu lassen, und dennoch fühle ich mich kontrolliert. So schickt er mir Mitarbeiter des Hauses, die nachfragen, ob ich mit meiner Aufgabe (Überarbeitung des Handbuches

für kommunikative Abläufe) auch klar käme. Ich fange an zu schwitzen, wenn er mein Büro betritt. Seine laute Stimme lässt mich regelmäßig zusammenfahren. Eigentlich sollte ich ihn ja auch bei seiner Arbeit begleiten, um von ihm zu lernen, doch dann komme ich mir so unnütz vor. Und er schaut mich an, als wolle er sagen, haben Sie denn nichts Besseres zu tun als mir hinterherzulaufen? Ich habe noch 4 Monate Praktikum vor mir und bin derart gestresst, dass ich gar nicht weiß, wie ich das hinkriegen soll. Das Handbuch für kommunikative Abläufe ist für mich noch zusätzlich belastend, weil ich das Gefühl habe, selbst nicht richtig kommunizieren zu können. Damit halte ich mir meine tägliche Unfähigkeit vor Augen.«
Die Trainingsleiterin bittet Frau Weiss, ein Bild vor ihrem inneren Auge entstehen zu lassen, mit dem ihr Chef symbolisch dargestellt wird. »Er ist wie eine überdimensionale riesige Krake. Hat seine Hände überall und ich kann ihm nicht entkommen!«
Die Trainingsleiterin ermutigt nun alle 13 Teilnehmer sich zu einer riesigen Krake zu formieren und mit den Händen nach Frau Weiss zu greifen. Die Gruppe formiert sich und Frau Weiss fühlt sich bedroht. Sie beschreibt, dass sie schon wieder schweißnasse Hände bekommt und am liebsten weglaufen möchte.
Nun wird Frau Weiss gebeten, sich vorzustellen, wie sich die Krake ändern kann, damit sie keine Bedrohung mehr darstellt. Vor ihrem inneren Auge schrumpft die Riesenkrake zu einem Plüschtier, das mit seinen Händen fröhlich winkt. Um dieses Bild besser zu verinnerlichen, kuscheln die Teilnehmer nun eng zusammen und winken fröhlich. Frau Weiss stellt sich auf einen Tisch, um das Bild von oben zu sehen. Sie nimmt wahr, dass aus dem bedrohlichen Riesenkraken nun ein fröhliches Kuscheltier geworden ist und beginnt zu lächeln. Sie wird gebeten dieses Bild ganz in sich aufzunehmen und dann eine Weile die Augen zu schließen, bis sie dieses Bild »abgespeichert« hat. Um es zu »ankern«, wird Frau Weiss gebeten, eine gut erreichbare Stelle ihres Körpers zu wählen, wo sie dieses Bild festhält und es dort durch Berührung jederzeit abrufen kann. Sie entscheidet sich für das linke Ohrläppchen. Durch Reiben mit Zeigefinger und Daumen holt sie sich das Plüschtier in Erinnerung.

Nun kann Frau Weiss sich der Frage stellen, was ihr eigentlich Angst macht, wenn Sie an ihren Chef denkt.

## 11.3.1  Die Methode der Imagination

Die heilsame Wirkung von Imagination, also Bilder, die wir mit unserer Vorstellungskraft entwickeln, macht sie zu einem hervorragenden Instrument beim Stressmanagement. Die Traumaforschung hat sich diese Methode zunutze gemacht, um Menschen mit schweren Traumatisierungen ein gewisses Maß an Entspannung zu ermöglichen (Reddemann 2006). Der größte Stressor geht immer einher mit dem Erleben von Kontrollverlust. Mittels Imaginationsarbeit kann die Selbstkontrolle wiedererlangt werden. Oft ist es erst möglich, das eigentliche Trauma zu bearbeiten, wenn ein Mindestmaß an Selbstkontrolle wieder erreicht werden konnte. Mit Imagination werden die Selbstheilungskräfte aktiviert (Levine und Frederick 1998).

Imagination hat sich als gute Methode in vielen Bereichen gezeigt, wie beispielsweise bei chronischen Alpträumen (Krakow und Zadra 2006), bei schmerzhaften Behandlungsprozessen von Kindern (Broome et al. 1992) oder bei Hyperemesis in der Schwangerschaft (Long et al. 1986).

Innere Bilder wirken dabei ähnlich wie äußere Bilder. Wir interpretieren die Bilder, und je nach Bewertung werden Nervenimpulse an die Organe weitergegeben. So können angenehme Bilder beispielsweise den Magen beruhigen, während unangenehme Bilder den Parasympathikus derart reizen können, dass die Magenschleimhäute Unmengen an Magensaft produzieren und den Magen reizen. Die Wertung von Bildern löst ebenso Gefühle aus.

In der Psychotherapie werden beim Einsatz von Imagination zwei Wege verfolgt. Zum einen werden bewusst negative Bilder durch positive ersetzt, indem die eigene Fantasie sich ein »neues Bild macht«. Zum anderen haben wir oft bereits unbewusste Bilder von Ereignissen, Menschen oder Situationen entwickelt und greifen auf diese zurück. Es werden also keine Bilder vorgegeben (nach dem Motto: Stellen Sie sich Ihren Chef als Monster vor), sondern der Klient sucht selbst nach einem passenden Bild. In einem zweiten Schritt kann er dieses Bild nun für sich positiv »umdeuten«, also ein neues Bild entwickeln, was keine unangenehmen Gefühle mehr auslöst. Dieser Prozess des Umdeutens wird auch Reframing genannt.

Im Coaching findet die Imagination vielfältigen Einsatz, insbesondere im Stressmanagement. Haben die Coachees erst einmal die Sorge überwunden, dass das doch alles nur Fantasie und Spinnerei ist, entdecken sie schnell die Vorzüge dieser Methode. In der Kombination mit Entspannungsverfahren, wie der Progressiven Muskelentspannung nach Jacobsen oder dem Autogenen Training, ist die Imagination ein unschlagbares Instrument im Stressmanagement.

**Beispiel aus der Praxis**
Nachdem Helene Weiss die Riesenkrake Chef in ein Plüschtier verwandelt hat, kann sie sich nun damit auseinandersetzen, was ihr eigentlich Angst macht. Sie beschreibt:

»In meiner Klinik ordnet mein Pflegedirektor einfach an, was zu tun ist. Er sagt genau, wie er was haben will und dann haben wir das so zu erledigen. Da gibt es keinen großen Handlungsspielraum. In meinem Praktikum setzt mein Chef großes Vertrauen in mich. Er fordert mich bei Teambesprechungen auf, meine Meinung zu äußern. Damit fühle ich mich manchmal überfordert. Bisher habe ich zugegebenermaßen immer eher funktioniert und wenig selbst entschieden. Das verunsichert mich. Mein Praktikumschef ist zudem sehr redegewandt. Das macht mich nervös und lässt mich in meinen Heimatdialekt (Erzgebirge) zurückfallen und dann komme ich mir noch blöder vor. Ich will alles richtig machen und ihn nicht enttäuschen!«

Die Trainingsleiterin fragt, ob Frau Weiss dieses Gefühl, alles richtig machen zu wollen und jemanden nicht zu enttäuschen, irgendwo her kennt. Nach einer Weile antwortet Frau Weiss nachdenklich: »Ja, stimmt. In meiner Erstausbildung als Pflegefachkraft hatte ich einen Einsatz auf der Chirurgie. Der dortige Stationsleiter war irgendwie klasse. Der hatte ein Herz für Schüler und konnte uns motivieren. Da wollte ich auch alles richtig machen und ihn nicht enttäuschen. Doch dann ist mir mal das Tablett mit 22 Fieberthermometern runtergefallen und das ganze Quecksilber ist über den Flur gekullert. Er hat zwar nichts dazu gesagt, aber diesen peinlichen Moment habe ich nie vergessen.«

Die Trainingsleiterin fragt nach, welche Gemeinsamkeiten der damalige Stationspfleger und ihr heutiger Praktikumschef haben. »Tja, beide sind riesengroß und können sich ungeheuer gepflegt ausdrücken. Sie haben eine Menge Fachwissen und können gut mit Menschen umgehen. Sie haben jede Menge Charme.«

Die Trainingsleiterin möchte wissen, ob es sein kann, dass Frau Weiss die beiden Männer unbewusst miteinander verwechselt und sich ihrem jetzigen Chef gegenüber genauso verhält, wie damals als Schülerin dem Stationsleiter gegenüber. Frau Weiss bestätigt das und ergänzt: »Ich glaube, die Geschichte mit den Thermometern spielt immer noch eine Rolle. Irgendwie habe ich wohl meinem jetzigen Chef gegenüber Angst, wieder »was fallen zu lassen«, also was falsch zu machen. Da warte ich förmlich drauf.«

Die Trainingsleiterin fragt Frau Weiss, was sich ändern müsste, damit diese Angst etwas falsch zu machen, aufhören kann. Frau Weiss erwidert: »Das Gefühl der Peinlichkeit müsste verschwinden.«

Frau Weiss wird gebeten, aus den anwesenden Teilnehmern eine Person auszusuchen, welche die Rolle des damaligen Stationspflegers übernehmen könnte. Sie wählt Herrn Richter, der bereit ist mitzumachen. Aus der Teeküche wird ein Tablett geholt und darauf werden zwei Dutzend Buntstifte gelegt, die symbolisch für die Thermometer stehen. Frau Weiss wird gebeten, diese »Thermometer« fallen zu lassen. Es fällt ihr schwer, doch sie lässt sich auf dieses Experiment ein. Nachdem alle Stifte auf der Erde liegen, sieht sie Herrn Richter verlegen an. Dieser lacht und da muss auch Frau Weiss lächeln. Diese Übung, das Tablett fallen zu lassen, wiederholt Frau Weiss noch drei weitere Male, bis sie das Tablett locker hinwerfen kann und dabei lachend sagt: »Ups, das war wohl etwas schwungvoll!«

Die Trainingsleiterin bittet Frau Weiss zu beschreiben, wie es ihr jetzt geht, wenn sie an ihren jetzigen Chef denkt. »Tja, das ist interessant. Jetzt sehe ich ihn ganz anders. Er ist weder die Riesenkrake noch ein Plüschtier. Die Sorge, ihm gegenüber in eine peinliche Situation zu geraten, ist irgendwie weg. Er ist zwar mein Boss, von dem ich eine Menge lernen kann, und dennoch fühle ich mich jetzt ein bisschen gleichwertiger als vorhin.«

Abschließend erklärt die Trainingsleiterin, dass bei solchen Übertragungsprozessen (also unbewussten Verwechslungen zweier Menschen) das alte Verhalten unbewusst auf eine neue Person »übertragen« wird. Man wiederholt sozusagen ein altes Muster mit einer neuen Person. Dadurch werden die alten Gefühle aktiviert (hier Peinlichkeit). Erst das Auflösen der »alten Situation« ermöglicht ein unbefangeneres Auftreten der neuen Person gegenüber.

## 11.3.2  Die Methode des Rollenspiels

Das Rollenspiel eröffnet vielfältige Möglichkeiten. Es können erlebte Situationen nachgespielt werden, um diese »Szene« besser begreifen und analysieren zu können. Das mehrfache Wiederholen einer Situation durch wiederholtes Rollenspiel bezweckt eine Veränderung der damit verbundenen Gefühle. Der Coachee kann seine Rolle selbst übernehmen oder sich doubeln lassen. Jedes Spiel bringt seine eigene Dynamik mit und macht manchmal Dinge sichtbar, die im vorherigen Gespräch zur Szene nicht deutlich geworden ist.

Im obigen Fallbeispiel hatte das wiederholte Fallenlassen des Thermometers den Zweck, sich vom Gefühl der Peinlichkeit zu verabschieden und die gleiche Situation mit einem anderen Gefühl (hier der Gelassenheit) abzuspeichern. Wenn eine alte Szene noch so viel Energie bindet, wie bei Frau Weiss, dann spricht die Gestaltarbeit davon, dass die »Gestalt noch nicht geschlossen« ist. Wie ein Bild, das nicht ganz fertig wurde. Diese »offenen Gestalten« in unserem Leben müssen aufgelöst werden, damit sie keine Energie mehr binden. Im Falle von Frau Weiss half das mehrfache Wiederholen einer Szene die alte Gestalt aufzulösen und »das Bild rund zu machen.«

## Literatur

Berne, Eric (1967) Spiele der Erwachsenen: Psychologie der menschlichen Beziehungen. Reinbek bei Hamburg: Rowohlt

Broome, ME; Lillis, PP; McGahee, TW; Bates, T (1992) The use of distraction and imagery with children during painful procedures. Oncological Nursing Forum. 19/3: 499–502

Driessen Martin; Schulte S, Luedecke C, Schaefer I, Sutmann F, Ohlmeier M, Kemper U, Koesters G, Chodzinski C, Schneider U, Broese T, Dette C, Havemann-Reinicke U (2008) TRAUMAB-Study Group. Trauma and PTSD in patients with alcohol, drug, or dual dependence: a multi-center study. Alcoholism: Clinical and Experimental Research 2008 Mar; 32(3): 481–8.

During, Matthew; Kalev-Zylinska, Margareta (2006) Alcohol improves bad memories. ► http://www.theallineed.com/medine (Zugriff: 27.08.2010)

Erikson, Erik (1988) Der vollständige Lebenszyklus Frankfurt am Main: Psychosozial-VerlagFallada, Hans (1959) Der Trinker. Reinbek bei Hamburg: Rowohlt

Goetsch, Monika (1999) Im Gespräch: Gerald Hüther. Wenn der Schweiß ausbricht. Deutsches Allgemeines Sonntagsblatt, 29. Januar 1999, Nr. 4

Hagehülsmann, Ute; Hagehülsmann, Heinrich (2001) Der Mensch im Spannungsfeld seiner Organisation. Transaktionsanalyse in Managementtraining, Coaching, Team- und Personalentwicklung, S. 14, 119 f. Paderborn: Junfermann

Hüther, Gerald (1999) Biologie der Angst. Göttingen: Sammlung Vandenhoeck

Karpman, Stephen (1968) Fairz tales anad Script Drama Analyses. Transactional Analysis Bulletin. 7: 39–34

Krakow, B; Zadra A (2006) Clinical management of chronic nightmaraes: imagery rehearsal therapy. Behavioral SleepMedicine 4/1: 45–70

Lazarus, Richard (1991) Emotion and adaption. New York: Oxford University Press

Levine, Peter; Frederick, Ann (1998) Trauma-Heilung. Das Erwachen des Tigers. Unsere Fähigkeit traumatische Erfahrungen zu transformieren. Essen: Synthesis

Long, MA; Simone, SS; Tucher, JJ (1986) Outpatient treatment of hyperemesis gravidarum with stimulus control and imagery procedures. Journal of Behavioral Therapy Exp. Psychiatry 17/2: 105–109

Lüdecke, Christel (2013) Sucht und Traumafolgestörungen. In: Mabuse Zeitschrift für alle Gesundheitsberufe 203/38: 30–32.

Mills, Kathrine L; Teesson, M., Ross, J., Peters, L. 2006. Trauma, PTSD, and Substance Use Disorders: Findings from Australien National Survey of mental Health and Well-Beiing. American Journal of Psychiatry, 163: 651–658

Reddemann, Luise (2006) Imagination als heilsame Kraft. Zur Behandlung von Traumafolgen mit ressourcenorientierten Verfahren. Stuttgart: Klett Cotta, leben lernen

Schäfer I, Najavits LM (2007) Clinical challenges in the treatment of patients with PTSD and substance abuse. Current Opinion in Psychiatry, 20, 614–618.

**Internetadressen**

► http://www.onmeda.de/gesund_leben/rauchen_alkohol_drogen/alkohol/alkohol.html?p=8 (Zugriff: 27.5.2010)

► http://www.hsph.harvard.edu/nutritionsource/alcohol.html (Zugriff: 01.05.2007)

► http://www.focus.de/gesundheit/ratgeber/verdauung/leber/gedaechtnisforschung_nid_38188.html (Zugriff: 27.5.2010)

► http://www.hsph.harvard.edu

► http://www.alkohol-hilfe.de/Broschueren/Alkoholfrei_BZGA.pdf (Zugriff 8.8.2014)

► http://www.dhs.de/datenfakten/alkohol.html. (Zugriff 8.8.2014)

# Verhandlungen führen

R. Tewes, *Führungskompetenz ist lernbar*,
DOI 10.1007/978-3-662-45223-3_12, © Springer-Verlag Berlin Heidelberg 2015

Angesichts eines unüberwindlichen Hindernisses ist es dumm, Starrsinn an den Tag zu legen. (Simone de Beauvoir)

## 12.1   Die Kunst des Verhandelns

Wie gehen Sie vor, wenn Sie eine Gehaltserhöhung wollen, mehr Personal für Ihre Abteilungen benötigen oder die strategischen Ziele ihrer Einrichtung verändern wollen? Um Verhandlungen erfolgreich zu führen, ist es notwendig, diese auf vier verschiedenen Ebenen zu betrachten (◘ Abb. 12.1).

> **Praxistipp**
>
> Einen guten Überblick über Verhandlungssituationen mit vielen praktischen Fallbeispielen aus dem stationären und ambulanten Alltag im Gesundheitswesen finden Sie im Pocketguide von Tewes (2011) Verhandlungssache. Verhandlungsführung in Gesundheitsberufen. Berlin: Springer oder in Tewes (2014) Einig werden – Verhandlungsführung für Physio- und Ergotherapeuten. Berlin: Springer.

### 12.1.1   Ebenen einer Verhandlung

**Sachebene**   Die Sachebene umfasst die inhaltliche Entscheidungssituation als solche. Die Frage nach den Interessen der jeweiligen Parteien steht hier im Vordergrund.

**Beziehungsebene**   Die Beziehungsebene der beiden Verhandlungsparteien spielt eine wesentliche Rolle und bedarf großer Aufmerksamkeit in der Vorbereitung der Verhandlung. Hierbei geht es insbesondere um die Frage nach dem Vertrauen gegenüber der anderen Partei. Eine Vernachlässigung der Beziehungsebene wirkt sich oft negativ auf die gesamte Verhandlungssituation aus (Thomann 2005).

**Verteilungsebene**   Die Verteilungsebene impliziert eine Verhandlung um begrenzte Güter, die auf die Parteien verteilt wird. Wenn einer der Parteien mehr von diesem Gut erhält (beispielsweise

begrenzte Personalstellen), bekommt die andere Partei davon entsprechend weniger.

**Werteebene**   Die Werteebene spielt bei Konflikten eine Rolle, wenn unterschiedliche Weltanschauungen der Parteien die Interessen dominieren, wenn beispielsweise eine Partei das Heil ihrer Patienten in der Medikamentierung sucht und die andere auf komplementäre Heilverfahren setzt. Wertkonflikte sind oft schwer lösbar, da sie einerseits eng mit der Persönlichkeit der Parteien verbunden sind und andererseits oft eine lange Entstehungsgeschichte mit sich bringen (◘ Abb. 12.1).

Bei **Wertkonflikten** empfiehlt es sich in zwei Schritten vorzugehen (Alexander 2005).
1. Das Verständnis für die unterschiedlichen Wertsysteme der Parteien fördern. Wichtig ist hierbei, keine der beiden Seiten überzeugen zu wollen.
2. Die Sachfragen von den Wertfragen abzukoppeln.

**Beispiel aus der Praxis**

**Der Konflikt:** In einer norddeutschen orthopädischen Klinik kam es zu einer Auseinandersetzung zwischen den Orthopäden einerseits und den Psychologen, Ergotherapeuten und Masseuren anderseits. Während die Orthopäden sämtliche Wirbelsäulenprobleme von Patienten operieren wollen, sieht die andere Partei bei den gleichen Patienten häufig Lösungen vor, die eine Operation umgehen. Für besonderen Wirbel sorgte ein Forschungsprojekt der Psychologen, welche eine sechswöchige präoperative therapeutische Behandlung der Patienten umfasste. Ziel dieses Projektes war es, durch eine gute Vorbereitung auf die Operation (mit Entspannungsverfahren, aber auch der Ursachenforschung für diese Beschwerden) die postoperativen Kosten der Patienten zu senken. Obwohl dieses Projekt erfolgreich war (die postoperativen Kosten konnten tatsächlich gesenkt werden), sorgte es für Unmut, da viele Patienten von einer Operation absahen und eigene Methoden des Umgangs mit ihren Wirbelsäulenproblemen entwickelten.
**Partei A:** Die Orthopäden verweisen auf ihre operativen Erfolge und werfen den Psychologen vor, ernsthafte Wirbelsäulenbeschwerden der Patienten »schönzureden« und deren Probleme auf lange

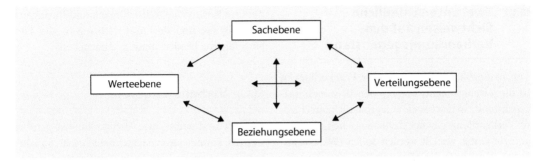

🔲 **Abb. 12.1**    Die potenziellen Ebenen einer Verhandlung (Alexander et al. 2005)

Sicht zu vergrößern, da früher oder später sowieso eine Operation anstehe.

**Partei B:** Die Psychologen haben Verbündete bei den Ergotherapeuten und Masseuren des Hauses gefunden und verweisen auf subjektive Verbesserungen im Schmerzerleben der Patienten und der Notwendigkeit zur Stärkung der Eigenverantwortung von Patienten. In der Auseinandersetzung mit ihren Wirbelsäulenbeschwerden fanden viele Patienten ähnliche psychische Zusammenhänge heraus. So beschrieben sie sich selbst als »halsstarrig oder stur« in Konfliktsituationen und wenig flexibel bei neuen Herausforderungen. Im Laufe der sechswöchigen Vorbereitung auf die Operation konnte so eine Reihe von Patienten einen Zusammenhang zwischen ihrem Umgang mit Herausforderungen oder Konflikten und den Beschwerden ihrer Wirbelsäule herstellen. Das Erlernen von entspanntem Herangehen an diese Themen und dem Aufgeben der Halsstarrigkeit reduzierte die Schmerzen der Wirbelsäule, als wenn auch diese flexibler reagieren würde. Diese Erfolge – so die Psychologen, Ergotherapeuten und Masseure des Hauses – stellen die Notwendigkeit von einigen Operationen bei Wirbelsäulenbeschwerden in Frage.

**Lösung dieses Konfliktes:** Da dieser Konflikt für großen Wirbel sorgte (die Psychologen hatten die Ergebnisse ihrer Untersuchung auf einer Konferenz präsentiert und damit die Zunft der Orthopädie in Frage gestellt), wurde eine Mediatorin eingeschaltet, die mit beiden Parteien verhandeln sollte.

**1. Lösungsschritt:** Die Mediatorin würdigte zunächst ausgiebig die erfolgreichen Behandlungsmethoden beider Parteien. Dabei zeichnete sie ein genaues Bild auf, welche Bedeutung orthopädische Eingriffe für viele Patienten bekommen haben, die früher beispielsweise »im Rollstuhl landeten« oder für immer »ans Bett gefesselt waren«. Ebenso deutlich beschrieb sie den großen Einfluss von psychologischen- und Entspannungsverfahren auf das Schmerzerleben von Patienten.

Sie befragte nach ihrer »Einleitung« beide Parteien, ob sie sich in der Lage sehen, die objektiven Erfolge der anderen Seite nachzuvollziehen. Nachdem dieses beide (wenn auch zögernd) bejahten, erfragte die Mediatorin, ob beide Parteien die Erfolge des jeweils anderen wenigstens ein bisschen würdigen könnten. Auch dieses wurde von beiden Parteien bejaht.

**2. Lösungsschritt:** Da beide Parteien prinzipiell die Erfolge des jeweils anderen achten können, betont die Mediatorin nun, dass es hier nicht um ein »entweder oder« gehen kann, sondern ein »sowohl als auch« miteinander entwickelt werden solle. Es geht also nicht um die Frage, welche Methode die bessere sei, sondern um ein gemeinsam größeres Gut, nämlich das Wohl der Patienten. Da offensichtlich beide Ansätze zu Erfolgen führen, sollten nun beide Parteien miteinander kooperieren, um den gemeinsamen Erfolg zu erhöhen.

Die Mediatorin befragt nun abwechselnd beide Parteien nach potenziellen Möglichkeiten der Kooperation.

**Ergebnis:** Beide Parteien kommen überein, dass bei zukünftig strittigen Patienten über die Notwendigkeit einer Operation Fallkonferenzen einberufen werden, an denen beide Parteien ihre Argumente hervorbringen und gemeinsam eine Lösung finden. Diese sollte dem Patienten möglichst gemeinsam mitgeteilt werden.

### 12.1.2 Zwei unterschiedliche Sichtweisen auf den Verhandlungsgegenstand

Von maßgeblicher Bedeutung für Verhandlungen ist die jeweilige Sichtweise auf den Verhandlungsgegenstand. So macht es einen großen Unterschied, ob Verhandlungspartner davon ausgehen, dass begrenzte Güter verteilt werden sollen (**Wertverteilung**) oder ob sie der Meinung sind, dass gemeinsam zusätzliche Werte entwickelt werden können (**Wertschöpfung**). Während die Vorstellung von begrenzten Gütern kompetitives Verhalten in Verhandlungen fördert, führt der Gedanke von beiderseitigem Nutzen eher zu kooperativem Verhalten.

Die spannende Verhandlungsfrage ist also, ob wirklich eine Wertverteilung ansteht oder ob es Möglichkeiten gibt, so zu verhandeln, dass beide daraus zusätzliche Vorteile ziehen können. Wenn beispielsweise der Pflegedirektor und der ärztliche Direktor um Stellen kämpfen, die sie sich gegenseitig abspenstig machen wollen, liegt ein klassischer Verteilungskonflikt vor. Wenn allerdings eine oder beide Parteien überlegen, wie sie gemeinsam gegenseitigen Nutzen aus dieser Frage ziehen können, eröffnen sich u. U. neue Perspektiven. So einigten sich in einem Krankenhaus aus den neuen Bundesländern die beiden Parteien darauf, vorübergehend auf zusätzliche Stellen zu verzichten, jedoch gemeinsam eine »neue Abteilung« aufzubauen. Durch die Einsparung des vorübergehenden Verzichts (6 Monate) konnte eine halbe Stelle für den neuen Bereich der Patientenberatung ermittelt werden. In Kooperation mit der nahe liegenden Hochschule und dem dortigen Studiengang Pflegemanagement konnte ein solides Konzept für die Patientenberatung entwickelt werden, von dem beide Bereiche langfristig profitieren. Die Visiten der Mediziner vereinfachten sich für diese dank informierter Patienten und die Pflegenden konnten sich bei speziellen Themen entlasten und an die Patientenberatung verweisen.

Nicht alle Wertverteilungskonflikte bieten die Option einer Veränderung zu einer Wertschöpfungsverhandlung. Bei manchen Verhandlungen muss eben um die Ressourcen gerungen werden. Doch viele Verhandlungen können zu kooperativen Strategien führen, wenn die Verhandlungspart-

ner ihre Kreativität, Weitsichtigkeit und Intelligenz ausschöpfen, und den Mut aufbringen, alte und eingefahrene Denkstrukturen aufzugeben.

### 12.1.3 Verhandlungsstile

Die Art und Weise, wie Verhandlungen geführt werden, können sehr unterschiedlich sein. So können sich beispielsweise die beiden Extreme gegenüberstehen, bei dem beide Parteien nur auf den eigenen Vorteil bedacht sind. Es kann aber auch ein Kompromiss angestrebt oder eine echte Zusammenarbeit im gegenseitigen Vorteil anvisiert werden. Mit Alexander et al. (2005) lassen sich fünf verschiedene Verhandlungsstile unterscheiden (◘ Abb. 12.2).

**Vermeidender Stil** Beim vermeidenden Stil wird eine Nichtkonfrontation angestrebt. Weder die eigene Position noch die des Gegenübers werden hier besonders ausgelotet. Dieser Stil kommt beispielsweise zum Einsatz, wenn Ängste oder Überforderung überwiegen. Frank McNair (2000) würde hierzu sagen: »Schick keine Enten in die Adlerschule.«

**Durchsetzender Stil** Beim durchsetzenden Stil wird das eigene Ziel tunnelblickartig verfolgt. Eigene Interessen werden auf Kosten anderer durchgesetzt.

**Nachgebender Stil** Beim nachgebenden Stil wird die eigene Position zugunsten der anderen vernachlässigt. Hier besteht die Gefahr, sich ausnutzen zu lassen.

**Kompromiss suchender Stil** Beim Kompromiss suchenden Stil werden beide Positionen berücksichtigt und gemeinsam nach einem Weg gesucht, mit dem beide leben können. Ein fairer Ausgleich aller Interessen wird angestrebt.

**Kooperierender Stil** Der kooperierende Stil geht über die Suche nach einem Kompromiss hinaus. Während man bei einem Kompromiss jede Partei auch etwas zurücksteckt, werden bei der Kooperation die größtmöglichen Vorteile für beide fokus-

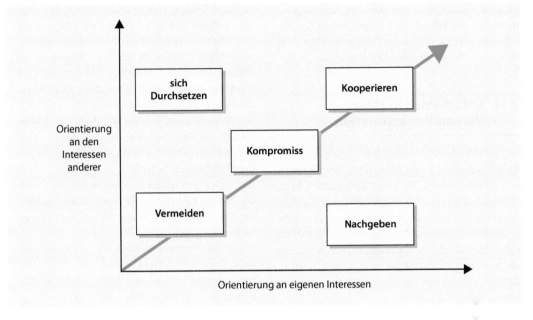

▫ **Abb. 12.2**   Verhandlungsstile (adaptiert nach Kenneth Thomas und Ralph Kilmann, 2011)

siert. Dabei streben beide Parteien einen Zuwachs an, der durch die Kooperation erhöht wird. Alexander et al. (2005) sprechen hier von integrativem Verhandeln. Angestrebt werden Win-Win-Lösungen.

### 12.1.4 Verhandlungstypen

Obwohl Menschen ganz unterschiedlich verhandeln sind Typenbildungen sinnvoll, um sich leichter zu orientieren. So wurden unterschiedlichste Verhandlungstypen beschrieben (Donaldson 2008, Schranner 2010). Ein anschauliches Modell stammt von Claudia Kimmich (2011), die sich auf vier Typen beschränkt:

- Max und Maxima, die strategischen Gewinnmaximierer
- Domenik und Domenika, die dominanten Powerpakete
- Star und Stella, die mitreißenden Entertainer
- Traugott und Traudel, die loyalen Unterstützer

Für jeden dieser Verhandlungstypen existiert eine Anleitung zur Vorbereitung und eine Warnung, was jeweils zu unterlassen ist.

Für **Max und Maxima** zahlt sich eine gut strukturierte und ausführliche Vorbereitung aus, mit logischen Argumenten und einer transparenten Tagesordnung. Zu vermeiden sind Nachlässigkeiten, Änderungen im Ablauf oder ausufernde Erzählungen.

Bei **Dominik und Domenika** sind schlagfertige Argumente, die pointiert angebracht werden, klare Grenzen und entschärfendes Lächeln hilfreich. Abgeraten wird von Jammern, unkonzentriertem Verhalten, Rechtfertigungen oder Unsicherheiten bei Entscheidungen.

**Star und Stella** schätzen Humor und eine charmante Behandlung, originelle Ideen und kreative Impulse. Zu unterlassen sind langweilige Reden, Aufzählen unwichtiger Details oder Festhalten an Papierbergen von Informationen.

Für **Traugott und Traudel** ist ein ehrliches und glaubwürdiges Verhalten besonders wichtig, sie sind zu beeindrucken mit der Betonung von menschlichen Werten statt Materielles in den Mittelpunkt zu rücken. Fehl am Platz ist hier Ungeduld oder ein Drängen zu schnellen Entscheidungen.

## 12.1.5 Entscheiden in einer Verhandlungssituation

In einer Verhandlungssituation haben zwei Gesprächsparteien (A und B) verschiedene Optionen, sich zu entscheiden. Bei einer Kooperation beider Parteien treffen sie sich innerhalb eines sog. Einigungsbereiches, die auch ZOPA (»zone of possible agreement«) genannt wird (Schranner 2010). Darüber hinaus gibt es sogenannte Nichteinigungsalternativen (Bühring-Uhle et al. 2009). Auch die Alternativen bieten ein Spektrum von beste bis schlechteste Möglichkeit.

Für die Verhandlung bedeutet dieses, dass jede Partei zuvor überlegen sollte, unter welchen Bedingungen welche Form von Einigung anzustreben ist und ab wann es besser ist, auf eine Alternative zur Einigung zurückzugreifen. Hier ist insbesondere die beste Alternative, kurz BATNA, ins Visier zu nehmen. BATNA steht für »best alternative to negoticated agreement« (also die beste Alternative zur verhandelten Einigung; Alexander et al. 2005). Es ist immer sinnvoll, sich vorab zu überlegen, wo das persönliche Verhandlungslimit liegt. So erleben wir beispielsweise bei Online-Auktionen immer wieder die paradoxe Reaktion, dass für eine gebraucht Ware mehr geboten wird, als ihr ursprünglicher Neuwert (Voeth und Herbst 2009).

**Beispiel aus der Praxis**
Herr Beier ist Pflegedirektor eines allgemeinen Krankenhauses mit 540 Betten in einer ostdeutschen Kleinstadt. Sein Haus befindet sich in freier Trägerschaft und hat soeben die dritte Personalkürzungsrunde hinter sich gebracht. Herr Beier ahnt, dass es nicht dabei bleiben wird und ihm weitere Kürzungen ins Haus stehen. Dabei sieht er die Grenze des Erträglichen erreicht und möchte seinen Mitarbeitern nicht mehr an Belastung zumuten. Um sich auf ein Verhandlungsgespräch mit der Trägerschaft vorzubereiten, sucht er eine Führungskräftetrainerin auf.

Im ersten Gespräch mit ihr erfährt er zwar Verständnis, doch die Trainerin kommt hartnäckig auf die Frage zurück, was denn seine »Verhandlungsmasse« sei. Er will eigentlich nur seine Mitarbeiter vor weiteren Personaleinsparungen schützen und sieht nicht, was er selbst in die Verhandlung als Potenzial oder Masse mit einbringen kann.

Die Trainerin stellt ihm die Wunderfrage: »Stellen Sie sich vor, Herr Beier, Sie wachen eines morgens auf und alle Probleme sind gelöst. Was ist in der Zwischenzeit geschehen?«

Herr Beier: »Ich würde morgens aufstehen und in der Zeitung beim Frühstück lesen, dass unsere Klinik mal wieder gelobt wurde, wegen ihrer hervorragenden Pflegequalität.«

Führungskräftetrainerin: »Gut, was steht noch alles in der Zeitung über Ihre Klinik?«

Herr Beier: »Es wird auf eine Vortragsreihe von Pflegemitarbeitern hingewiesen, die im Konferenzsaal unseres Hauses stattfinden. Alle 14 Tage wird ein anderes Thema aus der Pflege vorgetragen, wie Ernährungsberatung bei Herzkrankheiten, Lagerungstechniken in der häuslichen Pflege, Diabetesberatung oder Reduzierung der Thrombosegefahr bei eingeschränkter Mobilität. Die Vorträge scheinen generell gut anzukommen, weil der letzte über die Pflege von Schlaganfallpatienten zuhause lobend erwähnt wird.«

Führungskräftetrainerin: »Was ist noch passiert, dass Ihre Klinik am Markt so gut da steht?«

Herr Beier: »In der Zwischenzeit ist die allgemeine Bevölkerung viel präsenter in der Klinik. Es gibt wechselnde Kunstausstellungen im Eingangsbereich des Krankenhauses. Und eine Case Managerin hat ausgesprochen innovative Netzwerkarbeit betrieben. Auf diese Weise kooperieren immer mehr ganz unterschiedliche Einrichtungen mit uns. Insbesondere für die Gynäkologie und Wochenstation hat sie Kontakte zu sog. »Leih-Omas« und »Leih-Opas« aufgebaut, die sich um die Kinder kümmern, während ihre Mutter bei uns versorgt und behandelt werden.«

■ **Erklärung zum Fall von Herrn Beier**
Um Herrn Beier auf das Verhandlungsmanagement vorzubereiten, ist es zunächst notwendig, Visionsarbeit zu leisten, also herauszufinden, wo Herr Beier in Zukunft mit seiner Klinik stehen möchte.

Durch die Wunderfrage inspiriert, entwickelt er viele Ideen, die zu einem Verhandlungspotenzial vorbereitet werden können (Dilts und McDonald 2004).

**Beispiel aus der Praxis**

Coach: »Aus all diesen guten Ideen über die Pflegezukunft an Ihrem Haus sollten nun die wichtigsten ausgesucht werden, die in Ihrer Verhandlung mit den Trägern eine Rolle spielen sollen.«

Herr Beier: »Ich glaube, aus der Vortragsreihe und dem Einsatz einer Case Managerin lässt sich am meisten Potenzial herausholen. Damit sollte ich beginnen.«

Coach: »Gut, um mehr Klarheit zu schaffen, schlage ich vor, die beiden Themen getrennt zu verhandeln, um die Argumentationsstrategien deutlicher herausarbeiten zu können.«

Herr Beier: »Okay, dann fange ich mit den Vorträgen der Pflegenden an. Aber zunächst muss ich die Träger davon überzeugen, dass mehr Personalabbau einfach nicht geht.«

Coach: »Was wären die Konsequenzen einer weiteren Stellenkürzung für die Pflegenden?«

Herr Beier: »Alles Mögliche, die Fehlerquote geht rauf, z. B. Medikamentenfehler. Die Stürze von Patienten nehmen vermutlich zu. Wahrscheinlich steigen die Krankheitszeiten der Mitarbeiter, weil diese überlastet sind.«

Coach: »Sind Ihnen zu diesen Annahmen Forschungsergebnisse bekannt, mit denen Sie die Träger überzeugen könnten?«

Herr Beier: »Nein, aber dazu gibt es bestimmt Untersuchungen.«

Coach: »Wie können Sie an diese Informationen kommen? Da Sie selbst sehr beschäftigt sind, frage ich gleich, ob Sie jemanden damit beauftragen können, Ihnen diese Informationen zu beschaffen?«

Herr Beier: »Tja, ich weiß nicht. Unsere Qualitätsbeauftragte ist ja ganz pfiffig, aber die hat auch so viel zu tun.«

Coach: »Haben Sie schon mal darüber nachgedacht, eine Anfrage an die Hochschule zu richten? Dort gibt es schließlich den Studiengang Pflegemanagement. Da gibt es doch bestimmt Studierende, die Ihnen hierzu einige Studien zusammenstellen können.«

Herr Beier: »Ja, gute Idee. Ich werde mal an der Hochschule nachfragen.«

Nun wird Herr Beier in die Verhandlungsmethode der »Vier M's« eingeführt, ein einfaches Verfahren, mit dem Profis gern verhandeln. Die »Vier M's« stehen für Mind, Motivation, Macht und Mitgabe. Auf alle vier Themenbereiche gilt es sich vorzubereiten.

- **Mind**: Vernunft und Logik – Hört sich das vernünftig an?
- **Motivation**: Lust – Möchte die Gegenseite zustimmen?
- **Macht**: Druckmittel – Sollte die Gegenseite vorsichtshalber zustimmen?
- **Mitgabe**: Argumente für Dritte – Wie kann die Gegenseite vor Dritten die eigene Zustimmung notfalls begründen? (Kellner 2003)

Herr Beier bekommt als »Hausaufgabe«, diese vier Fragen für die nächste Sitzung überzeugend vorzubereiten. Wichtig ist dabei zu wissen, dass nicht immer alle gesammelten Argumente in der Verhandlung angebracht werden müssen, doch es wäre ein Fehler, nicht darauf vorbereitet zu sein.

Die zweite Coachingsitzung findet nach vier Wochen statt. Herr Beier präsentiert dabei seine Verhandlungsargumente und strukturiert diese nach den vier Kriterien Mind, Motivation, Macht und Mitgabe.

**Beispiel aus der Praxis**

Herr Beier erklärt zu Beginn der Sitzung, dass er dieses Mal nicht warten möchte, bis er von den Trägern eingeladen wird, sondern selbst die Initiative ergreifen möchte. Er hat auch die Verwaltungsleitung auf seine Seite gebracht und der ärztliche Direktor sei einverstanden, solange nicht sein Personalschlüssel der Ärzteschaft berührt werde. Er wird sich also für die nächste Trägerversammlung mit einem eigenen Tagesordnungspunkt einladen lassen.

Seine Verhandlungsargumente sind folgende:

Mind: »Der bisherige Personalabbau hat zu Einbußen in der Qualität geführt, die gerade noch tolerierbar sind. Weitere Personalkürzungen würden die Grenze der Tolerierbarkeit eindeutig übersteigen. Dazu liegen uns eine Reihe wissenschaftlicher Untersuchungen vor, auf die ich später noch eingehen werde. Was die Klinik nun mehr denn je benötigt, sind positive Schlagzeilen in der Presse. Nach reiflicher Überlegung, wie wir dieses erreichen können, habe ich mich mit der Verwaltung und dem ärztlichen Direktor unseres Hauses auf folgendes Konzept geeinigt. Das Pflegepersonal soll zukünftig sowohl hausinterne als auch öffentliche Pflegeberatung anbieten. Damit erreichen wir mehrere Ziele gleichzeitig:

**Motivation**:

– Pflegeberatung erhöht die Pflegequalität.
– Pflegeberatung senkt die Wiedereinweisung von Patienten, was ein starkes Argument im DRG-Zeitalter ist.
– Die Berufsgruppe der Pflege tritt öffentlichkeitswirksam als kompetenter Leistungserbringer des Gesundheitswesens auf, da die monatlichen Fachvorträge in der Presse auftauchen.

**Macht**: Für die Pflegeberatung sind geringe Investitionskosten erforderlich, die sich mittel- und langfristig schnell auszahlen. Das vorhandene Personal darf nicht weiter reduziert werden. Stattdessen finden Schulungsmaßnahmen statt, bei denen die besten der Pflegenden verschiedener Abteilungen zu Beratungsexperten für bestimmte Fachgebiete qualifiziert werden. Damit können sie einen Teil ihres Dienstes in der Pflegeberatung ableisten.

Wenn jetzt nicht über eine zukunftsträchtige Investition, sondern über weitere Personalkürzungen nachgedacht wird, hat dieses ernsthafte Konsequenzen für die Klinik, die sich deutlich negativ auswirken. Untersuchungen zeigen eine deutliche Verbindung zwischen Personalabbau und:

– Zunahme an nosokomialen Infektionen (Kalisch und Xie 2014, Jackson et al. 2002)
– steigenden Medikamentenfehlern (Ehsani et al. 2013, Schubert 2004)
– Zunahme an Stürzen von Patienten (Lake et al. 2010)
– Zunahme an Krankheitszeiten von Mitarbeitern (Schubert 2008)
– Zunahme an Dekubitalgeschwüren (Lake et al. 2010, Isfort 2007)
– Zunahme der Patientensterblichkeit (Aiken et al. 2014)

**Mitgabe**: Von diesem Projekt der Pflegeberatung haben alle etwas:

– Die Mediziner können sich auf kompetente Partner im Gesundheitswesen verlassen, was auch ihrem Ruf förderlich ist.
– Die Vorträge werden potenzielle Patienten ermutigen, sich für unser Haus zu entscheiden, was der Verwaltung eine regelmäßig gute Bettenauslastung bescheren wird.
– Die Präsenz der Pflegekompetenz in der Öffentlichkeit ist deutlich imagefördernd und setzt dem Bild von Personalnotstand in der Presse ein positives Bild von engagierten Pflegenden gegenüber.

**Praxistipps**

### Literaturtipps zum Fallbeispiel Beier:

– Aiken L, Sloane D, Bruyneel L et al. (2014) Nurse staffing and education and the hospital mortality in nine European countries: a retrospective observational study. The Lancet 383/9931:1824–1830
– Ehsani S R, Cheragi M, Njati A, Salari A, Esmaeilpoor A, Nejad E (2013) Medication errors of nurses in the emergency department. Journal of Medical Ethics and History of Medicine 6/11:1–7
– Isfort M (2007) Pflege 2007. Das Pflegethermometer des dip. Kurzfassung zentraler Ergebnisse. ▶ http://www.dip.de
– Jackson M et al. (2002) Nurse stafing and health care associated infections: Proceeding from a working group meeting. American Journal of Infection Control 30:199–206
– Kalisch B, Xie B (2014) Errors of Omission: Missed Nursing Care. Western Journal of Nursing Research. 36/7:875–890
– Lake ET, Shang J, Klaus S, Dunton NE (2010) Patients falls: Association with hospitals Magnet status and nursing unit staffing. In: Research in Nursing & Health 33/5:413–425
– Schubert M (2008) RICH Nursing Studie. Die Studie erweitert Evidenz und Wissen. Krankenpflege Soins Infirm. 101/6: 2–74

### 12.1.6 Die Methode der »Vier M's«

Die Methode der »Vier M's« wurde von Hedwig Kellner (2003) entwickelt und überzeugt durch ihre prägnante Fokussierung der wesentlichen Eckpunkte einer Verhandlung. Dabei können die »Vier M's« sowohl eingesetzt werden, um die eigene Argumentation überzeugend vorzubereiten als auch in einem Verhandlungsgespräch die eigene Position zu reflektieren (◘ Abb. 12.3).

Hierzu jeweils ein Beispiel (Kellner 2003):

**Beispiel: Vorbereitung der Argumente**

| | |
|---|---|
| Mind | Mit welchen Fakten kann ich überzeugen? Wie beweise ich, dass ich Recht habe? |
| Motivation | Welche Vorteile hat die Gegenseite, wenn sie mir zustimmt (Image, Sicherheit, Erfolg, Freude etc.)? |
| Macht | Welche Druckmittel habe ich (Moralisch, juristisch, politisch etc.)? |
| Mitgabe | Vor wem muss sich mein Gesprächspartner rechtfertigen und welche Argumente gebe ich ihm dafür mit? |

**Beispiel: Reflexion meiner Position, wenn ich überzeugt werden soll**

| | |
|---|---|
| Mind | Stimmt das, was gesagt wurde (logisch, glaubwürdig, rechtens)? Wie kann ich das überprüfen? |
| Motivation | Was ist mein Vorteil dabei? |
| Macht | Mit welchen Problemen muss ich rechnen, wenn ich nicht zustimme? |
| Mitgabe | Wie erkläre ich meinem Chef (Partner etc.), dass ich mich richtig entschieden habe? |

### 12.1.7 Vorbereitung auf die Verhandlung

Je besser ein Verhandlungsgespräch vorbereitet wird, desto größer sind die Chancen, dabei erfolgreich zu sein. Wolfgang Bönisch (2009) hat eine Werkzeugkiste für Verhandlungen zusammengestellt, aus denen sich jeder individuell seine Instrumente aussuchen kann. In Anlehnung an Alexander (2005) und Kellner (2003) wird hier eine

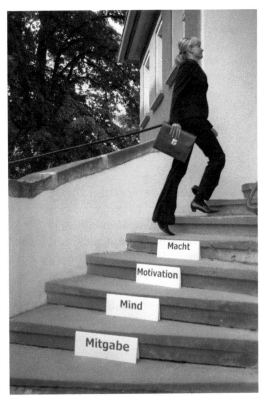

◘ **Abb. 12.3** Die Methode der »Vier M's« im Verhandlungsmanagement (Kellner 2003)

Checkliste angeboten, mit der sich gut auf eine Verhandlung vorbereitet werden kann.

> Checkliste für eine erfolgreiche Verhandlung
> — Wie sieht die Beziehungsebene zwischen uns aus?
> — Was möchte ich idealerweise erreichen?
> — Was ist meine beste Alternative zur Einigung mit meinem Gegenüber (BATNA; ► Abschn. 12.1.5)?
> — Was möchte ich mindestens erreichen?
> — Mit welchen offenen Fragen bringe ich meinen Verhandlungspartner zum Reden?
> — Wie ist das Machtverhältnis zwischen uns?
> — Was sind meine »Vier M«-Argumente?
> — Mit welchen Argumenten beginne ich das Gespräch?

- Auf welche Argumente komme ich nur im Ernstfall zu sprechen? (Macht-Argument)
- Wie könnte ein solcher Ernstfall aussehen?
- Wie könnte eine faire Win-Win-Lösung aussehen?
- Wo und wann hat mein Gesprächspartner vermutlich die beste »Verhandlungslaune«?

## 12.1.8 Während der Verhandlung

»Profis lassen reden«, so Hedwig Kellner (2005). Um die eigene Verhandlungsposition gut auszuloten ist es sinnvoll, dem Gesprächspartner gut zuzuhören und einem bestimmten Gesprächsablauf zu folgen (Tewes 2011).

Während einer Verhandlungssituation empfiehlt es sich folgende vier Grundregeln einzuhalten, die auch als das Harvard-Konzept der Verhandlung bezeichnet wird (Fisher et al. 2009):

1. Menschen und Probleme getrennt voneinander behandeln.
2. Auf Interessen konzentrieren, nicht auf Positionen.
3. Entwickeln Sie Entscheidungsmöglichkeiten (Optionen) zum beiderseitigen Vorteil.
4. Bestehen Sie auf der Anwendung neutraler Beurteilungskriterien.

Fairness zahlt sich auf Dauer immer aus. Nur allzu oft bewahrheitet sich der Spruch »Man sieht sich immer zweimal im Leben«. Und das sollte bei Verhandlungsstrategien mit bedacht sein.

### Emotionsarbeit in Verhandlungen

Oft ist es in Verhandlungen nicht so einfach, die eigenen Gefühle optimal zu »steuern«. Da jedoch die Emotionen die Verhandlungsdynamik negativ beeinflussen können, ist es sinnvoll, sich damit zu beschäftigen. Denn nur so können Sie sich auf deeskalierende Strategien vorbereiten.

Damit dieses gelingt, sollten Gefühle zunächst einmal nüchtern betrachtet werden. Verfeindete Parteien machen gern ihr Gegenüber für die eigenen Gefühle verantwortlich (Motto: »Weil er so ge-

mein zu mir war, geht es mir jetzt so schlecht«). Doch das ist ein Denkfehler! Denn meine Gefühle werden nicht von einem Gegenüber produziert, sondern ausschließlich durch mich selbst. Oder anders formuliert: Ob ich mich ärgere, freue oder traurig bin, entscheidet niemand anders als ich selbst. »Entscheidung« werden Sie vielleicht sagen, kann ich mich denn für Gefühle entscheiden? Entstehen die nicht einfach? Nein, Gefühle entstehen nicht einfach, denn bevor Emotionen empfunden werden, gab es einen Denkprozess. Dieser wird jedoch häufig übersehen.

Die Wahrnehmungspsychologie lehrt uns, dass Denk- und Gefühlsprozesse eng miteinander gekoppelt sind. Der gesamte Ablauf kann in vier Sequenzen beschrieben werden, wobei der zweite Schritt jeweils über das folgende Gefühl entscheidet (► Kap. 1.6).

1. Es gibt eine Ausgangssituation, die wahrgenommen wird.
2. Ein Denkprozess startet, der diese Situation beurteilt.
3. Der Ausgang der Beurteilung entscheidet über das daraus resultierende Gefühl.
4. Das Gefühl entscheidet über die darauffolgende Handlung.

### Beispiel aus der Praxis

1. **Ausgangssituation**: Frau Sander erfährt von ihrem Mann, dass dieser sie nach 21 Jahren Ehe verlassen will, da er sich in seine Sekretärin verliebt habe.
2. **Denkprozess und Beurteilung** von Frau Sander: »Wir sind beide schon seit langem unzufrieden mit unserer Ehe, haben uns das aber nie eingestanden. Diese Gelegenheit ist neu und aufregend für mich, da ich schon länger mit dem Gedanken spiele, durch die Welt zu reisen. Durch die frühe Ehe und Familiengründung habe ich mich so ans Haus gefesselt, dass ich kaum rausgekommen bin. Meine ganze Abenteuerlust ist mir abhanden gekommen. Doch nun wird sie wieder wach. Mit dem Verkauf des Hauses könnte ich es mir leisten, eine Weile in fremde Länder zu reisen.«
3. **Resultierende Emotion** von Frau Sander: Aufregung und Abenteuerlust, Freude über das

Unerwartete und die Möglichkeiten, die die Zukunft bringen wird.

4. **Handlung** von Frau Sander: Frau Sander packt schon mal gedanklich den Koffer und meldet sich bei ihrer Tochter an, die gerade in Neuseeland ein Praktikum macht.

■ **Was lernen wir aus diesem Fall?**

Das o. g. genannte Fallbeispiel ist nur deshalb überraschend, weil in der Sequenz des Beurteilungsprozesses eher untypische Gedanken entwickelt werden. Doch genau hier wird es spannend für das Verhandlungsmanagement. Der Ausgang einer Verhandlung ist ganz wesentlich durch die Phase des Denk- und Beurteilungsprozesses beeinflusst. Wenn die möglichen Optionen hier kreativ und über den Tellerrand hinaus gedacht werden, sind Synergieeffekte möglich, die zu guten Gefühlen und damit zu guten Handlungen beider Partner führen können.

Unser Denken beeinflusst also unsere Gefühle. Nicht er ist schuld, weil er mich verlassen hat, sondern ich bin traurig, weil ich diese Situation als einsam, abwertend oder ungerecht beurteile. Wenn ich die Situation allerdings als Chance oder Herausforderung betrachte, entwickele ich entsprechend positive Gefühle dazu.

### Gefühle im Verhandlungsprozess

Jemandem die Schuld für eine als unangenehm empfundene Emotion zuzuschreiben, ist einfach. Die Verantwortung für die eigenen Gefühle zu übernehmen, ist dagegen eine erwachsene Leistung.

In Verhandlungen können einige Denk- und Gefühlsprozesse den Ablauf negativ beeinflussen. Als hinderlich gelten hier beispielsweise:

- Schwarz-Weiß-Denken, das keine Graustufen vorsieht
- Personalisieren eines Konfliktes, d. h. die einseitige Schuldzuschreibung ohne die gesamte komplexe Situation zu berücksichtigen
- Projizieren eines Konfliktes, d. h. die eigenen Fehler bei sich selbst nicht wahrnehmen, aber im Gegenüber überdeutlich sehen
- Konflikt vergrößern, durch Ausweiten des Gegenstands auf andere Bereiche

- Tunnelblick, d. h. durch einseitige Wahrnehmung weitere Lösungsoptionen vorzeitig ausblenden

### 12.1.9　Umgang mit Einwänden

Zu den »Spielregeln« der Verhandlung gehört das Einbringen von Einwänden. Das Gegenüber nimmt meine Argumente nicht widerstandslos an, sondern äußert Zweifel, stellt in Frage, hat kein Interesse an meinem Angebot, sieht den Bedarf meines Angebots noch nicht oder behauptet Gegenteiliges. Wenn Einwände unberechtigt sind, beruhen sie auf einem Irrtum. Den gilt es aufzulösen. Sind Einwände berechtigt, gilt es diese in die Verhandlung einzubeziehen. Folgendes Vorgehen ist dabei sinnvoll (Kellner 2005):

- Widerstehen Sie dem Wunsch, Einwände Ihres Verhandlungspartners zu widerlegen.
- Akzeptieren Sie Vorwände als Rückzugsmanöver.
- Klären Sie unberechtigte Einwände taktvoll auf.
- Lösen Sie das Problem bei einem berechtigten Einwand.

Mit folgenden Techniken können Einwände elegant abgefedert werden (Kellner 2005):

- **Vorwegnehmen**: Benennen Sie das Hindernis zuerst und beseitigen Sie es.
- **Aufwiegen**: Wiegen Sie den Nachteil mit einem Vorteil auf.
- **Problemlösung entwickeln**: Lösen Sie das Problem für den anderen.
- **Alternativen anbieten**: Machen Sie einen anderen Vorschlag.
- **Akzeptieren und appellieren**: Bitten Sie, Ihnen trotzdem entgegen zu kommen.

Bringt der Verhandlungspartner Einwände ein, möchte er ernst genommen werden. Das Mittel der Wahl ist also aktives Zuhören und Nachdenken über das Gesagte. Ein Fehler wäre es, den Einwand zu verniedlichen, nicht ernst nehmen oder abzuwerten. Besser eignet sich das interessierte Nachfragen (»Erzählen Sie mal, was Sie genau damit meinen.«) und Paraphrasieren (»Wenn ich Sie richtig verstanden habe, dann gehen Sie davon aus dass, …«). Es gilt also, auf den Einwand einzugehen, das Problem abzuwägen und Alternativen vorzuschlagen. Wenn es sich nicht lösen lässt, sollten Sie das Gesagte akzeptieren und darum bitten, dennoch weiter zu verhandeln (Kellner 2005).

### 12.1.10 Verhandlungsfehler

In Verhandlungen werden häufig die immer gleichen Fehler gemacht. Deshalb lohnt es sich, sich vorab mit den »Klassikern« zu beschäftigen, wie (Tewes 2011):

- Reden statt Zuhören
- Auf Positionen beharren, statt Interessen zu erkunden
- Personen und Sachen zu vermischen
- Auf typische Wahrnehmungsverzerrungen hereinzufallen (Tewes 2011)
- Bei vorschnellen ersten Geboten des Gegenüber den eigenen Fokus verlieren
- Eigene Unzulänglichkeiten auf den Verhandlungspartner projizieren
- Polarisieren und Simplifizieren
- Oder die Streitgegenstände unangemessen auszuweiten

Auch kann es passieren, dass mein Verhandlungspartner meine wunde Stelle findet und mich dort trifft, wo es schmerzhaft ist. Da hilft nur, die Situation ehrlich zu reflektieren. Für Selbstreflexion eines Verhandlungskonflikts empfiehlt sich ein systematisches Vorgehen (Tewes, 2011: 114).

## 12.2    Vom Riesen geschluckt: Wenn Unternehmen fusionieren

*Man hat nur Angst, wenn man mit sich selber nicht einig ist. (Hermann Hesse)*

**Beispiel aus der Praxis**

Arnold Giesser ist Geschäftsführer einer 360-Betten-Klinik und nimmt sehr frustriert an einem Führungskräftetraining teil. Sein Krankenhaus habe immer auf moderne Ansätze gesetzt, was sich auch in der Architektur und dem Design widerspiegelt. Das alte Stadtkrankenhaus dagegen habe Veränderungen im Gesundheitswesen immer nur schwerfällig annehmen können. Herr Giesser schwärmt von der guten alten Zeit, als das Stadtkrankenhaus »vor sich rumgekrebst« sei und die Patienten lieber in seine moderne Klinik gekommen sind. Da habe er die schwarzen Zahlen geschrieben und stand in der Presse gut da.

Heute sei es leider genau andersherum. Seine Klinik habe sich so sehr verschuldet, dass ihnen wohl nichts anderes übrig bleibe, als auf das Angebot des Stadtkrankenhauses zurückzukommen und sich von denen »aufkaufen« zu lassen. Das macht Herrn Giesser wütend und er lässt kein gutes Haar an dem »alten Laden mit mittelalterlichen Methoden«.

Die Trainerin schlägt vor, das Thema aus verschiedenen Blickwinkeln zu betrachten. Herr Giesser ist einverstanden. Diese Art des Arbeitens nennt die Autorin Pyramiden-Methode, weil sie eine Situation aus drei Perspektiven betrachtet und dann eine vierte Draufsicht auf das Ganze ermöglicht. Zunächst wird er gebeten, die Situation seines Hauses aus seiner Sicht (Perspektive: Selbst) zu beschreiben und zwar zunächst aus der Zeit, in der seine Klinik noch schwarze Zahlen schrieb. Herr Giesser berichtet.

**Perspektive: Selbst (Herr Giesser)**

»Die Anfangszeit war einfach klasse! Vor elf Jahren wurde unser Haus gegründet. Ein schönes Gebäude am Stadtrand mit grünem Park, ausgestattet mit modernster Technik. Die Fachgebiete Kardiologie, Chirurgie (insbesondere Gefäßchirurgie), Innere Medizin, Urologie und Dialyse mit Intensivstation für Transplantationspatienten sowie einer HNO- und Augenabteilung. Alle drei Jahre haben wir in unserem Hörsaal eine medizinische Fachtagung ausgerichtet. Speziell die Kardiologie und Urologie haben gute Anbindung zu Spezialisten im Ausland, die auf unseren Fachtagungen einen festen Platz hatten. Etwa die ersten fünf Jahre war die gesamte Klinik in einer ungeheuren Aufbruchstimmung mit internationalen Kontakten. Alle haben zusammengehalten und Mediziner und Pflegende an einem Strick gezogen. Kontakte zur Stadtklinik haben wir gar nicht nötig gehabt. Die war im Gegensatz zu unserem weltoffenen Blickwinkel immer ein Auslaufmodell gewesen. Die Stimmung unter den Mitarbeitern war locker, offen und respektvoll. Irgendwie haben alle das gemeinsame Ziel gehabt, die Patienten gut zu versorgen und mit dem ganzen Haus nach außen zu glänzen.«

Heute würden sich die Berufsgruppen (insbesondere Medizin und Pflege) gegenseitig bekämpfen. Die Beschwerden der Patienten haben deutlich zugenommen. Die Atmosphäre im Haus sei irgendwie »vergiftet«. Der Alltag ist zum Kleinkrieg geworden. In diesem Jahr würde erstmals die Fachtagung ausfallen, da die Mediziner sich nicht auf die Referenten einigen konnten. Es habe einige Fehler gegeben, sowohl im medizinischen Bereich als auch in der Pflege. Die Klinik habe schlechte Schlagzeilen bekommen und nach und nach blieben die Patienten weg. Die Stadtklinik hat sich mit der Gynäkologie und Onkologie einen guten Ruf erarbeitet. Der Koloss von Altbau würde zwar ihrem technischen Standard nicht »das Wasser reichen« können, dennoch würden die jetzt am Markt gut dastehen und schwarze Zahlen schreiben.

Herr Giesser endet seine Ausführungen mit: »Jetzt soll ich einer Fusion zustimmen und muss mich in diesem Training darauf vorbereiten. Doch eigentlich will ich das gar nicht! Dass diese Hinterwäldler gewonnen haben, will mir einfach nicht in den Kopf.«

Nun bittet die Trainerin Herrn Giesser die gleiche Information noch einmal zu schildern, doch diesmal aus der Perspektive des Geschäftsführers des Stadtkrankenhauses.

**Perspektive: Andere (Geschäftsführung des Stadtkrankenhauses)**

Als die neue Klinik am Stadtrand aufmachte, mit ihrem architektonischen Glaspalast, befürchteten wir zunächst, dass unsere Patienten dorthin abwandern würden. Anfangs war das auch so. Mit dieser Konkurrenz mussten wir uns etwas einfallen lassen, wir mussten effektiver werden und reduzierten von 720 Betten auf 640. Ich habe Herrn Giesser zur Eröffnung unserer umgebauten Geburtsklinik eingeladen und ihm vorgeschlagen bei den medizinischen Fachtagungen zu kooperieren. Wir könnten die abwechselnd mal in seiner und mal in unserer Klinik ausrichten. Doch davon hat er sich gleich distanziert und mir deutlich gemacht, dass er nicht kooperieren wolle.

Anfangs sind uns reihenweise die Pflegenden weggelaufen, weil die lieber in einem Neubau mit allem Schnickschnack arbeiten wollten. Wir haben stattdessen auf Führungskompetenz und kollegiale Zusammenarbeit gesetzt. So viel ließ sich ja bei uns auch baulich nicht verändern. Ich habe noch zwei weitere Anläufe unternommen, Herrn Giesser zu kontaktieren, doch der hat keinen Zweifel daran gelassen, dass wir mit unserem Altbau »unter seinem Niveau« sind.

Heute sieht die Sache ganz anders aus. Die Investition in Beziehungskompetenz hat sich ausgezahlt. Auch wir haben technisch nachgerüstet, doch das Menschliche stand bei uns immer im Vordergrund. Als wir vor drei Jahren ein Symposium zum Thema »Emotionsarbeit im Gesundheitswesen« ausgerichtet haben, hat Herr Giesser nur müde gelächelt. So etwas hat ihn nicht interessiert. Und nun laufen ihm die Mitarbeiter weg, weil Technik und schöne Architektur eben nicht alles ist. Unser Konzept: »Pflege mit Herz« wurde von den Patienten sehr gut angenommen. Wir haben die Mittel, den Glaspalast aufzukaufen und das ist einfach ein gutes Gefühl.«

Die Trainerin bittet Herrn Giesser nun die gesamte Geschichte noch einmal aus der Sicht eines unbeteiligten Dritten zu schildern. Hier einigen sie sich auf die Perspektive Bürger der Stadt.

**Perspektive: Unbeteiligter Dritte (Bürger der Stadt)**

Als damals die neue Klinik gebaut wurde, gab es dazu ganz unterschiedliche Stimmen. Einige fanden das nicht notwendig, denn gegen unsere Stadtklinik war ja nix einzuwenden. Doch die neue Klinik war ganz modern eingerichtet und da fühlten sich auch die Kassenpatienten wie Private wohl. Die haben sich auf Herzgeschichten spezialisiert und Dialyse. Bei der Eröffnung haben die rote Luftballons in Herzform zusammengebunden und losgelassen. Das Herz war noch lange in verschiedenen Städten zu sehen und davon wurde noch lange in den Zeitungen berichtet. Anfangs hörte man von einer Menge Experten, die aus anderen Ländern eingeflogen wurden und in der neuen Klinik für Wirbel sorgten. Und einige Berühmtheiten aus Film und Fernsehen haben sich dort die »Beine machen lassen« (Varizenstripping). Dann änderte sich das fast schlagartig. Vor vier Jahren etwa hör-

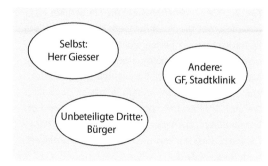

**◻ Abb. 12.4**   Den Beteiligten eine Stimme geben

te man von so vielen Infektionskranken. Da hatten viele Angst, sich in der neuen Klinik operieren zu lassen, weil viele sich da infizierten und noch lange krank waren. Und die Krankenschwestern sollen auch rabiater geworden sein. Die interessieren sich einfach nicht für Patienten, sondern bekriegen sich wohl gegenseitig. Da muss man aufpassen, dass man nicht zwischen die Fronten gerät.

Das Stadtkrankenhaus hat sich in den letzten Jahren gut gemacht. Und die Betreuung dort ist einfach »Eins A«. Die Krankenschwestern sind nett. Und wenn man doch mal was zu meckern hat und das auf einem Formular einträgt, dann schicken die einem noch einen Blumenstrauß nach Hause. Die Krebsstation soll sehr gut sein und Kinder kriegen konnte man im Stadtkrankenhaus schon immer gut.

Und heute muss wohl die neue Klinik dicht machen oder wird aufgekauft. Die haben sich wohl den ganzen Profit in die eigene Tasche gewirtschaftet und sehen jetzt kein Land mehr.

**Den Beteiligten eine Stimme geben**

Die Trainerin schreibt die Namen der drei Positionen auf Karton und legt diese auf den Boden. Dann bittet sie Herrn Giesser, jede Position mit einer Person aus dem Publikum zu besetzen, auch seine eigene Rolle (◻ Abb. 12.4).

Die drei besetzten Rollen werden nun gebeten, ihre Position möglichst in einem Satz zum Ausdruck zu bringen.

– **Andere (Geschäftsführung der Stadtklinik):** »Wir haben aus unseren Fehlern gelernt.«
– **Selbst (Herr Giesser):** »Wir stehen am Scheideweg.«

– **Unbeteiligte Dritte (Bürger):** »Wenn es denen wirklich um unser Wohl geht, dann würden die beiden kooperieren statt konkurrieren.«

Die Trainerin bittet Herrn Giesser mitzuteilen, welche Botschaft er aus diesen drei Sätzen mitnimmt. Dabei wird Herr Giesser ganz ruhig. Seine ganze Frustration scheint wie weggeblasen. Stattdessen schüttelt er nachdenklich den Kopf und sagt: »Ich begreife, dass ich einen Fehler gemacht habe. Weiß aber noch nicht genau, was das für ein Fehler war.« Dabei schaut er die Trainerin fragend an.

»Okay«, setzt die Trainerin an, »ich werde Ihnen erklären, was Sie für einen Fehler gemacht haben. Sie haben eine wichtige Regel verletzt, die da heißt, dass Neues nur entstehen kann, wenn das Alte gewürdigt wird. Organisationen, wie beispielsweise Kliniken, sind Systeme, die bestimmten unbewussten Gesetzen folgen. Eines dieser Gesetze besagt, dass eine gewisse Ordnung aufrechterhalten werden muss, damit das System funktionieren kann. Die Stadtklinik war bereits viele Jahre vor Ihnen da. Egal, wie gut oder schlecht sie funktionierte, sie hat den Bürgern der Stadt die notwendige Gesundheitsversorgung geboten. Das gilt es zu würdigen. Mit dem Anerkennen dieser Leistung des Stadtkrankenhauses zollen sie ihm Respekt und Wertschätzung. Dieser Mechanismus ist deshalb spannend, weil er eine unbewusste Wirkung hat. Und diese Wirkung könnte folgendermaßen zusammengefasst werden: »Wenn ich andere würdige, dann ermögliche ich auch, dass ich selbst gewürdigt werde.« Oder anders formuliert: »Der fehlende Respekt anderen gegenüber fließt früher oder später zu mir zurück.«

Diese systemischen Prinzipien können sich auch noch Jahre oder Generationen später ausgleichen. Ein System »vergisst« also keine Entscheidung. Herr Giesser wird plötzlich unruhig und platzt heraus: »Soll das heißen, dass ich der Stadtklinik jetzt auch noch Respekt zollen soll, um dann von ihr geschluckt zu werden?«

Trainerin: »Vermutlich ist es die größte Herausforderung, der Sie sich je zu stellen haben, aber genau das soll es heißen. Wenn es Ihnen gelingt, die Stadtklinik für das Gute zu würdigen, was sie geleistet hat, haben Sie die Möglichkeit, in den Fusionsverhandlungen Ihre eigene Würde zu bewahren. Wenn Ihnen das nicht gelingt, können Sie selbst keinen Respekt für Ihre Klinik erwarten. Sie können sich entscheiden, welchen Weg Sie gehen wollen. Sie stehen am Scheideweg und entscheiden selbst.«

- ▪ **Nachtrag zur Arbeit mit Herrn Giesser**

Herrn Giesser fiel es schwer, diese Arbeit zu »verdauen«. Sie wirkte etwa drei Wochen nach, bevor er sich telefonisch mit der Trainerin in Verbindung setzte. Irgendwas sei dran an dem, was sie gesagt hatte, und er wollte noch einige Einzelsitzungen mit ihr, um sich »professionell auf die Fusion vorzubereiten«.

In den Einzelsitzungen arbeitete Herr Giesser heraus, dass er in seinem Leben schon mehrere Situationen erfahren hatte, in denen er ein starkes Gegenüber zum »Außenfeind« erklärt hatte. Die Gründe für dieses wiederkehrende Verhalten waren in seiner Herkunftsfamilie zu finden. Sein Vater hatte im katholischen Münsterland eine Jüdin geheiratet und sich damit den Zorn der gesamten Verwandtschaft zugezogen. Das Motto seines Vaters: »denen zeigen wir's«, hatte Herr Giesser schon als kleiner Junge verinnerlicht. Kontakte wurden zu »Fremden« gesucht und die Verwandtschaft umgangen. Die Wahrnehmung der Verwandten als Außenfeind hat seine Familie sehr zusammengeschweißt und ihnen sogar eine besondere Stärke verliehen.

Dieses Muster, sich gegen einen Außenfeind durchzusetzen und eine besondere Stärke zu entwickeln, hat Herr Giesser auch mit seiner neuen Klinik unbewusst wiederholt. Deshalb hat er sich auch so schwer getan, die Stadtklinik zu würdigen. Nachdem Herr Giesser im Coaching diese Zusammenhänge aufdecken konnte und feststellte, wie sehr er selbst an diesem Muster beteiligt war, konnte er sein Verhalten ändern.

Er entschuldigte sich beim Geschäftsführer der Stadtklinik für sein »arrogantes und unkooperatives« Verhalten. Danach sei auch bei ihm etwas »Altes geheilt«. An einer Fusion ging nichts mehr vorbei, dafür hatte Herr Giesser zu lange sein Muster perpetuiert. Doch er konnte in vielen Dingen einvernehmlich Lösungen mit dem Geschäftsführer der Stadtklinik erreichen und seinen Posten sogar behalten.

## 12.2.1 Pyramiden-Methode

Die Pyramiden-Methode ist bei Trainings entstanden, bei denen Perspektivwechsel im Vordergrund standen. Die Autorin nennt sie Pyramide, da es zunächst um drei verschiedene Blickwinkel auf das Thema geht und damit die drei Eckpunkte einer Pyramide symbolisieren:

1. Das Selbst: die eigene Sicht
2. Der Andere: das mögliche Gegenüber
3. Der unbeteiligte Dritte: Beobachter

Nachdem diese drei Perspektiven durch den Coachee selbst in Worte gefasst wurden, werden die drei Positionen namentlich auf Karton festgehalten und auf den Boden gelegt. Aus der Gruppe der Trainingsteilnehmer sucht sich der Coachee nun drei Vertreter für diese Positionen aus. Diese werden um einen prägnanten Satz aus der jeweiligen Perspektive heraus gebeten. Dadurch entsteht eine Art verdichtete Draufsicht, wie die Spitze einer Pyramide. Mit dem Einsatz von Stellvertretern nähern wir uns der Methode der Organisationsskulptur an, die in ▶ Kap. 13 beschrieben wird.

In der Transaktionsanalyse werden die drei Perspektiven von sich selbst, von anderen und von der Situation verwendet, um Abwertungsprozesse auf den verschiedenen Ebenen sichtbar zu machen (Vogelbauer 2007). Im Neuro-Linguistischen Programmieren (NLP) werden die drei Positionen des Selbst, des Anderen und eines Beobachters genutzt, sowie eine vierte Dimension, die als »Spirituelle Ganzheit« beschrieben wird (Dilts und McDonald 2004).

So entstehen ständig neue Methoden, die im Training den jeweiligen Klienten oder der speziellen Situation angepasst werden.

### Literatur

Alexander, Nadja; Ade, Juliane; Olbrisch, Constantin (2005) Mediation, Schlichtung, Verhandlungsmanagement. Formen konsensualer Streitbeilegung, S. 29, 36, 44. Münster: Alpmann und Schmidt

Bönisch, Wolfgang (2009) Werkstatt für Verhandlungskunst. Bessere Verhandlungsergebnisse mit den richtigen Werkzeugen. Aachen: Shaker Media

Bühring-Uhle, Christian; Eidenmüller, Horst; Nelle, Andreas
(2009) Verhandlungsmanagement: Analyse, Werkzeuge,
Strategien, S.51. München: Beck dtv

Dilts, Robert; McDonald, Robert (2004) Und dann geschieht
ein Wunder … Tools of the Spirit. Angewandtes NLP,
S. 80. Paderborn: Junfermann

Donaldson, Michael (2008) Erfolgreich verhandeln für Dum-
mies. Weinheim: Wiley-VCH.

Fisher, Roger; Ury, William; Patton, Bruce (2009) Das Harvard-
Konzept. Der Klassiker der Verhandlungstechnik.
Frankfurt/Main: Campus

Kellner, Hedwig (2003) Verhandeln. In: Auhagen, Ann
Elisabeth; Bierhoff, Hans-Werner (Hrsg) Angewandte
Sozialpsychologie. Das Praxisbuch. S.88†'102, Weinheim:
Beltz, PVU

Kellner, Hedwig (2005) Verhandeln: hart, aber herzlich, S. 96,
101, 129, 151. München: Carl Hanser

Kimich, Claudia (2011) ▶ http://www.kimich.de/pdf/Verhand-
lungstypen_durchschauen.pdf Zugriff 14.08.2014

Thomas, Kenneth; Kilmann, Ralph ▶ http://www.kilmann-
diagnostics.com/overview-thomas-kilmann-conflict-
mode-instrument-tki Zugriff: 14.08.2014

McNair, Frank (2002) Schick keine Enten in die Adlerschule.
119 erfrischende Tipps für smarte Manager. München:
Redline-Wirtschaft, verlag moderne industrie

Schranner, Mathias (2010) Teure Fehler. Die 7 größten Fehler
in schwierigen Verhandlungen. Berlin: Ullstein, Econ

Spieß, Erika (2003) Effektiv kooperieren. Wie aus lauter Solisten ein erfolgreiches Orchester wird. Weinheim: Beltz

Tewes, Renate (2011) Verhandlungsführung in Gesundheitsberufen, S. 35 ff., 114, 117. Berlin: Springer

Tewes, Renate (2014) Einig werden- Verhandlungsführung
für Physio- und Ergotherapeuten. Berlin: Springer.

Thomann, Christoph (2005) Negative Gefühle ausdrücken?
In: perspektive mediation. Beiträge zur Konfliktkultur.
2/1: 36†'40

Voeth, Markus; Herbst, Uta (2009) Verhandlungsmanagement: Planung, Steuerung und Analyse, S13. Stuttgart:
Schäffer-Poeschel.

Vogelbauer, Werner (2014) Methoden-ABC im Coaching.
Praktisches Handwerkszeug für den erfolgreichen
Coach, S.40. Köln: Luchterhand bei Wolters Kluwer

# Organisation gestalten

R. Tewes, *Führungskompetenz ist lernbar*,
DOI 10.1007/978-3-662-45223-3_13, © Springer-Verlag Berlin Heidelberg 2015

Das Unangenehme mit der Zukunft ist, dass sie gewöhnlich eintritt, bevor wir bereit dazu sind. (Arnold H. Glasow)

## 13.1     Organisation im Wandel

Der Begriff Organisation hat insbesondere zwei Bedeutungen: Zum einen erklärt sie eine Tätigkeit im Sinne von Organisieren und zum anderen wird darunter eine bestimmte soziale Gruppe verstanden. Ursprünglich entstammt der Begriff dem Französischen und meint damit »ein Werkzeug zur Erreichung von Zielen« (Graf-Götz und Glatz 2007). Eine Organisation ist ein soziales System mit einem bestimmten Auftrag.

Ein wesentlicher Schlüssel zum Erfolg einer Organisation besteht in der Fähigkeit ihrer Mitarbeiter, ihr Verhalten zu verändern. Deshalb ist es wichtig, ein Klima zu schaffen, das Mitarbeiter motiviert (Mullins 2011). Obwohl der beständige Wandel in Organisationen ein Merkmal unserer Zeit ist, sind die Angestellten davon oft wenig begeistert. So reagieren nur 10% auf Veränderungen begeistert, 20% finden sie gut, 40–50% fügen sich ihrem Schicksal und 20–30% leisten Widerstand (Simon 2005). Da verwundert es nicht, dass nur 30% der Veränderungsprozesse erfolgreich sind, wie McKinsey (2006) in einer Studie mit über 1.500 Geschäftsführern nachweisen konnte (Isern und Pung 2006). In einer US-amerikanischen Studie mit über 1000 Pflegefachkräften konnte ermittelt werden, dass die Führungskräfte in der Pflege oft Widerstand gegen die Umsetzung von evidenzbasierter Patientenversorgung (EBP) leisten (Melnyk et al. 2012). Das ist besonders tragisch, da in verschiedenen Untersuchungen bestätigt werden konnte, dass die Einführung von EBP Komplikationen bei Patienten reduzieren und die Gesundheitskosten damit um 30% gesenkt werden können. Deshalb hat das anerkannte Institute of Medicine auf seiner Agenda festgelegt, dass bis 2020 90% der klinischen Entscheidungen evidenzbasiert sein sollen (Melny et al. 2012).

## 13.2     Wenn das Unternehmen aus dem Ruder läuft

**Beispiel aus der Praxis**

Christian Sander (52) ist seit einem halben Jahr Heimleiter des katholischen Pflegeheims St. Josef-Stift und nimmt an einem Führungstraining teil. Er bringt schon früh seinen eigenen Fall ein, da er »in großer Not« sei.

Sein Pflegeheim habe er damals in einem äußerst maroden Zustand übernommen. Es gab einen hohen Krankenstand unter den Mitarbeitern und das Haus sei mehrfach wegen schlechter Versorgung der Bewohner in die Presse geraten. Der Träger hatte dann den damaligen Heimleiter fristlos entlassen. Herr Sander hatte sich bereits damit einen guten Ruf verdient, schon einige Altenheime aus der Krise geholt zu haben. Somit sah er auch das St. Josef-Stift als eine weitere Herausforderung in seiner beruflichen Karriere.

Doch diesmal sei es »irgendwie anders« als bei den anderen Häusern. Er habe zwar schnell eine Problemanalyse gemacht und entscheidende Veränderungen eingeleitet. Doch seit einiger Zeit leide er an Herzrhythmusstörungen, Albträumen und Konzentrationsschwierigkeiten, mit der Folge einiges an Medikamenten zu sich zu nehmen.

**Problemanalyse:**
- Zu wenig Personal
- Große Berufsunzufriedenheit der Mitarbeiter
- Geringe Pflegequalität
- Fehlendes Vertrauen der Mitarbeiter in die Organisation
- Angst der Mitarbeiter, Fehler zu machen (und dafür bestraft zu werden)

**Eingeleitete Veränderungen:**
- Aufstockung des Personals
- Nachqualifizierung des Personals
- Einbeziehen der Mitarbeiter und Ernstnehmen ihrer Kritik
- Loben der Mitarbeiter für gute Ideen und Leistungen
- Ermutigung zu einem offenen Fehlermanagement
- Transparente Kommunikation

Die Trainerin schlägt als Methode eine **Organisa-tionsskulptur** (◧ Abb. 13.1) vor und Herr Sander ist einverstanden.

Wesentliche Beteiligte seiner Organisation sollen nun, vertreten durch Teilnehmer dieses Trainings, im Raum platziert werden. Herr Sander entscheidet sich für die Mitarbeiter, von drei Personen vertreten, die Bewohner (eine Person), den Träger der Einrichtung (eine Person) und eine stellvertretende Person für sich selbst. Aus den anwesenden Teilnehmern bittet er sechs Personen, jeweils eine dieser Rollen zu besetzen. Er gibt den Personen die in ◧ Abb. 13.1 gezeigte Anordnung im Raum.

Die Trainerin befragt nun alle an der Skulptur Beteiligten nach ihrem Befinden.

**Bewohner:** »Fühle mich ausgeschlossen. Niemand sieht mich an. Hier kümmert sich niemand um mich.«

**Mitarbeiter 1 (MA 1):** »Ich fühle mich hier allein. Habe zu niemandem Kontakt. Dabei komme ich in eine Trotzhaltung, im Sinne von: Ist mir alles egal hier.«

**Mitarbeiter 2 (MA 2):** »Soll er doch mal zeigen, was er kann! Mal sehen, wer am längeren Hebel sitzt. Ich befürchte, dass letztlich der Träger ja doch macht, was er will.«

**Mitarbeiter 3 (MA 3):** »Die können mich hier alle mal. Ich mache, was ich will.«

**Träger:** »Fühle mich wohl. Habe alle im Blick und Herrn Sander im Griff.«

**Herr Sander:** »Ich bekomme hier keine Luft! Der Träger sitzt mir im Nacken und ich fühle mich ihm verpflichtet. Und ich muss ja auch alles richtig machen! Fehler kann ich mir nicht leisten, die sehen schließlich alles. Und zu den Mitarbeitern bekomme ich keinen wirklichen Kontakt. Von MA 2 fühle ich mich sogar bedroht. Und die Bewohner sehe ich gar nicht.«

Die Trainerin filtert zwei angespannte Kontakte heraus, die nun bearbeitet werden müssen. Zum einen der Kontakt zwischen Herrn Sander und dem Träger und zum anderen der Kontakt zwischen Herrn Sander und MA 2. Zunächst positioniert die Trainerin Herrn Sander und den Träger frontal zueinander (◧ Abb. 13.2).

In dieser Gegenüberstellung verändert sich die Körperhaltung von Herrn Sander für alle sichtbar. Er steht plötzlich leicht nach vorn gebeugt,

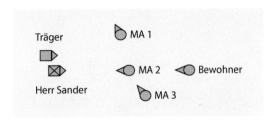

◧ **Abb. 13.1** Skulptur 1: Quadrate: männlich, Kreise: weiblich, Spitze: Blickrichtung

die Schultern hochgezogen und den Blick auf die Schuhe des Trägers gerichtet. Der Träger dagegen steht aufrecht und hat die Hände in die Hüften gestemmt.

Die Trainerin fragt Herrn Sander (bzw. seinen Stellvertreter), wie es ihm nun geht.

**Herr Sander:** »Irgendwie fühle ich mich schuldig.«

Die Trainerin fragt nun den echten Herrn Sander, ob die anderen Einrichtungen, die er aus der Krise geholt habe, auch konfessionelle Häuser gewesen sein. Dieses verneint er. Herr Sander erklärt, dass er zwar selbst katholisch sei, jedoch zumeist in konfessionslosen Häusern tätig war. Die Trainerin will wissen, welche Rolle die Kirche in seiner Kindheit gespielt habe. Herr Sander sagt darauf: »Die Kirche war immer übermächtig und unanfechtbar.« Er wuchs auf mit dem Satz: »Der liebe Gott sieht alles!« Die Trainerin fragt nach, ob Herr Sander den Träger unbewusst mit der katholischen Kirche verwechsle. Nach einigen Überlegungen bejaht dieser.

Nun holt die Trainerin eine weitere Person in die Skulptur, platziert sie zunächst hinter dem Träger und stellt ihn dann vor den Stellvertreter von Herrn Sander.

Die Trainerin wendet sich wieder dem Stellvertreter Herrn Sanders zu und gibt diesem eine schwere Tasche (voll mit Büchern). Diese schwere Tasche steht dabei symbolisch für die Machtlosigkeit, die Herr Sander der katholischen Kirche gegenüber fühlt und die es gilt, an diese zurückzugeben. Die Trainerin gibt die Worte vor, die Herr Sander an die katholische Kirche richtet.

**Herr Sander:** »Ich trage hier das Paket von Machtlosigkeit und Schuldgefühlen und gebe das zurück an die katholische Kirche.« Dabei überreicht Herr Sander die schwere Tasche an die katholische Kirche.

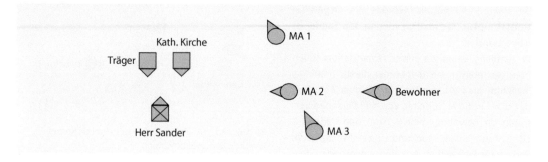

**Abb. 13.2** Skulptur 2

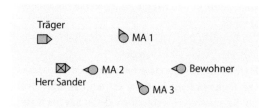

**Abb. 13.3** Skulptur 3

**Katholische Kirche:** »Ich anerkenne die Machtlosigkeit und Schuldgefühle.«

Nach dieser »Übergabe« verändern sich die Körperhaltungen beider sichtbar. Herr Sander steht mit straffen Schultern und die katholische Kirche hält die Tasche vor dem Bauch umschlungen. Das Bild der beiden ist ruhiger geworden und nicht mehr so spannungsgeladen wie zuvor. Beide werden gefragt, wie sie sich nun fühlen.

**Herr Sander:** »Ich bin völlig erleichtert und fühle mich irgendwie frei. So als wenn eine langjährige Last von mir gewichen sei.«

**Träger:** »Es ist okay so. Merke, wie ich nun anfange, Respekt vor Herrn Sander zu entwickeln, der vorher nicht da war. Muss nicht mehr dominieren, sondern kann mich jetzt auf ein partnerschaftliches Miteinander mit Herrn Sander einlassen.«

**Katholische Kirche:** »Ja, meine Aufgabe ist hier erfüllt. Ich kann nun gehen.« Verabschiedet sich und verlässt die Skulptur.

Nun stellt die Trainerin Herrn Sander vor MA 2 (■ Abb. 13.3).

Beide sehen sich ruhig in die Augen und werden aufgefordert, zu sagen, wie es ihnen nun geht.

**Herr Sander:** »Ich fühle mich ruhig und klar und nehme die Herausforderung von MA 2 an.«

**MA 2:** »Ich bin ganz irritiert. Herr Sander hat nun eine ganz andere Kraft und ist viel glaubwürdiger. Meine ganze »Aufmüpfigkeit« ist wie weggeblasen. Trotzdem ist da noch ein kleiner Zweifel.«

Die Trainerin bittet MA 2 diesen Zweifel mit einer direkten Frage an Herrn Sander auszudrücken.

**MA 2:** »Herr Sander, können wir uns zukünftig auf Sie verlassen, ohne dass Sie sich zur Marionette des Trägers machen?«

**Herr Sander:** »Ja MA 2, Sie können sich auf mich verlassen. Meine alten Verstrickungen mit dem Träger sind nun endgültig beseitigt. Sie können also auf mich zählen.«

Nun bittet die Trainerin, sich alle so im Raum zu platzieren, dass es für alle angenehm ist. Nach einigem Hin und Her ist dieses das abschließende Bild (■ Abb. 13.4).

Nun wird zum Schluss der echte Herr Sander, der diese Skulpturarbeit die ganze Zeit verfolgt hat, an die Stelle seines Stellvertreters gebeten. Dabei geht ihm ein breites Grinsen über das ganze Gesicht, sodass alle Teilnehmer lachen müssen.

**Herr Sander:** »Ja, hier geht es mir richtig gut. Ich habe meine Mitarbeiter im Blick und sehe, wie diese ihre Aufmerksamkeit unseren Bewohnern zukommen lassen. Und der Träger steht hinter mir. Das ist gut so. Ja, so soll es sein!«

■ **Erklärung zur Skulpturarbeit mit Herrn Sander**

Herr Sander kommt mit einer Reihe von Symptomen (Herzrhythmusstörungen etc.) und versteht

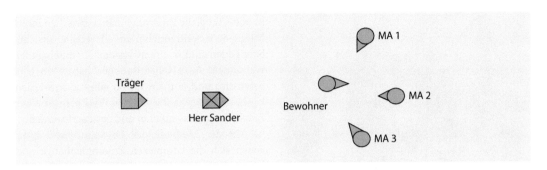

□ **Abb. 13.4**    Skulptur 4 (Abschlussbild)

nicht, warum die Herausforderung der Umstrukturierung des St. Josef-Stifts für ihn zu einer Überforderung geworden ist. Er hatte einige Altenpflegeheime erfolgreich aus der Krise geholt. Während das St. Josef-Stift sich in katholischer Trägerschaft befindet, waren alle anderen Heime, in denen er tätig war, nicht konfessionell gebunden.

Mit der Übernahme des St. Josef-Stifts als Heimleiter wurden bei Herrn Sander unbewusste Erinnerungen hochgespült, in denen er als Kind die Kirche als »übermächtig und unanfechtbar« erfahren hatte. Was nun passierte ist das, was Marlies Holitzka und Elisabeth Remmert (2000) eine »Doppelbelichtung« nennen. Herr Sander verwechselt unbewusst den Träger der Einrichtung mit der katholischen Kirche seiner Kindheit und sieht sich selbst als Kind statt als Heimleiter.

Diese Doppelbelichtung wird schon in der ersten Skulptur deutlich, wenn Herr Sander sagt: »Ich bekomme hier keine Luft! Der Träger sitzt mir im Nacken und ich fühle mich ihm verpflichtet. Und ich muss ja auch alles richtig machen! Fehler kann ich mir nicht leisten, die sehen schließlich alles.«

Die Worte: »Ich muss alles richtig machen«, deuten darauf hin, dass diese aus der Kindheit von den Eltern übernommen wurden (»Mach ja alles richtig, Kind!«). Und mit dem Satz: »Die sehen schließlich alles«, wird jemand zu einer überdimensionalen Kontrollinstanz gemacht. So scheint Herr Sander die Kirche seiner Kindheit erfahren zu haben, nämlich als übergroße Kontrollinstanz, die alles sieht. Da diese Worte (die sehen schließlich alles) nicht zur aktuellen Realität von Herrn

Sander gehören, muss dieses aus einer früheren Zeit stammen.

Das zentrale Problem und zugleich Auslöser sämtlicher Symptome lag also daran, dass Herr Sander unbewusst in die Rolle des Kindes schlüpfte und sich somit in der eigenen Handlungsfähigkeit ausbremste.

In der Körperhaltung dem Träger gegenüber (2. Skulptur) wird das deutlich sichtbar. Unbewusste Ängste vor Schuld und Strafe dominieren hier das Bild. Durch die symbolische Rückgabe von Machtlosigkeit und Schuldgefühlen befreit sich Herr Sander aus diesen alten Verstrickungen. Das merkt auch sofort die Mitarbeiterin 2, die Herrn Sander nun den ihm gebührenden Respekt zollen kann.

Abschließend wird Herr Sander gefragt, was er mit den anderen Einrichtungen anders gemacht hat, als er diese aus der Krise führte. Hierzu gibt Herr Sander an, dass er sich jeweils eine externe Beraterin dazu holte, die eine wichtige Rolle im Change-Management-Prozess übernahm. Und im St. Josef-Stift habe er sich nicht getraut, eine Expertin dazu zu holen, weil er das Gefühl hatte, sich keine Hilfe holen zu dürfen und er alles alleine machen müsse. »Das hat wohl damit zu tun, dass ich den Träger unbewusst mit der katholischen Kirche meiner Kindheit verwechselt habe und Angst hatte, nicht gut genug zu sein.«, sagt Herr Sander abschließend. Dieses Phänomen kommt häufig vor und wird als Doppelbelichtung (Holitzka und Remmers 2000) oder als Kontextüberlagerung (Sparrer 2009) beschrieben.

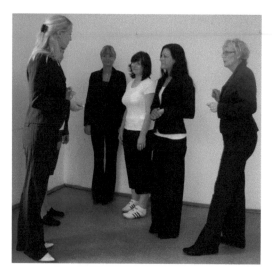

**Abb. 13.5**    Methode der Organisationsskulptur

## 13.3    Systemische Organisationsskulpturen

Die Methode der Organisationsskulptur geht auf die Familientherapeutin Virginia Satir aus den USA zurück. In ihrer kreativen Arbeit mit Familien zur Lösung von Konflikten verzichtete sie auf die typische Schuldzuschreibung (z. B. »Weil mein Vater meinen Bruder vorzog, bin ich heute so schüchtern.«). Stattdessen entwickelte sie unentwegt neue Verfahren, um Familien aus ihren Verstrickungen zu befreien. Eine Methode, die heute großen Zulauf findet, ist die Familienskulptur. Sie wurde von Bert Hellinger, der bei Virginia Satir lernte, nach Deutschland gebracht und hier als Familienstellen vermarktet. Zur Würdigung des Originals und ihrer Entdeckerin wird hier weiterhin der Begriff Skulptur verwendet (□ Abb. 13.5).

Die Grundlagen der Familienskulptur lassen sich leicht auf Organisationen übertragen. Wie in einer Familie beeinflussen sich auch die Mitglieder einer Organisation wechselseitig. Dazu wird gern das Bild eines Mobiles zitiert, in dem sozusagen alle Elemente alle anderen bewegen. Die Bewegung und die Öffnung nach außen können als Zeichen einer lebendigen Organisation verstanden werden.

Organisationen werden als Systeme verstanden. Systeme setzen sich aus vielen Mitgliedern zusammen. Um Organisationen zu verstehen, ist es notwendig, die Zusammenhänge zwischen ihren Mitgliedern wahrzunehmen. Wie kleine unsichtbare Fäden sind in einem System alle miteinander verbunden. Auch Organisationen haben ein Unbewusstes und je mehr davon aufgedeckt werden kann, desto bewusster können die Energien einer Einrichtung sich entfalten und gesteuert werden.

Mit der Methode der Organisationsskulptur lassen sich die komplexen Zusammenhänge und Wechselwirkungen von Unternehmen auf einfache Weise darstellen und bearbeiten (Horn und Brick 2010). Das Gute an diesem Verfahren ist, dass jedes Organisationsmitglied die Skulptur aus seiner Perspektive gestalten kann und sich dennoch die Dynamik des gesamten Unternehmens sichtbar macht. Klaus-Peter Horn und Regine Brick (2010) sprechen hier vom verborgenen Netzwerk der Macht.

» Weil unbewusste Phänomene an nahezu allen zwischenmenschlichen Beziehungen beteiligt sind, kommt ihnen auch im Führungsgeschehen eine wesentliche Bedeutung zu. Jede Beschreibung der Aufgaben einer Führungskraft ist unvollständig, wenn diese Phänomene ausgeklammert werden, weil es gerade unbewusste Motivationen und Konstellationen sind, die Führung zu einer so schwierigen Aufgabe machen, und häufig auch zu Komplikationen führen, die rein rational nicht mehr ausreichend verstehbar sind (Mertens und Lang 1991 in Borsi und Schröck 1995).

Borsi und Schröck (1995) stellen fest:

» Jede soziale Organisation, jedes Krankenhaus, auch der Pflegebereich hat eine eigene spezifische »Kultur«, einen eigenen Sprachcode und einen oftmals unbewussten »Organisationsmythos«, auch eine eigene Organisations-Identität, die oft unsichtbar und informell in das individuelle und kollektive Handeln einfließt. Diese kulturellen Muster und Spiele haben weitreichende Auswirkungen auf Führungsprozesse in sozialen Organisationen.

Um den Anteil des Unbewussten in Organisationen darzustellen, wird häufig das Modell des Eisbergs verwendet (Probst 1993). Das Besondere an einem Eisberg ist, dass der sichtbare Anteil, der sich über dem Wasser befindet, nur einen sehr kleinen

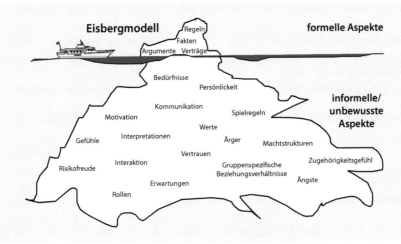

○ **Abb. 13.6**    Formale und informale Aspekte der Organisation (dargestellt am Eisberg adaptiert nach Probst 2001)

Prozentsatz ausmacht. Der größte Teil bleibt also unsichtbar. In Organisationen gibt es formelle Regeln, wie Stellenbeschreibungen oder Einstellungsverfahren, die dem sichtbaren Anteil des Eisbergs entsprechen. Führungskräftetrainer schätzen diesen Anteil auf etwa 5%. Die restlichen 95% verteilen sich auf die informellen Regeln und beschreiben die sog. Organisationskultur (○ Abb. 13.6).

Organisationen entwickeln mit den vielen ihnen angehörigen Menschen oft eigene Dynamiken. Deshalb ist ein Verständnis im Sinne des Ursache-Wirkungs-Denkens oft zu kurz gegriffen. In die Handlungen der Mitarbeiter fließen zu viele Aspekte mit ein, als dass sie auf einen einzigen Grund zurückzuführen seien.

### 13.3.1 Störungen im System

Störungen treten in Systemen immer dann auf, wenn eine der drei folgenden Aspekte verletzt wird (Holitzka und Remmert 2000):
1. Zugehörigkeit
2. Ordnung
3. Balance von Geben und Nehmen

Auf Organisationen bezogen bedeutet **Zugehörigkeit**, dass alle Mitglieder des Unternehmens als ihr zugehörig akzeptiert werden. Störungen treten beispielsweise auf, wenn Mitglieder ungerechtfertigt entlassen werden. Denn dann entsteht eine energetische Leerstelle, die für die Dagebliebenen spürbar ist und Konflikte heraufbeschwört.

Mit **Ordnung** ist hier beispielsweise die hierarchische Rangfolge gemeint oder die Reihenfolge des Eintritts in das Unternehmen. Eine gestörte Ordnung liegt z. B. dann vor, wenn jemand seine Führungsrolle entzogen bekommt und nun als »normales Mitglied« im gleichen Team weiterarbeitet. So gibt es zusehends Pflegeeinrichtungen, die sich entscheiden, die Führungsspitze zu verschlanken, indem sie Stationsleitungen ihres Amtes entheben und stattdessen einige wenige übergeordnete Abteilungsleitungen installieren. Die ungünstigen Dynamiken, die solche Entscheidungen bewirken, sind nur schwer wieder auszugleichen.

Die **Balance zwischen Geben und Nehmen** meint einen Ausgleich zwischen Leistungen zu schaffen. In Unternehmen kann dieses auf den Lohn bezogen werden, den Mitarbeiter für ihre Tätigkeit erhalten. Die Balance ist beispielsweise gestört, wenn Pflegende für ihr Schaffen zu wenig Lohn oder zu wenig Anerkennung bekommen.

> ❯ Oft ist nicht das Geld der ausschlaggebende Faktor für berufliche Zufriedenheit, sondern die mit der Arbeit verbundene Wertschätzung, auch gesellschaftlicher Art.

Der zunehmende Personalnotstand im Gesundheitswesen hat hier seine Wurzeln. Man kann sich dieses wie eine innere Kontoführung vorstellen. Wenn Soll und Haben zu weit auseinander klaffen, sind wir um einen Ausgleich bemüht.

Störungen in Organisationen zeigen sich beispielsweise in Machtkämpfen, mangelnden Erfolgen, hohen Fehlzeiten des Personals oder im Lästern der Mitarbeiter.

### 13.3.2  Wie funktioniert eine Organisationsskulptur?

Mit rationaler Logik oder den herkömmlichen Methoden der Psychologie lässt sich die Wirkung und Funktion einer Organisationsskulptur nicht beschreiben. Wenn die Stellvertreter plötzlich Dinge sagen, die genau den Ton des ursprünglichen Mitarbeiters treffen, ohne dass er diesen kennt, dann grenzt das an Magie. Übrigens hat Daan van Kampenhout (2014) den interessanten Versuch unternommen, die Skulpturarbeit mit dem Vokabular des Schamanismus zu erklären. Verbindende Elemente zwischen Skulpturarbeit und schamanischem Arbeiten sind beispielsweise das rituelle Vorgehen (Verwenden weniger doch oft archaischer Sätze wie »Ich akzeptiere deinen Weggang«) sowie die bewusste Arbeit mit dem Raum. Während in den meisten anderen Trainings die Zeitschiene im Vordergrund steht (also der Plan, bis wann was erreicht sein soll), wird sich bei der Skulpturarbeit ganz auf den Raum eingelassen und die dadurch entstehenden energetischen Wirkweisen (van Kampenhout 2014).

Die Organisationsskulptur wird mittlerweile von vielen Trainern verwendet, die systemisch arbeiten. So gibt es auch eine Vielzahl von Vorgehensweisen. Während einige mit der Klärung des Auftrags beginnen (Sparrer 2009), lassen andere dies außen vor (Hellinger 2005). Im Folgenden wird die Vorgehensweise beschrieben, wie sie die Autorin in der Regel einsetzt.

■ Auftragsklärung

Zunächst ist es wichtig, den Auftrag zu klären. Dieses geschieht durch die Formulierung einer Fragestellung, die eine Führungskraft oder ein

Mitarbeiter zu seiner Organisation hat. Die Fragen können ganz unterschiedlich sein, wie:

- Wie kommt es, dass unser Unternehmen Verluste macht, obwohl die Mitarbeiter motiviert scheinen?
- Warum werden die Planungen der Leitungsebene nicht umgesetzt?
- Was stimmt nicht in meiner Organisation?

■ Auswahl der Personen oder Symbole für die Skulptur

Die Person, welche die Frage stellt, wird bei der Skulpturarbeit von einem Trainer oder einer Trainerin begleitet. Gemeinsam wird überlegt, welche Personen und welche Symbole in der Skulptur berücksichtigt werden sollen. Hier sind den Möglichkeiten kaum Grenzen gesetzt. So können zum einen real existierende Personen (beispielsweise der Chef oder die Qualitätsbeauftragte) gewählt werden, zum anderen auch Gruppen von Menschen in einer Person zusammengefasst (wie der Träger in der Skulptur von Herrn Sander). Es können aber auch Symbole aufgestellt werden (wie »mein Ziel« oder »das Einkommen« oder »die Zukunft der Einrichtung«). Sobald die Anzahl der Personen und/oder Symbole steht, wählt der Fragende aus den anwesenden Teilnehmern diejenigen aus, mit denen er bestimmte Rollen besetzen möchte.

■ Platzieren der Skulpturteilnehmer im Raum

Der Fragende fasst die einzelnen Teilnehmer von hinten an die Schultern und schiebt sie so lange durch den Raum, bis der ideale Platz dafür gefunden ist. Der ideale Platz entspringt dabei dem Gefühl des Fragenden und ist an keine Logik gebunden. Auf diese Weise werden alle ausgewählten Teilnehmer an ihren Platz im Raum geführt. Unterstützt werden kann die Platzierung durch eine Gestik (wie einen ausgestreckten Zeigefinger in eine bestimmte Richtung oder das Stemmen der Hände in die Hüften). Wichtig ist, dass auch die Person des Fragenden mit einem Stellvertreter besetzt wird.

Die Anordnung der Teilnehmer im Raum erfolgt nach einem inneren, oft unbewussten Bild, also der persönlichen Perspektive des Fragenden. Durch die Besetzung dieses Bildes mit Personen ergibt sich eine Dynamik. Da der Fragende die Personen selbst platziert hat, spiegelt sie auch die

Dynamik wider, die der Fragende real in seiner Organisation erlebt. Der Fragende selbst verlässt die Skulptur und beobachtet das Geschehen von außerhalb. Das Wirken der Skulptur geht über die verbale und auch nonverbale Sprache hinaus und wird als **transverbale Sprache** bezeichnet (Sparrer 2009).

- Befragen der Skulpturteilnehmer nach ihrem Befinden

Die einzelnen Skulpturteilnehmer werden nun vom Trainer befragt, wie es ihnen an ihrem Platz geht. Dieser Moment ist sehr spannend und wird oft als magisch erlebt, da der Stellvertreter die Originalbesetzung ja nicht kennt, aber dennoch wie diese agiert und empfindet. Der Fragende ist oft sehr berührt und kann kaum glauben, was da gesprochen wird.

Die sich dabei entfaltende Dynamik steht oft in direktem Zusammenhang mit der vom Fragenden als Problem empfundenen Situation. Das liegt daran, dass diese Skulptur genau die Problemsicht des Fragenden wiedergibt und an der Situation Beteiligte als Repräsentanten sichtbar »in den Raum gestellt wurden«. Das bedeutet, dass wir von allen Themen unbewusste Bilder abspeichern und diese abgespeicherte Konstellation wiederum eine eigene Wirkung entfaltet. Mit anderen Worten: Die eigene Wahrnehmung beeinflusst die Dynamik des Geschehens. Um eine Veränderung oder gar Heilung zu bewirken, müssen bestimmte Dinge geklärt (Ordnung, Ausgleich, Zugehörigkeit) werden und die Skulptur in ein »heilsames« oder »kraftvolles« Bild verwandelt werden.

- Arbeiten mit den Spannungen oder Unstimmigkeiten im Raum

Bestimmte Spannungen oder Unstimmigkeiten werden schon durch das Bild sichtbar, wie die Repräsentanten aufgestellt wurden. Wenn sich beispielsweise zwei Personen frontal gegenüber stehen, ist das häufig ein Zeichen von Aggression (wie bei Herrn Sander und der Mitarbeiterin 2). Spannungen oder Unstimmigkeiten können auch verbal erfahren werden. So haben Trainer ein Ohr dafür entwickelt, welche Sätze passen und welche Äußerungen »nicht hier her gehören«. Das ist beispielsweise bei Doppelbelichtungen der Fall, wenn der Chef unbewusst mit dem eigenen Vater verwechselt wird. Dieser Fall kommt übrigens häufig vor.

In dieser Phase ist es wichtig, Klärungen herbeizuführen. Wenn beispielsweise eine Führungskraft umgangen wird und Absprachen an ihr vorbei getroffen wurden, sollte die **Ordnung** wieder hergestellt werden. Einfache Sätze, wie: »Ich akzeptiere dich in deiner Führungsrolle« können hier eine tiefe Wirkung entfalten und haben rituellen Charakter (Daimler et al. 2003). Generell gilt, die klärenden Sätze kurz und prägnant zu halten. Die Rückgabe von Lasten, die jemand anderem gehören sind wichtige Handlungen, welche die Ordnung klären.

Die gesamte »Arbeit« in dieser Phase übernimmt dabei der Stellvertreter des Fragenden. Der Fragende selbst bleibt in dieser Phase noch außen vor. Erst wenn alle Unklarheiten und Spannungen so gut wie möglich aufgelöst und geklärt sind, richtet sich die Aufmerksamkeit auf das Abschlussbild.

- Die Abschlussskulptur

Einige Trainer geben hier das Abschlussbild vor, indem sie die Repräsentanten gezielt neu platzieren. Andere bitten die Repräsentanten selbst, die »ideale Position« im Raum zu finden. Wenn dieses Bild gefunden wurde, wird der Fragende selbst gebeten, sich an die Stelle seines Stellvertreters zu begeben und dieses Bild in sich aufzunehmen.

Da ja seine erste Skulptur die problematische Situation präsentierte, ist es nun wichtig, mit der Abschlussskulptur ein »heilendes« oder »kraftvolles« Bild zu finden. Dieses Bild gilt es dann für den Fragenden zu verinnerlichen. Er wird gebeten, diese neue Skulptur in sich aufzunehmen, so dass diese nun ihre Wirkung entfalten kann. Dabei handelt es sich um einen Perspektivenwechsel, der nun eine neue Dynamik entfalten kann.

## 13.4    Strukturelles Empowerment

Was macht Pflegefachkräfte glücklich? Die Antwort auf diese Frage hat sich in den letzten 20 Jahren nicht verändert. Sämtliche Forschungen belegen konstant, dass Pflegende dann besonders zufrieden mit ihrem Beruf sind, wenn sie ihre Tätigkeit selbst bestimmen können (Blegen et al. 1993, Lewis und Batey 1982. Mrayyan 2003, Papathanassoglou et al.

**◻ Tab. 13.1.**     14 Kategorien der Kräfte des Magnetismus

| Komponenten des Modells | Kräfte des Magnetismus |
| --- | --- |
| Transformationale Führung | Qualität der Führung in der Pflege (1.)<br>Partizipativer Führungsstil (3.) |
| Strukturelles Empowerment | Organisationsstruktur mit flacher Hierarchie und dezentralen Entscheidungen (2.)<br>Personalpolitik und Prozeduren unterstützen die Pflege (4.)<br>Krankenhaus ist in die Gemeinde eingebunden (10.)<br>Pflegeimage (12.)<br>Professionelle Entwicklung von Pflege (14.) |
| Vorbildliche professionelle Pflegepraxis | Professionelle Modelle der pflegerischen Versorgung (5.)<br>Pflegequalität: Forschung und Evidenzbasierung (6.)<br>Qualitätsentwicklung (7.)<br>Adäquate Pflegekonsultationen und Ressourcen (8.)<br>Autonomie (9.)<br>Pflegefachkraft als Lehrer(in) (11.)<br>Interdisziplinäre Beziehungen (13.) |
| Neue Kenntnisse, Innovationen und Verbesserungen | Pflegequalität (6.)<br>Qualitätsentwicklung (7.) |
| Empirische Pflegeergebnisqualität | Pflegequalität (6.) |

ANCC, 2004: ► www.nursecredentialing.org

2012). Eigene Handlungs- und Entscheidungsspielräume sind damit der stärkste Motivator. Das ist nicht weiter verwunderlich. Denn schon der Stressforscher Lazarus (1991) fand heraus, dass Menschen besonders gestresst sind, wenn sie den Eindruck haben, die Situation nicht kontrollieren zu können. Ein Zuwachs an Autonomie in der Pflege entstresst also und macht zufriedener. Selbstbestimmung wird zum Copingmechanismus gegen Stress. Jede Form der Abhängigkeit oder fehlenden Mitbestimmung im Gesundheitswesen erhöht den Stress für die Pflegefachkräfte und macht unzufrieden.

Die sogenannten Magnetkrankenhäuser bieten ihren Pflegefachkräften genau diese gewünschte Autonomie. Damit ziehen sie das Personal magnetisch an, haben kaum Fluktuation und jede Menge zufriedene Mitarbeiter. Magnet-Organisationen gibt es seit 30 Jahren und gehören zu den am besten untersuchten Krankenhäusern (► www.nursecredentialing.org). Der positive Zusammenhang zwischen der größeren Handlungsautonomie und der Berufszufriedenheit konnte in einigen Studien bestätigt werden (Manojlovich und Laschinger 2007, Hess et al. 2011).

Was machen Magnetkliniken besser? Um den begehrten Magnet-Status zu erreichen, ist eine umfangreiche Akkreditierung notwendig. In 14 Kategorien (14 forces) muss durch unabhängige Forschung nachgewiesen werden, dass die geforderten Kriterien mit Bestnoten erfüllt werden. Es reicht also keine einfache Begehung durch ein Prüfgremium aus, sondern erfordert den wissenschaftlichen Nachweis. Ein kostspieliges Verfahren, was sich nur wenige Kliniken leisten können. Weil der Standard sehr hoch ist, benötigen Kliniken oft viele Jahre der Vorbereitung. Die 14 Kategorien sind folgenden fünf Komponenten zugeordnet (◻ Tab. 13.1).

Zur Unterstützung der Autonomie von Pflegefachkräften wird **strukturelles Empowerment** eingesetzt. Die Organisation führt verschiedene Methoden ein, um Pflegefachkräfte systematisch in ihrer Handlungsautonomie zu unterstützen. Dazu zählt z. B. die Beteiligung mit Stimmrecht an allen wichtigen Gremien. Auch die interdisziplinären Beziehungen spielen eine wichtige Rolle. Die Magnet-Organisation muss dafür sorgen und dieses nachweisen, dass die unterschiedlichen

Berufsgruppen positiv zusammenarbeiten. Bei Spannungen zwischen den Berufsgruppen wird also umgehend interveniert und mit entsprechenden Trainings, Beratungen, Schulungen etc. reagiert. Pflegefachkräfte aus Magnet-Krankenhäusern geben oft an, dass sie viel Wertschätzung für ihre Tätigkeit erfahren (Clavelle et al. 2012) und die Pflege im Haus ein positives Image hat (Benjamin et al. 2011).

Strukturelles Empowerment wurde sowohl qualitativ (Parsons und Cornett 2011) als auch quantitativ untersucht (Lacey et al. 2007). Als wichtige Eckpfeiler von strukturellem Empowerment auf der Ebene der Organisationskultur gelten:

- Systematische Unterstützung der Pflegefachkräfte durch ihre Vorgesetzten
- Gegenseitige Unterstützung der Pflegefachkräfte
- Arbeitsbelastung senken durch ausreichendes Pflegefachpersonal
- Beteiligung und Mitbestimmungsrecht der Pflegefachkräfte in allen Entscheidungsgremien der Organisation
- Positive Arbeitsbeziehungen zwischen Pflegefachkräften und Medizinern
- Ressourcen und Angebote für die Entwicklung von Pflegequalität
- Wertschätzung der Pflege als wichtige Tätigkeit innerhalt der Organisation

Als wichtige Eckpfeiler von strukturellem Empowerment auf der Ebene der Karriereförderung der Pflegefachkräfte gelten:

- Systematisches Angebot von Karrieremöglichkeiten für Pflegefachkräfte mit entsprechender Entlohnung
- Ressourcen und Angebote für die professionelle Entwicklung von Pflege
- Gezielte Unterstützung zur evidenzbasierten Pflege (entsprechender Zugang zu Bibliotheken, um zu recherchieren)
- Möglichkeiten der Pflegeforschung

Eine Alternative zum Magnet-Status bietet das Gütesiegel »Pathway to Excellence«. Das ist für Gesundheitseinrichtungen gedacht, die sich den Magnet-Status nicht leisten können, sich jedoch auf den Weg in diese Richtung begeben wollen. Beim Pathway to Excellence werden folgende 12 Kategorien überprüft (▶ www.nursecredentialing.org):

1. Pflegefachkräfte kontrollieren ihre Pflegepraxis selbst
2. Die Arbeitsumgebung ist sicher und gesundheitsfördernd
3. Gute Patientenversorgung durch effektive Kommunikation
4. Fokussierung auf den Pflegeberuf hilft neuen Pflegekräften, sich zu orientieren
5. Die/der Pflegedirektor/in ist qualifiziert und auf allen Entscheidungsebenen der Organisation beteiligt
6. Professionelle Karriereplanung ist sichergestellt und wird umgesetzt
7. Angemessene Vergütung
8. Pflegekräfte werden für ihre Leistungen anerkannt
9. Unterstützung für eine gesunde Work-Life-Balance
10. Interdisziplinäre Zusammenarbeit wird geschätzt und unterstützt
11. Pflegedienstleitungen (nurse managers) sind kompetent und übernehmen Verantwortung
12. Programme zur Qualitätssicherung und Evidenzbasierung werden verwendet.

Wenn ein Krankenhaus sich auf den Weg in Richtung Magnet-Organisation machen will, bedarf es einer unternehmenspolitischen Entscheidung. Die zu verändernden Strukturen betreffen alle Mitarbeiter des Hauses, deshalb müssen auch alle aktiv am Veränderungsprozess beteiligt werden. Diese aufregende Reise beginnt mit einer Gap-Analyse, bei der mit umfangreichen Methoden die Ist-Situation der Organisation ermittelt wird, um die Diskrepanzen (gaps) zu einer Magnet-Organisation aufzuzeigen. Da objektive Messergebnisse vorliegen müssen, führen Lippenbekenntnisse zum Scheitern (Jenkins und Fields 2011).

Zur Ermittlung der Ist-Situation eignet sich die Methode der **SWOT-Analyse**. Für jeden der oben angeführten 12 Kategorien werden folgende vier Felder bearbeitet: Stärken, Chancen, Schwächen, Risiken. Wenn Sie also mit dem ersten Schwerpunkt für den »Pathway to Excellence« beginnen wollen, könnte die SWOT-Analyse so aussehen (◻ Abb. 13.7).

| Stärken (strength) | Chancen (opportunities) |
|---|---|
| – MA der Pflege wollen mitbestimmen<br>– bereits in Führungstrainings für alle<br>  Leitungen investiert<br>– QM-Behandlungspfade etabliert<br>– Case Management etabliert<br>– letzte 5 Jahre in Bildungszentrum investiert<br>– MA der Pflege interessiert an Fort- und WB | – stärkt Selbstbewusstsein in der Pflege<br>– erhöht Berufszufriedenheit<br>– senkt Fluktuation<br>– senkt Krankheitszeiten der Pflege-MA<br>– steigert Image der Pflege |
| **Schwächen (weacknesses)** | **Risiken (threats)** |
| – Qualifikationen fehlen, insbesondere Pflege-<br>  forscher und Pflegeexperten (ANP)<br>– bei Neuerungen in der Pflege besteht<br>  Tendenz, dass Pioniere angefeindet werden<br>  (kein Zusammenhalt der guten Sache wegen)<br>– fehlender Blick für Gesamtpolitik des Hauses<br>– Bisher Forschung nur in der Medizin gefördert<br>– fehlende Kooperation mit Hochschulen<br>– fehlendes Selbstbewusstsein in der Pflege | – Überforderung der Pflege-MA<br>– kostenintensive Pflegeforschung<br>– Pflege-MA können sich nicht auf Methoden/<br>  Interventionen einigen<br>– keine Vorbildkontrolle durch Pflegekammer<br>– Ärzte können Pflegeentscheidungen nicht<br>  akzeptieren |

◘ **Abb. 13.7**    SWOT-Analyse: Pflegekräfte kontrollieren ihre Pflegepraxis selber

Nach dieser ersten Bestandsaufnahme gilt es zu bestimmen, ob genug Stärken vorhanden sind, um dieses Projekt zu starten, oder ob noch Zwischenschritte notwendig sind. Aus ◘ Abb. 13.7 könnte z. B. zunächst ein Training zur Gruppenzugehörigkeit in der Pflege erwachsen (fehlender Zusammenhalt bei Neuerungen), bevor die entsprechenden Experten qualifiziert oder angeworben werden.

Change Management Prozesse müssen auf unterschiedlichen Ebenen betrachtet werden. Oft geben die sogenannten weichen Faktoren den Takt der Veränderung vor. Hierzu zählen die kulturelle Identität, Werte, Fähigkeiten und typische Verhaltensweisen. Harte Faktoren sind beispielsweise Steuerungsgruppen, Strukturen, Prozesse und Strategien (Oltmanns und Nemeyer 2010). Die einseitige Fokussierung auf die harten Fakten muss als Anfängerfehler verstanden werden. Transparentes Vorgehen, offene Kommunikation in allen Prozessphasen (auch über Fehler) sowie das aktive Einbeziehen aller Mitarbeiter sind wichtig. Change Management Prozesse gehen immer mit Konflikten einher. Da ist es gut, mögliches Konfliktpotenzial frühzeitig zu thematisieren.

Die Gruppe der Pioniere ist meist recht übersichtlich, während die Skeptiker, Bremser oder gar Widerstandskämpfer den größten Anteil im Personal ausmachen. Deshalb reicht eine gute Idee nicht aus. Führungskräfte benötigen Überzeugungskraft, Begeisterung und mitreißendes Engagement. Mitarbeiter empowern zu können, ist eine entscheidende Führungsqualität. Jayce Osland et al. (2001) haben einen Fragebogen entwickelt, mit dem Mitarbeiter überprüfen können, ob ihr Vorgesetzter sie empowert. Neben der Ermutigung zu eigenen beruflichen Entscheidungen gehört dazu u. a. das Bereitstellen von arbeitsrelevanten Informationen, zunächst zuzuhören, statt umgehend in die eigenen Arbeitsabläufe einzugreifen, sowie das eigene Bemerken und Anerkennen guter Leistungen.

Um Veränderungsprozesse in die Unternehmenskultur zu integrieren, empfiehlt sich ein vierschrittiges Verfahren (Berger 2007):
1. Veränderungsinhalte festlegen (sollen)
2. Commitment aufbauen (wollen)
3. Fähigkeiten entwickeln (können)
4. Kultur gestalten (dürfen)

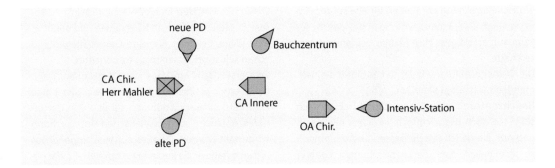

**Abb. 13.8** 1. Skulptur

Im Change Management spielen Machtfragen immer eine Rolle. Auch diese sollten eingehend analysiert und reflektiert werden (Oltmanns und Nemeyer 2010). Am Beginn eines Veränderungsprozesses der Organisation muss stets die Frage nach der Führungskompetenz stehen. Ist diese nicht vorhanden, haben Change Management Prozesse wenig Chance auf Erfolg (Yukl 2013).

## 13.5 Ein Chefarzt »blickt nicht mehr durch«

**Beispiel aus der Praxis**
Andreas Mahler ist Chefarzt der Chirurgie eines Allgemeinkrankenhauses in einer süddeutschen Kleinstadt und nimmt an einem Führungskräftetraining teil. Er möchte sein Thema gern bearbeiten und eröffnet mit den Worten: »Allmählich blicke ich nicht mehr durch, was bei uns eigentlich läuft.« Seine Klinik hatte sich für die Einrichtung eines Bauchzentrums entschieden, dem nun Chirurgen und Internisten angehören sollten. Mit dem Chefarzt der Inneren Abteilung besteht seit Jahren ein angespannter, doch niemals ausgesprochener beruflicher Konflikt. Das Krankenhaus war ursprünglich von Internisten gegründet worden und die Chirurgie wurde erst fünf Jahre später dazu geholt. Die Internisten hätten dabei immer noch das Gehabe vom Königreich, indem die Chirurgen lediglich geduldet würden.
Sein chirurgischer Oberarzt mache zu allem Unglück Ansprüche geltend. So sei ihm zu Ohren gekommen, dass dieser kündigen würde, wenn er nicht die Leitung der Interdisziplinären

Intensivstation übernehmen dürfe. Dabei brauche er diesen »guten Mann« unbedingt in seinem Team. Die alte Pflegedirektorin sei eine »gute Seele« gewesen und nun in den Ruhestand gegangen. Stattdessen habe man ihm die neue Pflegedirektorin vor die Nase gesetzt, die ein »reiner Kontrollfreak« sei und ihn mit »Kennzahlen nerve«.
Mit dem Chefarzt der Inneren kämpfe er um die Leitung des Bauchzentrums. Sein Oberarzt denke nur noch an seine persönliche Karriere (auch wenn er es nicht direkt sagt) und die neue Pflegedirektorin sei nicht nur ein Kontrollfreak, sondern auch ein Eisberg und wolle sich mit betriebswirtschaftlichen Zahlen nur wichtig machen.
Für die Skulptur werden folgende Personen und Symbole benannt (◻ Abb. 13.8):
 — Herr Mahler, Chefarzt der Chirurgie
 — Herr X, Chefarzt der Inneren Abteilung (CA Innere)
 — Die »alte« Pflegedirektorin (alte PD)
 — Die »neue« Pflegedirektorin (neue PD)
 — Bauchzentrum
 — Interdisziplinäre Intensivstation

Herr Mahler stellt zunächst sich selbst, den Chefarzt der Inneren und die alte und neue Pflegedirektion ins Bild. Dabei ist eine deutliche Spannung, insbesondere zwischen den beiden Chefärzten spürbar. Als der chirurgische Oberarzt und die Intensivstation ihre Positionen bekommen, beginnen die übrigen Seminarteilnehmer zu schmunzeln. Die Intensivstation ist sexy gekleidet (sehr kurzer roter Rock) und flirtet den Oberarzt offensichtlich an. Auch der schaut die Intensivstation ganz verliebt an. Beide bekommen gar nicht mit, dass die erotische Spannung der beiden für alle spürbar im Raum liegt. Zum Schluss wird noch das Bauchzentrum aufgestellt, was Herr Mahler beinahe vergessen hatte.

Die Trainerin befragt alle an der Skulptur Teilnehmenden nach ihrem Befinden.

**Bauchzentrum:** »Ich bin enttäuscht. Eigentlich sollte ich doch das Wichtigste in dieser Klinik sein und nun werde ich fast vergessen und dann noch so positioniert, dass ich zu niemandem Kontakt habe. Bin hier anscheinend völlig überflüssig.«

**Neue Pflegedirektion:** »Bekomme hier in meinem neuen Job keinerlei Starthilfe von den Chefärzten. Die beiden haben »ein altes Ding am Laufen« und das ist irgendwie festgefahren. Ich traue dabei insbesondere Herrn Mahler nicht über den Weg. Nach außen ist der scheinbar ruhig, aber nach innen kocht der schon lange. Das Bauchzentrum ist für unsere Klinik wichtig, doch das nimmt hier keiner ernst.«

**Alte Pflegedirektion:** »Fühle mich an der Seite von Herrn Mahler ganz wohl, aber der Konflikt zwischen den beiden Chefärzten macht mich traurig.«

**Chefarzt der Inneren:** »Bin einfach enttäuscht von Herrn Mahler. Habe ihn bei seiner Einstellung noch für einen patenten Chirurgen gehalten, doch da habe ich mich sehr getäuscht. Es gibt Fehler, die kann man nicht wieder gut machen.«

**Herr Mahler:** »Diese aufgeblasene Haltung von dem Chef der Inneren ist kaum zu ertragen. Neben der alten Pflegedirektorin fühle ich mich wohl, während mir die neue Pflegedirektorin zu sehr auf den Pelz rückt.«

**Oberarzt:** »Bin hier genau richtig positioniert«, dabei strahlt er über das ganze Gesicht, sodass wieder alle lächeln müssen. »Was sich in meinem Rücken abspielt, interessiert mich nicht und mein Blick auf mein Gegenüber ist sehr verlockend.«

**Intensivstation:** »Fühle mich hier auch ganz wohl, bei uns stimmt einfach die Chemie.«, dabei lächelt sie den Oberarzt verführerisch an.

### Eine alte Geschichte klären

Die Trainerin fragt den »echten« Herrn Mahler, der am Rand der Skulptur sitzt, ob es zwischen ihm und dem Chefarzt der Inneren etwas gebe, was den Konflikt zwischen beiden verständlich mache. Offensichtlich sei etwas vorgefallen, was diese Spannung zwischen beiden seit Jahren schüre.

Daraufhin wird Herr Mahler blass und blickt zu Boden. Er setzt mehrfach an zu erzählen und benötigt eine Weile, bevor er die »alte Geschichte«, die er schon selbst vergessen glaubte, berichtet.

Sein erstes Jahr am Haus sei gut gelaufen. Dann habe es einen Zwischenfall gegeben. Eine junge Frau mit unklarem Abdomen sei ihm von der Inneren Abteilung zur konsiliarischen Untersuchung vorgestellt worden. Da alles auf eine Appendizitis hinwies, habe er sie kurzerhand operiert. Es war ein Freitagabend und so habe er mit den Internisten keine Rücksprache mehr gehalten, sondern einfach operiert. Die Patientin habe eine seltene Gerinnungsstörung gehabt und sei »auf dem Tisch geblieben«. So etwas sei ihm zuvor nie passiert, und es habe ihn selbst erschüttert. Doch der Chefarzt der Inneren habe ihm diesen Fehler nie verziehen. Daraufhin bittet die Trainerin den Stellvertreter von Herrn Mahler folgenden Satz an seinen Kollegen zu richten:

**Herr Mahler:** »Ich habe einen Fehler begangen, der den Tod der jungen Frau zur Folge hatte. Dafür trage ich die volle Verantwortung.«

**Chef der Inneren:** »Ich höre, dass Sie (Herr Mahler) Ihren Fehler wirklich bereuen und kann Ihnen verzeihen.« Spontan schreitet er auf Herrn Mahler zu und reicht ihm die Hand.

Herr Mahler ist sehr berührt und findet keine Worte dafür. Er schaut seinem Kollegen einfach in die Augen. Ein ernster und bewegender Moment für die anderen Teilnehmer. Herr Mahler fühlt, wie sich eine Last von den Schultern löst und er wieder durchatmen kann. Sein jahrelanges Schuldgefühl habe er irgendwie weggesteckt und stattdessen eine unangreifbare und vielleicht auch arrogante Fassade aufgebaut. Kaum sind diese Worte ausgesprochen, dreht sich der Oberarzt abrupt um, um seinen Chef anzusehen.

**Oberarzt:** »Da passiert grad was ganz Wichtiges mit meinem Chef und da will ich dabei sein. Zum ersten Mal sehe ich ihn mit anderen Augen. Dass er einen Fehler zugibt, ist kaum zu glauben. Ich habe jetzt richtig Respekt vor ihm. Der hat mir wohl lange gefehlt.«

**Intensivstation:** »Hey, und was ist mit uns?«

**Oberarzt:** »Die Intensivstation ist mir jetzt nicht mehr so wichtig. Wichtig ist nur noch, dass ich mit meinem Chef an einem Strang ziehe. Mir ist an der

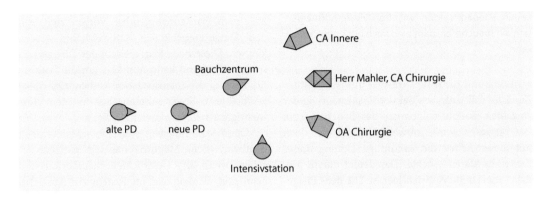

**Abb. 13.9**   2.Skulptur (Abschlussbild)

Zusammenarbeit mit ihm gelegen, nicht mehr an Konkurrenz.«

Die Aussprache zwischen Herrn Mahler und dem Chefarzt der Inneren verändert die gesamte Stimmung der Skulptur nahezu schlagartig. Das Eingeständnis der Schuld von Herrn Mahler und das Verzeihen des Fehlers durch seinen Kollegen stellt den notwendigen **Ausgleich im System** her. Daraufhin atmet die **alte Pflegedirektorin** erleichtert durch und sagt: »Nun sind die alten Dinge endlich geklärt und ich kann mich verabschieden.« Auch sie hatte das Geheimnis offensichtlich lange mitgetragen und ist nun befreit. Sie verabschiedet sich von allen Anwesenden und will beiseitetreten. Doch die Trainerin besteht darauf, dass diese ihr Amt nun offiziell an die neue Pflegedirektorin übergibt. Die alte Pflegedirektorin überlegt nicht lange, geht auf die neue Pflegedirektorin zu und sagt: »Die Leitung des Pflegedienstes in diesem Krankenhaus ist eine wunderbare Aufgabe, der ich gern nachgekommen bin. Nun übertrage ich Ihnen dieses Amt und wünsche Ihnen gutes Gelingen.«

Die **neue Pflegedirektorin** lockert ihre verkrampfte Haltung und lächelt erstmals. »Jetzt können wir uns endlich den wirklich wichtigen Dingen zuwenden, nämlich unserem Bauchzentrum.« Auch das Bauchzentrum strahlt und sagt: »Na endlich!« Daraufhin müssen alle lachen.

Die Trainerin bittet nun alle an der Skulptur Beteiligten eine neue Position zu finden, die ihnen angemessen ist (□ Abb. 13.9).

**Herr Mahler** nickt zufrieden in die Runde: »Ja, so kann es gehen. Meinem internistischen Kollegen kann ich die Leitung des Bauchzentrums überlassen. Er ist schon länger im Haus als ich und ich akzeptiere seine Vorrechte.«

**Chefarzt der Inneren:** »Nein, das will ich nicht. Wir können das Bauchzentrum auch zusammen leiten. Gemeinsam ergänzen wir uns gut. Jetzt wo die alten Dinge geklärt sind, können wir zusammen neu beginnen.«

Die Trainerin bittet nun den »echten« Herrn Mahler sich auf die Position seines Stellvertreters zu begeben. Die beiden wechseln die Plätze. Der »echte« Herr Mahler ist sichtlich bewegt. Er braucht eine Weile, bis er seine Gefühle in Worte ausdrücken kann.

**Der echte Herr Mahler:** »Ich kann es kaum glauben, aber es fühlt sich richtig an. Auch ich kann mir vorstellen, das Bauchzentrum mit meinem Kollegen gemeinsam zu leiten. Auf diese Idee wäre ich nie zuvor gekommen.« Er blickt seinen Kollegen an und beide klopfen sich auf die Schultern. Dann sieht er seinen Oberarzt an und sagt: »Ich übergebe dir die Leitung der Intensivstation. Bei dir weiß ich sie in guten Händen.«

**Oberarzt** (antwortet spontan): »Lieben Dank für dein Vertrauen. Ich werde dich nicht enttäuschen.«

**Intensivstation:** »Ja, meine Verliebtheitsgefühle zum Oberarzt sind wie weggeblasen. Doch das ist gut so. Jetzt habe ich die Sicherheit, dass meine Station weiter gut laufen wird.«

**Neue Pflegedirektion:** »Es ist ein gutes Gefühl, die Unterstützung meiner Vorgängerin zu haben. Nachdem die alten Geschichten geklärt sind, können wir uns nun mit den wirklich wichtigen Dingen beschäftigen. Das erleichtert mich.«

**Bauchzentrum:** »Ich fühle mich hier in der Mitte gut versorgt. Bin sowohl den Chefs als auch der neuen Pflegedirektorin wichtig. Diese Aufmerksamkeit brauche ich, damit ich mich gut entwickeln kann.«

■ **Erklärung zur Skulpturarbeit mit Herr Mahler**
Zunächst fällt auf, dass bei der Positionierung der einzelnen Skulpturteilnehmer das Bauchzentrum fast vergessen wurde, obwohl Herr Mahler doch mit dieser Arbeit die zukünftige Leitung dieses Zentrums klären möchte. Das deutet darauf hin, dass »etwas anderes« wichtiger ist. Die neue Pflegedirektorin gibt einen ersten Hinweis darauf, worum es eigentlich gehen könnte, indem sie formuliert, die beiden Chefärzte hätten »ein altes Ding am Laufen«. Neue Mitarbeiter merken oft früh, wenn alte ungeklärte Geschichten ihnen den Einstieg erschweren.

Dann wirft der Chef der Inneren Herrn Mahler einen Fehler vor. Dieser »Fehler« wurde bisher nicht benannt. Spätestens an dieser Stelle wird deutlich, dass die beiden Chefs ein Geheimnis miteinander haben. Da keine weiteren Informationen vorliegen, worum es eigentlich geht, wendet sich die Trainerin an den »echten« Herrn Mahler und fragt nach, welcher Konflikt zwischen den beiden stehe.

Nachdem die belastende Geschichte mit tödlichem Ausgang berichtet wird, die Herr Mahler verschuldete, kann nun am systemischen Ausgleich gearbeitet werden. Herr Mahler übernimmt die Verantwortung für sein Handeln und sein Kollege kann ihm seinen Fehler verzeihen. Damit ändert sich schlagartig die Stimmung im Raum.

Nicht nur Herrn Mahler fällt ein Stein vom Herzen, sondern auch die alte Pflegedirektorin fühlt sich erleichtert. Auch sie hatte das Wissen um diese alte Geschichte belastet. Am auffälligsten ist jedoch die Reaktion des Oberarztes. Seine Verliebtheitsgefühle für die Intensivstation sind wie weggeblasen. Stattdessen möchte er mit seinem Chef »an einem Strang ziehen«. Scheinbar hatte er den verdeckten Machtkonflikt zwischen den beiden Chefärzten ausgeblendet und sein eigenes Machtbestreben sexualisiert, indem er mit der Intensivstation flirtet, statt seine Leitungswünsche klar auszuhandeln.

In dem Moment, in dem Herr Mahler seine Schuld am Tod der Patientin bekennt, übernimmt er die volle Verantwortung für diese Situation. Die Übernahme der Verantwortung macht ihn zugleich

zu einem ernstzunehmenden Vorgesetzten, mit dem Dinge ausgehandelt statt verdrängt werden können. Diese neue Stärke erlebt der Oberarzt an seinem Chef und kann nun klar um die Position der Leitung der Intensivstation verhandeln. Dabei ist ihm jetzt die Zusammenarbeit mit dem Boss wichtiger als die Konkurrenz.

Diese Skulpturarbeit von Herrn Mahler zeigt deutlich, welche Möglichkeiten sich plötzlich ergeben, wenn alte Geschichten thematisiert und bearbeitet werden und im System ein Ausgleich geschaffen wird. Mit dem Nichteingestehen der Schuld hatte Herr Mahler das System Krankenhaus einseitig belastet. Das nach Ausgleich suchende System hat ihn deshalb misstrauisch behandelt (Chef der Inneren und neue PD).

■ **Das Nachgespräch mit Herrn Mahler**
Sieben Wochen nach der Skulpturarbeit ergibt sich ein telefonisches Nachgespräch zwischen der Trainerin und Dr. Mahler. Dabei berichtet Herr Mahler von den Veränderungen in seiner Klinik.

Nach der Skulpturarbeit hatte er sich vorgenommen, seinen Kollegen, den Chefarzt der Inneren, anzusprechen und sich nachträglich für den damaligen Fehler zu entschuldigen. Doch dieser sei ihm sozusagen zuvorgekommen. So habe sein Kollege ihn zum 50. Geburtstag eingeladen. Das sei ein großes Fest im Hause seines Kollegen gewesen, mit mehr als 100 Gästen. Bei dieser Gelegenheit habe sein Kollege mit ihm auf die gemeinsame berufliche Zukunft angestoßen und darauf gedrängt, die alten Geschichten ruhen zu lassen. Er habe ihm sozusagen einen gemeinsamen Neuanfang angeboten und vorgeschlagen, das Bauchzentrum zusammen zu leiten.

Damit hatte Herr Mahler nicht gerechnet. Er habe sich gefreut und das gleiche zufriedene Gefühl gehabt, wie bei der Skulpturarbeit. Nun sei alles so gekommen, wie er es sich erhofft hatte, und er habe sich nicht einmal entschuldigen müssen. Um sich zumindest »beim Herrn« zu entschuldigen, habe er am ersten Sonntag nach der Skulpturarbeit eine Kerze in seiner Gemeindekirche angezündet.

Nachdem sein Kollege ihm nun das Angebot der gemeinsamen Leitung des Bauchzentrums gemacht habe, habe Herr Mahler das Gefühl, ihm sei endgültig vergeben worden.

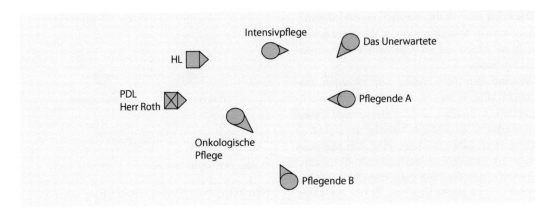

□ **Abb. 13.10** Skulptur

## 13.6 Die Zukunft eines ambulanten Pflegedienstes planen

**Beispiel aus der Praxis**

Michael Roth ist Pflegedienstleiter eines ambulanten diakonischen Pflegedienstes. Er hatte vor sechs Jahren den Pflegedienst gemeinsam mit einem Kollegen aufgebaut. Die letzte Wirtschaftsprüfung hat ergeben, dass sie rentabler arbeiten könnten, wenn sich der Dienst entweder vergrößert oder verkleinert. Gegen eine Verkleinerung sprächen die Anschaffungen im letzten halben Jahr (neues Auto, Sterilisationsgerät etc.). Für eine Vergrößerung würde jedoch ein Konzept benötigt, mit dem sie sich profilieren könnten. Seitdem suche Herr Roth nach einem Alleinstellungsmerkmal und kann sich nicht entscheiden, ob er auf Onkologie oder auf den Ausbau der ambulanten Intensivmedizin setzen solle.

Die Trainerin fragt Herrn Roth, ob es beim Ausbau seines Pflegedienstes auf jeden Fall eines der beiden genannten Schwerpunkte sein wird, die erweitert werden soll, oder ob auch noch andere Optionen möglich seien.

Herr Roth möchte auch den Blick für »das Unerwartete« offen halten, wisse aber nicht, was das sein könne. Die zwölf Mitarbeiterinnen der Pflege will er exemplarisch durch zwei Pflegende positionieren: Die Pflegende A war von Anbeginn an dabei. Die Pflegende B ist das jüngste Teammitglied und seit einem knappen Jahr dabei. Wegen der Qualifikation der Pflegenden B in Hospizarbeit sei er auch auf die Idee eines onkologischen Schwerpunktes gekommen.

Für die Skulptur werden folgende Personen und Symbole benötigt (□ Abb. 13.10):
- Stellvertreter für PDL Herr Roth
- (Heimleitung) Kollege
- Pflegende A (seit 6 Jahren dabei)
- Pflegende B (seit 1 Jahr dabei) verfügt über eine Qualifikation in Hospizarbeit
- Intensivpflege
- Onkologische Pflege
- »Das Unerwartete«

Die Trainerin befragt nun alle Skulpturteilnehmer nach ihrem Befinden. Pflegende A bittet darum anfangen zu dürfen.

**Pflegende A:** »Ich halte es hier kaum aus. Von dem Unerwarteten geht eine derartige Bedrohung aus, dass ich mich auf nichts anderes konzentrieren kann.«

**Pflegende B:** »Ja, mir geht es ganz genauso. Das Unerwartete macht mir nahezu Angst und ich bin froh, dass A noch dazwischen steht.«

Die Trainerin bittet beide Pflegende sowohl ihre Ängste als auch das Unerwartete genauer zu beschreiben.

**Pflegende B:** »Es ist schon länger da als ich und macht mir Angst, meine Arbeit zu verlieren. Es stinkt, wie ein faules Ei.«

**Pflegende A:** »Es gehört irgendwie zu uns, aber auf sehr unangenehme Art. Ich habe das Gefühl, es will mir alles, was ich habe, wegnehmen.«

Die Trainerin unterbricht den Prozess und fragt nun den »echten« Herrn Roth, ob er sich diese Sorgen erklären könne und ob er eine Ahnung habe, wofür hier das Unerwartete stehe.

**Der echte Herr Roth** berichtet: »Vor drei Monaten habe ich eine Kollegin entlassen, äh, die hat gekündigt. Wir haben uns im gegenseitigen Einvernehmen getrennt.«

Während Herr Roth diesen Satz monoton ausspricht, blickt er ins Leere. Es wirkt unecht und irgendwie einstudiert. Die Trainerin macht darauf aufmerksam, dass die Mitarbeiter ja eigentlich keine Angst haben müssten, wenn alles so einvernehmlich gelaufen sei, doch offensichtlich haben sie Angst. Herr Roth bekommt rote Ohren und beginnt sich die Hände zu reiben. Es fällt ihm offensichtlich schwer mitzuteilen, was wirklich geschehen ist. Endlich findet er die Worte:

**Herr Roth:** »Ich musste der Kollegin kündigen, weil sie mehrfach Patientinnen bestohlen hatte. Ich habe ihr versprochen, nicht darüber zu reden, wenn sie von selbst kündigt. Das hat sie dann auch gemacht. Selbst der Träger weiß nichts davon. Es ist mir einfach peinlich, denn wir sind schließlich ein christlicher Dienst.«

Die Trainerin bedankt sich bei Herrn Roth für diese zusätzliche Information, die notwendig war, um weiter zu arbeiten. Als überzeugter Christ war es Herrn Roth schwer gefallen, darüber zu sprechen. Nun setzt sie ihre Befragung nach dem Befinden der Skulpturteilnehmer fort.

**Kollege:** »Mir geht es gut in dieser Position. Kann mich auf meinen Kollegen (Herrn Roth) verlassen. Wir sind ein eingespieltes Team. Die Möglichkeiten (Intensivpflege und onkologische Pflege) habe ich im Blick und die Mitarbeiter auch.«

**Intensivpflege:** »Bin hier ziemlich außen vor und sehe nur das Unerwartete, was weniger erfreulich ist, wie wir ja nun gehört haben. Ernst genommen fühle ich mich nicht. Die halten mich wohl nicht für eine wirkliche Zukunftsoption.«

**Onkologische Pflege:** »Habe die Pflegende B gut im Blick und fühle mich auch zu ihr hingezogen. Doch von hinten (Herr Roth) spüre ich Druck und das nimmt mir die Freude am Dasein.«

**Pflegende B:** »Ja, auch ich fühle mich von der onkologischen Pflege angesprochen. Bin aber allein damit im Team und bekomme keine Unterstützung von den anderen. Allein kann ich das Ding nicht durchziehen.«

**Pflegende A:** »Fühle mich hier übersehen. Dass ich die Teamälteste bin und den Laden mit aufgebaut habe, scheint hier niemanden zu interessieren.«

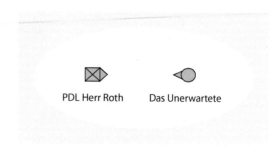

PDL Herr Roth       Das Unerwartete

☐ **Abb. 13.11**   Erste Klärung

**Herr Roth:** »Die Zusammenarbeit mit meinem Kollegen gibt mir Kraft, doch meine Mitarbeiter entgleiten mir irgendwie. Die Pflegende A sieht mich vorwurfsvoll an. Die Sache mit dem Unerwarteten (entlassene Mitarbeiterin) steht auch noch im Raum und auf die beiden Möglichkeiten (Intensiv- oder onkologische Pflege) kann ich mich gar nicht konzentrieren.«

Es stehen also mehrere Klärungsprozesse an: (1) Zwischen Herrn Roth und dem Unerwarteten, (2) zwischen Herrn Roth und der Pflegenden A (3) sowie der Pflegenden B und (4) mit den möglichen Zukunftsperspektiven. Das wird sich im Verlauf dieser Prozessarbeit entscheiden. Die Trainerin positioniert zunächst das Unerwartete vor Herrn Roth (☐ Abb. 13.11). Beide werden zu folgenden Sätzen angeleitet:

**Herr Roth:** »Ich habe deine Schuld als Geheimnis mit mir herumgetragen und gebe es nun zurück.« Dabei überreicht Herr Roth dem Unerwarteten eine schwere Tasche.

**Das Unerwartete:** »Ich habe Patienten bestohlen und anerkenne meine Schuld. Dafür trage ich allein die Verantwortung.«

Danach fühlen sich beide besser. Das Unerwartete fühlt sich nicht gut, aber klarer als zuvor, und Herrn Roth ist eine Last von den Schultern gefallen. Er steht nun auch aufrecht da und nicht mehr so gebeugt wie vorher.

Die Trainerin positioniert nun die Pflegende A gegenüber von Herrn Roth (☐ Abb. 13.12).

Die Trainerin gibt auch dieses Mal den entscheidenden rituellen Satz für Herrn Roth vor.

**Herr Roth:** »Ich anerkenne und wertschätze deinen langjährigen Einsatz in unserem Pflegedienst. Du hast den Laden mit uns gemeinsam aufgebaut. Deine Verlässlichkeit schätze ich sehr.«

**Pflegende A** beginnt zu weinen und Herr Roth nimmt sie spontan in den Arm. »Das tut so gut zu hören, dass ich hier wichtig bin und gebraucht

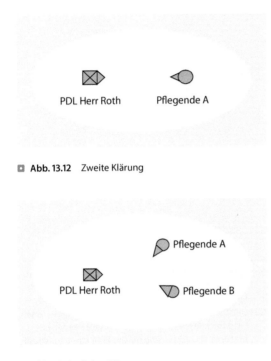

PDL Herr Roth          Pflegende A

**Abb. 13.12**   Zweite Klärung

Pflegende A

PDL Herr Roth          Pflegende B

**Abb. 13.13**   Dritte Klärung

werde. Auch wenn ich das vom Kopf her weiß, ist es doch was ganz anderes es zu hören.« Nach einer Weile lassen sich Herr Roth und die Pflegende A wieder los und sehen sich ruhig an. Die Pflegende A ergänzt nun: »Jetzt ist auch meine Angst verschwunden, ich könnte hier überflüssig sein. Und ich merke wie ich wieder offener für meine Kollegen werde.« Dabei lächelt sie die Pflegende B an und sagt zu ihr gewandt. »Aus Angst, meinen Arbeitsplatz zu verlieren, war ich wohl nicht immer nett zu dir.« (■ Abb. 13.13)

**Herr Roth:** »Ihr seid meine Mitarbeiter und das Wichtigste in unserem Pflegedienst.«

– An Pflegende A gewandt: »Du warst von Anfang an dabei und wirst immer einen besonderen Platz in diesem Team haben.«
– An Pflegende B gewandt: »Du bist die Jüngste in diesem Team und hast einen sicheren Platz bei uns.«
– An beide gewandt: »Gemeinsam werden wir gute Ideen für die Zukunft unseres Pflegedienstes entwickeln.«

**Pflegende A** geht daraufhin spontan auf Pflegende B zu, gibt ihr die Hand und sagt: »Willkommen im Team.«

Die Trainerin bittet nun alle Beteiligten sich eine Position im Raum zu suchen, die für sie richtig ist (■ Abb. 13.14).

Die Trainerin befragt wieder alle Beteiligten zu ihrem Befinden, im Vergleich zur letzten Position, welche sie innehatten.

**Intensivpflege:** »Meine Zeit ist noch nicht gekommen. Ich kann hier warten und sehen, was passiert.«

**Das Unerwartete:** »Ich hatte nun einen klaren Ausstieg aus diesem Pflegedienst und richte meine Aufmerksamkeit auf das Neue.«

**Pflegende A:** »Mit meiner Kollegin B an der Seite kann ich mich nun gut auf das Projekt onkologische Pflege als Schwerpunkt einlassen. Jetzt finde ich diesen Fokus sehr reizvoll für uns.«

**Pflegende B:** »Mit der Unterstützung meiner teamälteren Kollegen können wir dieses Projekt gut gemeinsam angehen. Ich freue mich schon darauf.«

**Kollege:** »Ja, so stimmt alles. Jeder ist an seinem Platz und ich kann mich hier auf alle verlassen. Das ist gut so.«

Nun wird der Stellvertreter mit dem echten Herrn Roth ausgetauscht, sodass der echte Herr Roth nun Teil dieser Skulptur wird.

**Der echte Herr Roth:** »Ja, nun ist es wirklich klar. Die onkologische Pflege ist die richtige Entscheidung! Ich bin froh, so gute Mitarbeiter zu haben. Nun kann ich mit dem Pflegedienst wieder klar in die Zukunft blicken. Da bin ich sehr erleichtert.«

■ **Erklärung zur Skulpturarbeit mit Herrn Roth**

Herr Roth hatte mit seinen Optionen, den Pflegedienst auf onkologische oder Intensivpflege auszurichten, eigentlich ganz gute Ideen. Die Umsetzung scheiterte insbesondere an drei Dingen: (1) die entlassene Mitarbeiterin wirkte sich energetisch ungünstig auf die übrigen Teammitglieder aus, (2) die fehlende Wertschätzung insbesondere für teamältere Mitarbeiter und (3) die Überforderung neuer Mitarbeiter ohne die Unterstützung aller Teammitglieder.

Wenn Entlassungsgründe nicht offen ausgesprochen werden, hängen sie wie eine dunkle Wolke über den zurückgebliebenen Teammitgliedern. Das dunkle Geheimnis kostet allen unbewusst Kraft. Manchmal fühlen sich die übrig gebliebenen Mitarbeiter schuldig an der Entlassung anderer. In jedem Fall ist es wichtig, Entlassungsgründe für

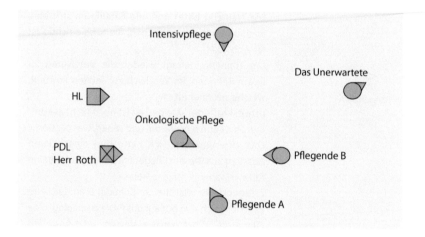

**◻ Abb. 13.14**   Abschlussskulptur

alle Beteiligten sichtbar zu machen. In diesem Fall war es für Herrn Roth besonders schwierig, weil die Entlassene ein Tabu gebrochen hatte, was Herr Roth mit seinen moralischen Grundsätzen nicht vereinbaren konnte und dafür Scham empfand. So war er selbst emotional in den Prozess des dunklen Geheimnisses verstrickt. Erst die Klärung und klare Schuldakzeptanz der ehemaligen Mitarbeiterin befreite Herrn Roth von seinem Druck.

Teammitglieder brauchen von ihren Vorgesetzten insbesondere zwei Dinge: zum einen das Gefühl der Zugehörigkeit und zum anderen das Gefühl, in seiner Individualität gesehen zu werden. Wertschätzender Umgang ist dafür eine Grundlage. Das System kann in eine Schieflage geraten, wenn neue und jüngere Mitarbeiter mehr Aufmerksamkeit bekommen als die »alten Hasen«.

## Literatur

American Nurses Credentialing Center (ANCC) ► www. nursecredentialing.org Zugriff 17.08.2014

Benjamin, K, Riskus, R; Skalla A (2011) The emerging leader: leadership development based on Magnet model. The Journal of Nursing Administration: 41/4: 156–158.

Berger, Roland (2007) Integrationsprozesse erfolgreich managen ► http://www.rolandberger.de/media/pdf/ rb_press/RB_Consulting_approach_20071201.pdf Zugriff 17.08.2014

Blegen, Mary; Goode, Colleen; Johnson, Marion; Maas, Meridean; Chen, Lily; Moorhead, Sue (1993) Preferences for Decision Making Autonomy. IMAGE, Journal of Nursing Scholarship. 25/4: 339–344.

Borsi, Gabriele; Schröck, Ruth (1995) Pflegemanagement im Wandel, Perspektiven und Kontroversen, S.188 f. Berlin: Springer

Clavelle, Joanne; Drenkard, Karen; Tullai-McGuinness, Susan; Fitzpatrick Joyce (2012) Transformational leadership practices of chief nursing officers in Magnet organizations. Journal of Nursing Administration. 42/4: 195–201.

Daimler, Renate; Sparrer, Insa; Varga von Kibèd, Matthias (2003) Das unsichtbare Netz. Erfolg im Beruf durch systemisches Wissen. Aufstellungsgeschichten. München: Kösel

Graf-Götz, Friedrich; Glatz, Hans (2007) Organisation gestalten. Neue Wege für Organisationsentwicklung und Selbstmanagement, S.21. Weinheim: Beltz

Graf-Götz, Friedrich; Glatz, Hans (2011) Handbuch Oranisation gestalten: Für Praktiker aus Profit- und Non-Profit-Unternehmen, Trainer, Berater. Weinheim: Beltz

Hellinger, Bert; Ten Hövel, G (2005) Ein langer Weg. Gespräche über Schicksal, Versöhnung und Glück. München: Kösel

Hess, R; Sesroches, C; Donelan, K; Norman, L; Buerhaus, PI (2011) Perceptions of nurses in magnet hospitals, non-magnet hospitals, and hospitals pursuing magnet status. Journal of Nursing Administration 41/7-8: 315–323.

Holitzka, Marlies; Remmert, Elisabeth (2000) Systemische Organisationsaufstellungen für Konfliktlösungen in Unternehmen und Beruf. Darmstadt: Schirner

Horn, Klaus-Peter; Brick, Regine (2010) Das verborgene Netzwerk der Macht. Systemische Aufstellungen in Unternehmen und Organisationen, S.10. Offenbach: Gabal Management

Isern, Joseph; Pung, Caroline (2006) Organizing for successful change management: A McKinsey global survey. The McKinsey Quarterly. June 2006.

Jenkins, Marjorie; Fields, Bonnie (2011) Pursuing Magnet Designation as a system or as individual entities. Journal of Nursing Administration. 41/4: 172–178.

Königswieser, Roswita; Hillebrand, Martin (2011) Einführung in die systemische Organisationsberatung. Heidelberg: Carl Auer

Lacey, Susan; Cox, Karen; Lorfing, Kathleen; Teasley, Susan, Caroll Cathryn; Sextion, Katy (2007) Nursing support, workload, and intent to stay in magnet, magnet-aspiring, and non-magnet hospitals. Journal of Nursing Administration. 37/4: 199–205.

Laschinger, HS; Almost, J; Tuer-Hodes D (2003) Workplace empowerment and magnet hospital characteristics: making the link. Journal of Nursing Administration 33/7-8: 410–422.

Lazarus, Richard (1991) Emotion and Adaption. London: Oxford University Press

Lewis, Frances; Batey, Marjorie (1982a) Clarifying autonomy and accountability in the nursing service. Part I. Journal of Nursing Administration. 12/9: 13–18.

Lewis, Frances; Batey, Marjorie (1982b) Clarifying autonomy and accountability in the nursing service. Part II. Journal of Nursing Administration. 12/10: 10–15.

Manojlovich, M; Laschinger, H (2007) The nursing worklife model: extending and refinding a new theory. Journal of Nursing Management. 15/3: 256–263.

Melny, Bernadette; Fineout-Overholt, Ellen; Kaplan, Louise (2012) The State of Evidence-Based Practices in US Nurses: Critical Implications for Nurse Leaders and Educators. Journal of Nursing Administration 42/9: 410–417.

Mrayyan, M (2003) Nurse autonomy, nurse job satisfaction and client satisfaction with nursing care: their place in nursing data sets. Nursing Leadership 16/2: 74–82.

Mullins, Laurie (2011) Essentials of organizational behavior, S. 339. Harlow, UK: Pearson, Financial Times Pentice Hall.

Oltmanns, Torsten; Nemeyer, Daniel (2010) Machfrage Change. Warum Veränderungsprojekte meist auf Führungsebene scheitern und wie Sie es besser machen. Frankfurt/Main: Campus Verlag

Osland, Jayce; Kolb, David; Rubin, Irwin (2001) Organizational Behavior: An Experimental Approach. New Jersey: Pearson Education.

Parsons, Mickey L; Cornett, Patricia A (2011) Sustaining the pivotal organizational outcome: magnet recognition. Journal of Nursing Administration. 19/2: 277–286.

Probst, Gilbert JB (2001) Organisation. Strukturen, Lenkungsinstrumente, Entwicklungsperspektiven. Landsberg am Lech: verlag moderne industrie

Papathanassoglou, ED; Karanikola, MN; Kalafati, M; Giannakopoulou, M; Lemonidou, C; Albarran, JW (2012) Professional autonomy, collabroration with physicians, and moral distress among European intensive care nurses. AmericaJournal of Critical Care. 21/2: 41-52.
► http://ajcc.aacnjournals.org/content/21/2/e41.full?utm_source=ajcc&utm_medium=print & utm_campaign=ajccmar41

Simon, Walter (2005) GABALs großer Methodenkoffer Managementtechniken, S.270. Offenbach: GABAL Verlag

Sparrer, Insa (2009) Systemische Strukturaufstellungen. Theorie und Praxis. Heidelberg: Carl Auer

Van Kampenhout, Daan (2014) Die Heilung kommt von außerhalb. Schamanismus und Familien-Stellen. Heidelberg: Carl-Auer-Systeme

Yukl, Gary (2013) Leadership in Organisations. Harlow, UK: Pearson.

# Teil III Innovationen im Gesundheitswesen

# Der Blick über den Tellerrand –
# Fünf mutige Beispiele

R. Tewes, *Führungskompetenz ist lernbar,*
DOI 10.1007/978-3-662-45223-3_14, © Springer-Verlag Berlin Heidelberg 2015

Eine wirklich gute Idee erkennt man daran, dass ihre Verwirklichung von vorne herein ausgeschlossen erscheint. (Albert Einstein)

Der zunehmende Konkurrenzdruck im Gesundheitswesen macht innovative Lösungen immer attraktiver. Laut Auhagen (2003) wurde Innovation zum Schlüsselwort:

- »für das Aufbrechen und Überwinden überkommener und hemmender Strukturen,
- für das Aktivieren zusätzlicher Kompetenzen sowie
- den besseren Umgang mit neuen Anforderungen.«

Was sind nun eigentlich Innovationen? Der Begriff Innovation kommt aus dem Lateinischen *innovatio* und bedeutet »etwas neu Geschaffenes«. Weil Innovationen so wichtig sind, werden immer mehr Preise für neue Ideen und deren Umsetzung vergeben, wie beispielsweise der Agnes-Karll-Pflegepreis.

In Deutschland ist die Innovationskraft sehr unterschiedlich. Bezüglich Forschung und Entwicklung landet Deutschland in einem Vergleich mit 28 OECD-Staaten auf dem vierten Platz, während es mit seinem schwachen Bildungssystem nur Platz 17 erreicht (von Borstel 2012). So erzielt Deutschland insgesamt beim Innovationsmonitor 2012 des Instituts der deutschen Wirtschaft Köln den 6. Platz (Erdmann et al. 2012). Ein weltweit stark wachsender Markt ist die Informations- und Kommunikationstechnologie. Auch hier schwächelt Deutschland im internationalen Vergleich und investiert hier weniger in Forschung und Entwicklung als beispielsweise Korea, Taiwan, Singapur, Japan, Finnland, Schweden oder die USA. Dementsprechend weniger Patentanmeldungen gehen auf diesem Sektor von Deutschland aus (Gehrke et al. 2014).

Womit ist diese Innovationsverschlafenheit Deutschlands zu erklären? Sehen wir uns zunächst die entscheidenden Merkmale von Innovation an (Auhagen 2003):

- »komplexe und flexible Prozesse,
- beteiligt immer mehrere Menschen (soziale Qualität),
- bringt Unsicherheit und Ungewissheit mit sich,
- umfasst Veränderungen,
- erfordert menschliche Aktivität.«

Das Gegenteil dieser Merkmale wären starre Strukturen mit dem Schwerpunkt auf Sicherheiten und einer Vorliebe für Beständigkeit, zugegebenermaßen nicht ganz untypische deutsche Werte. Da Innovationen häufig im Dialog verschiedener Akteure entstehen, ist die Fähigkeit, Ressourcen dynamisch auszutauschen, essentiell für bahnbrechende Neuheiten (Ilidio 2010). Solange jedes Bundesland in Deutschland sein eigenes Süppchen kocht, ist echte Innovationskraft für die deutsche Bildung nicht zu erwarten. Die Pflegeausbildung in Deutschland liegt im europäischen Vergleich weit zurück. Während 27 EU-Länder einen Hochschulabschluss bieten, gilt nur noch für Deutschland und Luxemburg die Mindestvoraussetzung der EG-Richtlinie 2005/36 auf dem konsentierten Niveau von 1977 (Hanika 2010).

### ■ Was fördert die Innovationsfreude?

Hier kommen eine Reihe unterschiedlicher Aspekte zusammen. Erkenntnisse der Innovationsforschung machen deutlich, dass der Führungsstil einen maßgeblichen Einfluss auf das Innovationsverhalten der Mitarbeiter hat. Insbesondere die transformationale Führung fördert innovatives Engagement der Teammitglieder (Aryee et al 2012, Pieterse et al. 2010). **Individuelle Verantwortung** begünstigt Innovationen und erfolgreiche Veränderungen (Weldon 2000). Deshalb sind Führungsstile gefragt, die verantwortliches Handeln im Sinne von Autonomie und Selbständigkeit fördern (Gebert 2002). Das Pflegesystem Primary Nursing leistet hier mit seiner dezentralen Entscheidungsfindung einen wesentlichen Beitrag (Manthey 2002). Die Überzeugung von der eigenen Kompetenz – **Selbstwirksamkeitsüberzeugung** – und die Überzeugung, neue oder unerwartete Situationen selbst unter Kontrolle bringen zu können – **Selbstkontrollüberzeugung** – fördern innovatives Handeln (Hohner 1987). Interessanterweise machen sich Menschen mit hohen Kompetenzerwartungen an sich selbst weniger Sorgen und scheinen deshalb erfolgreicher zu sein (McKinney et al. 1999). Die Fähigkeit, eigene **Kreativität** zu entwickeln, spielt eine bedeutsame Rolle (Schlicksupp 2004). Eine gewisse **Aufgabenvielfalt** erleichtert innovatives Handeln (Linkemann 2005). Auch das Teamklima hat einen Einfluss auf die Innovationsfreude.

Zum **Teamklima** zählen Faktoren wie Vision, Aufgabenorientierung, partizipative Sicherheit und Unterstützung von Innovationen (Brodbeck et al. 2000). Je stärker diese Faktoren in einem Team ausgeprägt sind, desto deutlicher beeinflussen sie die Innovationsfreude. Darüber hinaus fordern Frey et al. (1999) neben verantwortungsbewussten Führungskräften auch spezielle Innovationsverantwortliche. In den USA tragen solche Positionen z. B. den Namen Creative Director. **Kommunikation** und **Interaktion** in einer Organisation wirken sich sowohl auf die Ideenvielfalt von Mitarbeitern aus als auch auf den Innovationstransfer (Auhagen 2003).

■ Ziel von Innovationen im Gesundheitswesen
Das Ziel von Innovationen im Gesundheitswesen sollte stets die Optimierung der Versorgung von Kranken und der Prävention von Krankheit sein, gemäß der Weltgesundheitsorganisation (WHO): Gesundheit fördern, Krankheit verhüten, Gesundheit wiederherstellen und Leiden lindern.

In diesem dritten Teil des Buches werden verschiedene innovative Ideen von Menschen aus dem US-amerikanischen Gesundheitswesen vorgestellt. Fünf bekannte Persönlichkeiten, die Geschichte schrieben, wurden hierzu interviewt:

1. Marie Manthey entwickelte das Pflegesystem Primary Nursing.
2. Jean Watson entwickelte als junge Professorin die Theorie des Caring.
3. Mary Jo Kreitzer baute das Center for Spirituality and Healing an der Universität von Minnesota in Minneapolis auf.
4. Heather Zwickey baute das Forschungszentrum für natürliche Medizin an der Universität in Portland auf.
5. Val Lincoln macht komplementäre Heilverfahren konsequent zur Aufgabe der Pflege und setzt diese im Krankenhaus um.

Innovative Ideen werden auch im deutschen Gesundheitswesen entwickelt und umgesetzt. Die Wahl dieser Interviewpartnerinnen ist zum einen mit dem Erfolg ihrer Ideen verbunden und zum anderen durch ein Forschungssemester der Autorin in den USA ermöglicht worden.

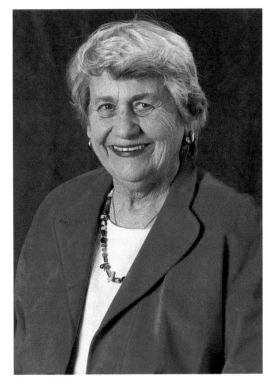

■ **Abb. 14.1**   Marie Manthey

## 14.1   »Risiken wagen«: Marie Manthey

Als erste Krankenschwester der Vereinigten Staaten von Amerika machte sich Marie Manthey (■ Abb. 14.1) Ende der 1970er Jahre mit einer eigenen Pflegeberatungsfirma selbstständig. Für eine alleinerziehende Mutter von zwei Kindern ein mutiges Unternehmen. Mehr als einmal hat sie damals am Monatsende sehnsüchtig auf den Scheck gewartet, mit dem sie ihre Miete zahlen konnte. Ihr Ziel war – damals wie heute – die Pflegenden zu unterstützen, damit diese eine gute Pflege verrichten können. Dabei ist Manthey zutiefst davon überzeugt, dass jede Pflegende ihr Verhalten selbst bestimmt und sieht sie nie als Opfer. Diese basisdemokratische Überzeugung prägte ihr ganzes Leben und zeigt sich in einem aktiven bürgerlichen Engagement, in dem sie sich für Menschen ihrer Gemeinde einsetzt, wenn diese sie um Hilfe bitten. Unterstützung bedeutet für Manthey stets »Hilfe zur Selbsthilfe«. Beratung ist demnach die Bereitstellung von Informationen, auf dessen Grundlage die Menschen sich besser selbst entscheiden können.

Die späten 1960er Jahre sind in den USA geprägt von Bürgerprotesten gegen den Krieg, gegen Rassismus und für mehr Bürgerrechte. Minneapolis wurde zur wahren Brutstätte dieser Bewegung. Straßenkämpfe standen auf der Tagesordnung. Afroamerikaner zielen mit Schrotflinten auf Weiße. Alle Unruhen kreisen um die Frage, wie viel Macht dem einfachen Bürger zusteht. Autoritäten werden hinterfragt.

Auch die Pflegenden der Universitätsklinik werden unruhig. Sie treffen sich regelmäßig im Hause ihrer stellvertretenden Pflegedirektorin Marie Manthey und sprechen über neueste Entwicklungen in der Pflege. Rege diskutieren sie den Ansatz »total patient care« von Lydia Hall vom Loeb Center Montefiore Hospital in New York. Dabei haben die Pflegenden während ihrer Schicht die alleinige Verantwortung für ihre Patienten und wenden sich somit ab von der Funktionspflege, bei der die Zuständigkeit auf einzelne Tätigkeiten reduziert wird.

Die Diskussion eskaliert und die Stationsleitungen erklären wütend, sie wollen nicht mehr nur für administrative Dinge zuständig sein und ab morgen anders pflegen. Wohlwissend, dass sie diese Entscheidung gar nicht treffen kann, übernimmt Marie Manthey das Risiko und erlaubt den aufgebrachten Leitungen, ihre Pflege ab morgen anders zu organisieren. Sie überlässt ihnen, wie dieses »anders« aussehen soll, und beobachtet einfach, was geschieht.

> **»** And this is, where the risk taking really took place, because I did not have the authority to make that decision.

Denn es war eine klinikweite Entscheidung mit der Organisation der Teampflege und damit verbunden, mit der Funktionspflege zu arbeiten. Ihrer Chefin, der Pflegedirektorin Florence Julian, teilte sie diese Entscheidung auch wohlweißlich nicht mit, sondern wartete ab, was sich auf der Station tat.

Eigentlich war Marie Manthey beauftragt, in der Universitätsklinik das sog. »Unit Management« einzuführen. Bei dieser Arbeitsorganisation werden Laienhelfer eingestellt, um den professionell Pflegenden Tätigkeiten abzunehmen, damit diese mehr Zeit für ihre Patienten haben. Doch je länger Manthey das Unit Management studierte, desto deutlicher wurde, dass die Pflegenden nicht mehr Zeit mit Patienten verbringen, selbst wenn ihnen Arbeiten abgenommen werden. Mit Sorge stellte sie fest, dass dieses Projekt viel Geld kostete und für die Patienten wenig effektiv war.

Umso neugieriger war sie, was sich auf der Station 32 ihrer Klinik abspielte. Die dortige Teamleitung Diane Bartels hatte die Erlaubnis, etwas zu ändern, eifrig in die Tat umgesetzt. Schon drei Tage später war eine Veränderung spürbar. Immer deutlicher zeigten sich eine ganze Reihe positiver Ergebnisse: Die Spannung zwischen ausgebildeten Pflegenden (RN) und Pflegehelferinnen (LPN) ließ nach, die gesamte Hektik der Abteilung verschwand und die Station wurde zu einem friedvollen Ort, die Pflegenden nahmen sich die Zeit, um mit ihren Patienten zu sprechen. Die Ärzte fragten nach, wo diese Station nur all die zusätzlichen Pflegekräfte herbekam. Doch es gab keine zusätzlichen Kräfte. Und Manthey konnte nicht erklären, was passiert war.

Sie beobachtete das Team und zog den Rat von Experten aus verschiedenen Fachgebieten heran, die in der Lage waren, sie in Systemtheorie, sowie der Bedeutung von Professionalität und Autonomie zu schulen. In diesen Begriffen wurde damals in der Pflege nicht gedacht. Gleichwohl war Manthey sehr gut qualifiziert, sie verfügte damals über einen Masterabschluss in Pflege und hatte 13 Jahre Erfahrung in diesem Feld. Doch die Bedeutung autonomen Handelns wurde Ende der 1960er Jahre in der Pflege einfach nicht diskutiert. Um den Erfolg der Station 32 zu verstehen und ihn replizierbar zu machen, studierte Manthey dieses Arbeitssystem zehn Jahre lang. Die Kernaspekte fasste sie ihrem Buch »The Practice of Primary Nursing« zusammen, welches 1980 erschien. Heute findet Primary Nursing weltweit in der Pflege Anwendung. Das Buch wurde in Japanisch, Portugiesisch, Italienisch und Deutsch übersetzt.

Der nächste logische Schritt für Manthey beim Dezentralisieren von Entscheidungen und »empowern« der Mitarbeiter war, den Pflegemanagern die Budgetverantwortung zu übergeben. Einige Ärzte und Führungskräfte der Verwaltung dachten, Manthey sei verrückt. Doch sie ließ nicht locker und übergab auch die Verantwortung für die Einstellung und das Entlassen von Personal an die

Pflegemanager. Sie kam zu der Überzeugung, dass die Pflegenden am Krankenbett nicht empowert werden können, wenn klinische Entscheidungen in den oberen Hierarchieebenen getroffen werden. Selbst vor dem Hintergrund der Bürgerunruhen war dieses ein mutiger Schritt. Doch für die in ihrer Gemeinde politisch engagierte Manthey waren diese Aktionen einfach die logische Konsequenz des Verständnisses um die Bedeutung autonomen Handelns von Pflegenden. Die Bürgerunruhen stellten Manthey damals vor die Entscheidung:

» Did I want to work out in the streets? Or did I want to change from within the institution? And I said to myself, I'm gonna stay here and try to bring these ideas in.

Den Mut, ein Risiko zu wagen, brachte Manthey in ihrem Leben mehrfach auf. Als sie 1979 die erste Beratungsfirma für Pflege in den USA gründete, trug sie maßgeblich zu einem neuen Selbstbewusstsein von Pflegenden bei. Sie entwickelte bestimmte Trainingsprogramme für Führungskräfte der Pflege, wie beispielsweise das LEO (Leading an Empowered Organization), und behauptet sich mit ihrem Unternehmen Creative Health Care Management (CHCM) erfolgreich auf dem Markt. Viele Pflegende sollten diesen Schritt nach ihr wagen und viele mussten später Konkurs anmelden. Das besondere Geheimnis von Mantheys Erfolg liegt in dem klaren Verständnis, was Pflege braucht, um sich zu entwickeln und den Anforderungen des beruflichen Alltags gerecht zu werden.

■ Woher wussten Sie, dass Primary Nursing das Richtige war, was es zu entwickeln galt?
Diese Frage ist einfach für Marie Manthey:

» That is easy, because everybody was happy: nurses were happy, patients were ecstatic, relatives were happy, doctors started saying, we want all our patients always on this floor …

■ Was half Ihnen, die Idee von Primary Nursing zu riskieren?
Von ihrer Mutter erlernte Manthey eine gewisse Risikobereitschaft. Das brachte sie dazu, stets bereit zu sein, den nächsten ersten Schritt zu unternehmen. Eine Haltung, die sie bis heute beibehielt.

Als Fünfjährige lag Manthey mit Scharlach im Krankenhaus in Chicago und wurde von einer Krankenschwester so liebevoll und professionell gepflegt, dass diese ihre berufliche Entwicklung wesentlich bestimmen sollte. Florence Marie Fisher hinterließ bei ihr einen bleibenden Eindruck, so dass sie ihr Buch über Primary Nursing Frau Fisher widmete, obwohl sie diese Frau nie wieder sehen sollte.

Die Bürgerrechtsbewegung Ende der 1960er Jahre lehrte sie, Autoritäten zu hinterfragen und die Macht des Volkes zu verstehen. Das eigene politische Engagement in dieser Zeit festigte ihr Verständnis von den Möglichkeiten, die eine solche Basisarbeit mit sich bringt. Auch heute ist Marie Manthey fest davon überzeugt, dass die Pflegenden selbst ein hohes Potenzial für Veränderungen und machtvolle Entscheidungen über die Gesundheit in der Gesellschaft haben.

Ihre Position als stellvertretende Pflegedirektorin ermöglichte ihr den Zugang zu verschiedenen Ressourcen, die sie rege nutzte. Auf der Suche nach einer Antwort, warum das Team auf Station 32 so zufrieden ist und was die wesentlichen Elemente dieser Veränderung sind, holte sie sich Rat von Soziologen, Industrie-Ingenieuren, Psychologen und Verwaltungsmitarbeitern. Von diesen anderen Professionen erlernte sie die Zusammenhänge von:
= Autonomie und Professionalität,
= Systemen und Teamdynamiken sowie
= Entscheidungsspielräumen und Berufszufriedenheit.

Der Blick über den Tellerrand der Pflege hin zu anderen Disziplinen war für Manthey sehr bedeutsam, um die Verbindungen der einzelnen Elemente zu verstehen, die sich auf der Primary Nursing-Station abspielten.

Im weiteren Verlauf der Erforschung von Primary Nursing erfuhr sie Unterstützung durch den damaligen Verwaltungsdirektor (CEO), der sich als großer Freund von dezentraler Entscheidungsfindung entpuppte, sowie von der Kunsttherapeutin des Hauses, die sich sehr für die Frauenbewegung engagierte. Das Motto des Verwaltungsdirektors war: »Sage niemals nein, wenn Mitarbeiter mit neuen Ideen kommen. Sage zunächst ja, solange, bis unter Umständen ein Nein notwendig ist.«

Auch die Auseinandersetzung mit der Literatur half Manthey, den Weg des Primary Nursing konsequent zu verfolgen. So setzte sich Paul Goodman in seinen Büchern »Growing up absurd« und »People or personnel« für dezentrale Entscheidungsfindung ein.

■ **Was ist notwendig, um innovativ sein zu können?**

Zwei Dinge sind nach Manthey hierfür notwendig. Zum einen ist es wichtig, die jeweilige Situation zu akzeptieren, ohne die betroffenen Menschen zu kritisieren oder ihnen die Schuld zuzuschreiben. Zum anderen ist es entscheidend, seinen Traum zu wagen und, damit verbunden, Risiken zu wagen.

Deutlich macht dieses später Robert Fritz mit seinem Buch »The path of least resistance«. Hier zeigt er auf, wie wichtig es ist, seinen Traum und seine Vision zu entwickeln und zu leben. Den Weg des geringsten Widerstands zu gehen, bedeutet für Fritz nicht, den Herausforderungen aus dem Weg zu gehen, sondern die aktuelle Realität zu akzeptieren und eine Zukunftsvision so konkret wie möglich zu entwickeln. Dann fließt die Energie zwischen diesen beiden Polen der Gegenwart und der Zukunft hin und her. Auf diese Weise wird ein energetischer Weg geschaffen, um seinem Traum zu folgen, so Fritz.

■ **Innovative Ideen provozieren häufig Widerstand. Wie gehen Sie damit um?**

Manthey setzt auf die Kraft von positiven Imaginationen:

» I see myself as a flood of water rushing down the hospital corridor and rush into places where there is openness and the willingness to think about new ideas.

Sie hält nichts davon, Widerstände zu bekämpfen:

» Let the resistance just be. I do not believe in fighting resistance right away.

Es ist ihr wichtig, sich mit Menschen zu umgeben, die ihr Leben genießen, produktiv sind und ernsthafte Ziele verfolgen. Möglichkeiten zu sehen und zu verfolgen, hat mehr Bedeutung für sie als gegen Widerstände anzugehen.

» An important point about resistance, I think is let it go.

■ **Welche Ideen haben Sie für die Zukunft der Pflege?**

Das besondere Interesse von Manthey galt stets der bestmöglichen Erfahrung von Pflegenden und Patienten, wenn diese miteinander interagieren.

» My interest has always been creating an opportunity for the very best experience possible between the nurse and the patient to occur every single time they interact.

Als junge Krankenschwester dachte sie oft, dass Pflege noch in den Kinderschuhen steckt, und mit kleinen Babys vergleichbar ist. Heute – 50 Jahre später – sieht sie, wie sehr die Pflege gereift ist und erwachsen wurde. Nicht vollständig erwachsen, doch schon sehr. Das Alter der Pflege heute vergleicht sie mit 19- bis 22-Jährigen. Der letzte Schritt, der noch fehlt, ist:

» … to accept responsibility for ourselves, for our practice, and being able to manage our lives in a healthy way no matter what is going on in the healthcare system.

Die größte Energieverschwendung sieht Manthey in der Sorge von Pflegenden, die auf dem Weg zu ihrer Dienststelle fürchten, dass sie ihre Arbeit nicht schaffen, weil sie nicht genug Hilfe bekommen, und dann traurig nach Hause gehen, weil sie nicht genug Hilfe bekamen. Angst und Sorge sind zwei sehr starke Emotionen, die alle Energiereserven verbrauchen können und dann bleibt keine Kraft mehr, sich weiter zu entwickeln.

Ihrer Erfahrung nach wird es nie genug Hilfe geben, um alle Pflege optimal zu gestalten. Wenn Pflegende beispielsweise mehr Unterstützung durch weiteres Personal bekommen, verbringen sie nicht notwendigerweise mehr Zeit mit dem Patienten. Oft tritt sogar das Gegenteil ein. Und wenn die Zeit nicht ausreicht, müssen Pflegende entscheiden, was nicht gemacht werden muss.

>> Nurses have to make those decisions about what not to do when there's more work to do than time available, and being able to explain them, even to people who won't agree with us.

Wichtig für diesen Schritt der Übernahme von Verantwortung und der Entscheidung über Prioritäten sind zwei Dinge:
1. Pflegende müssen beginnen, ihr Denken aus der Perspektive von Wahlmöglichkeiten zu sehen.
2. Krankenhäuser müssen die Entscheidung über Prioritäten der Pflege wertschätzen und dieses als legitime Rolle der Pflege anerkennen.

>> And what we need from the hospital is acknowledgement of the fact that this is indeed a legitimate role of RN's.

▪ **Der Salon**

Seit vielen Jahren öffnet Marie Manthey ihr Haus für Interessierte, die gemeinsam über Pflege reden möchten. In Anlehnung an den Salon, der vom 18.–20. Jahrhundert in Frankreich praktiziert wurde, nennt sie dieses monatliche Treffen »Salon«. Der Termin wird dabei an 50 Interessierte gemailt. Etwa 20 Menschen aus dem Gesundheitswesen kommen für drei Stunden zu diesem privaten Treffen. Zwischen Dinner und Dessert beginnt das vertrauliche Gespräch über die Einstiegsfrage: »Was geht Dir gerade zum Thema Pflege durch den Kopf?« Nachdem sich jeder hierzu geäußert hat, wird eines der angesprochenen Themen vertieft und aus verschiedenen Blickwinkeln diskutiert. Hilfreich ist die berufliche Erfahrung der Anwesenden. Oft entstehen auch Unterstützungsangebote für Teilnehmer, die ein Problem mitteilten. Die Zusammensetzung der Gruppe ist immer wieder neu und zunehmend beteiligen sich auch Mediziner an diesen Treffen (▶ http://mariesnursingsalon).

Dieser Pflege-Salon ist nachahmenswert. Ich konnte selbst mehrfach erleben, wie diese Treffen mich und andere inspirierten und Kraft und Ideen für den beruflichen Alltag generieren.

Primary Nursing (PN) basiert auf vier Grundelementen.

**Elemente des Primary Nursing (Manthey 2002)**
- **Verantwortung:** Die Primary Nurse, oft als Primärpflegende übersetzt, hat die Verantwortung für alle Entscheidungen der pflegerischen Versorgung ihres Patienten und zwar über 24 Stunden am Tag und sieben Tage die Woche, solange der Patient sich in ihrer Einrichtung befindet.
- **Kontinuität:** Die Primary Nurse wechselt sich mit der sog. *Associate* Nurse, oft als Begleitpflegende übersetzt. Dadurch wird ein häufiger Wechsel unterschiedlicher Mitarbeiter vermieden und Kontinuität gewährleistet.
- **Direkte Kommunikation:** Die Primary Nurse kommuniziert mit allen an der Versorgung ihres Patienten Beteiligten direkt und verhindert somit Missverständnisse und Informationslücken. Die professionelle Kommunikation ist in ihrer Bedeutung für eine gelungene Versorgung nicht hoch genug zu gewichten.
- **Caregiver als Care Planner:** Die Primary Nurse plant ihre Pflege nicht nur, sondern führt diese auch aus. Nur in ihrer Abwesenheit wird die Pflege von der Associate Nurse übernommen, die eine Durchführungs- jedoch keine Planungsverantwortung hat.

## 14.2 Gegen den Trend – Menschlichkeit wagen: Jean Watson

Entgegen dem damaligen Trend der 1970er Jahre, Medizintechnik als **die** entscheidende Grundlage für Heilung zu begreifen, sucht Jean Watson (◘ Abb. 14.2) nach ihrer eigenen Wahrheit für die Pflege. Lange kann sie diese nicht in Worte fassen, doch spürt sie, dass der Prozess der Gesundung im Patienten selbst zu finden ist und nicht in äußeren Apparaturen. Statt sich der Medizin zu unterwerfen, wie es damals durchaus üblich war, erforschte

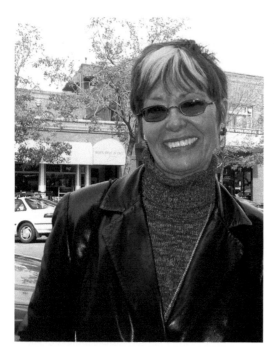

◘ **Abb. 14.2**   Jean Watson

Watson den Kern der Pflege, um diese auf eigene Füße zu stellen.

So begann sie, bedeutsame Phänomene der Pflege zu beschreiben, ihnen eine Sprache zu geben. Daraus entstand dann eine Pflegetheorie, die als solches gar nicht geplant war. Ziel war ihr stets, das Besondere der Pflege in Worte zu fassen, um die Schönheit und Eigenständigkeit des Pflegeberufes zu beweisen.

Gegen Ende der 1960er und Anfang der 1970er Jahre orientierte sich die Pflege stark an der Medizin. Das naturwissenschaftliche Verständnis der Medizin zerlegte den Patienten in immer mehr Teilaspekte, was zu immer neuen Spezialisierungen führte. Die zunehmende Technikbegeisterung mit immer differenzierteren Diagnose- und Therapie-Apparaturen förderte den menschlichen Wunsch, nur das richtige Mittel finden zu müssen, um die verschiedenen Krankheiten zu heilen. Der Fokus auf Pharmazie, Chirurgie und Diagnosetechnik bestimmte den Klinikalltag. So wurden Medikamente zu bestimmten Uhrzeiten ausgeteilt, Operations-termine festgelegt und immer neue Berufsbilder für all die diagnostischen Apparaturen entwickelt

(z. B. Laborassistenz, Medizinisch-Technische Assistenz, EKG-Assistenz).

Auch die Pflege setzte in diesen Jahren auf Spezialisierung und Technikorientierung. Die Arbeit auf einer Intensivstation oder als Narkoseassistenz im OP erfuhr mehr Wertschätzung als beispielsweise die Gemeindepflege. Mitte der 1960er Jahre entstanden sog. Clinical Nurse Specialists. Das sind Pflegende mit einem Masterabschluss in spezifischen Bereichen, wie beispielsweise neonatale, geriatrische, palliative, pädiatrische, psychiatrische Versorgung oder Ambulanzpflege.

Entgegen diesem allgemeinen damaligen Trend versucht die Krankenschwester Jean Watson, die Bedürfnisse ihrer Patienten wahrzunehmen, zu verstehen, wie Patienten sich mit ihrer Erkrankung auseinandersetzen und wie sich das ganze Krankheitsgeschehen aus der Sicht der Patienten darstellt. Das Fehlen einer wissenschaftlichen Grundlage für Pflege, welche die vielfältigen Phänomene der Pflege erklären, hinterließ bei ihr den Eindruck, dass etwas Essenzielles fehlt. Die Pflege hatte sich zu diesem Zeitpunkt so sehr auf die Medizin ausgerichtet und sich ihr angepasst, dass kein eigener Raum für Pflege bestand und diese deshalb im Gesundheitswesen unsichtbar blieb.

Für das Wesen der Pflege gab es keine Sprache. Die besondere Beziehung zwischen Pflegenden und Patienten, die so wichtige Verbindung von Mensch zu Mensch, interessierte zu dieser Zeit wenig. Jean Watson empfand dieses als Leerstelle in der Gesundheitsversorgung. Pflege fand keine Wertschätzung in der Gesellschaft, hinterließ keine Spuren, blieb ungenügend.

▪ **Woher wussten Sie, dass es das Richtige war, eine Caring-Theorie zu entwickeln?**
Jean Watson hatte nie die Absicht, eine Theorie zu entwickeln. Sie wollte lediglich die Bedeutung der Pflege in Worte fassen.

» I was somewhat embarrassed that I was in this profession that didn't have dignity and distinction and was not valued by society.

Eine ungenügende Profession hinterlässt den Eindruck von ungenügenden Mitarbeitern. Jean Watson wollte nicht ungenügend sein.

>> When the profession is inadequate and therefore I am inadequate – I have this passion to make my life adequate and to bring dignity to the work that I am doing.
If I'm gonna be in this profession we're gonna make it better than what it is.

Jean Watson verspürte den tiefen Wunsch, die Phänomene der Pflege zu benennen und eine Sprache für Pflege zu finden, welche die besondere Bedeutung dieses Berufes sichtbar macht. Sie erlebte die »Sorge um den Patienten« als Lippenbekenntnis, das zu dieser Zeit niemanden wirklich interessierte. Technik und Verwaltung beherrschten zunehmend den Klinikalltag und dominierten alles Geschehen um den Patienten.

Um sich Klarheit über diese Phänomene und das Besondere der Pflege zu verschaffen, beschloss Watson dieses aufzuschreiben. Ihr Buch wurde bereits in Japanisch, Schwedisch, Chinesisch, Koreanisch, Norwegisch, Dänisch und Deutsch übersetzt.

>> I said to myself, I have to write about this, to get clear myself and so I started my first book. So the core concepts like loss and grief and death and dying and altered sensory deprivation, pain control, body image, sleep deprivation, all these phenomena that nurses deal with became a focus of my thinking and teaching.

■ Was half Ihnen dabei, die Phänomene der Pflege in Worte zu fassen?

Die Entwicklung einer Caring-Theorie war das Ergebnis vieler Überlegungen und Arbeitsschritte. Die besondere Qualifikation durch einen Master in psychiatrischer Pflege sowie einem Doktortitel in Pädagogischer Psychologie und Beratung (PhD) waren hilfreich für diesen Prozess. Die intensive Beschäftigung mit Philosophie und Phänomenologie eröffneten Wege, die passenden Worte zu finden. Auch wenn diese zunächst dazu dienten, die Frustration zum Ausdruck zu bringen, dass Pflege in der Gesundheitsversorgung keine eigene Stimme hatte.

>> I find language to name the frustration I felt.

Die zusätzlichen Qualifikationen mögen dazu beigetragen haben, dass Watson ein Weltbild entwickelte, in dem eine philosophische Fundierung von Pflege Voraussetzung ist für eine reife und sich unterscheidende Profession.

>> I have had a different world view and I said, we can't jump to all this technologies, methodologies or a science model like medicine, if we do not have a meaningful philosophical foundation of our work – this had to be addressed, if we were going to mature as a distinct profession.

Sie begann, ihre Lehrveranstaltungen aufzuzeichnen, ließ sie transkribieren und untersuchte dieses Datenmaterial mithilfe der hermeneutischen Inhaltsanalyse. Auf diese Weise kam sie zu ihren zehn Caring-Faktoren (◘ Tab. 14.1), welche die erklärende Basis für die Aufgaben, Tätigkeiten und veränderten Wissensanforderungen an Pflege bildeten. Die zehn Caring-Faktoren sind die Kernphänomene der Pflege, so Watson. Eine zentrale Rolle dabei spielt das zwischenmenschliche Verhalten und die Beziehung zwischen Pflegenden und Patienten.

Sie fragte einige Mitglieder ihrer Universität, ob sie mit ihr gemeinsam zu diesem Thema ein Buch veröffentlichen wollten. Doch niemand war damals interessiert. Immerhin fand sie einen Verlag, der bereit war, ihr Werk zu publizieren.

■ Was ist notwendig, um innovativ zu sein?

Innovativ sein bedeutet für Watson, die eigenen Fähigkeiten, Stärken und innere Werte zu entdecken und diese nach außen zu tragen. Das ist selbst dann wichtig, wenn diese persönlichen Begabungen nicht gesellschaftskonform sind. Innovativ zu sein bedeutet für sie:

>> … to know your own passion and to have clarity about what some of your gifts are, your strengths, even if they are not conforming.

Es ist notwendig, in sich hineinzuhorchen und ehrlich nachzuspüren, welche Schätze dort vergraben sind und in die Welt getragen werden wollen. So erhalten tiefe Qualitäten eine Stimme und finden ihren Ausdruck.

**Tab. 14.1.**    Zehn Caring-Faktoren nach Watson (2007)

| Caring-Faktoren | Caritas-Prozess |
|---|---|
| 1.  Humanistisch-altruistische Werte | Praktizieren von liebevoller Freundlichkeit und Gelassenheit für sich und andere |
| 2.  Aufbau und Entwicklung von Glaube und Hoffnung | Authentisch sein und ermöglichen/aufrechterhalten/honorieren des Glaubenssystems und der subjektiven Weltsicht von sich selbst und anderen |
| 3.  Kultivieren der Sensitivität für sich selbst und andere | Kultivieren der eigenen spirituellen Praxis; Vertiefen der Selbstwahrnehmung und über das eigene Ego hinausgehen |
| 4.  Entwicklung einer helfenden, vertrauenden, zwischenmenschlichen Beziehung | Entwickeln und Aufrechterhalten einer helfende-vertrauensvollen authentischen zwischenmenschlichen Beziehung |
| 5.  Förderung und Akzeptanz des Ausdrucks von positiven und negativen Gefühlen | Präsent sein und den Ausdruck von positiven und negativen Gefühlen als eine tiefere Verbindung zum eigenen Selbst und dem Patienten zu sehen |
| 6.  Systematische Anwendung eines wissenschaftlichen (kreativen) Problemlöse-Caring-Prozesses | Kreative Präsenz des Selbst und allen Wegen des Wissens/vielfältige Wege des Seins/Tuns als Teil des Caring-Prozesses; Einbeziehen von Kunst in die Caring-Heilungs-Praktiken |
| 7.  Förderung des transpersonalen Lehren und Lernens | Einbeziehen echter Lehr-Lern-Erfahrungen, die sich auf die Person als Ganzes beziehen und ihren Deutungen; Versuchen innerhalb des Bezugsrahmens des Gegenübers zu bleiben |
| 8.  Bereitstellung einer unterstützenden, sicheren und/oder korrigierenden mentalen, sozialen und spirituellen Umgebung | Bereitstellen einer heilenden Umgebung auf allen Ebenen (physisch nicht-physisch, feinstoffliche Energien und Bewusstsein, bei dem das Potenzial von Ganzheit, Wohlbefinden, Würde, Schönheit und Friede fokussiert wird |
| 9.  Unterstützung bei der Befriedigung menschlicher Bedürfnisse | Assistieren bei den Basisbedürfnissen mit intentionalem liebevollem Bewusstsein bei der Berührung und der Arbeit mit dem beseelten Individuum, honorieren von Ganzheit; Erlauben von spirituellen Dingen |
| 10. Erlaubnis von existenziell-phänomenologischen Dimensionen | Sich öffnen und begleiten von spirituell-mystischen, unbekannten Dimensionen von Leben und Tod; sorgen für die eigene Seelennahrung und die des Gegenübers |

» It is important to give voice to inner process of your own gifts and talents and find a way to translate those.

Die Bewegungsdynamik innovativen Handelns erfolgt – nach Watson – stets von innen nach außen.

» … you are working from the inside out rather than trying to impose a lot of things from the outside in.

Innovative Prozesse erfolgen demnach in verschiedenen Phasen:
− Persönliche Talente, Stärken und Leidenschaften aufspüren

− Diese Talente und Leidenschaften benennen
− Diesen besonderen Fähigkeiten und Begabungen Ausdruck verleihen

Watson ist sich ihrer Talente bewusst:

» It's part of my gift, (that) I have been able to stay in the conventional system while constantly working to change it and critique it, because I found language.

■ **Innovative Ideen provozieren häufig Widerstand. Wie gehen Sie damit um?**
Im Umgang mit Widerständen gegen ihre Ideen entwickelte Watson verschiedene Strategien. Einerseits

nahm sie Kritik nicht persönlich, ließ Angriffe »vorbeiziehen« und verteidigte sich nicht und andererseits baute sie immense Netzwerke auf, die ihre Arbeit unterstützten.

Auf die Frage, wie sie mit Widerständen gegen ihre Caring-Theorie umgeht, antwortet Watson:

» I think I ignored them, I let them pass me by and kept focusing on what was there that transcended the critique and I didn't take them personally, I didn't try to defend it.

Entscheidend im Umgang mit dem Widerstand ist demnach:

» … to work with the vision and getting the network of people who shared the vision.

Zu Beginn der 1980er Jahre bestand großes Misstrauen zwischen verschiedenen Krankenhäusern und der Universität, an der Pflegende qualifiziert wurden. Die Hochschulausbildung und die klinischen Arbeiten waren getrennte Einheiten. Um das zu verändern, startete Watson verschiedene Offensiven mit Krankenhäusern und schuf die unterschiedlichsten Praxismodelle für Mitarbeiter der Kliniken. Hilfreich waren hierbei das direkte Herstellen von Kontakten und die Entwicklung von Angeboten für die Praxis.

» When I started some of our hospitals would not ever let our students in, there was so much distrust and so much separation between education and clinical, so I made direct relationships with clinical agencies.

Ihr größtes Bestreben galt damals, die Idee des Caring als essenzieller Bestandteil der Pflege der Öffentlichkeit zugänglich zu machen. Dazu nutzte sie auf kreative Weise ihre Position als Direktorin des Fachbereichs Pflege der Universität Denver, CO (1984–1990). Sie etablierte vielfältige Netzwerke und lud prominente Persönlichkeiten sowie die Gemeinde zu öffentlichen Veranstaltungen ein.

» I selected a very prominent group visiting board from very bankers, and philanthropists and very prominent business people in the community and nationally and even internationally and invited them to be resources to our work and to the vision and they became really hooked in because I was taken the mission of nursing directly to the public.

Diese Öffentlichkeitsarbeit weitete sich immer mehr aus und ihr Fokus des Caring, als essenziellen Bestandteil der Pflege, wurde vielfältig unterstützt. So erhielt sie finanzielle Zuwendungen in einer Zeit, in der andere Fakultäten mit Kürzungen operierten.

» I build a social network of support and became resources and ended up funding us at a time of shortage … a time, where even Universities did not support new programs.

Caring, in seinem tiefen Verständnis von einer heilsamen zwischenmenschlichen Zuwendung, wird auf viele Arten und Weisen ausgedrückt und u. a. in der Kunst widergespiegelt. Watson lud Menschen aus den verschiedensten Disziplinen ein, um Caring-Aspekte in Gedichten, in der Musik, Literatur etc. zu diskutieren, und sich so dem Wesen des Caring kreativ anzunähern. Humanität und Kunst wurden dabei zur tragenden Säule des Ausdrucks von Caring.

» I had new alliances with faculty and existential philosophy, classics, literature, poetry, music, dance, kinesiology, philosophy …

Watson entwickelte eine ganze Serie über Kunst, in der Caring im gesamten Verlauf der Lebensspanne in Filmen besprochen wird. Zu diesen Seminaren ist stets die Öffentlichkeit eingeladen, die gern dabei ist und rege diskutiert.

» We created a whole series on film and drama and music and art and movement and began to link caring with this broader humanity, which was beyond the biological model and that was incredibly powerful to the extent that people in medicine started coming to these seminars.

- **Welche Ideen haben Sie für die Zukunft der Pflege?**

Watson sieht eine große Zukunft für Pflegende im Gesundheitswesen. Ihnen kommt die besondere Aufgabe zu, das System von innen heraus zu verändern. Das Gesundheitsmodell der Zukunft ist ihres Erachtens nach ein Pflegemodell von Caring und Heilung.

» I think the model of healthcare for the future is really a nursing model, it is a model of caring and healing and I think nursing has a critical role to play in transforming theses systems inside out.

In diesem Modell spielt Menschlichkeit eine entscheidende Rolle, also das Wiederentdecken der Menschlichkeit in der täglichen Arbeit. Das gilt auch für Mediziner, die durch ihre Ausbildung häufig von ihrer eigenen Humanität abgeschnitten sind und darunter leiden. So ergab eine Studie zur Empathiefähigkeit von Medizinstudierenden im 1. Semester, dass diese signifikant weniger Empathie zeigen und emotionale Nähe vermeiden, als die Durchschnittsbevölkerung. Dieses Verhaltensmuster wird »hardening the heart«, also Verhärtung des Herzens genannt (Dehning et al. 2013).

» I've had physicians in some of my seminars and they've ended up crying, telling their own story, their own humanity and their own struggles because they've cut off their own humanity.

Das Gesundheitssystem und insbesondere die Arbeit mit dem Patienten müssen wieder beseelt werden, mit Geist erfüllt und durch zwischenmenschliche Zuwendung getragen sein. Dafür ist die Entwicklung eines bestimmten Bewusstseins notwendig, welches sich von der Zerlegung des Patienten in seine einzelnen Bestandteile loslöst und eine ganzheitliche Betrachtung zulässt.

» (We have) ... to bring the human spirit back into the nature of healing and the inner healing processes of the people the subjective meaning.

Die Zukunft des Gesundheitswesens wird geprägt sein von multiprofessioneller Zusammenarbeit in einem Modell von Caring und Heilung. Hierauf muss sich Pflege einstellen, um eine koordinierende Aufgabe übernehmen zu können. Pflege übernimmt dabei die Verantwortung, mit der Medizin und allen anderen Gesundheitsberufen zusammen zu arbeiten.

Dieses Modell geht über das Krankheitsmodell und die Krankenhaus-Ära hinaus. Krankheit kann als Erfahrung für Patienten genutzt werden, als eine Möglichkeit, heimzugehen und die eigene Heilung und die Entwicklung der Persönlichkeit als Lektion zu verstehen, auf der eigenen Lebensreise.

Für Watson ist die Zeit gekommen, da Pflege ihre eigene Stimme erheben muss und die tiefe Bedeutung ihrer Arbeit zum Ausdruck bringt, ohne sich auf Tätigkeiten reduzieren zu lassen, welche durch andere definiert wurden.

» If we're not able to give voice and meaning and action and dignity to the deep nature of the work, that we do, we're actually offering inadequate care to the public, and we're not fulfilling our mission.

Um das leisten zu können, benötigen Pflegende Sprache, Philosophie und Ethik der Pflege, ein Wertesystem und einen theoretischen Rahmen, in dem die tiefe Bedeutung ihrer Arbeit wertgeschätzt wird.

Zukünftig werden der Patient und die Gemeinde bestimmen, welche Wahl sie treffen wollen, um die eigene Gesundheit zu unterstützen.

» It is needed... by given language and meaning, by offering a philosophy and ethic, a value system, a framework, a theory, a practice model, to acknowledge the deep nature of the work that nurses are doing in their job, we won't be able to fulfill this mission unless we have this broader philosophical, ethical guide for our work.

Das gesamte Gesundheitswesen steht vor einer großen Herausforderung:

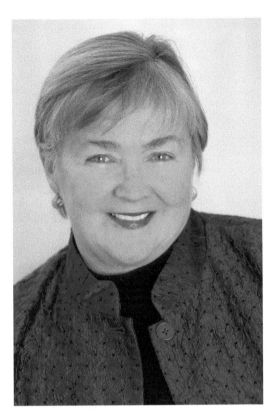

⬛ **Abb. 14.3**  Mary Jo Kreitzer

» We have to create environments for health and healing that go beyond anything that we've ever imagined in the past.

In den letzten Jahren ist Watson der Frage nachgegangen, wie diese Caring-Faktoren pflegerisch umgesetzt werden können. Die Antwort darauf nennt sie Caritas-Prozess (⬛ Tab. 14.1).

### 14.3 Der Intuition trauen: Mary Jo Kreitzer

Mary Jo Kreitzer (⬛ Abb. 14.3) ist Wissenschaftlerin und hat sich als Professorin für Pflege an der Universität von Minnesota in Minneapolis einen Namen gemacht. Sie verfügt über ein großes Netzwerk an nationalen und internationalen Kontakten und wird von ihren Kollegen und Kolleginnen wegen ihres Weitblicks und Scharfsinns geschätzt. Als sie

sich an ihrer Universität für die Entstehung eines Zentrums für Spiritualität einsetzte, trennte sich die Spreu vom Weizen. Einige ihrer langjährigen Promotoren warnten sie davor, ihre wunderbare Karriere nicht mit solch abstrusen Gedanken auf's Spiel zu setzen. Doch Kreitzer ließ nicht locker und fand immer mehr Unterstützer für dieses Projekt. Dabei spürte sie intuitiv, dass die Zeit für ein solches Zentrum reif war.

Heute besteht das **Center for Spirituality and Healing** seit 19 Jahren und zählt zu den wichtigsten Zentren an der Universität in Minneapolis. Sämtliche Studiengänge, wie Pflege, Medizin oder Pharmazie, haben eigene Module in ihren Curricula untergebracht, die einen Schwerpunkt auf Spiritualität und integrative Heilmethoden legen. Der Zuspruch ist enorm und hat aus einem kleinen Ein-Personen-Betrieb ein großes Team gemacht.

Um das Wissen über Spiritualität und Heilung einem möglichst großen Publikum zugänglich zu machen, wurden Online-Seminare entwickelt, die kostenlos zur Verfügung gestellt werden (▶ http:// www.csh.umn.edu).

1995 war die Zeit reif für eine Veränderung im Gesundheitswesen. Mary Jo Kreitzer war damals Direktorin für die Pflegepraxis an der Universitätsklinik in Minneapolis und lehrte als Professorin. Ihr besonderes Anliegen galt stets der bestmöglichen Versorgung und Pflege von Patienten. Kreitzer beobachtete die sich verändernden individuellen und gesellschaftlichen Bedürfnisse an einer anspruchsvollen Gesundheitsversorgung. Drei Bereiche mit zunehmendem Bedarf traten dabei immer deutlicher in den Vordergrund:

1. Komplementäre Heilmethoden
2. Kulturelle Erfahrungen und Bedürfnisse
3. Spirituelle Bedürfnisse

Als sich Verantwortlichkeitsbereiche in der Universitätsklinik änderten, nutzte sie die Chance, ein Zentrum zu gründen, in dem diese drei Bereiche zusammenfließen: das Center for Spirituality and Healing. Dieses Zentrum sollte als Plattform dienen, die Gesundheitsversorgung der Patienten zu verbessern und ganzheitlicher zu gestalten. Ein wichtiger Schritt in diese Richtung galt der Sensibilisierung von Mitarbeitern in der Klinik für diese Themenbereiche. Als Mittel der Wahl sah Kreitzer informelle Seminare während des Mittagessens, sog. »brown bag seminars«. Hier wurden Mitarbeiter eingeladen, am Mittagessen teilzunehmen. Jeder brachte sich sein Essen selbst mit (zumeist in braunen Papiertüten). Auf diese Weise konnte die Hemmschwelle gegen diese drei Bereiche gering gehalten und Ängste zerstreut werden, missioniert zu werden. Diese Seminare galten vor allem der Information und des Austausches über die zunehmenden Bedürfnisse von Patienten bezüglich integrativer Heilverfahren, kultureller Diversität und spiritueller Bedürfnisse.

Immer deutlicher wurde die Notwendigkeit eigener Forschungen des Zentrums in diesen Bereichen. Die dazu notwendige Logistik und Infrastruktur musste jedoch erst geschaffen werden. Eineinhalb Jahre nach Gründung des Centers for Spirituality and Healing entwickelte Kreitzer einen erweiterten Plan, in dem wissenschaftliche Seminare an der Universität angeboten werden sollten. Sie bereitete sich auf ein Gespräch mit dem leitenden Vize-Präsident des Akademischen Gesundheitszentrums Dr. Serra vor, in dem sie ihm die Notwendigkeit akademischer Lehre und Forschung des Zentrums unterbreitete. Sie konnte nicht ahnen, wie sehr ihre Idee dort auf Widerhall stieß. Serra sah eine viel größere Möglichkeit der Universität, die Vision des Zentrums zu unterstützen und schlug vor, eine Arbeitsgruppe hierzu ins Leben zu rufen.

Diese Herausforderung nahm sie begeistert auf. Entgegen der üblichen Universitätspolitik wollte sie eine große Arbeitsgruppe ins Leben rufen, an der nicht nur bereits überzeugte Fakultätsangehörige teilnehmen, sondern auch Menschen aus der Gemeinde. Der öffentliche Aufruf zur Beteiligung an dieser Arbeitsgruppe löste eine Flut von über 200 E-Mails aus, von denen nur eine negativ war. Etwa 100 Menschen wollten bei dieser Arbeit dabei sein. Kreitzer entschied sich für eine Gruppengröße von 50 Personen, um diesen Kreis arbeitsfähig zu halten. Die Gruppe traf sich vier Monate lang alle 14 Tage für einen ganzen Vormittag mit einer Beteiligung von über 90%. Entgegen dem üblichen Vorgehen von Arbeitsgruppen, in dem insbesondere persönliche Meinungen und Überzeugungen ausgetauscht werden, wurde hier vorwiegend informiert. Die zentrale Aufgabe der Mitglieder dieses

Kreises war, genau hinzuhören, welche Bedürfnisse die Gemeinde hat.

Es wurden Führungskräfte aus der Gemeinde eingeladen, Vertreter aller großen Klinken, Krankenkassen und verschiedener kultureller Gruppen sowie Rechtsanwälte und die Presse. Alle wurden gefragt, wie sie sich die Gesundheitsversorgung der Zukunft vorstellen würden und welche Kompetenzen Studierende der Universität haben sollten. Da die Universität Minneapolis 80% der gesamten Gesundheitsprofessionen des Staates Minnesota qualifiziert, erhielt dieses Gremium ein großes Mitspracherecht bezüglich der zukünftigen Ausbildung von Studenten.

Als der Bericht dieser Arbeitsgruppe im Januar 1997 vorgelegt wurde, übertraf dieser alle Erwartungen und zeigte eine kühne Vision auf:

- Der Lehrinhalt des Centers soll in alle Studiengänge der Gesundheitsberufe integriert werden: Medizin, Pflege und Pharmazie.
- Es soll ein vollständiges Graduiertenprogramm entwickelt werden, in dem Studierende forschen und fortgeschrittene Studien betreiben.
- Es sollen klinische Modelle kreiert werden, indem sämtliche komplementäre Therapien integriert sind.

Dieser Report erhielt anschließend uneingeschränkte Unterstützung von allen Fakultätsdirektoren aus Pflege, Pharmazie, Zahnmedizin, Public Health und Veterinärmedizin. Das gab dem Projekt eine enorme Glaubwürdigkeit. Aus einem kleinen Zentrum im Krankenhaus wurde eine große Abteilung der Universität.

Die Beteiligung von Führungskräften aus der Gemeinde zeigte sich als besonders weise. Zwei der beteiligten Personen waren Philanthropen und unterstützten das Zentrum finanziell, einer von ihnen mit einer Summe von einer Millionen Dollar. Schon vier Jahre später waren alle Ziele der Arbeitsgruppe erreicht und Kreitzer entwickelte mit ihren Mitarbeitern eine weitere Strategieplanung, um die nächsten Träume zu verwirklichen.

Entgegen der üblichen Universitätspolitik mit starken hierarchischen Strukturen verfolgte Kreitzer eine neue Strategie. Ihr Verständnis der Macht orientierte sich weniger an Kontrolle als vielmehr an Einfluss. Statt einige Professoren als Lehrkräfte ans Zentrum zu binden und deren Tätigkeiten zu überwachen, entwickelte sie vielfältige Verträge mit den verschiedensten Professoren, die einen Teil ihrer Tätigkeit für das Zentrum zur Verfügung stellten. Auf diese Weise wurde die Idee des Centers for Spirituality and Healing in viele Fakultätsbereiche zurückgetragen. Diese Infiltration anderer Abteilungen der Universität mit der Vision und den Werten des Zentrums erlebt Kreitzer als eine gute Form des Einflusses.

Durch diese gelungenen Kooperationen erklärt Kreitzer den Erfolg des Zentrums, das heute (WS 2014) pro Semester 700 Studierende für das Graduiertenprogramm aufnimmt, sowie 13 Studierende für den Doktorgrad DNP, also Doctor of Nursing Practice. Diese Ausbildung wird damit zu einem der größten Graduiertenprogramme der gesamten Universität. Die Studierenden kommen aus über 30 verschiedenen Fakultätsbereichen, wie Wirtschaft, Recht, Architektur (ist interessiert an »Healing Environment«) Beratung, Psychologie, Ökologie und den Gesundheitswissenschaften.

Mittlerweile hat Mary Jo Kreitzer eine ganze Reihe interessanter Forschungen betrieben und hierzu beispielsweise 1,6 Millionen Dollar vom Nationalen Gesundheitsinstitut (NCCAM) für eine Evaluationsstudie des Programmes »Inner Life of Healers« sowie 2,1 Millionen Dollar zur Erforschung der Wirkung von Mindfulness Meditation mit Organtransplantierten. Die Wirkung der Achtsamkeitsmeditation zur Stressreduzierung (Mindfulness-based stress reduction) hat Kreitzer an unterschiedlichen Probandengruppen erforscht, wie beispielsweise bei Menschen mit Schlafstörungen (Hubbling et al. 2014), bezüglich der Gesundheit von Pflegefachkräften (Bazarko et al. 2013) oder pflegender Angehöriger (Whitebird et al. 2013).

Derzeit beschäftigt sich Mary Jo Kreitzer mit der Gesundheit und dem Wohlbefinden von Mitarbeitern in Organisationen. Hierzu hat sie eigene Programme für Führungskräfte entwickelt, die sich »Whole Systems Healing« nennen. Dazu liegt eine deutsche Veröffentlichung vor (Kreitzer 2014).

Ein besonderes Anliegen von Mary Jo Kreitzer ist es, dass alle interessierte Menschen Zugang zu wissenschaftlich fundierten Informationen über integrative Heilmethoden haben. Deshalb stellt sie sämtliche Online-Module, die ihr Institut entwickelt hat, kostenlos zur Verfügung. Unter folgender Adresse sind diese abrufbar: ▸ http://www.csh.umn.edu/free-online-learning-modules.

■ **Woher wussten Sie, dass es das Richtige war, ein Center for Spirituality and Healing zu entwickeln?**

Es war eine Kombination aus dem Wahrnehmen der Bedürfnisse der Gesellschaft und dem Wahrnehmen der Möglichkeit, ein neues Konzept zu kreieren und sich vorwärts zu bewegen. »Ich spürte, dass die Zeit für eine solche Entwicklung reif war und nutzte die Chance.«

**»** I was able to look out and see on the horizon, that there was going to be an enormous trend in health care, where complementary therapies, culture and spirituality played an important role.

Wenn Innovationen geschehen sollen, sind, laut Kreitzer, drei Dinge wichtig:
- Eine Idee zu haben und eine Chance zu sehen
- Mut, ein Risiko einzugehen
- Zielstrebigkeit und Verpflichtung

Bei Veränderungsprozessen ist es genauso wichtig, die Basis zu beteiligen wie auch die Führungskräfte an der Spitze. Mit einer Gruppe allein bleiben Prozesse uneffektiv.

■ **Was half Ihnen dabei, das Zentrum für Spiritualität und Heilung an der Universität zu entwickeln?**

Es war einerseits wichtig, die Situation realistisch einzuschätzen und nicht naiv mögliche Barrieren zu übersehen, doch dabei anderseits die Möglichkeiten und Chancen im Auge zu behalten.

Das Zentrum erfuhr viel Unterstützung, durch die Arbeitsgruppe und ihre Ergebnisse, durch die Direktoren der verschiedenen Fakultäten und auch finanzielle Unterstützung durch Philanthropen. Der Präsident und die Führungsspitze der Universität (Board of Regents) unterstützten die Programme des Zentrums und informierten darüber kenntnisreich in allen Gremien und gegenüber der Gemeinde.

Das Zentrum erfuhr von Anfang an viel Medienaufmerksamkeit. Kreitzer und ihre Mitarbeiter absolvierten ein Medientraining, um zu lernen, wie diese Medien als Chance statt als Problem gesehen werden können.

Bevor Kreitzer das Zentrum startete, war sie bereits zehn Jahre Professorin der Universität und galt als vertrauenswürdige und verantwortliche Führungskraft. Nur wenige Kollegen rieten ihr von dieser Idee ab. Erstaunlicherweise unterstützen diese damals wenig begeisterten Kollegen heute das Zentrum.

Besonders hilfreich bei der Entwicklung des Zentrums war auch die Vorgehensweise Kreitzers, andere nicht überzeugen zu wollen oder ihre Idee zu verteidigen. Sie fand stets einen Weg, die Hemmschwelle so gering wie möglich zu halten und andere zum gemeinsamen Gespräch zu ermutigen.

>> I am not trying to convince you of something or defend something, but let me just tell you the facts, and let me tell you what it is patients are looking for, and let me tell you what the research is saying.

Wichtig bei Entwicklungsprozessen dieser Art ist auch ein gesundes Ausbalancieren der Kräfte. So gilt es, mögliche Barrieren wahrzunehmen, doch nicht die Energie an Misserfolgsgedanken zu verschwenden.

■  Was ist notwendig, um innovativ zu sein?

Um innovativ sein zu können, ist es entscheidend, außerhalb der üblichen Spielräume zu denken.

>> …really important is to think outside of the box.

Inspirationen und Ideen entstehen häufig aus unbefriedigten Bedürfnissen. Es ist sinnvoll, über neue Wege und Perspektiven nachzudenken, wie ein Problem gelöst werden kann, ohne sich dabei in Zurückhaltung zu üben. Ein Ausspruch, den ihre Mitarbeiter immer wieder von ihr hören, ist:

>> I think we need to continue to innovate and to be creative and open to the new possibilities and new ideas.

Es gibt viele Bereiche, in die das Zentrum für Spiritualität und Heilung expandieren kann, wie z. B. »Kunst und Heilung«. Sehr gern würde Kreitzer ein eigenes Programm für den Bereich Kunst und Heilung aufbauen, doch für eine Neuerung dieser Art müssen jeweils drei Bereiche stimmen:

1.  Dieser neue Bereich muss mit dem Inhalt und der Vision des Zentrums übereinstimmen.
2.  Starke Führungskräfte sind notwendig.
3.  Es müssen Ressourcen vorliegen oder ein Plan darüber, wie diese Ressourcen beschafft werden können.

■  Innovative Ideen provozieren häufig Widerstand. Wie gehen Sie damit um?

Erstaunlicherweise hat das Zentrum insgesamt wenig Widerstand erfahren. Das überraschte selbst Mary Jo Kreitzer. Ihre Strategie der offenen Kommunikation mit allen Interessierten und auch mit Skeptikern erwies sich dabei als erfolgreich:

>> When I do encounter opposition I use the strategy to put people at ease and I'm not trying to convince them, but let us have a conversation; I do not persuade them or defend it.

Den wenigen Situationen, in denen sie Widerstand erfuhr, schenkte sie nicht besonders viel Aufmerksamkeit. Kreitzer ist davon überzeugt, dass es wichtig ist, die Aufmerksamkeit auf mögliche Perspektiven zu richten, statt auf mögliche Barrieren.

>> … energy flows where attention goes, I believe in the law of attraction, that is why I focus more on the possibilities.

Intuition spielt in ihrem beruflichen Alltag eine wichtige Rolle. Kreitzer hält es für eine gute Strategie, Vertrauen in die eigene Intuition zu entwickeln.

>> I really do strongly believe in intuition and intuitive knowing.

Immer wieder findet sie es faszinierend, wie schnell sich Möglichkeiten auftun, wenn sie ihre Energie in diese Richtung lenkt und anderseits offen dafür bleibt, ob sich das verwirklichen lässt.

» I found it just absolutely amazing that if I keep open it's like the right person the right situation the right source generally literally appears. And sometimes it is like, whatever I need will just pop up and emerge.

Und gleichzeitig verschafft dieses vertrauensvolle Offensein für Möglichkeiten auch eine gewisse Leichtigkeit, im Sinne von »Wenn es so sein soll, werden sich Mittel und Wege auftun.«

» It also maintains a certain level of detachment sometime to an idea and knowing that if it's the right idea and if the timing is right it will happen.

In diesem Zusammenhang behauptet Kreitzer:

» Looking for flow and alignment … work becomes easy.

▪ **Welche Ideen haben Sie für die Zukunft der Gesundheitsversorgung?**

Die Gesundheitsversorgung wird zukünftig an sehr verschiedenen Orten stattfinden und bleibt nicht auf traditionelle Strukturen und Kliniken beschränkt. So finden sich Minikliniken in Einkaufszentren, Gemeindezentren und Schulen. Hierbei ist es wichtig, zu sehen, dass Kirchen, Glaubensgemeinschaften und viele andere Organisationen sich bereits heute um die Gesundheit und das Wohlbefinden ihrer Mitmenschen kümmern.

Ein Trend, der sich abzeichnet, ist das Bedürfnis von Menschen, als ganze Persönlichkeit wahrgenommen zu werden und nicht auf einzelne Organe oder Körpersysteme reduziert zu werden. Dieser ganzheitliche Ansatz umfasst Körper, Seele und Geist und schließt auch integrative Heilverfahren ein.

Eine weitere Veränderung, die sich bereits abzeichnet, ist der Wunsch nach einer konsumentenorientieren Versorgung. Im alten Modell der Gesundheitsversorgung spielt der Patient eine passive Rolle. Im neuen Modell sieht der Patient die Menschen aus den Gesundheitsberufen als eine Ressource, die ihm einen Rat erteilen kann. Doch die Entscheidung über die Wahl der Therapieme-

thode wird vom Patienten selbst getroffen. Hierin sieht Kreitzer einen großen Paradigmenwechsel. Um den Ansprüchen dieser selbstbestimmten Patienten gerecht zu werden, hat Kreitzer mit ihrem Team einen neuen Master-Studiengang entwickelt zum »Integrative Health and Wellbeing Coach«, der im Wintersemester 2015 an den Start gehen wird.

Sie beendet das Interview mit dem Satz:

» The only person that can take charge of your health is you.

> **Hinweis**
>
> Während ich dieses Interview zusammenfasse, wird mir bewusst, wie unglaublich das klingen muss, seine Energie auf Möglichkeiten auszurichten und darauf zu vertrauen, dass im richtigen Moment die Mittel auftauchen, die ein solches Projekt ermöglichen.
>
> In meinem Forschungssemester, welches ich an der University of Minnesota in Minneapolis verbrachte, hatte ich viele Gelegenheiten, den Erfolg dieser Methode bei Mary Jo Kreitzer zu beobachten. Ein Erlebnis, das ich mit ihr hatte, möchte ich hier mitteilen.
>
> Mary Jo Kreitzer fragt mich, was ich neben meiner Forschung in Minneapolis erleben möchte. Ich berichte ihr, dass ich sehr gern ins Theater gehe und hoffe, dass sich hierzu ausreichend Gelegenheiten ergeben werden. Im Gespräch mit ihr und anderen Kollegen erfahre ich, dass Stücke häufig langfristig ausverkauft sind und man sich frühzeitig kümmern muss, wenn man seine Plätze sichern möchte. Außerdem sei Theater hier recht teuer. Schon am nächsten Tag betritt Mary Jo Kreitzer strahlend mein Büro und teilt mir mit, dass sie soeben von einem Freund angerufen wurde, der Tickets für ein Theaterstück für den kommenden Sonntag hat, und selbst nicht hingehen kann. Er verschenkt drei Karten an Mary Jo und zwei Tage später kommen wir beide in den Genuss eines wunderbaren Stückes und sitzen dabei in der ersten Reihe.

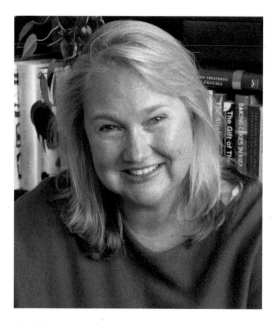

◻ Abb. 14.4    Heather Zwickey

## 14.4    Sich niemals begrenzen: Heather Zwickey

Heather Zwickey (◻ Abb. 14.4) hat eine Vision, mit der sie das Gesundheitswesen der USA revolutionieren wird. Als Forscherin möchte sie den wissenschaftlichen Beweis über die Nützlichkeit integrativer Heilmethoden liefern und die Erkenntnisse den Menschen zur Verfügung stellen, die sie benötigen, nämlich die Patienten. Als Direktorin des Forschungsinstituts **Helfgott Research Institute** (HRI) am **National College for Natural Medicine** in Portland, Oregon, hat sie schon viele ihrer Ziele erreicht. Doch mit ihrer Energie und der ansteckenden Begeisterung wird sie zweifelsohne auch ihre Vision umsetzen, von der viele nicht zu träumen wagen.

Derzeit erforscht sie, welche Menschen mit welchen Heilmethoden am besten genesen. Um das herauszufinden, testet sie die Personen mit verschiedenen Persönlichkeitstests und bietet ihnen verschiedene Heilverfahren an. Auf diese Weise kann ermittelt werden, ob z. B. introvertierte Menschen eher auf Aromatherapie, Akupunktur oder Reiki ansprechen. Diese Form der Wirkungsforschung ermöglicht es uns, zukünftig differenzierte therapeutische Angebote zu empfehlen.

Ein Abschluss in Mathematik und einem Schwerpunkt in Chaostheorie, Fraktalen und Komplexität ist kein direkter Weg in das Gesundheitswesen. Doch Heather Zwickey erkrankt an einem Tumor, deren Behandlungskosten nicht von ihrer Krankenkasse übernommen werden. Es bleibt ihr selbst überlassen, wie sie wieder gesund wird. Auf der Suche nach Heilungsmöglichkeiten entdeckt sie Aromatherapie, Energiemedizin, heiße Quellen und Visualisierungstherapie. Mit diesen Mitteln und ihrem starken Willen zu gesunden, managt sie ihre Symptome und heilt sich schließlich selbst.

Dieses Ereignis hinterlässt tiefe Spuren und den inständigen Wunsch, das Gesundheitssystem zu revolutionieren. So beschließt sie zunächst, Medizin zu studieren, stellt jedoch im Laufe verschiedener Interviews zu diesem Bewerbungsverfahren fest, dass es sehr schwierig sein wird, dieses System von innen heraus zu ändern. Deshalb entscheidet sie sich, aus einer anderen Richtung zu kommen, um das Gesundheitswesen beeinflussen zu können.

Ihre Wahl fällt auf das Studium der Immunologie und Mikrobiologie. An der renommierten Universität von Colorado Health Science Center in Denver erwirbt sie einen Doktortitel (PhD) in diesen beiden Fachgebieten. Anschließend macht sie sich auf den Weg nach Afrika, um dort HIV- und Tuberkulose-Forschungen zu betreiben. Niemals zuvor hat sie solch kranke Menschen gesehen, mit Gangränen an den Brüsten, fehlenden Gliedmaßen oder medikamentenresistenter Tuberkulose, welche die Patienten nur sehr schwer atmen lässt. Es gibt keine Medikamente in dieser Forschung, stattdessen wird mit Kräutern und Reiki experimentiert. Der Wissenschaftler, mit dem Zwickey dort zusammen arbeitet, hält selbst nichts von Reiki. Alle möglichen Befunde, insbesondere Blutwerte (CD4-Niveau, Virus-Ladung), werden erhoben und die HIV-Patienten anschließend zu beiden Behandlungsmethoden geschickt. Nach diesen Behandlungen werden die Messungen wiederholt. Überraschenderweise stellen sie einen signifikant positiven Einfluss von Reiki auf HIV fest.

Zurück aus Afrika nimmt Zwickey eine postdoktorale Lehr- und Forschungstätigkeit an der Yale Universität in New Haven auf. In ihrer ersten Woche wird sie im Bus von einer fremden Frau angesprochen, die sie zu einer Reiki-Ausbildung einlädt. Normalerweise hätte Zwickey nicht mit einer fremden Person im Bus gesprochen, doch das Thema Reiki interessierte sie nun, nach ihren afrikanischen Forschungserfahrungen. So absolvierte sie eine Ausbildung zum Reiki-Master. An der Universitätsklinik von Yale haben sie festgestellt, dass Patienten kürzere Verweildauern haben, weniger nach den Pflegenden klingeln und letztlich weniger kosten, wenn diese Reiki erhielten. Deshalb müssen nun alle Pflegenden an dieser Klinik Reiki lernen.

Drei Jahre lehrt und forscht sie in Yale, doch es gefällt ihr dort nicht. Die altehrwürdige Universität verfolgt strenge Hierarchien und Zwickey gewinnt den Eindruck, dass das Denken dort behindert wird. Nichts für einen Freigeist mit revolutionären Ideen. Sie macht einen langen Spaziergang in der Natur. Irgendwann richtet sie ihren Blick nach oben und hört sich sagen: »Okay, Universum, ich bin soweit. Sag mir, was ich als nächstes machen soll.«

An diesem Tag erhält sie keine Antwort. Doch drei Tage später stirbt ihr Vater. Von diesem Ereignis mitgenommen, besucht sie nach der Beerdigung ihre Freundin in Portland, um sich von ihr unterstützen zu lassen. Schon am ersten Tag in Oregon ist Zwickey klar, was als nächstes passieren soll. Das National College for Natural Medicine sucht einen Professor für Immunologie und inseriert in der Zeitung. Sie beschließt, dass dieses kein Zufall sein kann und lässt sich drei Monate von Yale beurlauben, um in dieser Zeit in Portland zu lehren.

Zurück in Yale will sie ihre Forschungen dort zum Abschluss bringen und nach Portland gehen. Schon kurze Zeit später erhält sie einen Anruf aus Portland mit dem Angebot, dort ein Forschungszentrum zu starten und zu leiten. Zwickey weiß sofort, dass dieses ihre Aufgabe ist, und zieht endgültig nach Portland. Dort baut sie das **Helfgott Research Institute** (HRI) am National College for Natural Medicine auf. Sie hat einen Assistenten, der halbtags beschäftigt ist. Doch ihre Träume sind größer.

▪ Woher wussten Sie, dass es das Richtige war, ein Forschungszentrum für natürliche Heilverfahren aufzubauen?
Die Antwort auf diese Frage ist verblüffend.

 ›› Because I'm doing it from a state of love. If there were any ego involved, if I felt like I was

doing it for me, I, I don't think it would be the right thing.

Solange Zwickey spürt, dass diese Tätigkeit einem größeren Zweck dient und nicht das eigene Ego befriedigen muss, ist es das Richtige. Sie beschreibt eine tiefe Liebe zu den Menschen, die eine bessere Heilung erfahren können, als wenn diese lediglich auf die westliche Medizin angewiesen sind.

Obwohl die meisten Menschen heute unter chronischen Krankheiten leiden, orientiert sich die Schulmedizin am akuten Geschehen. Denn hierfür hat sie wirklich gutes Handwerkszeug entwickelt. Doch bei chronischen Erkrankungen sind komplementäre oder natürliche Methoden oft erfolgreicher.

 ›› All of the natural therapies, whether you're talking about herbal medicine, nutrition, psychotherapy, energy medicine, it's all having an effect on the immune system.

Das Immunsystem wird für Zwickey immer bedeutsamer, wenn sie ihren Blick von der westlichen Medizin auf natürliche Medizin richtet. Sie erlebt sich selbst als ein Gefäß, welches Energie transportiert, jedoch nicht selbst generiert.

 ›› I'm the vessel, I'm the person who is responding to the energy and I tend to be very in tune with what needs to happen, and so I trust that it's the right thing because I'm doing it from a place of love.

▪ Was half Ihnen dabei, das Forschungszentrum für natürliche Heilverfahren aufzubauen?
Zwickey entwickelte im Laufe ihres Lebens eine ganze Reihe von Methoden, um Ideen zu kreieren und diese in die Tat umzusetzen. So erklärt sie, dass sie Ideen manifestiere.

 ›› I definitely manifest, that's true, but I don't manifest blindly.

Mit dem Ziel vor Augen, das Gesundheitswesen revolutionieren zu wollen, um kranken Menschen zu helfen, sind viele kleine Schritte notwendig. Manchmal ist ihr selbst nicht ganz klar, was der

nächste logische Schritt ist. Dann nutzt sie ihre Erfahrung aus New Haven und manifestiert sie ganz
bewusst. Damit ist gemeint, dass sie sich für die
nächste Aufgabe öffnet, die sie dem Ziel näher
bringt und bittet das Universum um Unterstützung. Wenn die Antwort für sie sichtbar wird, ist
sie bereit, alle notwendigen Konsequenzen einzuleiten, um dem zu begegnen.

> » I do that now on a regular basis, where I'll go
>    to a place that for me is a spiritual place, like
>    the forest, or the ocean, someplace usually in
>    nature, and I'll say okay universe, I'm ready, I'm
>    open, you just tell me what's next, and if you
>    present it to me then I'll go there and I'll, make
>    it happen.

Manchmal kommen die Dinge zu ihr als Visionen.
Das ist meistens ein Bild, welches sie malt, ohne
zu merken, dass sie es malt. Das passierte ihr beispielsweise auf einer Krebs-Konferenz der westlichen Medizin. Während der Vorträge malt sie vor
sich hin. Erst im Nachhinein wird ihr klar, dass ein
großes Forschungsinstitut notwendig ist, mit sämtlichen Fluren für die unterschiedlichsten Bereiche
natürlicher Heilmethoden und sie eine dieser insgesamt sieben Etagen aufgemalt hat.

> » It was a western biomedical conference, and I
>    had been sitting there thinking natural medi-
>    cine isn't going to get to where it needs to be
>    unless we have a facility that allows us to do
>    the same sorts of research that these folks are
>    doing, … I was sitting there I just started sket-
>    ching and then the next thing I knew I'd drawn
>    this floor.

Zwickey vermutet, dass ihre eigene Imagination,
wenn auch unbewusst, dabei eine Rolle spielt. Es ist
weniger, dass sie sich vornimmt, etwas zu manifestieren, als vielmehr, dass diese Ideen in Form von
Bildern zu ihr kommen.

Als sie das Helfgott Research Institute startete,
war sie mit ihrem Assistenten allein. Für ihre eigene
Vorstellung der Bedeutung eines solchen Zentrums
war das viel zu klein. So malte sie eines Tages »ihr
Forschungszentrum« und vergaß vor lauter Fluren und Räumen, die Fenster einzuzeichnen. Zwei

Jahre später war das Forschungszentrum so weit
expandiert, dass sie sich um neue Räumlichkeiten
kümmern musste. Gegenüber dem College fand
sich ein Gebäude, was angemietet werden konnte.
Wie sich herausstellen sollte, sah dieses von innen
genauso aus, wie Zwickey es lange zuvor gemalt
hatte. Im Gebäude fehlten die Fenster, die nachträglich installiert werden mussten.

> » I can't just imagine it, and manifest it into
>    happening. It has to be on paper, I have to
>    physically contact it, with the paper, I can't
>    even just do it on a computer, I have to physi-
>    cally have drawn something out in order for it
>    to become real.

Eine andere wichtige Methode für Zwickey zum
Entwickeln und Realisieren von Ideen sind Träume. Diese nimmt sie ernst, schreibt sie auf und verfolgt diese weiter.

> » When I wake up between one and three
>    o'clock in the morning I always have an idea in
>    my head and I get up and I immediately put it
>    down, either on my computer or in my journal,
>    and it's often the next thing, it's often the next
>    step of what I need to manifest next.

Um erfolgreich die eigenen Ziele zu verfolgen, ist es
für Zwickey wichtig, sich keine Grenzen auferlegen
zu lassen.

> » I've been taught from a young age mostly by
>    my mother not to have limitations and I've
>    gotten that message again and again throug-
>    hout my life.

Wenn jemand sie begrenzen wollte, stellte sie stets
die gleiche Frage: Warum soll das nicht möglich
sein? Für Zwickey scheint nichts unmöglich. So setzte sie sich erfolgreich für ihre Qualifikation in Immunologie ein, gleichwohl sie keinen Abschluss in
Biologie, sondern in Mathematik mitbrachte. Dieses
Unternehmen galt als unmöglich, doch sie meisterte
es. Heute hält sie diese Fähigkeit, sich keinerlei Be-
schränkungen auferlegen zu lassen, als entscheidend
dafür, dass sie tun kann, was sie tun möchte.

» There's never a limitation that someone puts on me that I have ever yet found a reason why I can't transcend it. So I think that has been the number one reason why I can do what I can do is I don't feel a sense of limitation.

Wenn man in einem kleinen Dorf in Minnesota aufwächst (1200 Einwohner), dann ist es schwer, weltmännisch zu denken. Doch ihre Eltern legten größten Wert auf eine differenzierte Erziehung, in der verschiedenste Kulturen ihren Platz fanden. Später hat sie dieses Interesse mit vielen Reisen um die Welt ausbauen können.

» My parents wanted to make sure that because we were from a small town that we experienced lots of different cultures in different ways, whether it was my mom's requirement that we see at least one concert a month, and it could be a choral concert, it could be a rock concert, it could be symphony, it could be, you know, marching band in a parade, but we had to see at least one concert a month. It brings in a diversity of culture that kind of gives you an idea what else is out there. I backpacked across Europe when I was 16, and, and experienced other cultures that were European cultures, I've been over much of the world, I've traveled much of the world.

■ Was ist notwendig, um innovativ zu sein?
Entscheidend für innovatives Handeln ist insbesondere die Fähigkeit, außerhalb der üblichen Normvorstellungen denken und handeln zu können.

» We have to think outside the box. And, I think the best way to do that is often to not be indoctrinated into a specific culture.

In der Immunologie hatte sie stets eine andere Perspektive, da ihr Hintergrund die Mathematik war. Der Vorteil, aus einer anderen Denkrichtung zu blicken, liegt darin, dass bestimmte Regeln nicht eingehalten werden, da diese nicht bekannt sind.

» You don't say, oh, well that's a rule, and I can't break that rule, because you don't know the rule.

Und das Gleiche erlebt sie nun als Immunologin in der Naturmedizin. Weil sie nicht Naturmedizin studierte, ist sie in der Lage, Mathematik, Immunologie und ihre eigene Lebenserfahrung in die Naturmedizin einzubringen. Mit dieser Perspektive beschreibt sie die Naturmedizin als ein Modell der mentalen Armut. Naturmediziner sehen sich gegenüber Schulmedizinern als minderwertig und diese Sicht teilt sie selbst nicht.

» I find in natural medicine especially that there's a model of poverty, there's a poverty mentality… a scarcity mentality would be another way to think of it, we don't have enough and we're the underdogs. I don't have that mentality because I wasn't part of that community when they developed that mentality.

Auch die vielen Reisen fördern ihr innovatives Denken und Handeln und ermöglichen ein Denken außerhalb der üblichen Normvorstellungen.

» And I think that traveling does that for me. My relationships with people in other counties and in other systems, my best friends are not in natural medicine… And it allows me to think outside the box.

■ Innovative Ideen provozieren häufig Widerstand. Wie gehen Sie damit um?
Wichtig im Umgang mit Misstrauen ist das Einbeziehen aller Mitarbeiter. Anfangs waren am College viele verunsichert, als das Forschungszentrum eröffnet wurde. Viele dachten, Zwickey würde lediglich versuchen, zu beweisen, dass komplementäre Therapiemethoden nichts bringen. Vor ihr taten dies viele Forscher. Zwickey versuchte, alle miteinzubeziehen.

» When I came to the national college of natural medicine, there was not a culture of research at the school. They didn't have research, and they didn't trust research. And when I came in and wanted to build research, the faculty did not trust me, they thought that what I wanted to do was prove that their medicine didn't work. Because that is what's published in JAMA and New England Journal of Medicine, is that all the studies that fail.

Um das zu verändern, musste sie die Kultur am College verändern. Ihr Ziel war, so viele Menschen wie möglich miteinzubeziehen. Ein Beispiel hierfür ist ihr Umgang mit Forschungsanträgen. Pro Jahr schreibt das Zentrum etwa drei bis sechs Anträge. Bevor sie versendet werden, lässt es diese Anträge von allen Mitarbeitern und Studenten des Colleges segnen. Dabei wird zunächst berichtet, worum es im Antrag geht und welchen Erfolg sich die Forschung davon verspricht. Bei 600 Studierenden kann das einige Zeit in Anspruch nehmen. Dabei legt jede Person nacheinander die Hände auf den Antrag und spricht entweder ein Gebet, einen Segensspruch oder einfach etwas, wie »Mach Deinen Weg, Antrag!«. Mittlerweile mögen alle Beteiligten die Antragssegnungen und haben das Gefühl, etwas dazu beizutragen.

» I'll give you an example, every time I write a grant, and I write 3 to 6 grants a year. And any time that any of my investigators write grants before we send the grant to NIH we, we get it all photocopied and all ready to go and then we walk it from classroom to classroom and we have every classroom bless the grant. We have all of them, we tell them what it is, we tell them what it's for, and how it will help them, how it will help natural medicine as a whole, and we have the faculty members bless the grant, and the students bless the grant.

Dieser offene Umgang mit den Forschungsanträgen hat die Kultur des Colleges positiv beeinflusst.

» And it's really had an enormous effect in changing the culture, just the little thing, and everybody looks forward to the grant blessings.

■ Welche Ideen haben Sie für die Zukunft der Gesundheitsversorgung?
Der Zukunftstraum Zwickeys ist, das gesamte medizinische System zu verändern.

» My future dream is to transform the medical system. And to transform it in a way that makes sense for people to be healthy.

Die Zunahme an chronischen Krankheiten weltweit ist enorm. Chronische Erkrankungen haben ihre Ursache zumeist im Lebensstil. Erkrankungen des Lebensstils sprechen wenig auf Medikamente an. Doch viele komplementäre Methoden sind hier sehr erfolgreich.

» Disease of lifestyle it's not something that pharmaceutical medicine is well-suited to treat. It can mask symptoms, but it doesn't actually heal anyone.

» … nutrition, exercise, energy medicine, botanical medicine, homeopathy, are much better suited for treating chronic disease. The problem is that because these particular modalities have been given a lesser stature in this society, they haven't been studied appropriately.

Das Ziel Zwickeys ist derzeit, ein weltweit erstes großes Forschungsinstitut für natürliche Heilverfahren zu entwickeln. Dieses Institut soll sämtliche Heilmethoden erforschen und gleichzeitig ein Angebot für die Bevölkerung sein. So sollen sich im Basement (sieben Etagen insgesamt) Restaurants und Wellness-Einrichtungen befinden, die gesunde Nahrung zu erschwinglichen Preisen anbieten. Die Mitarbeiter des Hauses sollen dort ihre Mittagsmahlzeit kostenlos einnehmen können. So wird eine gesunde Nahrung für die Mitarbeiter garantiert, was sich auf die Zufriedenheit der Angestellten auswirken wird.

» My dream, my goal, what I am manifesting at this moment, is a world premier natural medicine research institute where we can develop the research and pilot the new medical models that will treat the people of today to be healthier in the future. And I think that you have to change it from the very bottom.

Zwickey kritisiert, dass in den USA derzeit kein wirkliches Gesundheitswesen existiert.

» … in this country we call it a health care system but it's not, it's a disease management system, and if it's really gonna be a health care system then you don't have a department that is oncology, and you don't have a department of heart disease, or cardio vascular disease. Instead you have departments that are called pediatric health, adolescent health, women's health, men's health, geriatric health. And, you shift your focus from the very words that you're using to refer to things right through to how you treat people. The only truly preventative medicine that we have in this country is dentistry.

Abgesehen von der Zahnmedizin wurde bisher keine Prävention etabliert. Zwickey schlägt vor, sich hierbei an den alten Chinesen zu orientieren, bei denen jede Familie ihren Arzt solange bezahlte, solange sie gesund waren. Die Zahlungen wurden nur bei Krankheit eines Familienmitglieds eingestellt. Mit einem solchen System sind Mediziner herausgefordert, ihr Geld mit Gesundheit, statt wie bisher mit Krankheit zu verdienen. »Im jetzigen System machen alle Geld mit der Krankheit.«

» Right now, our medical system is set up so that everyone gets rich if you're sick, that's when the pharmaceutical companies make money, that's when physicians make money, that's when insurance companies make money.

Zwickey will diese Machtstrukturen verändert sehen und das Gesundheitssystem revolutionieren.

» If we change the power structure so that everyone makes money when you're healthy, then the inspiration is different, and all of the energy behind what's driving our health care system is different.

» So that's my goal to demonstrate healthier models of how to do medicine. To revolutionize it, I guess.

Von einem mathematischen oder energetischen Standpunkt aus gesehen sind alle Menschen untereinander und mit der Natur verbunden. Wenn jemand gesundet, hat das somit Einfluss auf alle anderen. Zwickey sieht in der Energie-Medizin die Medizin der Zukunft.

» Coming at it from a mathematical perspective where I believe in multiple dimensions, I believe in energy medicine, and energy fields, and that my body doesn't end where the physical matter ends, that my body ends where my energy field ends. And that may encompass your energy field, and so your health is gonna effect my energy, and so we all are interconnected.

Um das verändern zu können, ist ein Bewusstseinswandel notwendig, der einem Transformationsprozess gleichkommt. Wenn Menschen krank sind, bleiben sie in einer Art Verhaltensmuster hängen. Ein großes Ziel ist also, konsequente Wege zu finden, diese Menschen aus den überholten Mustern zu befreien.

» When you see people who are very sick they're stuck. … they're stuck in some sort of pattern, … how do you create a state of unstuckness? And that is, that's one of my big dreams, is to figure out a consistent way to help people get unstuck. And that will change health care.

## 14.5 Etwas wagen, um Veränderungen zu erleichtern: Val Lincoln

Obwohl Val Lincoln (◘ Abb. 14.5) in Pflege promovierte, liegt ihr die Schreiberei nicht. Sie wollte auch nach ihrer Doktorarbeit in der Pflege tätig sein und bewarb sich als Krankenschwester, wobei sie bewusst ihren Titel verschwieg. Als Expertin für integrative Heilmethoden gewann sie schnell das Vertrauen ihrer Kolleginnen. Val Lincoln schlug der Klinikleitung vor, diese alternativen Behandlungsmethoden in der Pflege zu verorten und zum wichtigen Schwerpunkt ihres Krankenhauses zu machen. Von den Medizinern schlug ihr viel Skepsis entgegen. Doch die großen Erfolge, wie beispielsweise Healing Touch in der Schmerzbehandlung, überzeugten den ärztlichen Direktor und machten ihn zum Befürworter integrativer Heilverfahren in seiner Klinik.

Im Jahre 2000 eröffnete das neue Krankenhaus Woodwinds in Woodbury, Minnesota. Es hatte

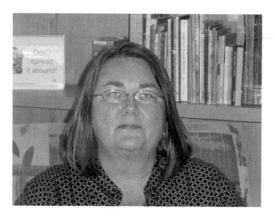

**Abb. 14.5** Val Lincoln

zuvor eine Untersuchung gegeben, in der die Bevölkerung von Woodbury gefragt wurde, wie ein optimales Krankenhaus für sie aussehen sollte. Die Teilnehmer dieser Diskussionsgruppen (focus groups) formulierten dabei folgende Erwartungen: Es sollte ein sicheres Behandlungsangebot für Kinder vorhanden sein, gute Geburtshilfe, eine Unfallambulanz, Hospizversorgung und eine Krebsstation. Dabei sollten integrative Heilverfahren angeboten werden. Der Klinik kam dabei die Aufgabe zu, die glaubwürdigsten alternativen Behandlungsmethoden herauszufinden und anzubieten.

Der Klinikverbund Healtheast entstand 1986 und verfügt bereits über drei Krankenhäuser. Mit der Eröffnung von Woodwinds sollte der Schwerpunkt jedoch noch deutlicher als bisher auf integrative Heilverfahren und spirituelle Versorgung gelegt werden, um dem Wunsch der Bevölkerung zu entsprechen. Die Architektur der Klinik ist einzigartig, mit viel freiem Blick in die Natur. Woodwinds besitzt ein Piano, auf dem professionelle Musiker mehrfach in der Woche spielen. Weiterhin verfügt sie über mehrere Feuerstellen in den Aufenthaltsbereichen und handgemalte Verzierungen mit Naturelementen in allen Patientenzimmern. Statt der üblichen Rechnungsstelle, bei der Patienten ihre Krankenhausrechnung bezahlen, befindet sich im Eingangsbereich ein Laden mit Naturprodukten, wie Aromaöle, Literatur über alternative Heilverfahren, Entspannungsmusik etc.

Die Klinikleitung von Woodwinds machte sich mit viel Elan an die Arbeit und stellte qualifizierte und motivierte Mitarbeiter für die unterschiedlichen Fachgebiete ein.

Val Lincoln ist seit Jahren Beraterin für die American Holistic Nursing Association und bereist viele Kliniken in den USA mit einem Angebot für komplementäre Heilverfahren. Als Kinderkrankenschwester in der Intensivpflege hatte sie sich lange Jahre für den technischen Fortschritt in der pädiatrischen Pflege eingesetzt. Mit einem Doktortitel in Holistic Healthcare eröffnete sie sich einen weiteren Blickwinkel. In all den Jahren als Beraterin hat sie den Kontakt zur Pflegebasis nie verloren. Als sie der Reiserei müde wurde, bewarb sie sich als Kinderkrankenschwester in Woodbury. Ihren Doktortitel verschwieg sie dabei, weil viele Pflegende meinen, je mehr Qualifikationen erreicht werden, desto weniger wisse man über Pflege. Es erschien ein Artikel von ihr im Journal of Holistic Nursing und alle waren ganz erstaunt und angenehm überrascht. Mit dieser Veröffentlichung wurde allen klar, wie sehr Lincoln sich für eine holistische Pflege engagiert.

Gleichwohl Woodwinds ein Angebot für komplementäre Heilverfahren, wie Healing Touch, essenzielle Öle, Musiktherapie und Akupunktur eröffnet, wird doch sehr vorsichtig damit umgegangen. Für Val Lincolns Geschmack ist die wahre Bedeutung dieser Verfahren nicht ausreichend berücksichtigt und steht zu wenig im Mittelpunkt der klinischen Versorgung. Mit dem Weggang einer Führungskraft bietet sich eine neue Stelle als Leitung für die holistische Versorgung an, für Lincoln die Chance ihres Lebens. Hier kann sie die Nützlichkeit alternativer Heilverfahren nicht nur lehren, sondern in die Tat umsetzen. Sie bekommt diese Position und wird von den Mitarbeitern besonders respektiert, weil sie als ganz normale Krankenschwester angefangen hat. Diese Tatsache verleiht ihrer Arbeit besondere Glaubwürdigkeit, da sie sich mit ihren Kompetenzen in der intensivmedizinischen Kinderkrankenpflege bereits behauptet hat.

Statt den Mitarbeitern mitzuteilen, wie sie komplementäre Heilverfahren anwenden sollen, geht sie in jede Abteilung und fragt: »Was können die einzelnen Teammitglieder anbieten, um eine holistische Pflege umzusetzen und damit in der Betreuung ihrer Patienten etwas zu bewirken?« Verbunden mit dieser Frage waren Schulungsangebote für die verschiedensten Bereiche, wie Healing Touch, essentielle Öle, geführte Imagination, Akupressur oder Musiktherapie. Doch jede Abteilung entschied selbst, welchen Schwerpunkt sie wählen wollte, um eine ganzheitliche Versorgung bereitzustellen, in der neben dem Körper auch die Seele und der Geist berücksichtigt werden.

Primär entscheidend für Lincoln ist nicht, dass die Mitarbeiter über intellektuelles Wissen bezüglich holistischer Heilmethoden verfügen, sondern dass sie dieses Wissen in ihren beruflichen Alltag integrieren und ihren Patienten eine besondere Versorgung bieten. Sie bot eine zweitägige Fortbildung in Holistic Healing Care an, bei dem ein Überblick über verschiedene pflegerische Heilverfahren gegeben wurde. Jede Pflegende sollte selbst entscheiden, welche Methode für sie die geeignete ist, und dann eine Ausbildung darin erhalten. Die Integration in die eigene pflegerische Praxis erhielt mit diesem Vorgehen eine besondere Chance. Dabei wurde diese Fortbildung nach den gleichen Gesichtspunkten ausgerichtet, wie jede andere Fortbildung auch. Evidenzbasierte Forschung ist gerade für diese Heilverfahren wichtig, da zumeist wenig darüber bekannt ist. Die Dokumentation und Evaluation dieser Verfahren erhält den gleichen Stellenwert, wie alle anderen pflegerischen Maßnahmen.

Val Lincoln verfügt über die besondere Begabung, komplexe Dinge zu vereinfachen, diese begreifbar zu machen und somit Hemmschwellen zu nehmen. Immer mehr wird das holistische Modell von Woodwinds getragen durch die Pflegenden, die ein großes Spektrum an komplementären Heilmethoden anwenden. Dabei geht es nicht um »esoterischen Schnickschnack«, sondern um die Behandlung von Schmerzen, Übelkeit, Stress und Schlafstörungen. Da diese Verfahren von Pflegenden selbst angeordnet werden, müssen Patienten nicht auf Mediziner warten, die ein Mittel gegen eines dieser Symptome verschreiben. Die Erfahrung, dass diese Methoden oft auch schneller wirken als Medikamente, überzeugt immer mehr Pflegende in Woodwinds.

» I think I was mature enough to allow this healing model to evolve over time by letting the work speak for itself. By not coming down with an iron hammer and saying I dictate that this is the standard of care. We allowed time to allow the delivery of the healing arts therapy, and then the staff sees how it works.

Selbstpflege schreibt Lincoln besonders groß. Pflegenden, die sich unermüdlich für andere einsetzen und dabei selbst zu kurz kommen, helfen auf Dauer niemandem. Deshalb können die Pflegenden auch alle komplementären Behandlungsmethoden für sich selbst in Anspruch nehmen, wie Massagen oder auch Akupunktur.

» … our philosophy, it's first about you, the nurse, second about the patient, and that's okay, that's not being selfish, that is about self-responsibility. If you're in a better health situation you're gonna be that much more focused on patient care, so that's what our philosophy is.

Auch werden die Pflegenden ermutigt, sämtliche alternative Behandlungsangebote auszuprobieren, um Patienten besser beraten zu können.

■ Woher wussten Sie, dass es das Richtige war, sich für ein holistisches Pflegemodell mit komplementären Heilmethoden in einem Akutkrankenhaus einzusetzen?

Die langjährige Beschäftigung mit holistischer Pflege und integrativen Heilverfahren führt mehr oder weniger automatisch zu dieser Überzeugung. Denn diese Methoden, wie beispielsweise Healing Touch, sind sehr effektiv und haben keinerlei Nebenwirkungen.

Die Menschen in Woodbury haben sich alternative Behandlungsformen gewünscht und sind damit nicht allein auf dieser Welt. Immer mehr Menschen begegnen pharmazeutischen Produkten mit Misstrauen und entdecken die Naturmedizin. All diese Verfahren ergänzen die westliche Medizin. Es geht also nicht um ein entweder oder, sondern um ein sowohl als auch. So werden niemandem in Woodwinds Schmerzmedikamente verweigert. Da war das Beispiel mit einem jungen Patienten, der postoperativ so starke Schmerzen hatte, dass er die Höchstdosis an Morphin erhielt, ohne dass diese eine Wirkung zeigte. Die Ärzte wussten keinen Rat. Die zuständige Pflegende wendete daraufhin Healing Touch an und die Schmerzen ließen nach. Oder anders herum: Oft ist die postoperative Übelkeit mit essentiellen Ölen und Entspannungsmusik verschwunden, bevor der Mediziner ein Medikament dagegen anordnen kann. Die Ergebnisse überzeugen einfach.

Lincoln geht davon aus, je weiter man sich im Gesundheitswesen entwickelt, desto mehr setzt man sich für die Belange und das Wohlbefinden der Patienten ein. Und mit dem Wissen, das Richtige zu tun, waren viele Dinge leicht zu integrieren.

» A good deal of ease in integrating holistic care has been that we're doing it right for the right reasons. And we keep it in the language that is very familiar to medical nursing staff, it's about providing comfort, promoting rest and relaxation, decreasing pain and stress and nausea. Those are circumstances in the patient experience that are sometimes very difficult to answer from a traditional Western pharmaceutically supported health care system. And so anything we can do that helps answer those particle outcomes is viewed by nurses and physicians as a good thing.

■ Was half Ihnen dabei, holistische Heilverfahren im stationären Bereich umzusetzen?

Grundsätzlich war da zunächst die Bereitschaft der Klinikleitung, ein holistisches Modell zu unterstützen, obwohl der medizinische Direktor erst überzeugt werden musste. Dieser wandelte sich sozusagen vom Saulus zum Paulus, nachdem er die Erfolge dieser Methoden erkannte. Er unterstützt nun die Pflegenden, indem er misstrauische Mediziner über die Vorzüge dieser Verfahren aufklärt. Da der ärztliche Direktor selbst zunächst wenig überzeugt von komplementären Heilverfahren war, kann er nun seine Mitarbeiter umso glaubwürdiger überzeugen.

Entscheidend für den Erfolg in der Umsetzung holistischer Pflege ist der Zuspruch von komplementären Heilmethoden in den Aufgabenbereich der Pflege. Mit Ausnahme der Akupunktur, welche

eine separate Ausbildung erfordert, können die Pflegenden alle Verfahren selbst anwenden, wenn sie das für richtig halten. Die Anordnung über diese Methoden treffen sie also selbst und haben damit eine große Entscheidungsfreiheit in der Diagnostik und Therapie.

Lincoln bezieht in alle wesentlichen Entscheidungen so viele Mitarbeiter wie möglich ein und nimmt deren Anliegen ernst. So kommen im Laufe der Entwicklung immer mehr Ideen von den Mitarbeitern selbst, wie sie das holistische Modell weiter ausbauen können. Ein Beispiel ist das zunehmende spirituelle Verständnis im Gesundungsprozess von Patienten. So wird jedes neugeborene Baby in Woodwinds mit einem Wiegenlied begrüßt (»Guten Abend, Gute Nacht, mit Rosen bedacht« …), welches über die Lautsprecher in alle Räume, auch die Patientenzimmer gespielt wird. Auf diese Weise kann jeder im Krankenhaus Anwesende der neuen Seele segensreiche Grüße zukommen lassen.

Ein weiteres Beispiel ist die sog. »pause for prayer« (Gebetspause). Wenn ein Patient oder Mitarbeiter das Bedürfnis nach spiritueller Unterstützung hat, kann ein Alarm ausgelöst werden, der wie ein Code Blue (Herzstillstand) an alle Menschen mit einem Beeper übertragen wird. Gleichzeitig wird auch über alle Lautsprecher (auch in die Patientenzimmer) eine kurze Melodie eingespielt. Auf diese Weise können alle Anwesenden die entsprechende Person mit einem Gebet oder einer Segnung unterstützen. Die Personen mit einem Beeper können die Zimmernummer des betroffenen Menschen erkennen und, wenn die Zeit es erlaubt, mit einem kurzen Gebet vorbeischauen.

Diese Ideen wurden von den Mitarbeitern selbst hervorgebracht und von der Leitungsspitze mit großer Begeisterung angenommen und umgesetzt.

» I always try to make decisions multilaterally because I really respect staff nurses, and I don't think as an industry, we have really given credence to the wisdom of the staff nurse.

Eine strategische Methode, die Lincoln einsetzt, ist das Gleichsetzen von Fortbildungen zu klinischen Themen mit denen der komplementären Verfahren. So wird großen Wert auf wissenschaftliche Erkenntnisse gelegt und es werden entsprechende Dokumentations- und Evaluationsverfahren angewandt. Wohlwissend, dass es Hunderte von Methoden gibt, werden in Woodwinds nur diejenigen angewandt, die bereits gut erforscht sind.

> I used the same deliberate, strategic, methodological decision making in how to implement the use of essential oils that I did in how you implement a 24-hour in-house OB anesthesia program.

Lincoln hat in vielen Bereichen und Positionen des Gesundheitswesens gearbeitet und kann sich in die unterschiedlichsten Persönlichkeiten hineindenken. So fragt sie sich, welche Information über holistische Pflege eine Führungskraft benötigt, oder eine Teilzeitpflegende mit Nachtschicht oder eine Intensivpflegende.

> I try to say it from an ICU perspective, what are the barriers to this right now, do you know? And we try to make decisions to say, how would we bring this to a part-time night nurse so that it becomes part of their care. And if you keep those two factors in mind, part-time night nurse, metaphorically, and an ICU background, you end up making pretty good decisions.

■ **Was ist notwendig, um innovativ zu sein?**
Lincoln schwört auf den besonderen Wert, sich hin und wieder dem Unbekannten auszusetzen. Sich also ganz bewusst in eine Situation zu begeben, in der man der Minorität angehört. Sie macht das mindestens einmal pro Jahr und ermutigt auch ihre Mitarbeiter dazu, etwas zu tun, was sie bisher nie getan haben und dabei eine neue Erfahrung zu machen.

> There's great value in exposing yourself to the unknown. One of my personal holistic strategies in my own life is I ask myself: »When is the last time you felt like you were in a minority about something?« And I'd like to say that I do that once a year.

Ihr Ziel bei der Selbstkonfrontation mit dem Unbekannten ist, dass sich durch die Reflexion des Erlebten leichter Veränderungsprozesse umsetzen lassen, da sich Widerstände reduzieren.

> And so I periodically put myself in a circumstance where I'm a minority, and just reflect on what does that feel like, so that I get what taking a risk feels like. Because every time we try to change something, our natural human instinct I think is to reject it.

Innovationen sind letztlich Veränderungen und diese können in der Auseinandersetzung mit dem Unbekannten leichter angegangen werden als in der Vermeidung dessen.

> And I think of what I've had some pretty strong personal experiences where being a fish out of water was a huge teacher for me.

Die Erfahrung ihrer Kindheit, dass sich Veränderungen nicht kontrollieren lassen, mag ihre Flexibilität im Umgang mit Neuerungen und innovativen Prozessen positiv beeinflussen. Sich immer wieder neuen Situationen anzupassen, war dabei eine frühe Lernerfahrung.

> I'm at ease with all kinds of people and it makes sense if I look at my childhood, I had to learn early that change is nothing you can control, and I even as a young child learned you're really good at adapting, that's a good thing, I even had that third person awareness, that that's a good thing, to adapt.

Lincoln selbst sieht in vielen Dingen des Lebens Lernerfahrungen. Die Gabe, durch Zufall wertvolle Entdeckungen zu machen, hat sie schon oft weiter gebracht. So war sie lange Jahre eine leidenschaftliche Intensivpflegende, bevor sie integrative Heilmethoden entdeckte.

> People who knew me 25 years ago said »Val Lincoln is interested in this healing stuff I can't believe it«, because I was a child of my environment and the more high risk the better the more technology, I wanted to be the best at it and so on and so forth.

So kam die holistische Pflege ganz unerwartet in Form eines Journals zu ihr ins Haus. Sie hatte nie zuvor vom Journal of Holistic Nursing gehört und las dieses mit großem Interesse. Dort fühlte sie sich mit ihren Anliegen verstanden.

» I didn't dream up holistic nursing, I discovered it, or it discovered me, I'm not sure. Literally, the Journal of Holistic Nursing came to my home unsolicited. And I don't even know what conference I could have gone to that my name would have gotten it, because I was interested in high risk stuff. And when it came, it happened to be the journal that had the holistic nurse social justice policy, or holistic nurse policy on environment, and both of those issues are really important big parts of my personal journey. And I remember thinking, oh my god, there's a nursing organization that believes what I believe. I always thought I was just an unusual nurse that had these other, you know, passions. So there is something that allows me to see the serendipity, that I've noticed in my life.

■ Innovative Ideen provozieren häufig Widerstand. Wie gehen Sie damit um?

Die Tatsache, dass Val Lincoln als ganz normale Krankenschwester in Woodwinds angefangen hat, bevor sie die Leitung der Integrativen Heilverfahren übernahm (Clinical Head of Integrative Services), reduziert bei vielen Pflegenden die Widerstände. Aber auch persönliche Fähigkeiten spielen eine Rolle dabei, Widerstände gering zu halten.

» Part of my personality characteristic I have is make things seem plausible. Make things as simple as possible, is one of my gifts.

Bevor Lincoln die Mitarbeiter der Klinik über integrative Therapien informiert, fragt sie sich, was genau die jeweiligen Menschen wissen müssen, um ihre Bedenken zu zerstreuen. So gehen Mediziner anders an das Thema heran als beispielsweise Pflegende des Nachtdienstes. Die Information an sich ist nur dann von Wert, wenn sie auf eine, dem Individuum angemessene und gezielte Art und Weise vermittelt wird.

» I try to ask the question, if I were a physician, what about this would cause me concern. If I was a night-nurse, what about this change would cause me concern. Just like I did in traditional nursing and try to bring that same depth of leadership to the integration of holistic nursing.

Dabei kommt ihr zugute, dass sie sich für andere Menschen unterschiedlichster Herkunft begeistern kann. Diese Fähigkeit erleichtert ihr auch das Führen von Mitarbeitern.

» I knew as a young child that it was very important to be compassionate to others. And I think that even in elementary school the teachers would call on me to be a compassionate child to other kids. I'm aware of that. Leadership comes easy to me, and I've used it in a ICU realm, and I use it now in holistic nursing.

In Widerständen sieht Lincoln Lernerfahrungen, die es zu bewältigen gilt. Dabei hilft ihr das grundsätzliche Wissen, dass sie selbst im stationären klinischen Bereich am besten aufgehoben ist. Diese Arbeit ist genau das, was sie befriedigt.

» And I've recognized over times that's where I'm best suited. I'm best suited in a hospital setting, I understand I have responsibilities to education, practice, and research and I'm involved in all three. But that my real gift is in practice, as informed by education and research, as I participate in that.

Lincoln sieht sich selbst als begeisterte Lehrerin und dieser Funke springt bei anderen oft über.

» An ease that I have is inspiring teaching. Just, I'm very comfortable in that role. And so I bring that to holistic nursing as well. But mainly because it's the right thing to do, and it works.

■ Welche Ideen haben Sie für die Zukunft der Gesundheitsversorgung?

Ihr größter Wunsch ist es, die finanziellen Barrieren der Pflege beseitigt zu wissen.

» My continued dream is that we've knocked down many financial barriers to the profession of nursing, that's improved dramatically over time.

Ihr Traum ist es, dass zukünftig mehr Pflegende am Krankenbett die Begeisterung für die Pflege sichtbar transportieren. Das Pflege nicht nur als Job, sondern auch als eine Arbeit des Lebens betrachtet wird.

» I would like to see more, particularly front line nurses embrace this is your profession as well as your job, you know, this is your life work as well as your work. And that means that you, should expect to go above and beyond, you should expect to be involved in the evolution of your profession in addition to your job.

Mit einem Verständnis von Pflege auch als Berufung könnten Pflegende das Gesundheitswesen revolutionieren.

» I think we can revolutionize nursing if we had more front line staff people that understood that and practiced that.

Das Denken der Pflege sollte mehr darauf ausgerichtet sein, welche professionellen Angebote sie für die Patientenversorgung machen kann, als auf die Frage, mit welchem Abschluss welche Tätigkeit ausgeführt werden darf.

» I think there needs to be greater focus on professionalism and less about the barriers of what degree you have.

## 14.6 Zusammenfassung der Interview-Ergebnisse

Alle fünf Interviewpartnerinnen haben innovative Ideen im Gesundheitswesen umgesetzt. Die Ideen selbst sind dabei sehr unterschiedlich:

**Marie Manthey (MM)** entwickelte das Pflegesystem Primary Nursing, welches Pflegenden die individuelle Patientenverantwortung zurückgibt und die Berufsgruppe durch dezentrale Entscheidungsfindung empowert.

**Jean Watson (JW)** entwickelte eine Pflegetheorie, in der die zwischenmenschliche Zuwendung (Caring) zum Schwerpunkt wird und sich damit von einer technikorientierten und funktionalen Pflege abgrenzt.

**Mary Jo Kreitzer (MJK)** baute das Center for Spirituality and Healing an einer der größten Universitäten in den Vereinigten Staaten auf (60.000 Studierende) und macht damit Spiritualität und Heilung zu einem Thema wissenschaftlicher Forschung.

**Heather Zwickey (HZ)** baute ein Forschungszentrum für natürliche Heilverfahren (Helfgott Research Institute) am National College of Natural Medicine auf und untersucht die Wirkung dieser integrativen Verfahren.

**Val Lincoln (VL)** begeistert ihre Mitarbeiter mit integrativen Verfahren und entwickelt Strategien, die es den Pflegenden ermöglichen diese Verfahren eigenverantwortlich in ihrem beruflichen Pflegealltag umzusetzen.

### 14.6.1 Über den Tellerrand hinausblicken und sich vernetzen

Allen Gesprächspartnerinnen gemeinsam ist ein großes Engagement für die bestmögliche Versorgung von Patienten. Um dieses Ziel zu erreichen, gehen sie recht unterschiedlich vor. Was jedoch alle verbindet ist die Fähigkeit, über den Tellerrand hinauszublicken und sich zu vernetzen.

Um innovativ sein zu können, ist es notwendig, **außerhalb der üblichen Normvorstellungen zu denken und zu handeln.** Aus diesem Grund hat sich Heather Zwickey bewusst gegen ein Medizinstudium entschieden. Sie will die Medizin von außen ändern. Mit dem Studium in Immunologie erlebt sie sich nicht, wie die meisten anderen Vertreter natürlicher Medizin, als machtlos gegenüber der westlichen Medizin. Aus einer anderen Kultur zu kommen, hat für sie viele Vorteile. Mary Jo Kreitzer hält »thinking outside the box« für eine wesentliche Grundlage innovativen Handelns. Val Lincoln begibt sich bewusst in die Position einer Minorität, weil die Reflexion dieser Erfahrung die Bereitschaft zu Veränderungen fördert. Diese

Bereitschaft ist für sie von wesentlicher Bedeutung für Innovationen.

Mary Manthey hält, bis heute, regelmäßig Treffen für verschiedene Gesundheitsberufe (Pflegende, Mediziner, Supervisoren, Coachs, Pflegedirektoren) in ihrem Haus ab. Auf diese Weise kommen alle miteinander ins Gespräch und kreieren gemeinsam neues Denken. Vor über 40 Jahren ist auf diese Weise Primary Nursing entstanden. Jean Watson begibt sich in andere Fachgebiete (außerhalb der üblichen Pflege und Medizin), um Fragen nach dem Kern der Pflege zu beantworten. Sie studiert Philosophie, Kunst und Kultur und entdeckt bedeutsame Verbindungen, die ihre Caring-Theorie untermauern.

Der **Aufbau von Netzwerken** ist besonders für die Umsetzung innovativer Ideen von großer Bedeutung. Mary Jo Kreitzer bezieht beim Aufbau ihres Centers for Spirituality and Healing mutig die Gemeinde und viele Fakultätsmitglieder mit ein und lädt auch die Presse ein. Der öffentliche Aufruf der Beteiligung an einer Arbeitsgruppe zum Thema Spiritualität und Heilung in der Universität löst großes Engagement in der Bevölkerung aus. Aus den über 100 Bewerbungen werden schließlich 50 ausgewählt, um die Arbeitsgruppe arbeitsfähig zu halten.

Den Anfeindungen im Universitätsbetrieb der 1970er Jahre ausgesetzt, baut Jean Watson ein immenses Netzwerk aus Künstlern auf und lädt die Bevölkerung zu Diskussionen über die Bedeutung des Caring ein. Heather Zwickey etablierte drei Master Studiengänge für Integrative Medizinforschung, Ernährung und Globale Gesundheit. In Planung sind weiter Master für Integrative psychische Gesundheit, Ayurveda und pflanzliche Medizin.

Angefangen hatte sie mit der Unterstützung einer halben Assistentenstelle. Mittlerweile sind am Institut 40 Mitarbeiter, von denen neun zu ihrem engeren Team gehören. Um zu verstehen, was auf der Station 32 ihrer Universitätsklinik in Minneapolis vor sich geht, und warum die dort Tätigen so zufrieden sind, scharrt Marie Manthey eine ganze Reihe unterschiedlicher Berater um sich, wie Soziologen, Psychologen, Industrie-Ingenieuren und Verwaltungsmitarbeiter. Von ihnen lässt sie sich schulen. Sie erkennt, dass Pflege Autonomie mit dezentraler Entscheidungsfindung benötigt und dass

die Übernahme von Verantwortung eine Schlüsselrolle in der Entwicklung der Pflege zukommt. Val Lincoln nimmt die Vorschläge ihrer Mitarbeiter ernst und bezieht diese, soweit möglich, in sämtliche Entscheidungsprozesse mit ein.

Allen gemeinsam ist, dass sie ausgesprochen viel reisen und somit viele internationale Netzwerkpartner haben. Darüber hinaus erweitert Reisen den Horizont und eröffnet neue Perspektiven.

## 14.6.2 Kreativ Innovationen entwickeln und mutig umsetzen

Alle Interviewpartnerinnen verwenden vielfältige Strategien, um **innovative Ideen zu entwickeln** und diese umzusetzen.

Jean Watson findet Innovatives, indem sie die eigenen Stärken, Fähigkeiten und inneren Werte erkundet und nach außen trägt. So lässt sie ihre Lehrveranstaltungen transkribieren und analysiert diese hermeneutisch. Auf diese Weise kommt sie zu den zehn Caring-Faktoren, die eine wesentliche Grundlage für ihre Theorie liefern.

Mary Jo Kreitzer folgt oft ihrer Intuition und hat damit gute Erfahrungen gemacht. Marie Manthey imaginiert ihre Zukunft. Wichtig für den Erfolg dieser Methode ist dabei, die aktuelle Situation zu akzeptieren und keine Energie mit dem Bejammern der Vergangenheit zu verschwenden (d. h. keine hätte- oder sollte-Sätze). Sie fasst das zusammen mit »die Situation akzeptieren und den Traum wagen«. Val Lincoln ergreift die Möglichkeiten zu Veränderungen, wo sie sich bieten. Eine nicht abonnierte Zeitschrift über holistische Pflege kann auf diese Weise ihr Leben verändern. Heather Zwickey verfügt über eine ganze Reihe von Methoden, mit denen sie Innovationen vorantreibt. Dazu zählt das Manifestieren von Ideen, das Visionieren und (unbewusstes) Aufmalen von Bildern sowie das Aufschreiben von Träumen.

Neue Ideen werden erst dann wertvoll, wenn diese umgesetzt werden. Dazu gehört eine große Portion **Mut**, den alle Interviewpartnerinnen aufbrachten. So riskiert Marie Manthey ihre Arbeitsstelle, da sie eigentlich eingestellt wurde, um Unit Management einzuführen, sie stattdessen jedoch den unzufriedenen Teams erlaubte, ihre Arbeit selbstständig zu organisieren. Diese Entscheidung stand ihr gar nicht zu, da klinikweit nach dem Modell des Team Nursing zu arbeiten war. Jean Watson behauptet sich in einer Zeit der Technikorientierung mit einem Modell des Caring. Heather Zwickey erforscht die Wirksamkeit von natürlichen Heilmethoden und fordert damit die Pharmaindustrie heraus. Mary Jo Kreitzer entwickelt ein Institut für Spiritualität und Heilung und bringt dieses an die Universität. Val Lincoln lässt Pflegende selbst die Anordnung über integrative Behandlungsmethoden erteilen und verunsichert damit alte Medizinertraditionen.

### 14.6.3 Den Widerstand vorbeiziehen lassen

Die Strategie des Vernetzens, des öffentlich-Machens neuer Ideen und des Einbeziehens so vieler Mitarbeiter wie möglich ist zugleich eine gute Vorgehensweise, um Widerstände gering zu halten. Ideen, welche von vielen Menschen unterstützt werden, sind nicht so schnell anzufeinden, wie einsame Kämpfer. Als Kämpferin sieht sich keine meiner Interviewpartnerinnen. Alle geben an, ihre Ideen nicht zu verteidigen, sondern lediglich zu diskutieren. Marie Manthey verwendet hierzu das Bild von Wasser, welches den Stationsflur entlang rauscht und in die offenen Türen hineinfließt. So geht sie mit dieser Energie und startet dort, wo man sie willkommen heißt. An den geschlossenen Türen rauscht das Wasser einfach vorbei und sie verschwendet keine Energie damit, dort einzudringen.

Mary Jo Kreitzer reduziert Widerstände, indem sie die Hemmschwelle gering hält und Kollegen nicht belehrt, jedoch mit ihnen über die Wünsche von Patienten und die Ergebnisse der Forschung dazu diskutiert. Jean Watson lässt Anfeindungen vorbeiziehen und nimmt diese nicht persönlich. Heather Zwickey ändert die Kultur ihres Colleges, indem sie alle Mitarbeiter und Studierende bei Forschungsanträgen mit einbezieht und sie »grant-blessings« einführt. Val Lincoln vereinfacht komplexe Zusammenhänge, damit sich die Mitarbeiter nicht überfordert fühlen. So achtet sie darauf, dass

ihre Teams Selbstpflege betreiben und integrative Heilverfahren nicht als zusätzliche Arbeit verstanden werden, sondern als Ausdruck ihrer kompetenten Pflege.

### 14.6.4 Das Richtige tun

Alle Interviewpartnerinnen wussten, dass sie mit ihren innovativen Prozessen das Richtige taten, auch wenn die Begründungen dafür sehr unterschiedlich sind.

Für Heather Zwickey ist die Entscheidung, sich für die Patienten der Zukunft einzusetzen, erst dann richtig, wenn sie mit ihren Projekten nicht ihr Ego befriedigen muss, sondern es ganz aus Liebe zu den Menschen tun kann. Mary Jo Kreitzer hat sowohl die gesellschaftlichen Bedürfnisse als auch die Möglichkeit, ein Zentrum für Spiritualität und Heilung an einer Universität zu schaffen, wahrgenommen und gespürt, dass die Zeit dafür reif ist. Hier kommen rationale Beobachtungen und intuitives Wissen zusammen. Jean Watson vermisste eine Sprache der Pflege, welche das Besondere der Pflege zum Ausdruck bringt, und sich nicht nur medizinisch-technischem Vokabular unterwirft. Sie nahm diese »Unvollständigkeit« in der Pflege wahr und wollte selbst nicht unvollständig sein. Deshalb entwickelte sie Konzepte, welche Caring zum Ausdruck bringen. Für sie war es wichtig und richtig, Begriffe für die Pflege zu finden, um sich somit als Pflegefachkraft selbst »ganz« fühlen zu können.

Marie Manthey und Val Lincoln wissen einfach, dass ihre Idee richtig war, weil sie die Erfolge ihrer Methode sehen. So sind die Pflegenden mit Primary Nursing zufrieden und die Wirkung integrativer Heilverfahren kann jede Pflegende einfach selbst feststellen.

Die Herangehensweise der Interviewpartnerinnen ist dabei unterschiedlich. Während Manthey, Watson, Kreitzer und Lincoln das Gesundheitssystem von innen heraus verändern, geht Zwickey diesen Prozess gezielt und bewusst von außen an. Aus einer anderen Professionskultur zu kommen, bringt für sie viele Vorteile mit sich. So fällt es ihr auch leichter, die Kultur einer Einrichtung zu ändern, wie beispielsweise die Einführung von »grant-blessings«.

## 14.6.5 In Zukunft alles anders

Manthey, Watson und Lincoln sehen bei Pflegenden das Potenzial, die Zukunft des Gesundheitswesens zu revolutionieren. Nach Lincoln müssen sich die Pflegenden dabei stärker auf integrative Heilverfahren besinnen und Diagnostik und Therapie hierzu selbst betreiben.

Manthey erlebt die Pflege nun als »junge Erwachsene«, etwa zwanzigjährig dem menschlichen Entwicklungsalter entsprechend. Damit ist viel geleistet, denn die Pflege ist nun aus den Kinderschuhen herausgewachsen. Doch was zu tun bleibt, ist die bewusste Übernahme von Verantwortung. Um das zu leisten, müssen Pflegende lernen, aus der Perspektive von Wahlmöglichkeiten zu denken. Sie dürfen sich nicht von der Sorge überfluten lassen, die Arbeit nicht zu schaffen. Diese starken Emotionen von Angst und Sorge verbrauchen zu viel Energie, die anderweitig dringend benötigt würde. Dabei müssen die Pflegenden selbst entscheiden, welche Tätigkeiten nicht ausgeführt werden, wenn die Zeit dazu nicht reicht. Und diese Entscheidung gilt es zu dezentralisieren, d. h., die Klinikleitung muss diese Verantwortung den Pflegenden gezielt übertragen und dazu stehen. Nach Manthey wird es nie ausreichend Personal geben, um alle Pflege optimal auszurichten. Deshalb müssen die Entscheidungen nach Prioritäten von Pflegenden getroffen und von der Klinikleitung an diese übertragen werden.

Watson sieht das Caring-Modell als das Gesundheitsmodell der Zukunft. Es ist so dringend notwendig, das technisierte Gesundheitswesen wieder zu beseelen und »to bring back the spirit to the nature of healing«. In einer multiprofessionellen Zusammenarbeit ist die Ausrichtung an zwischenmenschlicher Zuwendung (Caring) von besonderer Bedeutung. Die Patienten fordern die Einbeziehung einer ganzheitlichen Betrachtungsweise immer stärker ein. Mit einem Caring-Modell kann die Pflege das gesamte Gesundheitssystem ändern, so Watson.

Kreitzer nimmt deutlich den Trend nach holistischen Methoden wahr, in dem der Mensch mit seiner ganzen Persönlichkeit miteinbezogen wird. Die Gesundheitsberufe werden von Patienten zunehmend als Ressourcen wahrgenommen, die beratende Funktion haben. Doch die Entscheidung über die Art der Behandlung trifft der Patient selbst. Das Modell des passiven Patienten neigt sich damit dem Ende zu und der selbstbestimmte Kunde im Gesundheitswesen wird zum Modell der Zukunft.

Zwickey will das gesamte Gesundheitswesen revolutionieren. Ihr Forschungsinstitut ist erst der Anfang von vielen Projekten, die sie bereits geplant hat. Ihr Ziel ist dabei, die Gesundheit zu fördern, statt an der Krankheit zu verdienen. Nur so kann der Patient aus alten Mustern befreit werden und neue Wege der Heilung finden. Diese sieht sie insbesondere in natürlichen Heilverfahren, deren Wirkung sie systematisch erforscht.

## Literatur

### Einführung

Aryee, Samuel; Walumbwa, Fred; O./Zhou, Quin; /Hartnell, Chad A. (2012): Transformational leadership, innovative behavior, and task performance: Test of mediation and moderation processes, in: Human Performance, 25 (1): 1–25

Auhagen, Ann Elisabeth (2003) Innovationen. In: Auhagen, Ann Elisabeth; Bierhoff, Hans-Werner: Angewandte Sozialpsychologie. Das Praxishandbuch. S. 246–259. Weinheim: Beltz, PVU

Brodbeck, Felix; Anderson, Neil; West, Michael (2000) Das Teamklima Inventar Handanweisung. ▶ http://www.psy.uni-muenchen.de/wirtschaftspsychologie/forschung/working_papers/wop_working_paper_2000_2.pdf

Erdmann, Vera; Koppel, Oliver; Plünnecke, Axel (2012) Innovationsmonitor. Die Innovationskraft Deutschlands im internationalen Vergleich. Institut der deutschen Wirtschaft Köln. ▶ http://www.iwkoeln.de/de/studien/iw-analysen/beitrag/vera-erdmann-oliver-koppel-axel-pluennecke-innovationsmonitor-2012–89791

Gebert, Diether (2002) Führung und Innovation. Stuttgart: Kohlhammer

Gehrke, Birgit; Cordes, Alexander; John, Katrin et al. (2014) Informations- und Kommunikationstechnologien in Deutschland und im internationalen Vergleich – ausgewählte Innovationsindikatoren. Studien zum deutschen Innovationssystem. ▶ www.e-fi.de/fileadmin/Innovationsstudien_2014/StuDIS_11_2014.pdf

Hanika, Heinrich (2010) Pflege im europäischen Vergleich. Vortrag auf der BFLK Pflegefachtagung Rheinland-Pflalz. ▶ http://bflk.de/files/doku/2011/2010_rp_hanika.pdf

Hohner, Hans-Uwe (1987) Kontrollbewusstsein und berufliches Handeln. Motivationale und identitätsbezogene Funktionen subjektiver Kontrollkonzepte. Bern: Huber

Ilídio Barreto: Dynamic Capabilities: A Review of Past Research and an Agenda for the Future.

In: Journal of Management. 36, Januar 2010. doi:10.1177/0149206309350776

Linkemann, Jörn (2005) Innovationscontrolling. München: Vahlen

Manthey, Marie (2002) The practice of primary nursing. Minneapolis: Creative Healthcare Management

McKinney, M; Sexton, T; Myerson, MJ (1999) Validating the efficiacy-based change model. Teaching and Teacher Education. 15, 471–485

Pieterse, A. N./ van Knippenberg, D./ Schippers, M./ Stam, D. (2010): Transformational and transactional leadership and innovative behavior: The moderating role of psychological empowerment, in: Journal of Organizational Behavior, 31 (4): 609–623

Schlicksupp, Helmut (2004) Innovation, Kreativität und Ideenfindung. Würzburg: Vogel

Von Borstel, Stefan (2012) Deutschland fällt bei Innovationskraft zurück. Die Welt- Artikel. Vom 25.10.2012 ▶ http://www.welt.de/wirtschaft/article110229153/Deutschland-faellt-bei-Innovationskraft-zurueck.html Weldon, Elizabeth (2000) The development of product and process improvements in work groups. Group and Organization Management 25/3: 244–268

### Kreitzer – eine Auswahl

Bazarko, Dawn; Cate, Rebecca; Azocar, Francisca; Kreitzer, Mary Jo (2013) The impact of an innovative minfulness-based stress reduction program on the health and wellbeing of nurses employed in a corporate setting. Journal of Workplace Behavioral Health. 28/2: 107–133

Gross, C., Kreitzer, M.J., Reilly-Spong, M., Wall, M., et al (2010). Mindfulness-Based Stress Reduction and Pharmacotherapy for Primary Chronic Insomnia: A Pilot Randomized Controlled Clinical Trial. Explore: The Journal of Science and Healing

Hubbling, Amber; Reilly-Sporng, Maryanne, Kreitzer, Mary Jo; Gross, Cynthia (2014) how mindfulness changed my sleep: Focus groups with chronic insomnia patients. BMC Complementary and Alternative Medicine: 14

Kreitzer, Mary Jo; Koithan, Mary (2014) Integrative Nursing. New York: Oxford Press

Kreitzer, MJ (2014) Wohlbefinden fördern durch holitische Systemführung: Das Modell des Centers for Spirituality and Healing in den USA. In: Tewes, Renate; Stockinger, Alfred: Personalentwicklung in Pflege- und Gesundheitseinrichtungen. Erfolgreiche Konzepte und Praxisbeispiele aus dem In- und Ausland. 205–213. Berlin: Springer

Kreitzer, M.J., Sierpina, V., Anderson, R., Hanaway, P., Shannon, S., & Sudak, N. (2010). The American Board of Intergratuve and Holistic Medicine: Past, Present, and Future. Explore: The Journal of Science and Healing 6(3), 192–195

Kreitzer, M.J., Sierpina, V. & Fleishman, S. (2010). Teaching Research Literacy: A Model Faculty Development Program at Oregon College of Oriental Medicine. Explore: The Journal of Science and Healing 6(2), 112–114

Kreitzer, Mary Jo; Reilly-Spong, Maryanne (2009) Meditation. Snyder, Mariah; Lindquist, Ruth (ed) Complementary and Alternative Therapies in Nursing. p.149–167. New York: Springer

Kreitzer, Mary Jo, Sierpina V, Lawson K (2008) Health coaching: Innovative education and clinical programs emerging. EXPLORE: The Journal of Science & Healing, 4/2:154–155

Kreitzer, Mary Jo, Sierpina V (2008) NCCAM Awards Grants to CAM Institutions to enhance research education. EXPLORE: The Journal of Science & Healing, 4/1:74–76

Kreitzer, Mary Jo; Mann, D; Lumpkin, M (2007) CAM competencies for the health professions. Complementary Health Practice Review 13/1:63–72

Kreitzer, Mary Jo; Sierpina, V; Rakel, D; Bauer B (2006) Innovations in integrative healthcare education: Consortium expands with the addition of the University of Wisconsin and the Mayo Medical Center. EXPLORE: The Journal of Science and Healing, 2/5: 457–458

Kreitzer, Mary Jo, Zhang L, Trotter M (2006) Transformative professional development: Outcomes of the Inner Life Renewal Program. Complementary Health Practice Review 11/1:1–6

Whitebird, Robin; Kreitzer, Mary Jo; Crain, Lauren; Lewis, Beth; Hanson, Leah; Enstad, Chris (2013) Mindfulness-based stress reduction for family caregivers: A randomizes controlled trial. Gerontologist. 53/4: 676–686

### Lincoln – eine Auswahl

Eschetti, V. (2009). Holistic nursing praxis: Interview with Valerie Lincoln, PhD, RN, AHN-BC. Visions: The Journal of Rogerian Nursing Science, 16(1), 62–66

Lincoln, Val, Nowak, E., Schommer, B,. Briggs, T., Fehrer, A., & Wax, G. (2104). Impact of healing touch with healing harp on inpatient acute care pain. Holistic Nursing Practice; 28;(3), 164–170

Lincoln, Val (2014). Einführung komplementärer Heilmethoden in einem Akutkrankenhaus in den USA. In Tewes, R., Stockinger, Alfred (Ed.). Personalentwicklung in Pflege- und Gesundheitseinrichtungen. Berlin: Springer

Lincoln, Val. and Johnson, M. (2009). Staff nurse perceptions of a healing environment. Holistic Nursing Practice, 23 (3), 183–190

Lincoln Val (2003) Creating an integrated hospital: Woodwinds Health Campus. Integrative Nursing, 2 (1), 12–13

Lincoln, Val; Kleiner, K (2003) Non-Traditional Healthcare: Emergence into Integrative Healthcare. In M. Condan (Ed.) Whole woman New York: (182–194)

Lincoln, Val (2003) Holistic health: Complementary therapeutic disciplines and remedies. In: Condan M (ed.) Whole woman. New York: Prentice Hall. (195–223)

Lincoln, Val (2000) Ecospirituality: A pattern that connects. Journal of Holistic Nursing, 18 (3), 227–244

Lincoln, Val (1999) An ecospiritual consciousness. Creative Nursing (2), 11–12

Lincoln, Val (1998) Ecospirituality: A pattern that connects. Doctoral dissertation, Greenwich University of Hilo: Hawaii

Knutson, L. & Lincoln, V. (2014). Integrative nursing: Acute care settings. In Kreitzer, M. J. & Koithan, M. (Ed.). Integrative Nursing. Oxford Press: New York: New York

**Manthey – eine Auswahl**

Dehning, Sandra; Gasperi, Sarah; Krause, Daniela et al. (2013) Emotional and Cognitive Empathy in First-Year Medical Students. ISRN Psychiatry. Article ID 801530. ► http://dx.doi.org/10.1155/2013/801530

Manthey, Marie (2010) Interview: Drei Fragen an Marie Manthey. Heilberufe. 62/3: 36.Centralizing and mixed system. New York: Vintage Book

Manthey, Marie (2005) Primary Nursing. Ein personenbezogenes Pflegesystem. Bern: Huber

Manthey, Marie (1980/2002) The practice of primary nursing. Minneapolis, MN: Creative Health Care Management

Manthey, Marie (1995) Primary nursing revitalized. International Journal of Nursing Practice. 1/1:68–69

Manthey, Marie, Gelinas, LS (1995) Improving patient outcomes through systems change; a focus on the changing of roles of health organization executives. Journal of Nursing Administration. 25/5: 55–63

Manthey, Marie (1994) Issues in patient care delivery. Journal of Nursing Administration. 24/12: 14–16

Manthey, Marie (1994) Reciprocal altruism. Nursing Economics. 12/4: 207

Manthey, Marie (1993) Discipline without punishment. Nurse Educator. 18/2: 8–9

Manthey, Marie (1993) Empowering staff to create a professional practice environment. In: Burkhat, Elizabeth; Skeggs, Laura: Nursing Leadership: Preparing for the 21st Century. P.1–18 Chicago: American Hospital Publishing

Williams Sarah (2014) One Woman's effort to understand the problem of nursing and addiction. Minnpost 28.05.2014 ► http://www.minnpost.com/mental-health-addiction/2014/05/one-womans-effort-understand-problem-nursing-and-addiction

► http://mariesnursingsalon.wordpress.com/what-is-a-nursing-salon/

**Watson – eine Auswahl**

Cowling, Richard, Smith, Mary, Watson, Jean, Newman, Margret. (2008). The power of wholeness, consciousness, and caring. A Dialogue on nursing science, art and healing. Advances in Nursing Science.31(1): E41–E51

Nelson, John; Watson, Jean (2012) Measuring Caring: International Research on Caritas as Healing. New York: Springer

Ozkan, IA, Okumus, H, Buldukoglu, K, Watson, J. (2013). A Case Study on Watson's Theory of Human Caring: Being an Infertile Woman in Turkey. *Nursing Science Quarterly*. 26(4):352–359

Persky, G., Nelson, John, Watson, Jean, Bent, K. (2008). Profile of a nurse effective in caring. Nursing Administration Quarterly, 32(1), 15–20

Rockwood Lane, M., Samuels, M., Watson, J. (2012). Caritas Path of Peace. ISBN-10:146101235/ISBN-13:9781461012320

Sitzman, K. & Watson, Jean (2013). Mindful Practice: Jean Watson's theory. NY: Springer

Watson, Jean (2013 in press). Presence: An Elusive and spirit-filled Concept and Practice. Revision: *A journal of Consciousness and Transformation*

Watson, Jean (2012) Nursing. Human Caring Science. Second Edition. Boston: Jones and Bartlett

Watson, Jean (2012) Touching the heart of our humanity: The Caritas Path of Peace. Japanese Journal of Nursing Research.Vol45«06.528–537. Based upon keynote presented at first international Hiroshima Conference Caring & Peace. March, 2012

Watson, Jean (2008) Assessing and Measuring Caring in Nursing and Health Sciences. Second Revised Edition. NewYork: Springer

Watson, Jean (2008). Nursing. The Philosophy and Science of Caring. Revised & Updated Edition. Boulder: University Press of Colorado

Watson, Jean (2007) Watson's Theory of human caring and subjective living experiences: carative factors/caritas processes as a disciplinary guide to the professional nursing practice. Texto Contexto Enferm, Florianopolis. 16/1: 129–135

Watson, Jean (2006) Caring theory as ethical guide to administrative and clinical practices. Journal of Nursing Administration. 8(1):87–93. [(reprinted from NAQ (2000). 30(1):48–55)]

Watson, Jean (2005) Caring Science as Sacred Science. Philadelphia: FA Davis Company

Watson, Jean (2002) Instruments for assessing and measuring caring in nursing and health sciences. NY: Springer. (AJN Book of the Year Award 2002)

Watson, Jean (1997) The future of nursing – invited commentary. IMAGE: Journal of Nursing Scholarship

Watson, Jean (ed.) (1994). Applying the art and science of human caring. NY: NLN

Watson, Jean (1985) Nursing: Human science and human care. CT: Appleton-Century-Crofts. 2nd printing 1988; 3rd printing 1999. NY: NLN (Jones and Bartlett)

**Zwickey – eine Auswahl**

Beil, K., Hanes, D., and H. Zwickey. Environmental influence on holistic health measures. Explore. 2014 Mar–Apr; 10(2):115–7. doi: 10.1016.

Guggenheim, A.G., Wright, K.M., and H. Zwickey. Immune Modulation From Five major Mushrooms: Application to Integrative Oncology. Integrative Medicine. 2014 Feb; 13(1): 32–44.

Hammerschlag, Richard; Zwickey, Heather (2006) Evidence based medicine in CAM: Back to basics. Journal of Alternative and Complementary Medicine. 4/12: 349–350

Hodsdon, W., Nygaard, C., and H. Zwickey. The Sugar Study: A Monograph for In-Class Research with Medical Students. Med Sci Educ. 2013; 23(1S): 159–164.

Jones, Richard; Moes, Nicole; Zwickey, Heather; Cunningham, Christopher; Gregory; William; Oken, Barry (2008) Treatment of experimental autoimmune encephalomyelitis with alpha lipoic acid and associative conditioning Brain, Behavior, and Immunity. 22/4: 538–543.

Stamets, P. and H. Zwickey. Medicinal Mushrooms: Ancient Remedies Meet Modern Science. Integrative Medicine. 2014 Feb; 13(1):46–47.

Windstar, K., Dunlap, C. and H. Zwickey. Escharotic Treatment for ECC-Positive CIN3 in Childbearing Years: A Case Report. Integrative Medicine. 2014 April; 13(2); 39–45.

Zick, S., Zwickey, H., Sen, A., Wood, L., Foerster, B., and R. Harris. Preliminary Differences in Peripheral Immune Markers and Brain Metabolites between Fatigued and Non-fatigued Breast Cancer Survivors: a Pilot Study. Brain Imaging and Behavior. 2013 Nov 13. PMID: 24222427

Zwickey, Heather Immune Function Assessment. Textbook of Natural Medicine. Editors: Pizzorno and Murray. 2013. 19: 161–168. ISBN: 978-1-4377-2333-5.

Zwickey Heather; H.C. Schiffke. Genetic correlates of Chinese medicine: in search of a common language. J Altern Complement Med. 2007 Mar;13(2):183–4.

Zwickey, Heather; Brush, Julie; Iacullo, Carolyn M; Connelly, Erin; Gregory, William L; Soumyanath, Amala Buresh, Randal (2007) The effect of Echinacea purpurea, Astragalus membranaceus and Glycyrrhiza glabra on CD25 expression in humans: a pilot study. Phytotherapy Research. 21/11: 1109–1112.

Zwickey, Heather; Unternaehrer, J; Mellman, I (2006) Presentation of self antigens on MHC class II molecules during dendritic cell maturation. International Immunology. 18/1:199–209

Zwickey, Heather; Potter, TA (1999) Antigen from Noncytosolic Listeria monocytogenes is Processed in the Classical MHC Class I Processing Pathway. Journal of Immunology 162:6341–6350

Zwickey, Heather; Potter, TA (1996) Peptide epitopes from noncytosolic listeria monocytogenes can be presented by major histocompatibility complex class I molecules. Infection and Immunity. 64:1870–1872

Zwickey, Heather; Schiffke, HC (2007) Genetic correlates of Chinese medicine: in search of a common language. Journal of Alternative Complementary Medicine. 13/2:183–184

Zwickey, Heather (2005) Paradigm shifts in energy medicine. Holographic Repatterning Association Journal. 5: 284–303

# Teil IV Unternehmen Zukunft im Gesundheitswesen

# Was Führungskräfte künftig wissen müssen

R. Tewes, *Führungskompetenz ist lernbar,*
DOI 10.1007/978-3-662-45223-3_15, © Springer-Verlag Berlin Heidelberg 2015

Den Fortschritt verdanken die Menschen den Unzufriedenen. (Aldous Huxley)

## 15.1 Von den wirtschaftlichen Höhen und Tiefen

Bei näherer Betrachtung der wirtschaftlichen Entwicklung in den letzten 200 Jahren lässt sich feststellen, dass es weltweit Zyklen gegeben hat, welche die Höhen und Tiefen der Wirtschaft ausmachen. Etwa alle 40-60 Jahre ist ein wirtschaftlicher Aufschwung zu verzeichnen, dem eine wirtschaftliche Depression folgt. Dieser wellenförmige Verlauf wurde zuerst von Nikolai Kondratieff beobachtet und 1926 in seiner **Theorie der langen Konjunkturwellen** zusammengefasst (◘ Abb. 15.1). Dabei dauert die Aufstiegsphase länger als die Abstiegsphase. Rein rechnerisch ergibt sich hieraus etwa alle 52 Jahre eine wirtschaftliche Depression (Händeler 2005).

Diese Beobachtungen wären nicht weiter interessant, wenn sich aus den Wirtschaftskrisen nichts lernen ließe. Genau genommen bereiten die Inhalte der Wirtschaftskrisen jedoch den nächsten Aufschwung vor. In Anbetracht der derzeitigen Talsohle der wirtschaftlichen Entwicklung ist die Analyse interessant, in welche Richtung der nächste Aufschwung gehen wird. Das lässt sich aus den Zyklen von Kondratieff ableiten. Doch zunächst sollen die langen Wellen wirtschaftlicher Konjunktur (Kondratieff-Wellen) näher beschrieben werden.

Weltweit gesehen konnten bisher fünf Wirtschaftszyklen ausgemacht werden, mit großen Folgen für die Menschheit.

1. Die Entwicklung der **Dampfmaschine** sollte eigentlich dem Bergbau dienen und einströmendes Wasser hochpumpen. Der Engpass an mechanischer Energie führte James Watt (1769) dazu, diese neue Technik zu entwickeln. Was damals niemand ahnen konnte war, dass Dampfmaschinen schon kurze Zeit später Spinnräder antrieben und damit eine 200fache Kapazität erreichten. Die **Textilindustrie** erlebte somit ein unbeschreibliches Wirtschaftswachstum. Doch wie sollten die Textilien andere Länder erreichen, wenn diese kaum vernetzt waren?
2. Durch die Dampfkraft konnte aus Erz mehr Eisen gewonnen werden. Das Eisen wurde billig genug, um großflächig **Eisenbahnschie-nen** zu verlegen, welche erstmals den **Massentransport** ermöglichten. Menschen aus Städten und Gemeinden konnten sich vernetzen, und das damalige Risiko von Reisen wurde somit reduziert. Transportgüter erreichten in immer kürzerer Zeit ihre Empfänger.
3. Der weltweite Energiebedarf nahm zu und konnte von den Dampfmaschinen nicht mehr abgedeckt werden. Die Erfindung des **elektrischen Stroms** beleuchtete die Fabriken und verlängerte damit die Produktionszeiten. Erst die Elektrizität ermöglicht die **Massenproduktion** von Wirtschaftsgütern. Leider konnten auf diese Weise auch Kriegsgeräte in größerem Umfang entstehen und vertrieben werden. Dem Ersten Weltkrieg folgte dann eine schwere wirtschaftliche Depression, die auch in Deutschland zu Umsiedlungen von ganzen Landstrichen führte.
4. Die **Automobilindustrie** ermöglicht erstmals **individuelle Mobilität**. Arbeiter brauchen mit ihren Familien nicht mehr in Fabriknähe zu leben. Die Ölkrise in den 1970er Jahren des letzten Jahrhunderts läutete dann die nächste Wirtschaftskrise ein.
5. Mit der **Informationstechnik** wurde eine neue Ära menschlicher Vernetzung eingeleitet. Die **Bedeutung des persönlichen Computers** (PC) für die Menschheit konnte damals noch gar nicht vorausgesagt werden. Heute ist der PC im Privat- und Berufsleben vieler Menschen nicht mehr wegzudenken.

### 15.1.1 Prognosen für das nächste Wirtschaftswunder

Das Spannende an den Kondratieff-Konjunkturphasen ist, dass sich ein Wirtschaftshoch immer aus der Krise ergibt, welche die vorausgegangene Wirtschaftsdepression ausmachte. Oder anders formuliert: Das Gut, an dem es in der Krisenzeit am meisten mangelt, entwickelt sich zur nächsten Wachstumsbranche (Händeler 2005).

Leo Nefiodow (2001) war der erste, der die wirtschaftlichen Wachstumswellen von Kondratieff für Prognosen nutzte. Demnach müssen wir uns derzeit fragen, woran es uns am meisten mangelt, um vorherzusagen, in welche Richtung der Wirt-

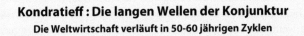

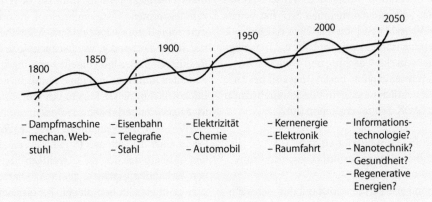

**Kondratieff : Die langen Wellen der Konjunktur**

Die Weltwirtschaft verläuft in 50-60 jährigen Zyklen

1800 1850 1900 1950 2000 2050

| – Dampfmaschine | – Eisenbahn | – Elektrizität | – Kernenergie | – Informations- |
| – mechan. Web- | – Telegrafie | – Chemie | – Elektronik | technologie? |
| stuhl | – Stahl | – Automobil | – Raumfahrt | – Nanotechnik? |
| | | | | – Gesundheit? |
| | | | | – Regenerative |
| | | | | Energien? |

☐ **Abb. 15.1**    Die langen Wellen der Konjunktur nach Kondratieff

schaftsaufschwung gehen wird. Der Volkswirtschaftler Erik Händeler (2005) hat sich intensiv mit diesen Prognosen beschäftigt und kommt zu Ergebnissen, die für Führungskräfte im Gesundheitswesen von besonderer Relevanz sind. So sieht er im Gesundheitsmarkt und im Management von Organisationen das stärkste wirtschaftliche Wachstum vorher. Um das zu ermöglichen, muss das gesamte Gesundheitswesen reorganisiert werden und das Management muss sein Führungsverhalten umstellen.

■ **Das Management muss neue Spielregeln erlernen, wenn seine Unternehmen am Markt überleben wollen**

Die zunehmende Komplexität von Unternehmen hat große Auswirkungen auf die geforderten Führungsfähigkeiten des Managements. Während in hierarchischen Strukturen ein autoritärer Führungsstil noch Wunder wirkte, ist in einer vernetzten Organisation eine hohe kommunikative und soziale Kompetenz notwendig. Tatsächlich wird die Qualität der zwischenmenschlichen Beziehungen in Zukunft zur wichtigsten Quelle der Wertschöpfung (Händeler 2005). Und genau hier machen wir derzeit ein großes Defizit ausfindig. Managementprobleme und unprofessionelle Kommunikation verschlingen Unsummen an Ressourcen.

» Firmen, in denen derjenige als starker Mitarbeiter gilt, der sich auf Kosten anderer profiliert, werden am Markt nicht bestehen. Wo Informationsflüsse gestört sind – wo Platzhirsche regieren, Meinungsverschiedenheiten in Machtkämpfe ausarten, wo Mobbing das Klima bestimmt – stagniert die Produktivität (Händeler 2005).

Deshalb liegen die größten Produktionsreserven in der Überwindung destruktiver Verhaltensweisen. Unzufriedene Mitarbeiter fehlen häufiger (Badura et al. 2014). Obwohl sich Organisationen unzufriedene Mitarbeiter gar nicht leisten können, wird in diesem Bereich viel zu wenig investiert. Die Zunahme von »inneren Kündigungen« schadet den Firmen häufig durch den Gleichmut und die Sabotage von Mitarbeitern (Paul 2004). Deutschen Unternehmen entsteht hierdurch ein jährlicher Schaden von etwa 217 Mrd. Euro (Grabitz 2011).

Das Produktivitätspotenzial sämtlicher Konzepte, wie Qualitätszirkel, Profitcenter, Just-in-Time, Lean Production, Business Reengineering oder Workflow Systems, ist nach Ansicht von Händeler erschöpft. Einzig die Verbesserung der Kommunikation in Betrieben bringt Effekte, die sich ökonomisch kurz- und langfristig auszahlen.

Die wenigsten Leitungskräfte im Gesundheitswesen sind für ein solches Beziehungsmanagement, bei dem die Interessen der Mitarbeiter einbezogen werden, qualifiziert. Eine Unterstützung durch Coaching muss hier als weitblickende und zukunftsweisende Investition verstanden werden (Tewes 2009). Das Softwareunternehmen SAP hat bereits mit einer Vielzahl von Interventionen reagiert, wie z. B. Vertrauensarbeitszeit, Sabbaticals, freiwillige Gesundheitschecks, Coaching und Wellness-Angebote. Die Fehlzeitenquote bei SAP lag 2011 bei 2,4% und damit deutlich unter dem Bundesdurchschnitt von 4,7% (AOK Fehlzeiten-Report 2012).

■ Gesundheitsinnovationen und gesunderhaltende Strukturen werden zum Wachstumsmotor

Der zunehmende Personalnotstand und der wachsende Bedarf an Pflege machen deutlich, dass dieses Gesundheitsgut knapp geworden ist. Da sich bisher aus den verknappten Gütern die nächsten Wirtschaftsaufschwünge entwickelten, ist anzunehmen, dass es sich mit der Gesundheit um ein solches Gut handelt. Nach Händeler führen drei Wege aus der Zahlungsunfähigkeit des Gesundheitswesens:

1. Innovationen im Gesundheitswesen
2. Selbstbeteiligung der Bürger
3. Ausbau präventiver Maßnahmen

Bezüglich der **Innovationen im Gesundheitsbereich** verlangt Händeler eine grundlegende Reorganisation des gesamten Gesundheitswesens. Krankenkassen sollen nicht mehr bei Krankheit, sondern für die Gesunderhaltung zahlen. Damit würden zugleich die Anreize für Bürger erhöht, die eigene Verantwortung für die Gesundheit zu übernehmen.

Die **Selbstbeteiligung im Krankheitsfall** lässt noch einmal neu über die Entstehung von Krankheiten nachdenken. Denn die Herz-Kreislauf-Erkrankungen machen den größten Teil aus und sind am einfachsten zu vermeiden. Die **Prävention von Krankheiten** ist der effektivste Ansatz, um Kosten im Gesundheitswesen zu reduzieren. Herz-Kreislauf-Erkrankungen sind häufig auf Bewegungsmangel und falsche Ernährung zurückzuführen, dem gut entgegengewirkt werden kann.

Damit das Ziel einer verbesserten Gesundheit für alle Bürger erreicht werden kann, ist es notwendig, die medizinischen Fachgrenzen zu verlassen (Händeler 2005). Bisher wurden Ärzte zu Einzel-

kämpfern ausgebildet, die allein entscheiden. Das muss sich ändern. Medizinische Berufe sollen zukünftig in Teams zusammenarbeiten, damit die unterschiedlichen Fachkenntnisse dem Patienten zugutekommen. Hierarchische Anordnungen durch eine Berufsgruppe sind im Gesundheitswesen nur selten notwendig, wie beispielsweise bei einer Reanimation. Der individuelle Beratungsbedarf für Patienten nimmt zu und muss sämtliche fachlichen Blickwinkel berücksichtigen, um ein professionelles Angebot unterbreiten zu können.

Wie sehr die Meinungen über das Wohl und Wehe einer Patientenversorgung auseinander gehen können, machen die derzeitigen Erstellungen von Behandlungspfaden deutlich. Hierzu setzen sich erstmals alle betroffenen Berufsgruppen zusammen, um eine ideale Ablaufplanung zu erstellen. In diesen Arbeitsgruppen erfahren die verschiedenen Professionen oft erstmals, auf welcher Wissensgrundlage die anderen Berufsgruppen ihre Entscheidungen treffen. Das führt dazu, dass sie die Beiträge der anderen Berufsgruppen besser verstehen und wertschätzen können. Die Unkenntnis darüber, was die anderen Gesundheitspartner mit dem gleichen Patienten machen, ist erstaunlich groß.

Durch diese Unwissenheit entstehen zusätzliche Kosten, auch durch Fehlberatung oder zu spätes Hinzuziehen von Experten. Obwohl der Grundsatz gilt »ambulant vor stationär«, halten sich viele Mediziner nicht daran und das allein aus fehlender Kenntnis. So wissen Mediziner oft nicht, welche Leistungen und Angebote ambulante Pflegedienste erbringen können, wie beispielsweise einen 24-Stunden-Service, professionelle Sterbebegleitung, intensivmedizinische Versorgung mit Beatmung, Sauerstoffzufuhr und Absaugmöglichkeiten. Da Mediziner für die Beratung der Patienten und ihrer Angehörigen zuständig sind, empfehlen diese bei Entlassungen älterer multimorbider Patienten oft, diese ins Heim zu geben. Die Beratung von Pflegenden sieht bei den gleichen Patienten viel häufiger die Möglichkeit einer ambulanten Versorgung. Deshalb sollten eine Beratung über die pflegerische Versorgung auch von den Pflegenden übernommen werden, denn diese kennen den Pflegemarkt oft besser als die Mediziner. Case Management hat sich hierzu sehr bewährt (Ehlers und Kollak 2011).

## 15.2 Abschied von der Logik: ein notwendiger Quantensprung

» Wenn du ein Schiff bauen willst, dann trommle nicht Männer zusammen, um Holz zu beschaffen, Aufträge zu vergeben und Arbeit zu verteilen, sondern lehre sie die Sehnsucht nach dem weiten endlosen Meer. (Antoine de Saint-Exupéry)

Das Veränderungstempo in Business und Management hat enorm zugenommen. Die Zeiten der »**global players**« sind angebrochen und nicht zu stoppen. Alteingesessene Unternehmen fusionieren mit ihren Konkurrenten und wachsen zu unüberschaubaren Größen heran. Witzige Geschäftsideen werden zu Kassenschlagern und scheinbar über Nacht erfolgreich. Lang bewährte Markenprodukte verlieren jegliche Nachfrage und verschwinden aus den Regalen. Organisationen gliedern ganze Abteilungen aus (»outsourcing«) und trennen sich von langbewährten Kooperationen. Ganze Firmen wandern ab in Billiglohnländer. Was heute noch erfolgreich verkauft wird, kann schon morgen gähnendes Desinteresse hervorrufen.

Auch im Gesundheitswesen kracht es im Gebälk. In keinem anderen Bereich sind in den letzten Jahren »innerhalb kurzer Zeit so viele Gesetze und Verordnungen erlassen, wieder zurückgenommen, korrigiert und neu definiert worden« wie auf dem Gesundheitsmarkt (Rathje 2001). Der medizinische Fortschritt bringt dabei nicht nur Vorteile mit sich. Ratje (2001) behauptet gar, »der Erfolg der Medizin ist unser heutiges finanzielles Problem«. Denn mit der Zunahme an diagnostischen Möglichkeiten, mit denen Krankheiten immer früher erkannt werden können, steigt auch die Nachfrage nach diesen oft kostenintensiven Untersuchungen. Durch die begrenzten Budgets führen die technischen Fortschritte zu einem Knappheitsproblem.

Immer stärker drängt sich die Frage auf, wie der Gesundheitssektor seinen Versorgungsauftrag erfüllen kann, wenn eine kostendeckende Leistungserbringung nicht mehr möglich ist. Die Rationalisierungspotenziale scheinen ausgeschöpft. Architektonisch gestylte Eingangshallen von Kliniken sorgen zwar für einen guten ersten Eindruck, doch Patienten erwarten neben Design auch ein deutliches Mehr an Kundenorientierung in der Pflege und Behandlung. Während die Ansprüche an die Gesundheitsversorgung steigen, werden die notwendigen Ressourcen immer stärker begrenzt. Die steigende Spannung hinterlässt ihre Spuren bei den Mitarbeitern. Viele verlassen ihren Beruf oder einfach das Land, wenn sie diese Möglichkeit für sich sehen. Andere kündigen innerlich und funktionieren einfach nur noch, ohne besondere emotionale Beteiligung. Die wenigen gefühlsmäßig Beteiligten stehen mit dem Rücken zur Wand und fragen sich, wie lange sie das noch aushalten können. Den Dienst am Menschen einfach zu erwarten, ohne dieses besonders zu würdigen, funktioniert auf Dauer nicht, weil der systemische Ausgleich nicht stimmt (▶ Kap. 13).

■ Die alten Führungskonzepte haben ausgedient

Bisherige Führungsinstrumente bezogen sich vor allem auf Logik und Vernunft sowie strategisches Planen und Kontrollieren. Das sind alles formelle Ansätze der sichtbaren Spitze eines Eisberges, welche die Basis jedoch nicht erreichen. Allein der Begriff Steuerungsinstrumente ist überholt, da er ein hierarchisches Gefüge voraussetzt. Denn immer neue Kooperationspartner und Netzwerkakteure ergänzen das Leistungsspektrum und bekommen ihre eigene Wertigkeit, in der ein »Oben-Unten-Denken« nicht mehr passt. Im Case Management beispielsweise werden für den Patienten individuelle Versorgungspakete geschnürt, die für ihn eine eigene Priorität besitzen. Für einen wirbelsäulenkranken Hundebesitzer, dem eine sechswöchige Rehabilitation bevorsteht, kann der wichtigste Kooperationspartner ein Tierheim sein, welches seinen Hund betreut, während für einen anderen Rückenkranken die Angebote der Rehabilitationseinrichtung selbst von größter Priorität sein können. Damit haben die Kooperationspartner im Gesundheitswesen keinen eigenen Wichtigkeitsgrad, sondern erhalten diesen individuell durch die Notwendigkeit, die sich aus Patientensicht ergibt. Daraus entsteht eine relative Gleichberechtigung aller Versorgungspartner.

Immer neue Geschäftsführer werden in immer kürzerer Zeit ausgewechselt, um das Ruder herumzureißen und noch effizientere Sparprogramme voranzutreiben. Die ausgedachten Führungskonzepte erhalten im Topmanagement wohlklingende Namen, verpuffen jedoch oft in ihrer Wirkung. Denn die Rechnung wurde ohne die Unternehmenskultur ihrer Organisationen gemacht. Damit werden **zwei essenzielle Führungsfehler** perpetuiert, die eher verschlimmern als verbessern.

1. Das Verwenden überholter Managementkonzepte
2. Das Unterschätzen der Unternehmenskultur

In einer internationalen Studie, in der über 400.000 Patienten in neun Ländern beobachtet wurden, konnte ein Forschungsteam um Linda Aiken (2014) nachweisen, dass sich die Personaldichte von Pflegekräften und deren Qualifikation auf die Überlebensrate der Patienten auswirkt. Wenn die Arbeitsbelastung der Pflegefachkraft zunimmt und sie mehr Patienten zu versorgen hat, steigt die Wahrscheinlichkeit der Patienten, binnen 30 Tagen zu versterben um 7%. Eine bessere Qualifikation der Pflegefachkräfte senkt dagegen die Sterberate. Diese Untersuchung belegt, dass Personaleinsparungen sich negativ auf die Patientengesundheit auswirken.

■ Neue Führungskonzepte braucht das Land

Organisationen gewinnen an Bedeutung, da sie den Auftrag haben, durch Entscheidungen Unsicherheiten zu binden. Die bisherigen Hierarchien werden dekonstruiert, weil die Basis Entscheidungen der Führungsspitze nicht mehr fraglos toleriert. Von Führungskräften wird nun verlangt, dass sie ihre geplanten Aktivitäten mit den Mitarbeitern kommunizieren und das eigene Handeln selbst reflektieren (Krusche 2008). Die neue Führungselite muss zwei Dingen dienen: den Mitarbeitern persönlich (»personality service«) und den Mitarbeitern als Kollektiv (»collective service«), so die promovierte Wirtschaftswissenschaftlerin Mokka Müller (2001). Diese Erkenntnis an sich ist nicht neu. Weist doch schon Jon Stokes (1994) in seiner Studie über das Unbewusste in Organisationen darauf hin, dass sich Führung stets im Spannungsfeld zweier grundlegender Bedürfnisse des Personals abspielt, d. h. dem Wunsch dazuzugehören und dem Wunsch, in seiner Individualität gesehen zu werden.

Wie soll das gehen, werden Sie sich fragen. Wie soll das Management die Bedürfnisse einzelner Mitarbeiter berücksichtigen können, wenn sie in einem Großbetrieb diese gar nicht kennt? Müller erwartet hier einen völligen Perspektivenwechsel, den sie »**code of change**« nennt. Dieser neue

Ansatz nimmt die unbewusste Dynamik von Organisationen ernst, die sich in der Unternehmenskultur widerspiegelt. So hängt die Umsetzung von Veränderungsprozessen häufig mit dem Betriebsklima zusammen. In einem schlechten Betriebsklima werden Veränderungen oft boykottiert oder schleppen sich dahin. Eine positive Arbeitsatmosphäre dagegen erhöht die Chancen auf kreative Einfälle und innovatives Handeln.

■ Die kulturelle Intelligenz des Unternehmens nutzen

Um Führungsfehler zu vermeiden, ist es bedeutsam, Tendenzen und Einflussgrößen frühzeitig zu erkennen. Doch die bisherigen Instrumente von strategischer Planung, vernunftbezogener Logik oder Kontrolle versagen beim Aufspüren der für den Betrieb wichtigen Zukunftsthemen. Denn hier wird auf einen veralteten Intelligenzbegriff zurückgegriffen, der sich auf das Messbare beschränkt. Um an die entscheidenden Informationen zu kommen, muss das »**global brain**« eines Unternehmens angezapft werden, so Müller (2001). Oder anders formuliert: Eine Organisation hat nicht nur Probleme, sondern auch Zugriff auf notwendige Lösungen. Doch dieser Zugriff bleibt oft verborgen, weil das Management nicht dort hinsieht, wo sich die Lösungen befinden. Sichtbar werden sie nämlich erst, wenn man sich mit der Unternehmenskultur beschäftigt, welche ja die unbewusste, doch oft ausschlaggebende Ebene einer Organisation repräsentiert. Mit anderen Worten: die kulturelle Intelligenz eines Unternehmens.

Ein System wirft nicht nur Fragen auf, sondern hat auch die Antworten dafür. Um diese Antworten zu bekommen, braucht das Management den passenden Blickwinkel. Der eingestellte Fokus auf Zielsetzung, Maßnahmen, Kontrolle und Evaluation der Ergebnisse plant oft an den Mitarbeitern und an der Zielgruppe (hier Patienten) vorbei. Das Umschwenken der Perspektive geht allerdings mit einem gewissen Kontrollverlust einher. Und das verträgt der bundesdeutsche Durchschnittsbürger nur schwer. Im In- und Ausland bekannt für Disziplin, Ordnung und Zuverlässigkeit ist der Deutsche an sich »zwangsneurotisch« und liebt die Kontrolle. Die geringe Flexibilität in Denken und Handeln sowie das Festhalten an Altbewährtem findet als »**German disease**« internationale Beachtung (Müller 2001). Innovationsfreude scheint den Deutschen völlig fremd. Auch wenn viel über Innovationen geredet wird, werden innovative Ideen von Mitarbeitern doch eher bestraft als belohnt, so eine Studie von Kienbaum (Müller 2001).

Führungskräfte der Zukunft sind Coaches für den kollektiven Geist eines Unternehmens mit der Aufgabe, die Diversität zusammenzubringen (Müller 2001). Es gilt, das Unvereinbare zu harmonisieren und Strömungen aus den Netzwerken rechtzeitig zu erkennen, aufzugreifen und umzusetzen. Die unsichtbaren Verbindungen der Mitarbeiter sowie der Kooperationspartner untereinander bilden dabei Muster, die federführend sein können. Um diese unbewussten Dynamiken zu verstehen, greift Müller das Konzept des morphischen Feldes von Rupert Sheldrake (1988) auf. Das »global brain« oder morphische Feld bezeichnet »Informationsfelder, die sich jeweils durch Geschichte und Traditionen, durch Brauchtum, Sprache, Aktivitäts- und Handlungsmuster, kollektive Erfahrungen, Mythen, Werte, Kommunikationsmittel bilden und die im Laufe der Zeit immer festere Strukturen annehmen« (Müller 2001).

■ **Wie das morphische Feld funktioniert**

Im morphischen Feld eines Unternehmens sind unendlich viele Informationen abgespeichert, wie z. B. (Müller 2001):

- die Einstellung der Mitarbeiter Unbekanntem gegenüber,
- was als normal gilt,
- wie viel Sicherheit man braucht und wie viel Risikobereitschaft möglich ist,
- an welchen Vorbildern sich orientiert wird,
- ob man eher Eigeninitiative ergreift oder sich auf Vater Staat verlässt,
- wie, wann und was gelernt wird oder
- wie man Erfolg hat.

Um deutlich zu machen, wie dieses unsichtbare morphische Feld wirkt, sei hier eine Untersuchung zitiert, die vor über 25 Jahren mit Pflegeschülern in Großbritannien gemacht wurde. Kath Melia (1987) versuchte in ihrer Studie herauszufinden, unter welchen Bedingungen Pflegeschüler am besten lernen. Dabei machte sie folgende Entdeckung: Durch die häufigen Wechsel zwischen schulischer Ausbildung und praktischem Einsatz in den Kliniken vernetzen die Schüler nicht, wie erhofft, ihre Kenntnisse im Sinne eines Theorie-Praxis-Transfers und vice versa.

Dennoch findet ein Lernprozess statt, allerdings auf einer ganz anderen Ebene. Was die Pflegeschüler in den praktischen Einsätzen lernen ist insbesondere, sich den informellen Regeln eines Teams anzupassen. Mit anderen Worten: Die Schüler lernen beispielsweise, ob sie sich stets hektisch verhalten sollen, wenn eigentlich wenig zu tun ist, welche moralischen Ansprüche es im Team hochzuhalten gilt, was unterlassen werden sollte, um kein »Kameradenschwein« zu sein oder ob Hygienemaßnahmen über die Patientenbeziehung gestellt werden (Melia 1987). Dabei werden den Schülern diese Informationen weder schriftlich noch mündlich mitgeteilt. Im Gegenteil, sie entnehmen diese Regeln aus den Beobachtungen, also aus dem, was sozusagen »zwischen den Zeilen« zu lesen ist. Da die Anpassungsgeschwindigkeit der Pflegeschüler an diese unsichtbaren Regeln sich in ihrer Beurteilung widerspiegelt, die sie von den Pflegeteams am Ende ihres Einsatzes erhalten, lernen sie diese Regeln oft schneller als formelles Fachwissen der Abteilung. Um mit Müller (2001) zu sprechen, erhalten die Pflegeschüler diese Informationen aus dem morphischen Feld.

■ **Die Quantenphysik ist ein Angriff auf das menschliche Kontrollbedürfnis**

Nach Sheldrake (1990) verfügt jeder Organismus über ein kollektives Gedächtnis. Für ein Unternehmen ist das morphische Feld von besonderer Bedeutung, weil hier alle Informationen abgespeichert sind, welche Veränderungsprozesse fördern oder hemmen. Dazu zählt beispielsweise Zukunftsoptimismus, Risikobereitschaft, Unternehmergeist, Lernfähigkeit, Kooperationsbereitschaft oder Kreativität (Müller 2001). Bisherige Führungsstrategien orientieren sich an messbaren Größen, die eine Gewinnmaximierung anstreben und in Outcome-Zahlen ermittelt werden können. Die Quantenphysik hat dabei die sog. Objektivität schon vor Jahren als Trugbild entlarvt. Denn ob wir Wellen oder Materie (Teilchen) sehen, hängt von unserer Erwartung ab, die wir haben, während wir das Gegenüber wahrnehmen (Feynman 2005). Die Tatsache, dass der Beobachter die Ereignisse beeinflusst, ist für unser menschliches Hirn kaum zu verstehen. Das gilt insbesondere für deutsche Hirne, welche ein ausgesprochenes Bedürfnis nach Kontrolle mit sich bringen.

Oder um es mit Niels Bohr zu formulieren, der 1922 den Nobelpreis für seine Arbeit zur Atomstruktur verliehen bekam: »Wer bei seiner ersten Begegnung mit der Quantentheorie nicht schockiert ist, kann sie nicht verstanden haben.« (Feynman 2005). Der Glaube an die Vernunft kann somit als kollektiver blinder Fleck unserer Gesellschaft entlarvt werden (Müller 2001).

### ■ Co-Evolution als wegweisende Politik im Management

Worauf können sich Führungskräfte dann noch verlassen, wenn selbst die Vernunft außer Kraft gesetzt ist? Zunächst gilt es, dem System »Unternehmen« zu vertrauen, dass es nicht nur Probleme, sondern auch Lösungen vorhält. Diese Lösungen sind allerdings unsichtbar und im morphischen Feld zu finden. Dieses anzuzapfen wird zur großen Führungskunst der nächsten Generationen. Dabei müssen Führungskräfte lernen, den Blick auf das gesamte System zu richten und nicht Details, sondern Muster zu fokussieren. Hierzu sind mehr soziale und intuitive Kompetenz vonnöten. Primäres Ziel ist dabei nicht mehr, die Konkurrenz auszuschalten, sondern gezielte Co-Evolution zu betreiben. Hier können wir aus der Natur lernen, die sich in ihrer Evolution stets auf gegenseitige Optimierung und Bereicherung verlässt. Müller (2001) fordert auf, von dieser Bio-Logik zu lernen und sich auf Co-Evolution auszurichten.

Damit Systeme gedeihen können, benötigen sie ein wachstumsförderndes Umfeld, das Müller als Fitnesslandschaften bezeichnet. Führungskräften muss es gelingen, diese Fitnesslandschaften in Co-Evolution mit anderen Systemen zu entwickeln. Dabei finden evolutionsfördernde Veränderungen immer in Chaosnähe statt. Diese Beobachtungen können wir in der Biologie genauso anstellen wie in der Wirtschaft. Wenn Führungskräfte das begreifen, wird es ihnen leichter gelingen, im Chaos kreative Muster zu entdecken, die dem Unternehmen dienlich sind. Dabei ist der Punkt, an dem die Innovationsfreude am größten ist, zugleich der sog. »sweat spot«, an dem die Organisation eben gerade noch nicht im Chaos versinkt. Das ist ein äußerst spannungsgeladener Punkt, den Führungskräfte in einem gewissen Maße zulassen und aushalten sollten. Je größer das Kontrollbedürfnis der Führungs-

kräfte ist, desto geringer wird die Chance auf echte Innovation.

Wenn Veränderungen zu lange hinausgezögert werden, dadurch das gesamte System kippt und die Organisation zusammenbricht, sprechen die Systemtheoretiker von Hysterese. Um das zu verhindern, muss ein bestimmtes Maß an Risikobereitschaft aktiviert werden.

### ■ Die Wirkung unbewusster Bilder von Führungskräften

Die Quantentheorie lehrt uns, dass unsere Zukunft davon abhängt, was wir von ihr erwarten. Denn unsere Wahrnehmung (unsere Perspektive) bestimmt, was wir zu sehen bekommen. Wenn wir Wellen erwarten, dann sehen wir Wellen und wenn wir Materie erwarten, zeigt sich uns die Materie. Oder anders formuliert: Unsere Gedanken und die daraus folgenden Gefühle beeinflussen das Geschehen. Deshalb ist es wichtig, dass Führungskräfte ihre unbewussten Bilder (Gedanken) von sich und ihren Teams aufdecken, denn diese wirken steuernd auf das Arbeitsleben. So macht es einen großen Unterschied, ob Führungskräfte sich selbst als Gärtner, als Feldwebel, als Chorleiter oder als Sprengstoffexperte sehen, und ihr Team als Pflanzen wahrnehmen, die es zu bewässern gilt, als Soldaten, welche Befehle empfangen, als Sänger, die den richtigen Ton üben müssen, oder als Minenfeld, das mit Vorsicht zu genießen ist. Jede Führungskraft hat von sich und den Mitarbeitern ein unbewusstes Bild, welches sich auf die Zusammenarbeit auswirkt.

Dieses Bild wird, wie alle anderen informellen Informationen, im morphischen Feld gespeichert und wirkt als unbewusste Nachricht bei den Mitarbeitern. Hierzu ein Beispiel:

### Beispiel aus der Praxis

Die Stationsleitung einer internistischen Abteilung mit 29 Betten hatte sich bereit erklärt, mit ihrem Team an einer Forschung über Verantwortung in der Pflege teilzunehmen (Tewes 2002). Zur Untersuchung gehörte eine teilnehmende Beobachtung über 14 Tage auf der Station, eine Gruppendiskussion mit dem gesamten Team sowie Einzelinterviews mit allen Teammitgliedern. Nach einer Woche teilnehmender Beobachtung war mir nicht klar, warum dieses Team an meiner Untersuchung teilnehmen wollte. Die Leitung führte autoritär, die Teammitglieder waren sehr ängstlich und unsicher und folgten stets den Anweisungen ihrer Vorgesetzten, ohne diese zu hinterfragen.

Im Vordergrund stand eher die Angst, Fehler zu machen, und deshalb versuchten die Mitarbeiter, so wenig wie möglich an Eigenverantwortung zu übernehmen. Alle Informationen über Patienten wurden umgehend an die Leitung gemeldet und bei ihr lag dann alle Verantwortung für die weitere Versorgung und Behandlung der Patienten.

Im Einzelinterview mit der Teamleitung erfragte ich, warum sie sich mit ihrem Team für die Teilnahme an dieser Forschung bereit erklärt hat. Darauf sagte diese: »Sie sehen doch, dass die Mitarbeiter alle psychische Probleme haben. Die sind ja so unsicher, dass die sich nicht mal ans Telefon trauen, wenn es klingelt. Da dachte ich, Sie als Psychologin könnten die mal auf Vordermann bringen, denn mir liegt so was nicht.«

In dieser Aussage steckt ein solch negatives Bild vom Team, dass es kein Wunder ist, dass dies ängstlich und verunsichert reagiert. Die Vorstellung, ihre Mitarbeiter hätten alle psychische Probleme, lockt bei den Teammitgliedern ein Verhalten hervor, das genau als solches interpretiert werden kann.

Eine Restrukturierung der Klinik machte es notwendig, dass die Mitarbeiter dieses Teams auf andere Teams umverteilt wurden. Erstaunlicherweise entwickelten die Teammitglieder auf den neuen Stationen Selbstbewusstsein und Verantwortungsgefühl, was im alten Team nicht denkbar gewesen war.

Bruce Lipton (2006) ist Zellbiologe und erforschte mehr als 20 Jahre die Speicherung von Informationen bei Proteinen. In seinen Untersuchungen konnte er nachweisen, dass unsere Biologie nicht durch unsere Gene gesteuert wird, sondern durch unsere Wahrnehmung. Nur ca. 5% an Krankheiten sind genetisch bedingt. Die restlichen 95% stammen aus Informationen (Signalen), die wir aus der Umwelt aufnehmen. Der menschliche Körper reagiert auf Glaubensgrundsätze und speichert diese in den Zellen ab. Glaubensgrundsätze sind Energie, die über die Gedanken in die Zellen transportiert werden. Damit liefert Lipton den Beweis der Quantenphysik, dass Energie die Materie beeinflusst (2001).

Unbewusste Bilder, wie sie die o. g. Stationsleitung über ihr Team hat, werden zu einer Energie, die wiederum unbewusst von den Mitarbeitern aufgenommen wird. Da bekommt Gedankenhygiene für das Management eine wichtige Bedeutung.

Jedes Atom sendet und empfängt Energie (Lipton 2001). Diese Tatsache nutzt das Gesundheitswesen vielfältig. So werden beispielsweise Computertomographie (CT) oder die Magnetresonanztomographie (MRT) eingesetzt, um Gewebeveränderungen frühzeitig zu diagnostizieren. Alles, was dabei ermittelt wird, sind die elektromagnetischen Schwingungen der Zellen. Weil Krebszellen eine andere Energie haben, kann dieses gemessen werden. Die herkömmliche Medizin entfernt die Krebszellen. Eine andere Vorgehensweise ist, die Energie in den Krebszellen zu verändern. Einige integrative Behandlungsmethoden, wie beispielsweise die Pranaheilung, setzen hier an. Entscheidend dabei ist die Intention. Mittlerweile gibt es eine Reihe von Studien, welche die Wirkung von Gedanken, im Sinne einer Heilenergie, unter Beweis stellen (McTaggert 2007).

Diese Erkenntnisse lassen sich im Management nutzen. In Organisationen wächst immer das, worauf die Aufmerksamkeit gerichtet wird. Hier sprechen wir von einem »**circle of concern**« (Teufelskreis) und einem »**circle of influence**« (Engelskreis). Mit anderen Worten: Richten Führungskräfte ihre Aufmerksamkeit zum größten Teil auf problematische Dinge, so nehmen diese zu. Wenn sie dagegen ihre Aufmerksamkeit auf Dinge richten, die gut laufen, dann werden diese zunehmen. Nur ein schlechter Coach wird das Gespräch mit einem neuen Auftraggeber eröffnen mit den Worten: »Wo liegt denn das Problem.« Denn mit diesem Fokus wird zum Jammern eingeladen und schon nach kurzer Zeit ist die Energie weg, die notwendig ist, um Veränderungen einzuleiten.

## 15.3 Der Moral-Plus-Effekt

» Deutsche Unternehmer sorgen für die ökonomische Multiple Sklerose. (Siglinda Oppelt)

Deutschland kommt auf Platz 7 beim internationalen Gerechtigkeitsindex. Untersucht wurden 28 Industrienationen. Eigentlich kein schlechter Platz. Im Vergleich mit der Bevölkerungsumfrage zur Gerechtigkeit zeigt sich jedoch, dass das subjektive Empfinden von der gesellschaftlichen und wirtschaftlichen Realität abweicht (Enste et al. 2013).

Während moralische Dummheit auf der Führungsebene wirtschaftliche Kosten mit sich bringt, zahlt sich moralisch integeres Verhalten nachweislich aus (Lennik und Kiel 2006). Der Wirtschaftsethiker Andreas Suchanek (2008) macht deutlich, dass Unternehmen mit Integrität und Ethik klare Wettbewerbsvorteile erzielen. Damit werden diese moralischen Grundlagen zu Vermögenswerten, in die es sich zu investieren lohnt. Der Erfolg ethischen Handelns zahlt sich insbesondere langfristig aus, z. B. durch Imageförderung oder Mitarbeiterbindung. Suchanek vergleicht diese Investition mit der in die eigene Gesundheit. »Wenn Sie jahrelang nichts für Ihre Gesundheit getan haben, hilft es auch nicht, an einem Tag nur Obst zu essen und vier Stunden ins Fitnesscenter zu gehen. Das braucht mehr, nämlich eine Änderung der Gewohnheiten.« (2008). Den Erfolg dieser Investition nennt Müller »Moral-Plus-Effekt« (2001).

■  Moralische Dummheit im Topmanagement

Der Börsenkorrespondent Stefan Riße (2003) setzt sich kritisch mit den Machenschaften deutscher Topmanager auseinander und wirft diesen vor, durch ihre Selbstbedienungsmentalität und skrupellosen Entscheidungen eine Vertrauens- und Glaubwürdigkeitskrise gegenüber dem Management ausgelöst zu haben. Er listet unzählige Beispiele von Unternehmen auf, bei denen sich die Chefetage unersättlich bereichert, während bei den Mitarbeitern hart am erträglichen eingespart wird. So baute die Deutsche Bank 14.500 Stellen ab und die Aktionäre verloren binnen fünf Jahren ein Drittel ihres Aktienvermögens, während die Vorstandsgehälter gleichzeitig um 474% anstiegen (Riße 2003).

Viele Topmanager scheinen den Bezug zu ihrem gesellschaftlichen Auftrag verloren zu haben und setzen egoistische Ziele über die des Unternehmens. Das Einfühlungsvermögen zu den Mitarbeitern lässt derart nach, dass diese nur noch als Zahlen und nicht als Menschen auftauchen. Und Zahlen lassen sich wegrationalisieren.

■  Kungelei statt Kompetenz

In Aufsichtsräten kommt es zu Ämterhäufungen, so dass kaum mehr nachvollzogen werden kann, in welchem Interesse Entscheidungen getroffen werden. Eine effektive Kontrolle des Unternehmens ist deshalb oft gar nicht mehr möglich (Riße 2003). Damit sich das auch nicht ändert, bilden sich Netzwerke der Macht, in denen die Bosse die lukrativen Positionen unter sich aufteilen. Auf informeller Ebene werden in sog. »old boys network« wichtige Entscheidungen getroffen. Bei diesen Treffen sind die Nichteingeladenen ausgeschlossen und haben auch später keine Chance sich einzubringen.

Bei Neubesetzungen von einflussreichen Positionen kommt es häufig deshalb zu Fehlbesetzungen, weil die Anwesenden auch weiterhin glänzen und nicht im Schatten eines neuen Kollegen stehen wollen. Der Ökonom Friedrich von Hayek erhielt 1974 den Nobelpreis in Wirtschaftswissenschaften und war als vorausschauender Denker bekannt. Er thematisierte öffentlich, dass bei der Neubesetzung eines Lehrstuhls stets darauf geachtet werde, dass der neue Professor den anderen mit seiner Kompetenz nicht zu nahe tritt und auf diese Weise eine allmähliche Qualitätsabsenkung stattfinde (Riße 2003).

■  Kosmetik der besonderen Art: Bilanzbetrug

Macht das eigene Unternehmen Umsatzeinbußen, die zu einer veränderten Politik aufrufen, verhalten sich einige Topmanager derart paralysiert, dass sie einfach alles machen, um den Status quo zu erhalten. So schrecken manche nicht davor zurück, die eigenen Bilanzen zu schönen. In Fachkreisen wird von Enronitis gesprochen, als Anspielung auf den amerikanischen Energiehändler, der im November 2001 ohne jede Vorwarnung zusammenbrach. Jahrelange Bilanzfälschungen taten sich auf und erschütterten die Wirtschaft. Enron ist kein Einzelfall. Auch andere Topmanager frisierten ihre Bilanzen, wie beispielsweise der Kopiererhersteller Xerox, das Biotechnologieunternehmen Imcolme oder die Kabelfernsehgesellschaft Adelphia (Riße 2003).

»Wer die eigenen Gewinne ständig zu Lasten anderer maximieren will, der zieht auf längere Sicht den Kürzeren.«, so Mokka Müller (2001). Moralisch dumme Führung ist demnach kurzsichtig und perspektivlos.

■ **Moralisch intelligente Führung für Einsteiger**

Aus den o. g. schlechten Vorbildern lässt sich immerhin lernen, wie es nicht gemacht werden sollte. Doch was ist zu tun, wenn eine moralisch intelligente Führung angestrebt wird (▶ Kap. 5)? Hier lassen sich zwei Herangehensweisen unterscheiden, die sich ergänzen sollten. Zum einen geht es um die moralische Grundhaltung der Führung, die gekennzeichnet ist durch Integrität, Verantwortungsbewusstsein, Mitgefühl und der Fähigkeit zu verzeihen (Lennik und Kiel 2006). Anderseits gibt es nahezu unbegrenzte Möglichkeiten, sich als Unternehmen sozial zu engagieren.

Da sei zum einen das vertriebene Produkt selbst genannt, welches ethischen Maßstäben genügen soll. Die respektvolle Behandlung der Mitarbeiter muss ganz oben rangieren, denn mit ihr steht und fällt alle Kommunikation und Interaktion – sowohl nach innen als auch nach außen. Eine transparente Unternehmenspolitik und faire Vergütung sind eine gute Grundlage für eine moralisch intelligente Führung. Wenn eine Organisation ihren gesellschaftlichen Auftrag begreift, fällt es ihr leichter, gesellschaftliche Themen aufzugreifen und sich sozial zu engagieren. Auch die Gesundheitsversorgung der Mitarbeiter oder Betriebskindergärten können zum Fokus werden. Ein fairer Wettbewerb, der lokale Bedürfnisse der Gemeinden vor Ort unterstützt, hilft ebenso, wie Energiesparmaßnahmen der Betriebe. Eine offene und kontrollierte Finanzpolitik sowie Antikorruptionsmaßnahmen dienen der Transparenz und Öffentlichkeitsarbeit eines Unternehmens.

■ **Konsequenzen unmoralischen Führungsverhaltens**

Unmoralisches Führungsverhalten hat Konsequenzen. Das beste Unternehmensleitbild verliert seinen Wert, wenn das Management dieses nicht belebt und mit gutem Vorbild vorangeht. Vorgesetzte, die »Wasser predigen und Wein trinken«, verlieren ihre Glaubwürdigkeit und können ihre Mitarbeiter nur schwer motivieren, es ihnen nicht gleich zu tun. Susanne Reinke (2007) nennt diese Chefs »Master of Disaster« und beschreibt deren inkompetentes Führungsverhalten. Die Antworten der Mitarbeiter auf sich wiederholende Führungsfehler sind vielfältig. Im sog. stillen Boykott, auch innere Kündigung genannt, sieht Reinke bereits ein Massenphänomen. Wenn die Verbitterung gegenüber dem unmoralischen Vorge-

setzten weiter zunimmt, kann auch ein kalter Krieg ausgelöst werden. Hier hat die Frustration dann ein solches Maß erreicht, dass nicht davor zurückgeschreckt wird, indiskrete Informationen nach außen zu tragen oder gar das eigene Unternehmen zu bestehlen. Auch aktiv geplante Rachemaßnahmen, wie das Löschen der Festplatte von Vorgesetzten, wurden beobachtet. Die Mordfälle an Arbeitsplätzen haben sich allein in den USA verzehnfacht (Reinke 2007).

Die betrieblichen Kosten innerer Kündigungen sind immens. Nur wenige Unternehmen können sich diesen Luxus leisten, ihre Mitarbeiter im Energiesparmodus laufen zu lassen oder sie zur Sabotage anzustiften.

## 15.4 Führen mit Gefühl

❯❯ Wir machen immer einen Fehler: Wir investieren Gefühle, statt sie zu verschenken. (Werner Schneyder)

Eigentlich gibt es gar keinen Grund, diesem Thema ein eigenes Kapitel zu widmen. Denn die Ergebnisse der Hirnforschung machen deutlich, dass es keine prinzipielle Trennung zwischen Kognition und Emotion gibt (Damasio 1999). Denken und Fühlen sind immer miteinander verbunden. Wenn Führungskräfte denken, dann fühlen sie auch. Dennoch ist es erstaunlich, wie wenig wir über diese Gefühle erfahren. Die gesamte Sprache im Management zielt auf die Ratio ab. Das einzige Gefühl, das thematisiert wird, ist die Motivation der Mitarbeiter. Die soll dann allerdings in Zahlen messbar sein und zwar in Umsatzzahlen.

Das Wort »heilen« scheint viel zu emotional besetzt und ist aus dem Gesundheitswesen völlig verschwunden. Stattdessen geht es uns darum, die »Versorgung zu gewährleisten«. Dabei sollen Bedarfsdeckungsziele mittels strategischem Controlling erreicht werden, um effektive Bilanzen vorzuweisen. Auch wird dem Personal nicht gekündigt, sondern es wird »freigesetzt«. Die Alltagssprache im Management ist äußerst emotionsarm.

■ **Konfliktmanagement**

Wenn sich dann Gefühle deutlich ihren Weg bahnen, sprechen wir von Konflikten, die es zu »managen« gilt. Hier gelten die Grundsätze der Versachlichung von Problemen mit dem Ziel, die subjektive Betroffenheit zu reduzieren (Meier-Seethaler 2001). Vom Ansatz her ist dieses Vorgehen auch generell richtig. Doch wenn diese Herangehensweise an Konflikte nur deshalb notwendig ist, weil die Vorgesetzten Angst vor Gefühlen haben und mit den Emotionen ihrer Mitarbeiter nicht umgehen können, dann wird es kritisch. Die meisten Führungskräfte werden, wenn überhaupt, fachlich qualifiziert, also in der Management-Sprache ausgebildet. Doch den Umgang mit Gefühlen, der schließlich einen großen Teil ihrer Arbeit mit dem Personal ausmacht, erlernen sie oft nur – wenn überhaupt – durch Erfahrung.

Nicht selten holt sich das Management in Konfliktsituationen mit den Mitarbeitern einen Coach hinzu, in der Hoffnung, dass dieser ihnen die Gefühle »vom Hals hält« und die Emotionen »runterkocht«, damit das Team wieder arbeitsfähig ist (Oppelt 2004). Das ist auch nicht verwunderlich, denn sie haben es nicht gelernt. Doch wie wir heute wissen, reicht Fachkompetenz nicht aus, um führen zu können. Sozialkompetenz bei den Vorgesetzten ist eine entscheidende Voraussetzung, damit die Mitarbeiter verantwortungsvoll handeln (Tewes 2002).

- Das Gesundheitswesen als Ort der Gefühlsarbeit

Das gesamte Gesundheitswesen ist durch die Arbeit mit den Patienten hochgradig emotional. Patienten haben Schmerzen, leiden an Symptomen, trauern um Verluste (z. B. Amputationen), sorgen sich um ihre Angehörigen, haben Angst vor Operationen und plagen sich über den ungewissen Ausgang einer Behandlung. Die Angehörigen sorgen sich wiederum um ihre kranken Familienmitglieder, haben Angst, mit der anschließenden Pflege überfordert zu sein, oder fürchten gar, dass ihre Angehörigen sterben werden.

Dieses ungeheure Potenzial an Ängsten, Sorgen und Nöten lässt auch die Mitarbeiter der Gesundheitsberufe und deren Angehörigen nicht unberührt. Sie werden zur Projektionsfläche unerfüllter Sehnsüchte und Wünsche ihrer Patienten. Unbewusste Übertragungsprozesse der Kranken auf das Personal lässt verwirrende Gefühlsmuster aufkommen, die bewältigt werden wollen.

Anselm Strauss et al. (1985) untersuchte die Gefühlsarbeit von Pflegenden in einer Klinik und fand heraus, dass es sieben verschiedene Formen professioneller Emotionsarbeit gibt. Ein großer Teil der Gefühlsarbeit wird dabei häufig unbewusst geleistet, denn selbst Pflegende werden für diese Tätigkeiten nicht qualifiziert.

In manchen Situationen müssen die Mitarbeiter des Gesundheitswesens auch die eigenen Gefühle unterdrücken, wenn beispielsweise ein schwerverletzter Mensch in die Ambulanz getragen wird und sofort behandelt werden muss oder wenn unangenehme Ausscheidungsprodukte des Körpers das eigene Wohlbefinden einschränken. Da sollte das aufkeimende Gefühl von Entsetzen, Angst oder Ekel in Schach gehalten werden, um handlungsfähig zu bleiben. Dieser Mechanismus wird in der Psychoanalyse Isolierung genannt. Er gehört zum professionellen Verhalten der Pflegenden (Tewes 1994). Für die psychische Gesundheit des Personals ist es allerdings wichtig, dass die situativ getrennten Gefühle später wieder zusammengeführt werden. Das bedeutet, dass es nach dem Ereignis eine Zeit geben muss, in der das unterdrückte Gefühl zumindest ausgesprochen werden kann.

> Dauerhafte Abspaltungen von Gefühlen sind ungesund und beeinträchtigen das Empathie-Empfinden sich selbst und anderen gegenüber.

- Spannungen zwischen gefühlvoller Basis und sachlichem Management

Der Aufgabenfokus im Gesundheitswesen bringt also viele Gefühle mit sich, denen professionell begegnet werden sollte. Treffen diese Emotionsarbeiter nun auf Topmanager ihres Unternehmens, die nur wenig Zugang zum eigenen Gefühlsleben haben und Gespräche ausschließlich sachlich gestalten, dann sind Spannungen vorprogrammiert.

» Gefühle steuern ständig Handlungsimpulse bei der Arbeit. Gefühle geben unseren Gedanken und Ideen energetische Stütze und Ausrichtung. Werden diese Orientierungs- und Steuerungsfunktionen des Organismus zu lange unterdrückt, wenden sich die nicht-gelebten Gefühle nach innen und werden destruktiv. Zur Psychohygiene gehört deswegen regelmäßig Gefühlsreinigung, ebenso Gedanken- und Projektionsreinigung. (Mack 1999)

Wie kann Psychohygiene im Management aussehen? Zunächst ist es schon hilfreich, Gefühle – gleich welcher Art – überhaupt wahrzunehmen. Menschen mit großer Leistungsorientierung oder ausgeprägten Kontrollbedürfnissen fällt dieses oft schwer. Gleichzeitig finden wir diese Personen häufig in Führungspositionen. Eine emotionale Nachqualifizierung und regelmäßige Vertiefung tut also Not.

- **Authentizität**

Viele Führungskräfte eignen sich im Laufe ihres Berufslebens die unterschiedlichsten Rollen an. Gerade zu Beginn der Laufbahn kann eine Rolle ein gewisser Schutz bedeuten. In einige Rollen lässt es sich flexibel hineinwachsen, sie können als Teil des Selbst verstanden werden. So kann die Rolle des Moderators so in Fleisch und Blut übergehen, dass sie sich wie eine zweite Haut anfühlt. Andere Rollen sind einem vielleicht weniger auf den Leib geschneidert und bringen eine Distanzierung zu Mitarbeitern mit sich. Die Rolle des Vorgesetzten, der einen Mitarbeiter entlassen muss, passt vielleicht weniger und wirkt wie ein viel zu großer Mantel.

Ein klares Rollenverständnis ist Voraussetzung für effektives Arbeiten. Und dennoch dürfen die Rollen nicht zum Schutzwall werden, hinter dem sich die Führung mit ihrer eigentlichen Person versteckt. Führungskräfte werden dann besonders respektiert, wenn diese authentisch sind. Bill George et al. (2007) interviewten 125 authentische Führungskräfte, um herauszufinden, was dies genau bedeutet. Sie ermittelten, dass alle Interviewten stark durch ihre biografische Geschichte geprägt waren und sich diese individuell sehr unterschiedlich zeigte. Es gibt also keine gemeinsame Basiserfahrung, die eine authentische Führung ermöglicht. Ein klarer Karriereplan kann sehr hinderlich sein und zu Unzufriedenheit führen, sobald Schwierigkeiten auftauchen (George 2007). Auch Menschen, die external motiviert sind, zeigen Probleme, authentisch zu bleiben.

> **Die fünf Dimensionen authentischer Führung (George et al. 2007)**
> - **Selbstkenntnis:** Was sind meine Stärken und Entwicklungspotenziale? Was ist meine Geschichte?
> - **Werte:** Was sind meine Führungsprinzipien? Was sind mir persönlich bedeutsame Werte?
> - **Motivation:** Was motiviert mich? Wie balanciere ich internale und externale Motivatoren?
> - **Team:** Auf welche Menschen kann ich mich verlassen? Wer unterstützt mich auf meinem Weg?
> - **Integriertes Leben:** Wie kann ich alle Aspekte meines Lebens integrieren und »auf dem Boden bleiben«?

Voraussetzung für authentisches Führen ist also die Fähigkeit zur kritischen Selbstreflexion, die verhindern soll, dass eigene negative Erlebnisse (z. B. problematische Erfahrungen mit ehemaligen Vorgesetzten) an den Mitarbeitern unbewusst wiederholt werden. Das Wissen um die eigenen Werte und Faktoren, welche persönlich motivieren, ist genauso wichtig wie vertrauensvolle Personen, die einen auf dem persönlichen Karriereweg unterstützen. Die größte Kunst ist allerdings, die vielen – oft sehr unterschiedlichen – Aspekte des Berufs- und Arbeitslebens zu integrieren und als »zu sich gehörig« zu erleben.

Viele Interviewpartner von George und seinem Team betonten, dass der Weg der authentischen Führung vom »Ich zum Wir« geht. Solange Führungskräfte sehr mit der eigenen Karriere beschäftigt sind, können entscheidende Transformationsprozesse nicht erfahren werden (George 2007). Bei sich selbst ankommen bedeutet in der authentischen Führung somit auch immer das Gegenüber mit einzubeziehen.

In diesem Sinne ist authentisches Führen eine gute Grundlage zur Bewältigung der Emotionsarbeit, die einen großen Teil der Führungstätigkeit ausmacht.

- **Angst oder Liebe?**

Eine Analyse aller möglichen Emotionen ergibt, dass diese sich auf zwei essenzielle Grundgefühle reduzieren lassen, nämlich Angst und Liebe. Im Begriff Emotion steckt das Wort »motion«, was Bewegung bedeutet. Gefühle beziehen sich immer auf jemanden oder etwas und sind gekennzeichnet durch eine Bewegung. Dieses kann eine Hinbewegung sein wie bei Freude, Mitgefühl oder Lust oder eine Wegbewegung wie bei Ekel, Hass oder Angst (Mack 1999).

Da wir selbst die Produzenten unserer Gefühle sind und unsere Gedanken sehr wesentlich dazu beitragen, was wir fühlen, können wir uns letztlich entscheiden, ob wir Gefühle der Liebe oder Gefühle der Angst präferieren. Ein Management mit seinem Schwerpunkt auf Macht, Druck und Kontrolle ist eher angstbasiert. Das ist beispielsweise der Fall, wenn Mitarbeiter sich engagieren, weil sie Angst haben, ihren Arbeitsplatz zu verlieren. Demgegenüber stehen ein Management, das seine Mitarbeiter wertschätzt und lobt, sowie die Fähigkeit von Führungskräften, mögliche Potenziale und Stärken beim Personal wahrzunehmen und zu unterstützen.

Damit treffen Führungskräfte bewusst oder unbewusst die Entscheidung, auf welcher Basisemotion sie ihr Unternehmen managen. Der Weg der Liebe ist nicht nur der gesündere, sondern er zahlt sich auch langfristig aus (Servan-Schreiber 2006). Eine emotional intelligente Führung fällt allerdings nicht vom Himmel, sondern muss gelernt werden (Goleman 2010). Für rationale Kontrollfreaks ist es allerdings oft eine harte Schule.

## 15.5    Inspirierende Führung

» Die vornehmste Aufgabe der Erziehung ist es, einen Menschen hervorzubringen, der fähig ist, das Leben in seiner Ganzheit zu erfahren. (Krishnamurti)

Das Wort Inspiration kommt vom Lateinischen »inspiratio« und bedeutet Beseelung, Einhauchen von Leben oder Ausstatten mit Geist. Ein inspirierter Mensch ist also mit Spirit (= Geist) angefüllt und somit »begeistert«. Für eine inspirierende Führung müssen bestimmte Geisteskräfte geweckt werden, die weniger mit Verstand als vielmehr mit Spiritualität zu tun haben.

Die Volkswirtin Siglinda Oppelt (2004) ist qualifiziert in strategischer Unternehmensführung und lässt keinen Zweifel aufkommen, dass im Management der Zukunft die spirituelle Kompetenz eine entscheidende Rolle spielen wird. Neben der rationalen Intelligenz sind im Management noch die emotionale, kreative, intuitive und spirituelle Intelligenz gefragt, doch »Vier Fünftel aller Intelligenzen liegen in Deutschlands Wirtschaft brach« (Oppelt 2004). Sie bezeichnet den »gemeinen« Manager als *Homo oeconomicus*, der großen Aktivismus an den Tag legt und sich lediglich auf seine Ratio verlässt. Verständlicherweise scheut er Emotionen, da diese sich nicht in Zahlen ausdrücken und beherrschen lassen.

■ **Belebende und zehrende Geisteskräfte**

Nicht umsonst spricht der Volksmund davon »entgeistert« zu sein, wenn etwas entsetzlich oder furchtbar anmutet. Ohne Geist fehlt uns etwas so sehr, dass wir Furcht bekommen. Ähnlich wie bei den Gefühlen haben wir auch bei den »Geistern« die Wahl. So können Führungskräfte sich beispielsweise entscheiden, ob sie den »Geist des Mangels und der Angst« in ihr Leben einladen und sich von ihm dominieren lassen. Dieser Geist transportiert die Vorstellung, nicht genug zu haben oder genug zu sein, und diese Sorge treibt ihn an. Allerdings kostet es einige Kraft, ständig etwas tun zu müssen, um »überleben zu können«. Der Geist des Mangels und der Angst lockt zwei extreme Handlungsweisen hervor: entweder den depressiven Rückzug oder den kämpferischen Angriff.

Auf der anderen Seite des Geisterkontinuums findet sich der »Geist der Fülle und der Liebe«. Wenn Führungskräfte diesen Geist in ihr Leben einladen, erweitern sie ihre Wahrnehmung für die Herzensenergie, die Menschliches und Materielles in Fluss bringt und die zu ganz unterschiedlichen Formen des Reichtums führen kann. Der Geist der Fülle und der Liebe motiviert zu einer ganzen Reihe von Verhaltensweisen wie vertrauensvoller Gelassenheit, optimistischer Erwartungshaltung, achtsamer Begegnung, wertschätzender Berührung, ermutigender Herausforderung sowie Entdecken möglicher Potenziale.

Von der Bewegung her führt der Geist der Angst in die Isolation und der Geist der Liebe in den Kontakt. Für den Aufbau und die Aufrechterhaltung notwendiger Netzwerke benötigen Unternehmen Geister, die Begegnung und Verbindung ermöglichen.

Der Volksmund sagt: »So wie es in den Wald hinein schallt, so schallt es heraus« oder auch »Was du nicht willst, das man dir tu, das füg auch keinem andern zu«. Physiker und Psychologen sprechen vom Gesetz der Resonanz. Erfolgreiche Coaches wissen, dass sich immer das verstärkt, was mit Aufmerksamkeit bedacht wird. Ist der größte Teil der Energie auf Probleme gerichtet, werden diese zunehmen. Aber was tun, wenn die Probleme in Unternehmen nur so »Hier« schreien? Einfach wegsehen hilft schließlich auch nicht.

- **Führen mit Sinn**

Um ein Unternehmen aus einer Krise zu führen, muss das Topmanagement in der Lage sein, die Organisation bereits in einer erfolgreichen Zukunft zu sehen. Wenn sich Führungskräfte das nicht vorstellen können, ist eine wirkliche Veränderung nicht möglich. Oppelt (2004) bezeichnet diese Fähigkeit als »starke Vision«, während Müller (2001) hierzu den Begriff »strange attractor« verwendet.

> » »Strange attractors« sind eigenartige Kombinationen aus Mustern und Trends, die ein System in eine bestimmte Richtung ziehen und auf die dieses im größten Trubel reagiert. Strange attractors folgen selbstorganisierten Ordnungen, die wie Magnetfelder wirken, in die das System hineingezogen wird, bis es eine erkennbare Gestalt annimmt (Müller 2001).

Dabei folgen diese Attraktoren dem Zeitgeist. Noch in den 1980er Jahren boomte die Spaßgesellschaft, in der »fun« ein wesentliches bestimmendes Element war. Seit den 1990ern sind die Menschen auf Sinnsuche gegangen. Pilgerwanderungen finden einen ungeahnten Zustrom, spirituelle Retreats und Auszeiten in Klöstern ziehen immer mehr Menschen in ihren Bann. Der enorme Zuwachs an spiritueller Literatur erobert die Regale der Buchläden. Da wundert es nicht, dass Müller im Sinn einen Super-Attraktor sieht.

> » Nichts außer Sinn hat die Kraft und die Energie, ein kompliziertes Gewebe wie das menschliche Leben oder ein Unternehmen zusammenzuhalten, wenn alle Kontrolle in jenen Tiefen des Chaos verschwunden scheint, aus denen wie von selbst immer wieder neue Ordnungen auftauchen (Müller 2001).

- **Sinnvolles Führen im Gesundheitswesen**

Sinnvolles Führen kann sich auf verschiedenen Ebenen abspielen. Eine Ebene kann z. B. das Produkt selbst betreffen, eine andere deren Herstellung. Auch die Übernahme von sozialer Verantwortung eines Unternehmens bedeutet Führen mit Sinn.

Das Gesundheitswesen hat es mit dem Produkt sehr leicht, denn die Dienstleistung, Patienten medizinisch zu versorgen, behandeln und zu pflegen, ist bereits sinnvoll. Deshalb beschränkt sich die sinnvolle Führung hier auf die »Herstellung«, also die Umsetzung der Versorgung. Neben einigen fachlich-technischen Kompetenzen besteht diese Dienstleistung insbesondere aus Kommunikation und Interaktion. Sinnvolle Führung im Gesundheitswesen bedeutet deshalb vor allem, die tiefere Bedeutung der Arbeit zu verstehen, aufzugreifen und wertzuschätzen.

Die Dienstleistungsziele der Kundenzufriedenheit sowie einer optimalen und ökonomisch vertretbaren Versorgung verlangt den Mitarbeitern oft großen Einsatz ab. Es wird um Leben gekämpft, um Verluste getrauert, um Behandlungsentscheidungen gerungen, Pflegeprozesse ausgehandelt, zur Hoffnung ermutigt, Trost gespendet und beim Sterben begleitet. Die Belastungen sind schon durch den Schichtdienst enorm, nehmen dennoch weiter zu durch immer kürzere Verweildauern in Kliniken, Personalkürzungen und Zertifizierungen von Einrichtungen. Den Einsatz der Mitarbeiter wahrzunehmen und ihnen dafür Anerkennung zu zollen, ist hier zentrale Führungsaufgabe. Denn nur zufriedene Mitarbeiter können für eine Kundenzufriedenheit sorgen.

Die Magnet-Kliniken haben schon früh erkannt, wie wichtig die Mitarbeiterorientierung ist. Fühlen diese sich vom Management »gesehen«, dann fällt es ihnen leichter, sich um die zufriedenstellende Versorgung ihrer Patienten zu kümmern. Das Great-Place-to-Work-Institute ist ein Forschungs- und Beratungsunternehmen, das Organisationen unterstützt, die Arbeitssituation für die Mitarbeiter attraktiver zu machen. Jedes Jahr loben sie die besten Unternehmen aus. Aus dem Gesundheitswesen wurden 2014 insgesamt 15 Kliniken und 7 Pflegeeinrichtungen als attraktivste Arbeitgeber ausgelobt ( ► http://www.greatplaceto-work.de).

Zum sinnvollen Führen im Gesundheitswesen gehört insbesondere, mit gutem Beispiel voranzugehen. Wenn Vorgesetzte das eigene Leitbild des Hauses nicht präsentieren und leben können, hängt automatisch der Haussegen schief. Die ethisch korrekte Behandlung von Patienten ist gefährdet, wenn die Geschäftsführungen Gelder unterschlagen. Diese Zusammenhänge müssen verstanden werden, denn alles Handeln, und besonders das von Vorgesetzten, fließt in das unsichtbare Feld ein, aus dem sich die Unternehmenskultur speist. Und die gespeicherten Informationen dieses Feldes beeinflussen alle Beschäftigten.

Als Beispiele möchte ich hierzu zwei deutsche Kliniken nennen, welche die medizinische und pflegerische Versorgung der Standardmedizin mit komplementären Verfahren kombinieren und der Sinn der Behandlung individuell auf den Patienten zugeschnitten wird.

Die Parkklinik Heiligenfeld in Bad Kissingen ist eine Fachklinik für psychosomatische Medizin, Psychiatrie und Psychotherapie. Sie bietet auch die Option, sich während der Therapie mit spirituellen Fragen auseinanderzusetzen und hält hierzu viele Ansätze vor ( ► http://www.reha-hospital.de). Die Klinik ProLeben in Greiz ist ein onkologisches Fachzentrum, die herkömmliche, biologische und integrative Krebstherapie vereint. Das Engagement dieser Mitarbeiter orientiert sich am ökologisch- und verantwortungsbewussten Denken und Handeln. Das Konzept der Klinik »rückt ab von einseitigen oder linear-kausalen Denkweisen. Es ist hocheffektiv und langfristig kostengünstig« ( ► http://www.proleben.de).

» Voraussetzung für Manager, damit diese den Mitarbeitern die notwendige Aufmerksamkeit zollen können, ist die Fähigkeit zur Selbstliebe (Oppelt 2004).

■  Beispiele der Übernahme von sozialer Verantwortung

Toyota hat mit der Entwicklung und Vermarktung seines Hybridantriebs ein Stück der sozialen Verantwortung übernommen. General Electrics (GE) half Highschools mit Patenschaften aus finanziellen Schwierigkeiten. Jede von ihr ausgewählte Schule wird über fünf Jahre mit durchschnittlich 0,5 Mio. Dollar unterstützt. Die Manager des Konzerns arbeiten dabei aktiv mit den Schulverwaltungen zusammen (Porter und Kramer 2007). Diese Übernahme von sozialer Verantwortung nennt sich Corporate-Social-Responsibility. Hierzu zählt auch die Wiedergutmachung von Umweltsünden durch Organisationen.

Auch in Deutschland gibt es sozial engagierte Kooperationen. So unterstützt das Beratungsunternehmen McKinsey die deutsche Tafelbewegung, bei der Lebensmittel, die sonst vernichtet würden, an diejenigen verteilt werden, die sie sich nicht leisten können. Diese schnell gewachsene ehrenamtliche Bewegung konnte, dank dieser Zusammenarbeit, besser koordiniert werden (Richter 2001). Und betapharm GmbH bietet sämtliche Arzneimittel kostengünstiger an als andere Hersteller und macht damit Medikamente bezahlbar. Darüber hinaus unterstützen sie das Nachsorge-Modell »Der bunte Kreis«, mit dessen Programm schwerkranke Kinder frühzeitiger in ihr häusliches Umfeld entlassen werden können (Richter 2001).

Sozialem Engagement sind keine Grenzen gesetzt. Es wird zum Trend, der sich auch an den Universitäten niederschlägt, welche zunehmend Seminare zum Sozialen Unternehmertum (**Social Entrepreneurship**) anbieten (Naujoks und Schöning 2007). In Deutschland hat der Unternehmer Björn Czinczoll die »Kinderzentren Kunterbunt« gegründet. Nachdem er herausfand, dass die bestehenden Kindertagesstätten nur 14% des Bedarfs decken, gründete er im süddeutschen Raum monatlich eine neue Tagesstätte. Diese sind Firmen oder Kliniken angegliedert und bieten flexible Öffnungszeiten, was den Eltern eine Berufstätigkeit ermöglicht. Andreas Heinecke hat das Konzept »Dialog im Dunkeln« entwickelt, bei dem Blinde Besucher durch Ausstellungen führen und somit ein Rollentausch stattfindet (Naujoks und Schöning 2007).

- **Money and sense**

Das Gesundheitswesen muss einerseits ökonomisch arbeiten, doch anderseits auch Sinn machen. In den letzten Jahren ist der ökonomischen Seite viel Aufmerksamkeit zugeflossen. Das hat bei vielen Mitarbeitern zu Sinnkrisen geführt. In einem Dienstleistungsbereich, der von der Kommunikation lebt, nur noch Zeit- und Geldfaktoren zu gewichten und Gespräche mit Patienten nicht wertzuschätzen, rächt sich irgendwann. Die Mitarbeiter können nur dann motiviert sein, wenn sie einen Sinn in ihrer Arbeit sehen. Sie haben nicht deshalb einen Gesundheitsberuf ergriffen, um Fließbandarbeit zu leisten, sondern sie wollen Menschen helfen. Das ist ohne Kommunikation und Interaktion nicht möglich. Der enorme Zeitdruck lässt nur wenig Raum für Gespräche, was für die Mitarbeiter frustrierend ist.

> » Wer Unternehmen als Sinn- und Wertegemeinschaften statt als reine Ertragsproduzenten führt, ein ausgeprägtes Identitätsgefühl und eine gemeinsame Mission fördert, der baut ein geistiges Feld auf, das die dauerhafte Überlebensfähigkeit eines Unternehmens sichert (Müller 2001).

Führung sinnvoll auszurichten heißt, den Mitarbeitern und ihrem Tun Bedeutung beizumessen. Darüber hinaus müssen Führungskräfte in der Lage sein, eine Vision von einer Unternehmenszukunft zu entwickeln. Dieses zukünftige imaginierte Bild hat als Super-Attraktor einen starken Reiz, wenn es der Führung gelingt, die Mitarbeiter anzusprechen, zu beteiligen und mitzunehmen auf diese Gedankenreise. Diese mit Geist gefüllte Vision kann natürlich leichter belebt werden, wenn sich die Führungskräfte selbst mit Geist belebt erfahren. Die eigene spirituelle Ausrichtung schafft hierfür eine gute Basis. Spiritualität soll hier sehr weit gefasst werden und kann sowohl verstanden werden als die Orientierung an einer bestimmten Religion als auch der Glaube an eine universelle Kraft, die allem Sinn verleiht. An dieser Stelle sei der Naturwissenschaftler Max Planck zitiert:

> » Meine Herren, als Physiker, der sein ganzes Leben der nüchternen Wissenschaft, der Erforschung der Materie widmete, bin ich sicher

von dem Verdacht frei, für einen Schwarmgeist gehalten zu werden. Und so sage ich nach meinen Erforschungen des Atoms dieses: Es gibt keine Materie an sich. Alle Materie entsteht und besteht nur durch eine Kraft, welche die Atomteilchen in Schwingung bringt und sie zum winzigsten Sonnensystem des Alls zusammenhält. Da es im ganzen Weltall aber weder eine intelligente Kraft noch eine ewige Kraft gibt – es ist der Menschheit nicht gelungen, das heißersehnte Perpetuum mobile zu erfinden – so müssen wir hinter dieser Kraft einen »bewussten intelligenten Geist« annehmen. Dieser Geist ist der Urgrund aller Materie. Nicht die sichtbare, aber vergängliche Materie ist das Reale, Wahre, Wirkliche – denn die Materie bestünde ohne den Geist überhaupt nicht –, sondern der unsichtbare, unsterbliche Geist ist das Wahre! Da es aber Geist an sich ebenfalls nicht geben kann, sondern jeder Geist einem Wesen zugehört, müssen wir zwingend Geistwesen annehmen. Da aber auch Geistwesen nicht aus sich selber sein können, sondern geschaffen werden müssen, so scheue ich mich nicht, diesen geheimnisvollen Schöpfer ebenso zu benennen, wie ihn alle Kulturvölker der Erde früherer Jahrtausende genannt haben: Gott! Damit kommt der Physiker, der sich mit der Materie zu befassen hat, vom Reiche des Stoffes in das Reich des Geistes. Und damit ist unsere Aufgabe zu Ende, und wir müssen unser Forschen weitergeben in die Hände der Philosophie.[1] (1) Archiv MPG.

## 15.6 Zukünftig notwendige Kompetenzen von Führungskräften

> » Wir brauchen eine »Christoph-Kolumbus-Aura«, durch die man Menschen für eine Sache gewinnt, die man ihnen rational nicht mehr vermitteln kann. (Peter Kruse)

---

[1] Bei den Recherchen zu den Zitaten von Max Planck stellte sich heraus, dass sich einige, gleichwohl oft auch wissenschaftlich zitiert, nicht belegen ließen. Dem unermüdlichen Einsatz von Dirk Ullmann, Archivar der MPG, sind die hier verwendeten Zitate zu verdanken, die er zweifelsfrei, belegen konnte.

Zunächst einmal bleibt mit Händeler (2005) festzustellen, dass sowohl der Gesundheitsmarkt als auch das Management von Organisationen die nächsten Wachstumsbranchen sein werden. Damit kommt dem Führungsgeschehen im Gesundheitswesen eine besondere Bedeutung zu. Alle Symptome (wie Personalmangel und Unzufriedenheit von Patienten) sprechen für einen akuten Handlungsbedarf. Die innovative Kraft sämtlicher Managementmodelle scheint ausgereizt. Es gilt einen Perspektivwechsel einzuläuten, der auf bisher nicht geschulte Kompetenzen setzt.

Der Kompetenzbegriff leitet sich aus dem Lateinischen »competere« ab, und bedeutet: hinstreben zu etwas, zu erreichen versuchen oder zusammentreffen mit anderen. In diesem Sinne wird die Dynamik und Prozesshaftigkeit des Wortes deutlich. Zugleich wird der Kompetenzbegriff mit Zuständigkeit und Befugnis in Verbindung gebracht und transportiert den Gedanken von Leistung und Effizienz (Olbricht 2010).

Eine Umfrage bei Personalexperten über Führungsaufgaben ergab, dass von 22 Tätigkeiten die folgenden sechs in Zukunft eine besondere Bedeutung erlangen werden (Wunderer und Dick 2002):

- Vertrauen schaffen
- Mitarbeiterpotenziale entdecken und fördern
- Kommunizieren
- Vernetztes Denken entwickeln
- Spaß an der Arbeit sichern
- Coachen

In den üblichen Weiterbildungen für Führungskräfte werden diese Kompetenzen selten geschult. Wer keine innovativen Führungskräftetrainings besucht, wird es schwer haben, die o. g. Fähigkeiten zu entwickeln.

Im Folgenden sollen die notwendigen Kernkompetenzen der zukünftigen Führungskräfte im Gesundheitswesen zusammenfassend dargelegt werden.

■ **Dem Unbekannten mutig begegnen**

Dem Unbekannten mutig zu begegnen, wird eine der zentralen Aufgaben im Management der Zukunft sein. In einer Versicherungsgesellschaft, wie der unsrigen, müssen wir uns auf ständige Veränderungen einlassen und mit der Tatsache leben

lernen, dass es nur noch wenig Sicherheiten geben wird. Es lässt sich nicht vorhersagen, ob unsere Arbeitsplätze in zehn Jahren noch existieren. Und die Wahrscheinlichkeit ist groß, dass Kinder, die jetzt eingeschult werden, eines Tages Berufe ergreifen, die heute noch gar nicht existieren. Deshalb wird es immer wichtiger, Dinge aushandeln zu können. Auch verhandeln lässt sich lernen (Tewes 2011). Drei Kernkompetenzen sind notwendig:

- Mut zum Risiko
- Lust am Unbekannten
- Fähigkeit zur Selbststeuerung

Der **Mut zum Risiko** bezieht sich auf zwei Aspekte: Einerseits geht es darum, ein gewisses Maß an Kontrollverlust zu akzeptieren und sich von alten und vielleicht liebgewonnenen Managementmethoden zu verabschieden. Andererseits müssen Führungskräfte es zukünftig aushalten, dass die notwendigen Veränderungen immer wieder mit Chaos verbunden sind und Risiken eingegangen werden, die nicht bis ins Detail planbar sind. Das kann nur durch aktives Herangehen gelingen, wenn sämtliche Intelligenzen einbezogen werden, wie die kreative, intuitive, emotionale und spirituelle. Oppelt (2004) nennt dies das Integrative Management. Das einseitige Verlassen auf die Ratio hat ausgedient und fördert eher den blinden Aktionismus, bei dem Input und Outcome in keinem ausgewogenen Verhältnis stehen. Müller (2001) spricht vom »kollektiven blinden Fleck« und meint damit das Festhalten an alten Paradigmen, wie den »Glauben an Vernunft, Nutzenmaximierung und Effizienz« (◘ Abb. 15.2).

In der **Lust am Unbekannten** liegt die große Kraft der Entdeckerfreude, die der Chaosforscher Peter Kruse (1996) mit der Christoph-Kolumbus-Aura beschreibt. Dem Neuen und Unerwarteten Raum geben, sich freudig darauf zubewegen, erleichtert die Bereitschaft, sich Veränderungen zu stellen und diese umzusetzen.

Die **Fähigkeit der Selbststeuerung** wird zukünftig von großer Bedeutung sein, da Aus- Fort- und Weiterbildungen nicht mehr für alle Zukunft qualifizieren können. Was vor zehn Jahren noch »Gesetz« war, ist heute vielleicht schon »ein alter Hut«. Die Halbwertzeit der Innovationskraft neuer Konzepte hat rapide abgenommen. Führungskräfte müssen selbst lernen, die Entwicklungen des Ge-

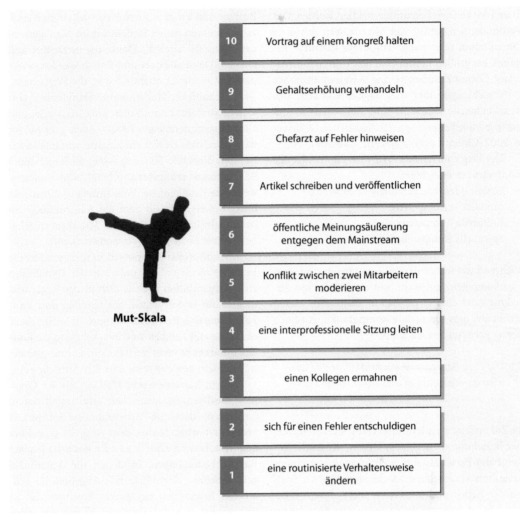

**Mut-Skala**

| 10 | Vortrag auf einem Kongreß halten |
| 9 | Gehaltserhöhung verhandeln |
| 8 | Chefarzt auf Fehler hinweisen |
| 7 | Artikel schreiben und veröffentlichen |
| 6 | öffentliche Meinungsäußerung entgegen dem Mainstream |
| 5 | Konflikt zwischen zwei Mitarbeitern moderieren |
| 4 | eine interprofessionelle Sitzung leiten |
| 3 | einen Kollegen ermahnen |
| 2 | sich für einen Fehler entschuldigen |
| 1 | eine routinisierte Verhaltensweise ändern |

◘ **Abb. 15.2**    Mutskala: Beispiel einer Führungskraft aus dem Einzelcoaching (Tewes 2014)

sundheitsmarktes frühzeitig einzuschätzen, neue Konzepte zu entwickeln und notwendige Qualifizierungs- und Veränderungsmaßnahmen einzuleiten. Da international viel Führungsforschung im Gesundheitswesen vorliegt, bietet evidenzbasiertes Management (EBM) eine gute Möglichkeit, Führungsentscheidungen mit mehr Sicherheit treffen zu können. Eine interessante Forschung zu EBM in der Pflege liefern die Pflegeforscherinnen aus der Türkei. Sie konnten nachweisen, dass an Forschungsergebnissen ausgerichtetes Führungsverhalten die Mitarbeiterzufriedenheit erhöht (Gözum et al. 2014).

■  **Vom Ich zum Wir**

Den enormen Kostenfaktor von moralischer Dummheit kann sich weder die Wirtschaft noch das Gesundheitswesen länger leisten. Solange das Topmanagement sich in einem egomanischen Elfenbeinturm vom »Fußvolk« distanziert und die Führungsspitze sich selbst maßlos bereichert, während zeitlich drastische Kürzungsmaßnahmen an der Basis erfolgen, verliert das Management seine Glaubwürdigkeit und damit das Engagement seiner Mitarbeiter.

Einzig der Perspektivwechsel vom Ich zum Wir hat Aussicht auf Erfolg, da hier die Mitarbeiter mit ihrer Tätigkeit gesehen und respektiert werden. Das Verbundenheitsgefühl von Mitarbeitern mit ihrer Organisation oder auch »**corporate identity**« genannt, hat großen Einfluss auf den Unternehmenserfolg. Diesen Zusammenhang beweisen unzählige Untersuchungen über die Magnet-Kliniken, also Krankenhäuser, denen ihr guter Ruf vorauseilt und die ihre Mitarbeiter magnetisch anziehen (Aiken et al. 2002, Cimiotti et al. 2005, Hinshaw 2002).

Der Weg vom Ich zum Wir wird durch folgende Kompetenzen erleichtert:

- Soziale oder interpersonale Kompetenz
- Moralische Kompetenz
- Kulturelle Kompetenz
- Spirituelle Kompetenz

Während wir früher davon ausgegangen sind, dass Fachkompetenz ausreicht, um ein Team, eine Abteilung oder eine Organisation zu führen, wissen wir heute, dass die **soziale Kompetenz** nicht hoch genug gewertet werden kann.

> ❯ Der Einzelkämpfer ist ein Auslaufmodell und wird den derzeitigen und zukünftigen Führungsanforderungen nicht mehr gerecht.

In Zukunft müssen Führungskräfte stärker als bisher Beziehungsmanagement leisten, sich in die Belange des Personals einfühlen können, die Potenziale ihrer Mitarbeiter entdecken und fördern. Spaß an der Arbeit und Kreativität im Tätigsein müssen erlaubt und vorgelebt werden, um Mitarbeiter zu motivieren. Wenn ein Krankenhaus erreichen will, dass seine Mitarbeiter sich um die Patienten kümmern, müssen die Führungskräfte sich um ihre Mitarbeiter kümmern.

Nachdem Wirtschaftsethik sich auch ökonomisch auszahlt, ist von Führungskräften **moralische Kompetenz** gefordert. Integrität, Verantwortungsbewusstsein für die Mitarbeiter und ein professionelles Fehlermanagement zahlen sich aus (Lennik und Kiel 2006). Die Fähigkeit, sich selbst und anderen Fehler zu verzeihen, bekommt ein Gewicht. Denn Ärger und Groll auf andere binden Energien, die im Management sinnvoller genutzt werden können. Damit ist das Verzeihen weniger eine Heldentat, sondern mobilisiert vielmehr die eigenen Kräfte. Denn jedes Nicht-Verzeihen kostet Kraft.

Begriffe, die längst aus der Mode gekommen sind, erhalten einen neuen Stellenwert im Management der Zukunft, nämlich: Dankbarkeit, Demut und Dienen. Denn alle drei sind Energiequellen. »Wer dankbar ist, denkt quantisch«, so die Wirtschaftswissenschaftlerin Müller, denn »Dankbarkeit entspricht der intuitiven Erkenntnis, dass alles mit allem zusammenhängt« (2001). Auch geht Müller davon aus, dass Demut ein Zeichen von Intelligenz ist. Und dienende Führung (»servant leadership«) ist durchaus erfolgversprechend, wie beispielsweise das Krankenhaus Woodwinds in Minnesota unter Beweis stellt, in dem die Autorin 2007 ein halbes Jahr lang Interviews mit Mitarbeitern erheben konnte (▶ http://www.woodwinds.org).

Mit **kultureller Kompetenz** ist insbesondere die Fähigkeit gemeint, die unbewussten Dynamiken einer Organisation, welche sich in der Unternehmenskultur widerspiegelt, aufzugreifen und sinnvoll zu nutzen. Kulturelle Kompetenz meint auch, ein vernetztes Denken zu entwickeln und die Rolle der Mitarbeiter ernst zu nehmen. Führungskräfte müssen sich bewusst sein, dass ihre formellen Anweisungen nur einen sehr kleinen Teil der Organisationsdynamik ausmachen und gezielt darauf hinwirken, dass die Arbeitsatmosphäre positiv beeinflusst wird. Neben dem Respekt gegenüber den Mitarbeitern zählt dazu auch das Schaffen von Rahmenbedingungen, in denen die Mitarbeiter gern arbeiten. Wertschätzende Angebote für Mitarbeiter bekommen ein starkes Eigengewicht. So positioniert sich das Management beispielsweise, wenn für Mitarbeiter Sportgeräte zur Verfügung gestellt werden, wenn Mitarbeitern Massagen oder Entspannungen angeboten werden, wenn die Dienstzimmer freundlich eingerichtet sind oder firmeneigene Kindergärten eingerichtet werden.

Darüber hinaus hilft die kulturelle Kompetenz, widersprüchliche Aspekte und sich gegenüber stehende Positionen zu harmonisieren. Als ein solcher Widerspruch kann beispielsweise gesehen werden, dass sich Krankenhäuser um die Gesundheit von Menschen kümmern, andererseits der dort übliche Schichtdienst jedoch wenig gesundheitsfördernd ist.

Mit **spiritueller Kompetenz** wird bei Führungskräften sowohl eine personale als auch eine interpersonale Ebene angesprochen. Auf der personalen

Ebene ermöglicht es den Führungskräften eine persönliche Anbindung an eine Energiequelle, aus der sie Kraft für ihre Arbeit tanken können. Interpersonal kann spirituelle Kompetenz die Mitarbeiter inspirieren und somit motivieren. Das gelingt besonders über einen Sinn-Attraktor, also ein höheres sinnvolles Ziel, an dem sich das Personal ausrichten und orientieren kann. Wenn sich Mitarbeiter mit der Vision eines Unternehmens identifizieren können, stehen die Chancen gut, dass diese eines Tages erreicht wird.

Die magnetische Kraft einer Vision wird gerade in der Bewusstseinsforschung untersucht und basiert auf der Grundlage, dass Gedanken eine Wirkung erzielen können. Die Wirkung der Gedankenkraft konnte bereits in einigen Gebetsforschungen eindrucksvoll unter Beweis gestellt werden (Matthews et al. 2000, Cha und Wirth 2001). So berichtet die New York Times, dass die USA seit 2000 über 2,3 Mio. Dollar in Gebetsforschungen investierte (31.03.2006). Und auch der Volksmund weiß: »Glaube kann Berge versetzen«.

- ■ Transparente Kommunikation und Gefühlsarbeit

Im kommunikativen Bereich liegen in Unternehmen die größten Ressourcen. Der Volkswirtschaftler Händeler (2005) lässt keinen Zweifel daran aufkommen, dass die größten Produktionsreserven im Überwinden destruktiver Verhaltensweisen und in der Kommunikation liegen. Im Aufbau einer professionellen Kommunikation im Management sieht er eine echte Wachstumsbranche, da genau hier derzeit die größten Defizite vorliegen. Damit die verbale und nonverbale Kommunikation und Interaktion professioneller gestaltet werden können und Gefühle im Berufsleben nicht länger abgespalten werden müssen, sind folgende Kompetenzen notwendig:

- Kommunikative Kompetenz
- Emotionale Kompetenz
- Fähigkeit zur Kongruenz bzw. Authentizität

Die **kommunikative Kompetenz** spielt im Management der Zukunft eine entscheidende Rolle (Tewes 2010). Das bisherige Gesundheitswesen hat in diesem Bereich noch enormes Entwicklungspotenzial. So kommt es häufig zu Missverständnissen, wenn

im Gesundheitswesen verschiedene Berufsgruppen aufeinandertreffen, die offensichtlich nicht die gleiche Sprache sprechen. Dieses Thema wird gern als sog. »Schnittstellenproblematik« diskutiert. Mit diesem Begriff wird eine Schnittstelle automatisch zum Problem und nicht als Energieressource gesehen. Die allseits geforderte transparente Kommunikation lässt vielerorts zu wünschen übrig. Da werden Doppelbotschaften gesendet, Machtspiele aufrechterhalten, Informationen zurückgehalten und mit Entscheidungen überrumpelt. Die Macht der Sprache ist nicht zu unterschätzen. Deshalb ist es lohnenswert, für Sprache zu sensibilisieren (Abt-Zegelin und Schnell 2005). Denn Worte transportieren immer auch eine tiefere Bedeutung, die uns oft nicht bewusst ist.

> Es muss uns zu denken geben, dass viele Begriffe der Medizin aus der Kriegssprache stammen, z. B. gegen Krankheiten »kämpfen«, »Operationen durchführen« oder den »Krebs besiegen«.

Die **emotionale Kompetenz** erleichtert viele Managementaufgaben, wie das Schaffen von Vertrauen, das Lösen von Konflikten und den konstruktiven Umgang mit Kritik. Schon der Neurowissenschaftler Antonio Damasio (1999) wies nach, dass Denken und Fühlen sich nicht trennen lassen. Demnach soll hier die Emotion nicht der Ratio gegenübergestellt werden, sondern diese ergänzen. Das bisherige Management war viel zu sehr auf rein Rationales wie Zahlen und Fakten ausgerichtet. Die Vernachlässigung der emotionalen Seite produzierte viele unliebsame Gefühlszustände, wie beispielsweise das »Burnout-Phänomen«, dem es sich jetzt zu stellen gilt. Die Psychohygiene, also das Klären und Ausgleichen von Gefühlen, wird bei Führungskräften eine immer größere Rolle spielen. Denn in ihrer Leitungsfunktion werden sie zu Projektionsflächen und Übertragungsfiguren und lösen eine Menge unbewusster Gefühlszustände bei ihren Mitarbeitern aus. Um darauf nicht unangemessen zu reagieren, wie beispielsweise mit Verwirrung, Schuldgefühl oder Unsicherheit, steht die ehrliche Auseinandersetzung mit den eigenen Emotionen an. Um kritikfähig zu sein, bedarf es der Introspektionsfähigkeit, mit der die eigenen Anteile an der Interaktion reflektiert werden. Stärker denn je müssen Führungskräfte in der Lage sein, Schwingungen vom Personal aufzugreifen, um in Resonanz mit ihm gehen zu können. Der ehrliche und reflektierte Umgang mit den eigenen Gefühlen schafft eine solide Vertrauensbasis, die echte Zusammenarbeit ermöglicht.

Die **Fähigkeit zur Kongruenz** meint authentisches Handeln. Das fordert Führungskräfte auf, sich nicht hinter einer Rolle zu verstecken, sondern ihre ganze Persönlichkeit einzubringen. In der professionellen Gesprächsführung bildet die Kongruenz neben der Empathie und der wertschätzenden Achtung vor dem Gesprächspartner eine der drei wesentlichen Säulen. Authentizität in der Führung kann vor dem Rockstar-Syndrom schützen, bei dem Musiker durch zu große Distanzierung und Idealisierung den Boden verlieren und psychisch vereinsamen. Authentisches Führen beinhaltet fünf Aspekte: Selbstreflexion, das Wissen um die eigenen Werte, die persönliche Motivation und die Menschen, die einen unterstützen, sowie die Integration von Denken und Handeln auf sämtlichen Ebenen. Wer morgens im Konzentrationslager Schießbefehle erteilt und abends liebevoll mit seinen Kindern spielt, lebt nicht authentisch.

- ■ Perspektiven wechseln können

Die Fähigkeit, die Perspektive wechseln zu können, wird im Management häufig mit Flexibilität umschrieben. Die Veränderung des Blickwinkels ermöglicht einerseits die Anpassung an die aktuelle Situation und kann als Fähigkeit zu gesundem Handeln verstanden werden (Roy und Andrews 1999). Andererseits ist ein Perspektivwechsel die Grundlage für Innovationen, was verschiedene innovative Projekte der Personalentwicklung beweisen (Tewes und Stockinger 2014).

Die Fähigkeit zum Perspektivwechsel ermöglicht im Management drei Blickrichtungen:
- Breitwandblick
- Kontextblick
- Blick über den Tellerrand

Der **Breitwandblick** kann als systemische Draufsicht auf eine Organisation verstanden werden. Hier wird das gesamte System mit all seinen Vernetzungen in den Blick genommen. Die Dinge werden aus einem gewissen Abstand heraus beobachtet, der es

ermöglicht, Muster zu erkennen, die in der Detailansicht übersehen würden. So kann das Outsourcen einer Abteilung unter ökonomischen Gesichtspunkten sinnvoll sein, jedoch auf psychologischer Ebene für Unruhen sorgen, die kostenintensiver sind, als ihr Einsparpotenzial. Wenn beispielsweise die Küche des Krankenhauses ausgelagert wird und die Küchenmitarbeiter nun zu einer anderen Firma gehören, kann, selbst wenn sie weiterhin in der Klinik arbeiten, ihr Zugehörigkeitsgefühl zum Unternehmen derart beeinträchtigt werden, dass sich dieses auf das herzustellende Essen auswirkt. Dabei muss dem Küchenpersonal keine bewusste Sabotage unterstellt werden. Einzig das Gefühl, nicht mehr dazuzugehören, kann die Freude an der Arbeit beinträchtigen, was unbewusst dazu führt, das Essen weniger liebevoll anzurichten als bisher. Der Breitwandblick kann helfen, solche möglichen Probleme im Vorfeld zu »erahnen« und durch rechtzeitige Gespräche erfolgreiche Optionen auszuloten.

Beim **Kontextblick** geht es insbesondere darum, aktuelle Herausforderungen schnell und gezielt anzugehen, indem die dazu erforderlichen Aspekte mit einbezogen werden. Diese Perspektive ist einerseits problemorientiert und anderseits ressourcenschonend. Die Kernfrage wird in den Fokus genommen und nur die dazu relevanten Informationen eingeholt. So ist nicht jede Erkrankungswelle in einem Team ein Zeichen von Burnout oder bedarf der psychoanalytischen Bearbeitung von Kindheitstraumen. Und nicht für alle Spannungen ist eine Supervision die Lösung. Manchmal reicht die regelmäßige Präsenz des Topmanagements in den Abteilungen, das Bekunden des Interesses am Wohlergehen der Mitarbeiter oder ein finanzieller Zuschuss für die geplante Weihnachtsfeier, mit dem sich ein Team gesehen fühlt und motiviert wird.

Während beim Breitwandblick die Situation praktisch »von oben« betrachtet wird, liegt beim Kontextblick der Fokus zunächst auf der Fragestellung und bezieht dann die notwendigen Ebenen mit ein, um das Thema zu klären. So bildet beim Kontextblick die Ausgangssituation die Mitte eines Sterns und die einbezogenen Ebenen die einzelnen Strahlen. Um in diesem Bild zu bleiben, bietet der Breitwandblick die Perspektive ins Universum, bei dem verschiedene Sternbilder wahrgenommen werden können.

Der **Blick über den Tellerrand** ist eine grundsätzliche Basis, um Innovationen ermöglichen zu können. Dieses ist ein wesentliches Ergebnis der Untersuchung zu Innovationen im Gesundheitswesen (► Kap. 14). Entscheidend für schöpferisches und neues Denken ist die Fähigkeit, außerhalb der üblichen Normvorstellungen zu denken und zu handeln (»thinking outside the box«). Dabei ist alles hilfreich, was die gewohnten Routinen auflöst, wie das Reisen in andere Länder und Auseinandersetzen mit andern Kulturen oder die Beschäftigung mit anderen Wissenschaften, die zunächst nichts mit der eigenen Profession zu tun haben. Auch das Vernetzen mit anderen Berufsgruppen erweitert die Perspektive und ermöglicht neues und innovatives Denken. Für die Umsetzung dieser Ideen ist allerdings eine gehörige Portion Risikofreude und Mut notwendig.

Einen Blick über den Tellerrand ermöglicht das Orpheus Chamber Orchestra. Sie bieten Managern die Möglichkeit, sie beim Musizieren zu beobachten und dabei ein Management-Modell zu entdecken, mit welchem das Potenzial der einzelnen Solisten gefördert und ein Zusammenspiel aller Beteiligten ermöglicht wird (Oppelt 2004).

## 15.7 Rudelführer statt einsamer Wolf

» Besser gemeinsam, statt einsam. (Volksmund)

Der Anführer eines Wolfsrudels kennt die Bedürfnisse seiner Truppe sehr genau. Er steht mit allen in Beziehung und geht doch voran. Das Einzelkämpfertum von Vorgesetzten führt dazu, sich von den Mitarbeitern zu sehr zu distanzieren, und fördert die eigene Isolation. Die damit erlebte Einsamkeit soll dann oft durch ein entsprechendes Gehalt ausgeglichen werden.

Das Management der Zukunft im Gesundheitswesen steht vor enormen Herausforderungen, die keine simple Lösung erlauben. Dennoch gibt es Hilfreiches und Unterstützendes zu nutzen. Der Fokus auf das »Wir-Gefühl« kann auch entlasten und vor der gefürchteten Führungsisolation schützen. Mitarbeiter einbeziehen bringt Unternehmenssynergien in Fluss und gibt auch den Führungskräften etwas zurück. So kann der Weg vom Ich zum

Wir auch Ressourcen wecken und Energien mobilisieren, die allein nicht denkbar sind. Zugleich kann der Kontakt zu den Mitarbeitern den eigenen blinden Flecken reduzieren, der ja auch leicht zur Fehlerquelle bei Entscheidungen werden kann.

Professionelle Führung bedeutet zukünftig den Abschied vom Beherrschen zugunsten eines Dienens der Mitarbeiter. Sich selbst nicht als Leithammel zu begreifen, sondern als »einer unter ihnen«, der ihre Ideen aufgreift und damit Potenziale fördert, bringt Schwung in die Unternehmenskultur, die ein wichtiger Motor ist. Es gilt, Feindbilder im Sinne eines »**fighting-spirit**« abzubauen und stattdessen auf »**winning-spirit**« zu setzen.

Dennoch haben Führungskräfte eine starke Vorbildfunktion, derer sie sich bewusst sein sollten. Über gesunde Ernährung zu referieren und in der Pause rauchen zu gehen, macht eine Führungskraft vor ihren Mitarbeitern unglaubwürdig. Die Vorbildrolle kann pädagogisch genutzt werden, indem beispielsweise nicht eingestimmt wird in den »Jammerchor«, sondern Alternativen aufgezeigt werden. Lästern über Abwesende kann unterbunden werden. Damit werden Zeichen für eine professionelle Kommunikation gesetzt.

Viele spannungsgeladene Situationen lassen sich mit dem entsprechenden Humor leichter lösen. Dabei soll nicht der Ernst der Lage geleugnet, sondern die Anspannung reduziert werden. Über eigene Fehler lachen zu können, stellt dabei eine besondere Qualität dar, die sich erlernen lässt. Menschen, deren soziale, emotionale und kulturelle Kompetenz ausgereift ist, fällt es leichter, Spannungen mit Humor abzubauen, als denen, die diese Qualitäten nicht haben. Demnach kann die humorvolle Führung als eine große Kunst verstanden werden, die auf vielen Kompetenzen aufbaut.

In Führungskräftetrainings passiert es oft, dass einigen Teilnehmern erstmals bewusst wird, dass Spiritualität eine echte Ressource sein kann. Mack (2000) beschreibt diesen Zugang als einen Stabilitätsfaktor der eigenen Persönlichkeit. Eine Meditation kann zu einer Kraftquelle werden, die durch nichts zu ersetzen ist. Führungskräfte mit einer spirituellen Ausrichtung geben auch an, sich weniger einsam zu fühlen. Der schnelle Kirchenbeitritt hilft hier allerdings wenig, weil mit Spiritualität eher der individuelle Weg zu Gott, zum Licht, zur Kraftquelle gemeint ist.

Die Lust am Unbekannten erlaubt auch neue Einsichten in Bedeutungszusammenhänge. Statt also Herausforderungen als einen persönlichen Angriff oder eine allgemeine Bedrohung wahrzunehmen, kann sich die Führungskraft fragen, was sie bei diesem Thema lernen kann, welche Synergieeffekte möglich sind oder mit welcher Grundsatzregelung dieses Problem zukünftig aus der Welt geschafft werden kann.

Die Kooperation mit Netzwerkpartnern ermöglicht neue Einsichten, neue Freundschaften und ungeahnte Kooperationen. So kostet zwar die Pflege dieser Netzwerke Energie, doch oft zahlt sich diese leicht aus. Dabei erleichtert der Breitwandblick die Entdeckung neuer Netzwerkpartner.

Im Gesundheitswesen Tätige haben sich oft den pathologischen Blick antrainiert. Damit sehen sie zuerst, was nicht stimmt. Um Krankheiten zu diagnostizieren, kann dieser Blick hilfreich sein. Doch um die Zukunft des Gesundheitswesens zu managen, ist ein anderer Blick notwendig, nämlich ein salutogentischer.

## Literatur

Abt-Zegelin, Angelika; Schnell, Werner (2005) Sprache und Pflege. Bern: Huber

Aiken, Linda; Sloane, Douglas, Bruyneel, Luk; van den Heede, Koen; Griffiths, Peter; Busse, Reinhard, Diomidous, Marianna; Kinnunen, Juha et al. (2014) Nurse staffing and education and hospital mortality in nine European countries: a retrospective observational study. The Lancet. 383/9931: 1824–1830

Aiken, Linda H; Clarke, Sean P; Sloane, Douglas M; Socalski, Julie, Silber, JH (2002) Hospital nurse staffing and patient mortality, nurse burnout, and job dissatisfaction. JAMA: the Journal of the American Medical Association. 288/16:1987–1993

Archiv zur Geschichte der Max-Planck-Gesellschaft, Abt. Va, Rep. 11 Planck, Nr. 1797

AOK Fehlzeiten-Report (2012) ▶ http://www.aok-bv.de/presse/pressemitteilungen/2012/index_08759.html

Badura, B., Ducki, A., Schröder, H., Klose, J., Meyer, M. (Hrsg.) (2014) Fehlzeiten-Report: LiterErfolgreiche Unternehmen von morgen - gesunde Zukunft heute gestalten. Zahlen, Daten, Analysen aus allen Branchen der Wirtschaft. Berlin: Springer

Cimiotti, Jeannie P; Quinlan, Patricia M; Larson, Elaine L; Pastor, Diane K; Lin, Susan X; Stone, Patricia W (2005) The magnet process and the perceived work environment of nurses. Nursing Research. 54(6):384–390

Cha MD, Wirth (2001) Does prayer influence the success of in vitro fertilization-embryo transfer: Report of a masked, randomized trial. Journal of Reproductive Medicine. 46: 781–787

Damasio, Antonio (1999) The feeling of what happens. Body and emotion in the making of consciousness. San Diego: Harvest

Ehlers, Corinna;/Kollak, Ingrid (2011): Care und Case Management in der Pflege. Berlin: Cornelsen.

Enste, Dominik; Haas, Heide; Wies, Jana (2013) Internationaler Gerechtigkeitsindex. Analysen und Ergebnisse für 28 Industrienationen. Forschungsbericht des Instituts der deutschen Wirtschaft Köln Nr. 91.

Feynman, Richard (2005) Quantenphysik. In: Arntz, William; Chasse, Betsy; Vicente, Mark (Hrsg) Bleep. An der Schnittstelle von Spiritualität und Wissenschaft. S. 53–62. Freiburg: VAK Verlag

George, Bill (2007) True North. Discover your Authentic Leadership, S. 15, 45, 66. San Francisco: Jossey-Bass

Gözüm, Sebahat; Arslan- Yürümezoglu, Havva; Kocaman Gülseren (2014) Evidenzbasiertes Management verbessert die Berufszufriedenheit in der Türkei. In Tewes, Renate; Stockinger, Alfred (Hrg) Personalentwicklung in Pflege- und Gesundheitseinrichtungen. Berlin: Springer.

Goleman, Daniel, Boyatzis, Richard; McKee, Annie (2010) Emotionale Führung. Berlin: Ullstein

Grabitz, Ilena (2011) Unmotivierte Mitarbeiter kosten Firmen Milliarden. ▶ http://www.welt.de/wirtschaft/article12491445/Unmotivierte-Mitarbeiter-kosten-Firmen-Milliarden.html

Händeler, Erik (2005) Die Geschichte der Zukunft. Sozialverhalten heute und der Wohlstand von morgen. Kondratieffs Globalsicht. S. 25, 221 ff.,329. Münster: Brendow

Hinshaw AS (2002) Building magnetism in health organizations. In: McClure ML, Hinshaw AS (eds) Magnet Hospitals Revisited. Attraction. p. 83–103, Washington, DC: American Nursing Publishing

Kondratieff, Nikolai (1926) Die langen Wellen der Konjunktur. Archiv für Sozialwissenschaft und Sozialpolitik 56: 573–609

Krusche, Bernhard (2008) Paradoxien der Führung. Aufgaben und Funktionen für ein zukunftsfähiges Management. Heidelberg: Carl-Auer

Kruse, Peter (1996) Erkenntnisse von Chaos- und Selbstorganisationstheorie für die Unternehmensführung. In: Schwiering D (Hrsg) Mittelständische Unternehmensführung im kulturellen Wandel.157–179. Stuttgart: Shaker

Lennik, Doug; Kiel, Fred (2006) Moral Intelligence. Wie sie mit Werten und Prinzipien Ihren Geschäftserfolg steigern. Heidelberg: Redline Wirtschaft

Lipton, Bruce (2001) The new biology. Where mind and matter meet. Video. Memphis, USA: Spirit 2000

Lipton, Bruce (2006) Intelligente Zellen. Wie Erfahrungen unsere Gene steuern. Burgrain: Koha

Mack, Bernhard (1999) Kontakt, Intuition und Kreativität. Vom Umgang mit wachsender Komplexität im Management und im Alltagsleben, S. 109, 111. Paderborn: Junfermann

Mack, Bernhard (2000) Führungsfaktor Menschenkenntnis. Landsberg/Lech: moderne industrie verlag

Matthews, Dale A; Marlowe, Sally M; MacNutt, Francis S (2000) Effects of intercessory prayer on patients with rheumatoid arthritis. Southern medical journal (Birmingham) 93:1212, 1177–1186

McTaggert, Lynne (2007) The Intention Experiement. New York: Free Press

McTagggert, Lynne (2013) Intention: mit Gedankenkraft die Welt verändern. Globale Experimente mit fokussierter Energie. Kirchzarten: VAK Verlag GmbH

Meier-Seethaler, Carola (2001) Gefühl und Urteilskraft. Ein Plädoyer für die emotionale Vernunft, S.316. München: Beck

Melia, Kath (1987) Learning and Working: the occupational and socialization of nurses. London: Tavistock Publications

Müller, Mokka (2001) Das vierte Feld. Die Bio-Logik der neuen Managerelite, S. 37, 70, 87, 91, 94, 139, 159, 324 ff.,373 f. München: Econ Ulstein List

Nefiodow, Leo (2001) Der sechste Kondratieff. St. Augustin: Rhein-Sieg Verlag

Oppelt, Siglinda (2004) Management für die Zukunft. Spirit in Business. Anders denken und führen, S. 80, 87, 149. München: Kösel

Olbricht, Christa (2010) Pflegekompetenz, S. 11f. Bern: Huber

Paul, Herbert (2004) Wachstum beginnt beim Management. In: Harvard Business manager 12: 67–73

Porter, Michael; Kramer, Mark (2007) Wohltaten mit System. Harvard Business Manager. Januar: 16–35

Rathje, Eckehardt (2001) Der Patient im Spannungsfeld zwischen Effizienz und Gerechtigkeit. Stuttgart: Kohlhammer

Reinke, Susanne (2007) Rache am Chef. Die unterschätzte Macht der Mitarbeiter. München: Econ

Richter, Michael (2001) Praktiker und Theoretiker Hand in Hand. In: Schöffmann, Dieter: Wenn alle gewinnen. Bürgerschaftliches Engagement in Unternehmen. S. 56–61. Hamburg: edition Körber-Stiftung

Richter, Michael (2001) Gesundheit ist mehr als Medizin. In: Schöffmann, Dieter: Wenn alle gewinnen. Bürgerschaftliches Engagement in Unternehmen. S. 66–69. Hamburg: edition Körber-Stiftung

Riße, Stefan (2003) Manager außer Kontrolle. Wie Gier und Größenwahn unsere Wirtschaft ruinieren, S. 11, 47, 118, 142. München: Econ

Roy, Callista; Andrews, Heather (1999) The Roy Adaption Model. Stamford: Appleton & Lange

Servan-Schreiber, David (2006) Die Neue Medizin der Emotionen. Stress, Angst, Depression: Gesund werden ohne Medikamente. München: Goldmann

Sheldrake, Rupert (1988) The presence of the past. Morphic resonance and the habits of the nature. London: Harper Collins Publisher

Sheldrake, Rupert (1990) Das Gedächtnis der Natur. München: Heyne

Stokes, Jon (1994) The unconscious at work in groups and teams. In: Obholzer, Anton; Zagier Robert, Vega: The unconscious at work. Individual and organizational stress in the human service. S.19–27. London: Routlege

Strauss, Anselm; Fagerhaugh, Shizuko; Suczek, Barara; Wiene, Carolyn (1985) Social organization of medical work. Chicago: The University of Chicago Press

Suchanek, Andreas (2008) Manager sind nicht unmoralischer. Interview Sächsische Zeitung. 22/23. März S. 25

Tewes, Renate (1994) Bewusste und unbewusste Aspekte der Kontrolle bei Pflegekräften – Eine empirische geschlechtsspezifische Untersuchung. Unveröffentlichte Diplomarbeit. Universität Bremen

Tewes, Renate (2002) Pflegerische Verantwortung. Bern: Huber

Tewes, Renate (2009) Coaching – externe Beratung und modernes Führungsinstrument. In: Bechtel, Peter: Erfolgreiches Pflegemanagement im Krankenhaus. Antworten auf Führungsfragen von morgen. S. 61–128. Köln: Haarfeld.

Tewes, Renate (2010) Wie bitte? Kommunikation in Gesundheitsfachberufen. Berlin: Springer

Tewes, Renate (2011) Verhandlungssache - Verhandlungsführung in Gesundheitsfachberufen. Berlin: Springer.

Tewes, Renate; Stockinger, Alfred (2014) (Hrg) Personalentwicklung in Pflege- und Gesundheitseinrichtungen. Berlin: Springer

Wunderer, Rolf; Dick, Petra (2002) Personalmanagement – Quo vadis? Analysen und Prognosen zu Entwicklungstrends bis 2010. Neuwied: Luchterhand

▸ http://www.greatplacetowork.de (Zugriff 15.08.2014)

▸ http://www.nytimes.com/2006/03/31/health/31pray.html (Zugriff15.08.2014)

▸ http://www.proleben.de (Zugriff15.08.2014)

▸ http://www.reha-hospital.de Parkklinikum Heilgenfeld (Zugriff 15.08.2014)

▸ http://www.woodwinds.org (Zugriff15.08.2014)

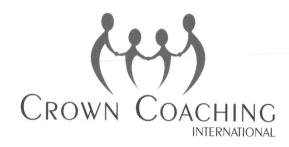

# CROWN COACHING
## INTERNATIONAL

CROWN steht für Clever, Ressourcen-Orientiert, Wissenschaftlich fundiert und Nachhaltig. Das Logo der Menschenkrone symbolisiert gegenseitigen RESPEKT als wichtigste Grundlage der Führungsarbeit. Wir sind ein Team von 10 Personen und verfügen über unterschiedlichste Qualifikationen in den Bereichen Coaching, Supervision, Kommunikation und Beratung. Die Verbesserung der Führungskompetenz und der interprofessionellen Kommunikation im Gesundheitswesen ist unser Herzensanliegen.

## Angebote verschiedener Trainings für Führungskräfte

Die folgenden Trainings haben einen zeitlichen Umfang von 2-3 Tagen Inhouse.

- LEO Training (Leading an Empowered Organization)*
- Kommunikation und Interaktion
- Persönlichkeitsdiagnostik
- Emotional intelligente Führung
- Verhandlungsmanagement
- Konfliktmanagement
- Mobbing und Burnout
- Teamdynamiken und Interventionen
- Organisation gestalten
  *Das LEO Training findet zusätzlich 1x jährlich auch Open House in Meißen statt

## Trainingsmodule für den Führungskräftenachwuchs

Die folgenden Module haben einen zeitlichen Umfang von 2-3 Tagen.

- 1. Persönlichkeit und Verantwortung
- 2. Professionelle Kommunikation
- 3. Teamentwicklung
- 4. Konfliktmanagement
- 5. Verhandlungs- und Sitzungsmanagement
- 6. Präsentationstraining
- 7. Organisation als System

Die größten finanziellen Verluste erleidet das Wirtschafts- und Gesundheitswesen durch fehlende Führungskompetenz und unprofessionelle Kommunikation.

Prof. Dr. Renate Tewes | www.crown-coaching.de | Tel: 0351/319 06 72

# RESPEKT Programm

Training zur Steigerung der interprofessionellen Kommunikation im Gesundheitswesen.

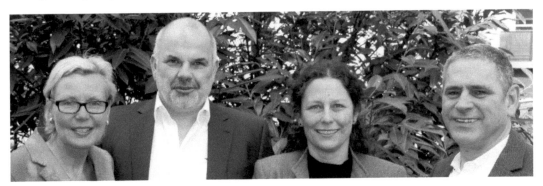

RESPEKT-Team: Prof. Dr. Renate Tewes, Christof Düro, Sigrid Schlecht-Reichert, Dr. Eric Hempel

Die positive Wirkung interprofessioneller Kommunikation konnte in Studien belegt werden. Bei den Mitarbeitern reduziert es die Krankheitsrate und Fluktuation (Meurling et al., 2013) sowie die empfundene Stressbelastung und steigert die berufliche Zufriedenheit (Maguire et al. 2002). Besonderen Benefit haben Patienten mit komplexen Erkrankungen (Jacobson, 2012) und chronischen Krankheiten (Virani, 2012).

Das RESPEKT-Programm trainiert die Teilnehmer in interprofessionellen Gruppen mittels bewährter Kommunikationsstrategien im Gesundheitswesen. Ziel ist die Professionalisierung der Kommunikation im gesamten Unternehmen. Voraussetzung hierfür ist die strategische Entscheidung des Top-Managements für das RESPEKT-Programm.

**(6)** Evaluation
ggf. Veröffentlichung / Preisbewerbung

**(5)** Ausbildung von interprofessionellen
Kommunikationsexperten

**(4)** Inhouse Einführung
für alle Mitarbeiter

**(3)** LEO-Führungskräftetraining
interprofessionelle Gruppen

**(2)** Datenerhebung und -analyse
teilnehmende Beobachtung in Medizin + Pflege

**(1)** Zielgruppenbestimmung
mit Topmanagement

## RESPEKT

**RES**sourcen
**PE**rsönlichkeit
**K**osten
**T**eamwork

→ 5 Module a 20h

1. Kommunikationstechniken
2. Modelle der Kommunikationstechniken
3. Teamdynamik
4. Kommunikationsstrategien
5. RESPEKT

# Serviceteil

R. Tewes, *Führungskompetenz ist lernbar,*
DOI 10.1007/978-3-662-45223-3, © Springer-Verlag Berlin Heidelberg 2015

# Stichwortverzeichnis